本书受2019年度教育部人文社会科学研究一般项目“契约治理视角下家庭医生签约服务的合同责任与规制机制研究”（19YJA8200009）、2020年度重庆市教委人文社科规划一般项目“抗战时期重庆公共卫生应急管理制度建设的历史经验及当代启示（1938—1945）”（20SKR025）资助。

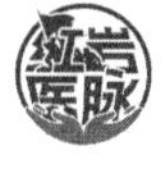

“红岩医脉·鼎新医路”系列

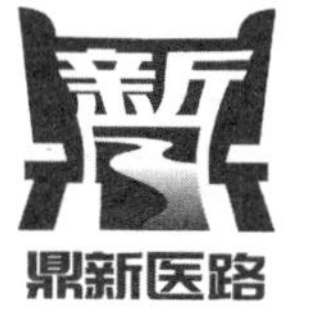

理解健康现代化的

中国逻辑：以关键词的方法

冯 磊 郭笑雨 主编

重庆大学出版社

图书在版编目（CIP）数据

理解健康现代化的中国逻辑：以关键词的方法 / 冯磊，郭笑雨主编. -- 重庆：重庆大学出版社，2025. 8.
（“红岩医脉·鼎新医路”系列）. -- ISBN 978-7-5689-5151-7

Ⅰ. R199.2

中国国家版本馆CIP数据核字第2025VX2315号

理解健康现代化的中国逻辑：以关键词的方法

LIJIE JIANKANG XIANDAIHUA DE ZHONGGUO LUOJI: YI GUANJIANCI DE FANGFA

冯　磊　郭笑雨　主编

策划编辑：张羽欣

责任编辑：姜　凤　　版式设计：散点设计

责任校对：刘志刚　　责任印制：张　策

*

重庆大学出版社出版发行

社址：重庆市沙坪坝区大学城西路21号

邮编：401331

电话：（023）88617190　88617185（中小学）

传真：（023）88617186　88617166

网址：http：//www.cqup.com.cn

邮箱：fxk@cqup.com.cn（营销中心）

全国新华书店经销

重庆永驰印务有限公司印刷

*

开本：787mm×1092mm　1/16　印张：29.5　字数：554 千

2025年8月第1版　2025年8月第1次印刷

ISBN 978-7-5689-5151-7　定价：98.00元

本书编写人员

主　编

冯　磊　郭笑雨

副主编

周长友　辛　艳　刘旭初

编　者（排名不分先后）

冯　倩　母倩熙　冯　磊　刘旭初

刘进有　李雪儿　辛　艳　周长友

郭笑雨　武　琼　胡　颖　袁　飞

黄先露　曹亮亮　樊子筠

总序

歌乐松涛，嘉陵潮涌。重庆是一块英雄的土地，有着光荣的革命传统。红岩精神根植于巴渝大地悠久的历史文化和革命传统，是中国共产党人精神谱系的重要组成部分，也是辨识度最高的重庆人文精神标识。党的十八大以来，习近平总书记多次深刻论述红岩精神。2019 年 4 月，习近平在重庆考察工作时指出，“解放战争时期，众多被关押在渣滓洞、白公馆的中国共产党人，经受住种种酷刑折磨，不折不挠、宁死不屈，为中国人民解放事业献出了宝贵生命，凝结成‘红岩精神’”，并强调“重庆要运用这些红色资源，教育引导广大党员、干部坚定理想信仰，养成浩然正气，增强‘四个意识’、坚定‘四个自信’、做到‘两个维护’，始终在政治立场、政治方向、政治原则、政治道路上同党中央保持高度一致”。这为我们与时俱进地弘扬红岩精神指明了方向。

重庆医科大学由上海第一医学院于 1956 年分迁重庆组建。“听党指挥跟党走，与党和国家、与民族和人民同呼吸、共命运”的西迁精神深深融入学校血脉。建校以来，重庆医科大学始终将红岩精神作为立德树人的宝贵资源，与西迁精神交相辉映。《红岩》小说中孙明霞的原型人物曾紫霞教授，作为重庆医科大学马克思主义学院的创始人之一，被镌刻在校史的丰碑之上。诞生于烽火年代的红岩精神，早已超越特定历史情境，被淬炼为医学教育中最坚韧的精神之钙。它不仅是革命志士“在烈火中永生”的信仰丰碑，还蕴含着在至暗时刻守护人性光辉的永恒价值：渣滓洞的铁窗里，革命者用理想彼此温暖饱受摧残的身躯；白公馆的阴霾中，革命者用信仰点燃照亮未来的火种。这种在绝境中坚守生命尊严、在艰难中传递生命温度的精神特质，与医学“敬佑生命”的本源高度共鸣，昭示着医学终将以造福祖国人民为使命担当的精神意涵。

毋庸置疑，当代医学教育正面临前所未有的价值冲击和重构。基因编辑等新技术叩击生命伦理的边界，人工智能等新业态重塑医患关系的本质，全球传染病等新危机考验医疗系统的韧性。在技术洪流和社会变革的双重席卷之下，寻找医学人文精神哪怕是区域性的根脉，都显得尤为迫切。基于此，在重庆医科大学的大力支持下，我们探索创立“红岩医脉”书系。“红岩”意味着红岩精神，也同时彰显着巴渝乃至西南的地方属性和特色；“医脉”既是以中医术语“脉”强化医学特色，也以谐音“一脉”的方式暗示着红岩精神的传承，更指向双重维度的学术关切，既是对医学人文精神传承脉络的历史梳理，也是对当代医学发展内在逻辑的理论观照。这种定位决定了本书将致力于构建历史经验、现实实践与未来发展的贯通性认知框架。我们将以这样的形式，表达对卫生健康事业历史变迁和医学人文精神赓续传承的体悟和理解。

本书分为三个系列主题：人文医教、红岩医史和鼎新医路。“人文医教”系列聚焦医学教育中人文精神的传承与创新。在广泛借鉴全球医学人文教育成果的同时，构筑富有思政引领力的，融合生命伦理、叙事医学和田野践行的中国特色医学人文教育和医学思政教育，破解技术主义理念形成的教育价值困境，开发基于真实医学教育情境的教学资源，建立医学生理想信念和职业价值观培育的长效机制。“红岩医史”系列致力于西南医疗社会文化史的个案考察和体系建构。通过广泛查阅原始档案、历史文件、新闻报道等资料，考察西南地域医疗卫生政策及其实施过程、医疗机构和组织发展脉络、疾病防治与社会变迁的互动、医疗知识传播的地域化调适等问题，进一步完善医学发展的区域历史文化叙事，为理解中国医学现代化进程的多样性提供注脚。“鼎新医路”系列将在全球健康转型与中国式现代化的双重视域下展开研究。将“实现中国健康现代化之路”作为问题意识的来源，通过考察世界健康现代化的基本规律，广泛应用多学科知识，以实地调查、政策研究、理论建构等方式，提炼中国特色社会主义健康现代化发展的独特经验，进而构建面向中国式现代化的、具有中国特色的卫生健康治理之道。

我们期待这套丛书能为医学与人文社会科学诸多学科的“融学科”教育和研究开辟一条新路，积极促进医学与人文社科的深度对话，推动“西南医疗社会文化史”“健康现代化”“医学思想政治教育”等交叉领域的发展；为医学院校哲学社会科学建设提供学术载体，助力哲学社会科学研究基础相对薄弱的医学院校培育特色研究方向；通过对历史经验和现实问题的对照研究，为当代医学教育变革和健康中国实践提供思想资源。也正因为“融学科”的属性，这套丛书的研究始终具有探索性，未必能提供终结性答案，但希望在历史纵深中锚定医学人文的精神坐标，在区域实践中萃取健康治理之中国智慧，在学科交叉处开拓知识创新的理论疆域。唯有将医学技术的革新之舟锚定在哲学社会科学和人文精神的深沉海床上，方能在时代浪潮中守护“敬佑生命”的医学初心。这不仅是“红岩医脉”的学术使命，更是对健康中国建设的深层回应。

这样的愿景是否能够实现，尚需时间作答。但我们坚信，这是一个良好的开始。很多伟大事业往往源于最初看似天真的设想。我们相信，纵使不够完美，历史的画卷仍斑斓多彩，每一抹色彩都有独特的作用。

衷心感谢重庆大学出版社领导与编辑对本书系的大力支持。“红岩医脉”书系各系列主题的确立，凝聚了他们的眼光、智慧和耐心。以书系形式支持未必大众却可能意义深远的出版物，对于作者来说，更是莫大的幸运。

承上医志向，续济世薪传。愿红岩精神在生命守护中永恒回响，穿透历史，照亮未来！

冯 磊
重庆医科大学马克思主义学院党委副书记、院长
2025 年 7 月

前言

以关键词建构健康现代化的中国逻辑

一

本书的最初构想来源于中国式现代化之路的巨大感召。

中国式现代化已经成为理解中国发展的关键话语。恩格斯在《资本论》（英文版）序言中指出："一门科学提出的每一种新见解都包含这门科学的术语的革命。"[1]在理论意义上，"中国式现代化"显然是支撑现代化自主知识体系的"术语革命"，体现在它对资本驱动的西方现代化发展的内源性、串联式、物本主义的超越，是在中国共产党领导下的聚合性、并联式、人本主义的现代化，将新中国成立、改革开放，尤其是党的十八大以来中国实现现代化的实践经验上升到理论建构，从创新突破、中心任务、性质方向、共同特征、中国特色、本质要求、重大原则等方面，总体上建构起中国式现代化的理论体系和话语体系。[2]在实践意义上，我们亲身体验到"术语革命"践行于现实的巨大创造性。"中国式现代化"的本质要求是：坚持中国共产党领导，坚持中国特色社会主义，实现高质量发展，发展全过程人民民主，丰富人民精神世界，实现全体人民共同富裕，促进人与自

[1] 弗里德里希·恩格斯.《资本论》英文版序言[M]// 马克思，恩格斯.马克思恩格斯文集：第5卷.中共中央马克思恩格斯列宁斯大林著作编译局，编译，北京：人民出版社，2009.

[2] 韩庆祥.中国式现代化的哲学逻辑[J].中国社会科学，2023（7）：100-114，206.

然和谐共生，推动构建人类命运共同体，创造人类文明新形态。旨在有力化解西方现代化发展路径中资本逻辑驾驭社会发展、扩张掠夺造成巨大消耗、社会撕裂造成人心离散、工具理性凌驾价值理性等核心问题，进而促进中国社会的系统变革和发展。“推进中国式现代化是一个系统工程，需要统筹兼顾、系统谋划、整体推进”[1]，中国社会各个领域、各个方面的现代化都是其中不可或缺的重要组成部分。

卫生健康领域的现代化是“中国式现代化”伟业中的重点，这并非源于学术偏好上的“自卖自夸”，而是源于对卫生健康事业重要意义的基本判断。习近平总书记强调：“现代化最重要的指标还是人民健康，这是人民幸福生活的基础。”[2]党的十八大以来，以习近平同志为核心的党中央高度重视我国卫生健康事业的发展，提出了一些重要论断：“健康是促进人的全面发展的必然要求，是经济社会发展的基础条件，是民族昌盛和国家富强的重要标志，也是广大人民群众的共同追求。”[3]“在实现‘两个一百年’奋斗目标的历史进程中，发展卫生健康事业始终处于基础性地位，同国家整体战略紧密衔接，发挥着重要支撑作用。”[4]从健康中国战略的提出到健康中国行动的实施，我国卫生健康事业的发展始终紧跟中国式现代化建设的脚步，成绩显著，走出了具有中国特色的卫生健康发展之路。同时，对中国的健康现代化进行解释是极有可能产生自主知识增量的研究。这不仅源于健康现代化在中国式现代化进程中的重要地位，更源于健康现代化的“中国特色”尚未出现更加清晰的整体性解释。

一是卫生健康领域的研究传统对中国健康现代化的自主性关注不够。我国卫生健康事业的底色是西方医学知识及其相应的制度支持。清末以来，以救亡图存、强国强种为政治诉求的医学改革渐次展开，“吾国不欲图强则已。苟欲图强，万不能不谋改革医学，使再永永淆乱，无有穷期。”[5]中华民国时期，西医获得了医学的主导地位，国民政府基本采用西方的医疗卫生体制建构起新的国家卫生体系，包括以医院为核心的医疗机构建制、独立的卫生行政体系、卫生防疫的职业化制度化等，这也成为中华人民共和国成立后卫生健康体系的基本框架。由于知

---

[1] 习近平 . 正确理解和大力推进中国式现代化 [N]. 人民日报，（2023-02-08）[2024-09-03].

[2] 汪晓东，张炜，赵梦阳 . 为中华民族伟大复兴打下坚实健康基础：习近平总书记关于健康中国重要论述综述 [N]. 人民日报，（2021-08-07）[2024-09-03].

[3] 习近平 . 习近平谈治国理政：第二卷 [M]. 北京：外文出版社，2017.

[4] 习近平 . 构建起强大的公共卫生体系 为维护人民健康提供有力保障 [J]. 求是，2020（18）：4-11.

[5] 伍连德 . 医学现在之取缔及将来之挽救商榷书 [J]. 中华医学杂志，1915，1（1）：29.

识体系的内部趋同，中国健康现代化的演进路径似乎应当呈现出与西方相同的特征。因此，在研究方式上，往往采用比较式、借鉴式的研究方法。但随着研究的深入，人们发现，中西方健康现代化的发展，由于政治体制、领导力量、意识形态、运行机制乃至职业身份等方面的根本差异，使其面对的“问题域”在共性之外也极富个性化，完全可能呈现出不同的发展形态。二是“拆零研究”并不能解释中国健康现代化的整体发展逻辑。“拆零研究”是将问题分解成尽可能小的部分，并常常用一些有用的技巧把这些细小部分的每一个从其周围环境中孤立出来。[1]我们注意到，在健康领域的相关研究中，以实证方法关注具体问题的研究较多——这当然不是一件坏事，甚至在某种意义上代表了研究的专业化和深入度，但“拆零研究”呈现出的不同局部特征，可能无法自动转变为中国健康现代化的整体发展逻辑。换句话说，仅仅关注“拆零研究”，忽略了中国健康现代化整体发展的底层逻辑，可能无法解释一些需要面对的重大疑难问题。例如，“毫不动摇地把公益性写在医疗卫生事业的旗帜上”，这意味着国家财政应当全额拨款吗？如果不是，又该如何解释医疗卫生事业的公益性？诸如此类，显然不是“拆零研究”所能胜任的。

二

有必要，也有需要，但该怎么做？

1850 年 12 月 15 日，托克维尔雄心勃勃地准备撰写划时代巨著《旧制度与大革命》之前，给朋友路易·德·凯尔戈尔莱写了一封信，阐释了自己关于写作主题的思考：“成功机会一半以上就在选题，不仅因为需要找一个公众感兴趣的主题，尤其因为需要发现一个能使我自己也为之振奋并为之献身的主题。……最为新颖、最适合我的智慧禀赋与习惯的主题，将是对当代进行思考与观察的总汇，是对我

[1] 伊·普里戈金，伊·斯唐热. 从混沌到有序：人与自然的新对话 [M]. 曾庆宏，沈小峰，译，上海：上海译文出版社，1987.

们现代社会的自由评断和对可能出现的未来的预见。”同时，他也谈到了驾驭主题的方法论困惑：“但是当我去找同类主题的焦点，主题产生的所有思想彼此相遇相联结的一点时，我却没有找到。我看到这样一部著作的各个部分，却看不出它的整体；我抓住了经纱，但是没抓住纬纱，无法织成布。我必须找到某个部分，为我的思想提供牢固而连续的事实基础。”[1]

由此可见，主题与方法的关系是学术创作永恒的困惑。本书之所以选择以关键词的方法对健康现代化的中国逻辑进行展示和研究，主要基于以下考量。

首先，以关键词的内容凸显中国健康现代化的各种要素。关键词的本质是基本概念，“从概念开始，这是逻辑选择，因为对于建构理论命题来说，概念就是主要的建筑之物。”[2]如果用更中国化的表达，即“一生二，二生三，三生万物”。这个概念就是学术研究的“一”。我们选取构成中国健康现代化宏大叙事核心要素的概念，并将其以关键词的方式予以呈现，不仅表明概念的代表性和重要性，而且表明一种思考、辨析乃至遴选的学术态度，是对中国健康现代化的理论根基、时代定位、进行方式、未来趋势等核心问题的判断。

其次，以关键词的联结来展示中国健康现代化的基本逻辑。关键词研究是否会成为一种新的“拆零研究”？这种质疑同样存在于以关键词为方法的研究构想中。但是，具有概念内涵的语词从来不是单独存在的，“在社会生活领域中，除了在词语的含义上，我们在任何地方都看不到这样明显可察的相互依存，以及对变革与不断变化的重心的敏锐反应……词语将我们束缚于整个过去的历史，同时又反映出当前的整体”[3]。语词是思维之网和实践之道的基本联结单位，反映中国健康现代化进程与发展的关键词绝不可能仅仅是一组彼此独立的概念，而应该是一组彼此呼应、衍生出相互意义的话语网络。例如，医患关系看似是一个独立的概念，但医患关系的处境直接与医药卫生体制改革的内容相关；又如，三医协同的改革、整合型医疗卫生服务体系的形成等也间接与健康传播、数字医疗的发展相关。关键词的数量和质量与这一话语网络能在多大程度上反映中国健康现代化的基本逻辑相关，因此，是否构成“拆零研究”并不依赖于关键词方法的选择与否，而是关键词内在的联结能否形成托克维尔所说的“纬纱”进而织成底层逻

[1] 托克维尔 . 旧制度与大革命 [M]. 冯棠，译 . 北京：商务印书馆，2012.

[2] 加里・戈茨 . 概念界定：关于测量、个案和理论的讨论 [M]. 尹继武，译 . 重庆：重庆大学出版社，2014.

[3] 卡尔・曼海姆 . 意识形态与乌托邦 [M]. 黎鸣，李书崇，译 . 北京：商务印书馆，2002.

辑的意义之网。最后，以关键词的发展勾勒中国健康现代化的历史进程。从概念的本质属性看，概念承载着观念的变迁与发展，“观念的变化依赖新概念的出现，或是同一概念意涵的递进与增减……每一个概念都包含着生成、生长、死亡（被另一新概念代替）的全过程。”[1] 承载着概念解释功能的关键词，其内容并不是静止的，自然包含了语词形成的过程，“概念需要借助关键词来称呼和识别，时常通过其渲染性和鼓动性标记而获得推动历史的功能，且不拘囿于单个词语及词义”[2]。在笔者看来，描述关键词内容发展的过程，也是中国健康现代化进程中，或从域外舶来，或承继传统，或源于革命创造的种种关键要素的生长过程。从这一意义上讲，关键词自然而然地具有了概念史意义上的知识考古和知识预测的功能。

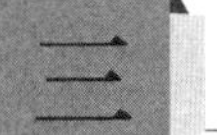

三

关键词的使用方法并非没有争议。

较早使用这一方法的是英国学者雷蒙·威廉斯，《关键词：文化与社会的词汇》是其研究方法的集中体现。在他看来，关键词方法有着巨大的解释功能：“我称这些词为关键词，有两种相关的意涵：一方面，在某些情境及诠释里，它们是重要且相关的词。另一方面，在某些思想领域，它们是意味深长且具指示性的词……对一连串的词汇下注解，并且分析某些词汇形成的过程，这些是构成生动、活泼的语汇的基本要素。在文化、社会意涵形成的领域里，这是一种记录、质询、探讨与呈现词义问题的方法。”[3] 这种带有“历史语义学”特征的研究方法，“其

[1] 王人博，等．洋为中用：中国法政知识考古 [M]．北京：北京大学出版社，2022.

[2] Dietrich Busse. “Rezension zu Reinhart Kosellecks Begriffsgeschichten. Studienzur Semantik und Pragmatik der politischen und sozialenSprache”，in：Zeischrift fir Rezensionen zur germanistischen Sprachwissenschaft（ZRS），Band2，Heft1，2010，S.（79-85）80，转引自方维规．什么是概念史 [M]．北京：生活·读书·新知三联书店，2020.

[3] 雷蒙·威廉斯．关键词：文化与社会的词汇 [M]．刘建基，译．北京：生活·读书·新知三联书店，2016.

明显的特征是不仅强调词义的历史源头及演变，而且强调历史的‘现在’风貌——现在的意义、暗示与关系。……其中可以见到词义的延续、断裂，及价值、信仰方面的激烈冲突等过程。在分析不同的社会价值及观念体系时，这些过程必须以清楚、直接的语汇来描述。”[1]

而比较直接的批评来自昆汀·斯金纳。斯金纳的批评可归结为三点：（1）以关键词作为理解社会的线索，其方法论之依据尚感不足。（2）语汇与概念不能混为一谈，概念可以反映看待世界的方式，但语汇不能；同时，分析有争议的概念是有必要的，但首先要确认概念的标准意涵和应用范围。（3）作为社会变化因素的价值观是变化的，语汇不仅是社会现象的反映，有时也是行为的决定因素之一。[2]

乍一看，斯金纳的批评并非没有道理。但在笔者看来，威廉斯用关键词的方法解释“文化与社会”这样一个宏大、宽泛、意涵万千的现象及其背后的规律，确实显得有些力不从心。但是作为一种研究方法，关键词确实有其可取之处。关键词最重要的意义在于回顾历史、描述当下、预判未来，这显然比固化的概念更具有解释空间。尽管一些关键词的内涵在社会发展过程中可能会发生变化（如爱国卫生运动中的“除四害”，已经成为历史），但这不正是社会变化的反映吗？同时，这也与语汇决定行为并不矛盾，如“以公益性为导向”，这既是一种描述，也是行为意义上的一种宣示。

因此，笔者认为，关于关键词法的争议，应当由“关键词该如何选择、如何阐释会更为科学”的方法来解决。基于此，本书采用关键词法来解释中国健康现代化的进程与发展。选择关键词的依据一是习近平总书记关于卫生健康事业的重要论述，二是各类权威文件中尤其是卫生健康大会、党的二十大报告、党的二十届三中全会等涉及卫生健康发展规划与政策举措。此外，还参考了大量学术文献，力图反映学界对卫生健康现代化的重点研究成果。对此，笔者对关键词的选择作如下说明。首先，尽管做了大量工作，但本书所选择的关键词仍有可能未涵盖中国健康现代化的所有维度。这与中国健康现代化转型与发展中出现的变化有关，未被关注到的、脱离本书编者视野的一些新语词随时有可能产生；同时也与研究

---

[1] 雷蒙·威廉斯．关键词：文化与社会的词汇 [M]．刘建基，译．北京：生活·读书·新知三联书店，2016.

[2] 昆汀·斯金纳：《文化词典之观念》，孔新峰，康子兴，译，载许纪霖主编：《知识分子论丛》第 9 辑《启蒙的遗产与反思》，南京：江苏人民出版社，2010.

者自身能力有关——哪怕研究者自诩“以学术为志业”，终究还是会承认“吾生也有涯，而知也无涯。”需要说明的是，作为编者，我们参考但并未直接使用诸如 citespace 之类工具软件的分析结果，这可能会导致某些频繁见诸报刊、学术期刊的热点词语未能纳入其中，给人以遗漏之感。但编者认为，尽管学者的主观认知是有局限的，但相较于工具软件的筛选，尤其是在展示中国健康现代化的历史、现在及未来时，编者更倾向于信任熟知学术史、亲历健康中国发展的研究者的见解，这或许是源于对“新”的某种固执：“必定要旧中之新，有历史有渊源的新，才是真正的新。那种表面上五花八门，惊世骇俗，竞奇斗异的新，只是一时的时髦，并不是真正的新。”[1] 其次，尽管本书旨在以关键词展示中国健康现代化的重要概念和经验事实，进而串联、发掘健康现代化的中国逻辑，但实际效果可能与立意有一定差距。我们充分尊重每位编者的学术自主性，在确认了大致体例的前提下，并未对每个关键词的具体内容做出要求，希望在撰写过程中，充分体现每一位编者对这一词汇的独立认识。编者团队的学科背景涉及马克思主义理论、医学、历史学、哲学、政治学、法学、管理学、新闻传播学等学科，因此每个关键词都有着不同的写作方式。多元化的编者背景既有利于观点的交汇碰撞，也有利于对中国健康现代化进行全方位的把握和研究。但细细审视，编者不同的学术偏好可能对完整提炼健康现代化的中国逻辑有一定影响，未必能完全实现本书编纂的初衷。再次，本书非常重视域外经验的借鉴，这似乎与我们的主题“中国逻辑”相左。需要说明的是，本书撰写之初就确定并始终坚持一个原则：无论是中国逻辑，还是中国问题，都应以历史和世界为观照。因此，本书编者非常重视每个关键词的历史发展和域外经验。重视历史发展很容易理解，这似乎是关键词的题中之义；重视域外则源于我们最初确定的方针“以世界为方法，才是以中国为目的。”只有不惮对世界经验进行借鉴或批评，才能走出属于中国特色的健康现代化之路。我们甚至还格外关注域外关于中国的研究，“任何人都不会仅仅因为生而为‘中国人’，就足以确保获得对于‘中国’的足够了解；恰恰相反，为了防范心智的僵化和老化，他必须让胸怀向有关中国的所有学术研究（包括汉学）尽量洞开，拥抱那个具有生命活力的变动不居的‘中国’。”[2] 中国越是崛起于世界舞台，越需要有超越国界的学术对话能力和信心。衷心希望这本书可以增强

[1] 贺麟．文化和人生 [M]. 北京：商务印书馆，2015.

[2] 刘东．阅读中国学 [M]// 黄宗智．中国研究的范式问题讨论．北京：社会科学文献出版社，2003.

这样的能力，增强我们在与历史对话、与现实对话和与世界对话的场景中获得平衡与突破的能力。

我不知道，这样的工作究竟有没有价值。但是，我们确实花了不少工夫，做了不少努力，请读者诸君评判。

冯　磊

2025 年 7 月

目录

中国的健康现代化 / 1

一、理解健康现代化的三种视角 / 3
二、我国在健康现代化道路上探索的五大特征 / 10
三、我国健康现代化的四重内涵 / 21
四、进一步推进我国健康现代化的三条路径 / 39

人民健康思想 / 47

一、中国共产党人民健康思想的形成渊源 / 47
二、中国共产党人民健康思想的演进历程 / 56
三、新时代中国共产党对人民健康思想的理论创新 / 60
四、中国共产党践行人民健康思想的路径 / 64

健康中国战略 / 67

一、健康中国战略的政策渊源 / 68
二、实施健康中国战略的重大意义 / 70
三、健康中国战略的推进重点 / 73
四、国外经验借鉴 / 76
五、健康中国战略面临的挑战及应对 / 83

将健康融入所有政策 / 85

一、“将健康融入所有政策”的内涵 / 86
二、“将健康融入所有政策”的发展脉络 / 86
三、“将健康融入所有政策”的国际经验 / 90
四、中国“将健康融入所有政策”的发展 / 95
五、中国“将健康融入所有政策”的展望 / 105

中西医并重 / 113

一、中西医并重的理论基础 / 114
二、从废止中医到中西医并重的政策变迁 / 116
三、中西医并重发展的历史贡献 / 120
四、坚持中西医并重方针　开启中国式健康现代化新篇章 / 123

基本医疗卫生服务 / 129

一、基本医疗卫生服务的价值所在 / 130
二、基本医疗卫生服务的概念演进 / 131
三、中国基本医疗卫生服务发展过程中的重大核心问题 / 137
四、基本医疗卫生服务的路径选择 / 142

多层次医疗保障体系 / 149

一、推进多层次医疗保障制度的历史沿革 / 150
二、我国构建多层次医疗保障体系的理论内涵 / 152
三、我国构建多层次医疗保障体系的实践基础 / 155
四、我国多层次医疗保障体系的建设情况 / 158
五、我国多层次医疗保障体系的经验借鉴与自我革新 / 161

三医协同 / 167

一、“三医协同”内涵的演进过程 / 169
二、“三医协同”的必要性 / 173
三、“三医协同”目前存在的冲突与困境 / 174
四、“三医协同”治理的实现路径 / 180

以公益性为导向的公立医院改革 / 187

一、公立医院公益性的内涵 / 187
二、公益性之于公立医院改革和发展的重大意义 / 192
三、以公益性为导向的公立医院改革历程 / 197
四、以公益性为导向的公立医院改革的关键举措 / 201

整合型医疗卫生服务体系 / 207

一、整合型医疗卫生服务体系的内涵与意义 / 208
二、国外整合型医疗卫生服务的发展现状 / 214
三、中国整合型医疗卫生服务的发展历程 / 218
四、推进医疗卫生服务现代化的未来展望 / 225

家庭医生签约服务 / 231

一、家庭医生签约服务的政策梳理 / 232
二、家庭医生签约服务的提供现状 / 239
三、家庭医生签约服务面临的挑战和发展策略 / 246

送医下乡 / 253

一、送医下乡的时代背景与历史探索 / 253
二、新时代的送医下乡 / 261
三、送医下乡的未来展望 / 265

数字医疗 / 271

一、数字化时代数字医疗的内涵与价值 / 272
二、数字医疗技术的应用 / 274
三、数字医疗的挑战 / 289
四、数字医疗的未来发展趋势 / 292

医患关系 / 295

一、医患关系的内涵与特征 / 295
二、医患关系模式与我国的医患关系 / 298
三、健康现代化背景下和谐医患关系的构建路径 / 308

公共卫生应急管理体系 / 315

一、公共卫生应急管理体系的内涵与构成要素 / 316
二、公共卫生应急管理体系的发展历程及构成内容 / 318
三、我国公共卫生应急管理体系取得的成绩及存在的问题 / 324
四、典型国家公共卫生应急管理体系 / 327
五、完善公共卫生应急管理体系的基本路径 / 330

爱国卫生运动 / 337

一、爱国卫生运动的概念及兴起的历史背景 / 337
二、爱国卫生运动的发展历程 / 341
三、爱国卫生运动的历史经验 / 347
四、新时代爱国卫生运动的全面深化 / 351

优生优育 / 359

一、优生优育的内涵 / 360
二、优生优育政策的历史演变 / 363
三、实施优生优育政策取得的历史成就 / 366
四、完善生育支持政策体系　建立生育友好型社会 / 369

积极应对人口老龄化 / 373

一、积极应对人口老龄化国家战略的演进脉络 / 374
二、实施积极应对人口老龄化国家战略的经验 / 377
三、实施积极应对人口老龄化国家战略的总体思路 / 381
四、实施积极应对人口老龄化国家战略的政策取向 / 386

健康传播 / 397

一、健康传播的定义 / 397
二、健康传播对健康中国战略的重要意义 / 398
三、健康传播在中国的发展历程 / 399
四、健康传播实践及研究前沿 / 400
五、健康传播的挑战以及未来展望 / 416

人类卫生健康共同体 / 421

一、人类卫生健康共同体理念的核心内涵 / 421
二、人类卫生健康共同体构建的理论基础 / 423
三、人类卫生健康共同体构建的历史基础 / 430
四、人类卫生健康共同体构建的现实基础 / 435
五、人类卫生健康共同体构建的路径 / 437

后记 / 443

中国的健康现代化

现代化是一个内涵十分丰富的概念。一般认为早期的现代化肇始于16世纪的欧洲，经18世纪工业革命后传播至全球，“18世纪出现了蒸汽机等重大发明，成就了第一次工业革命，开启了人类社会现代化历程。”[1]现代化始于西方，但并不等于西化或欧化。[2]罗荣渠认为，“作为人类近期历史发展的特定过程，把高度发达的工业社会的实现作为现代化完成的一个主要标志也许是合适的”[3]。骆郁廷则认为，“当今世界，现代化的内涵更加丰富，更加具有时代性，已不局限于工业的发达与不发达，而是把工业化同信息化、数字化、智能化更加紧密地融合在一起。”包括“科学技术的现代化、生产

[1] 习近平．为建设世界科技强国而奋斗：在全国科技创新大会、两院院士大会、中国科协第九次全国代表大会上的讲话[N].人民日报，(2016-06-01).

[2] 例如，印度学者德赛针对西方学者阐释现代化概念时出现的价值观和意识形态偏见，提出从“实质过程”来描述现代化：“同城市化、工业化、西方化、欧化相比，现代化描述了一个更为复杂的过程，并意指一种具有特定社会形式的同样复杂产物”，包括理性态度的增长、社会结构变化、政治变化、经济变化、生态领域和文化领域的变化等一系列“实质过程”。塞缪尔·亨廷顿，等．现代化：理论与历史经验的再探讨[M].上海：上海译文出版社，1993.

[3] 罗荣渠．现代化新论：中国的现代化之路[M].上海：华东师范大学出版社，2013.

力发展的现代化、生活方式的现代化、社会发展的现代化”等指标[1]。尽管学说多样，但学界对现代化引起的深刻社会变革却达成了共识：“现代化是人类历史上最剧烈、最深远并且显然是无可避免的一场社会变革。是福是祸暂且不论，这些变革终究会波及与业已拥有现代化各种模式的国家有所接触的一切民族。”[2]对现代化涵义的研究，给予我们理解健康现代化的几个启发：第一，应理解健康现代化的历史性和过程性。健康现代化处于历史发展的特定时空，有其自身产生、形成和发展的过程，蕴含一定的历史规律。第二，应理解健康现代化的广泛性和丰富性。健康现代化涵盖的范畴非常广泛，除了能直观感受到医疗卫生事业的进步，还有健康现代化所带来的社会发展与变迁、制度变革和完善等人类文明的发展历程。第三，应理解健康现代化的多样性和发展性。“世界上既不存在定于一尊的现代化模式，也不存在放之四海而皆准的现代化标准”[3]。健康现代化也具有不同的发展模式和核心指标，各国之间、不同体制和制度之间既有联系也有区别。

为落实习近平总书记提出的“使中国式现代化更加清晰、更加科学、更加可感可行”[4]的基本要求，我们需要对中国的健康现代化进行深入研究。中国的健康现代化既有各国健康现代化的共同特征，更有基于国情的中国特色。深入理解中国健康现代化的基本内涵、演进特征和推进方法，有助于把握我国卫生健康事业发展规律，进而为构建中国特色卫生与健康发展道路构筑理论基础并形成实践动力。

---

[1] 骆郁廷．中国式现代化：共同特征与中国特色 [J]. 马克思主义研究，2023（1）：56-63，159-160.

[2] 吉尔伯特·罗兹曼．中国的现代化 [M].“比较现代化”课题组，译．南京：江苏人民出版社，1995.

[3] 习近平．习近平谈治国理政：第四卷 [M]. 北京：外文出版社，2022.

[4] 习近平．正确理解和大力推进中国式现代化 [N]. 人民日报，（2023-02-08）.

一、理解健康现代化的三种视角

（一）医学科学视角

健康现代化的发展源于现代医学的发展。比较有影响力的观点来自福柯，即“现代医学把自己的诞生时间定在十八世纪末的那几年”[1]。大多数的医学史学者认为，我们今天所熟悉的现代医学兴起于 19 世纪。18 世纪末至 19 世纪初，位于伦敦、爱丁堡、维也纳、巴黎等欧洲主要城市的慈善医院逐渐成为医学生学习技能、观察疾病与获得临床经验的场所[2]。然而，现代医学的“诞生”与“兴起”并不能完整地描述健康现代化的过程。有学者对福柯的结论提出疑问。例如，基尔·诺丁顿认为，福柯的结论主要基于对法国尤其是巴黎现代医学发展的观察，尽管 18 世纪末法国大革命后的巴黎确实对医学科学的发展具有重大意义，但“若将 18 世纪晚期巴黎发生的改革视为和过去的决裂，以及医疗控制深化的开端，那就会忽略过去所发生的事情。”[3] 从现代化的过程性特征来看，需要从更加完整的历史时段来看待医学现代化的发展历程，以便更清晰地理解以医学现代化为核心的健康现代化的发展过程。

医学现代化的起源可以追溯到 14 世纪。以鼠疫为代表的瘟疫大暴发，文艺复兴运动对宗教权威的批判和动摇，以及大学教育对医学研究的助力，促进了医学科学化的快速发展。从观念上，“把疾病当做犯罪的结果的基督教观念，此时又让位于希腊的观念……认为疾病原因是缺乏和谐，是自然所应当治愈的观念。”[4] 正因为如此，作为医学科学基础的系统解剖学得到了快速发展。[5]

---

[1] 米歇尔·福柯 . 临床医学的诞生 [M]. 刘北成，译 . 南京：译林出版社，2001.

[2] 李尚仁 . 现代医学的兴起、挫折与出路 [J]. 文化纵横，2018（4）：94-102.

[3] 基尔·诺丁顿 . 欧洲医疗五百年：1500 年以来的欧洲医疗社会史 [M]. 李尚仁，译 . 上海：上海社会科学出版社，2021.

[4] 卡斯蒂廖尼 . 医学史（上）[M]. 程之范，译 . 桂林：广西师范大学出版社，2003.

[5] 教会对解剖的禁锢逐渐放松，14 世纪中叶，教皇批准验尸，以查找瘟疫的来源。1537 年，教皇克兰门特七世允许将尸体解剖用于教学。在当时的意大利，大学教授在公共场合进行解剖演示几乎成为一种风气。参见：罗伊·波特 . 剑桥医学史 [M]. 张大庆，等，译 . 南京：译林出版社，2022. 同时，16—17 世纪在巴黎与伦敦，已经出现了对病理解剖学课程的支持，也有内科医生、外科医生与其他医疗人员开始常驻医院，进行诊疗以及教学、研究。参见：基尔·诺丁顿 . 欧洲医疗五百年：1500 年以来的欧洲医疗社会史 [M]. 李尚仁，译 . 上海：上海社会科学出版社，2021.

医学现代化酝酿于18世纪。17世纪的“新科学”（new science）以及接下来的启蒙运动，让医学从带有戏剧性的表演逐渐转变为现实的医疗实践。[1] 大型公立医院和实验室医学的出现、基础医学学科以及医学分科的快速发展，成为医学科学日趋完善、日益精细化的标志。因此，18世纪被医学史家视为医学事业的“黄金时代”，“科学的医学不再为少数几个孤立的学者所垄断，而成为多数医生的共同事业……随着科学的不断发展，大学有了教学和研究的庞大组织，医学分化为地位同等的各个分支，以及最后解剖学、生理学和病理学的知识是整个医学知识的基础这一根本真理被认识。”[2]

19世纪既是临床医学现代化的形成时期，也是公共卫生现代化的形成时期。乔治·罗森认为，具有现代化意义的公共卫生起源于第一个现代工业国家英国。1834年《济贫法修正案》的颁布，开创了社会福利和公共卫生思想实践的新时期。[3] 英国和欧洲大陆的公共卫生领域自此迎来了巨大的发展机遇。[4] 数理统计方法、实验卫生学、卫生保健和流行病学调查等现代科学方法的先后引入，有力地推动了现代预防医学和公共卫生的建立。[5]

19世纪之后，医学科学技术突飞猛进，随之也带来了医学现代化的迅猛发展。20世纪以来，先进医疗设备的临床应用、药品研发、生物医学和基因技术发展、互联网医疗等领域都取得了巨大的进步，民众健康水平和社会健康状况都有了大幅改善。

综上，我们得出以下启示：第一，医学科学的发展促进了现代医学的诞生和发展，成为健康现代化的基础。时至今日，一个国家如果在医疗技术上存在严重短板或不足，很难被认为实现了健康现代化。第二，相较于其他科学，医学科学更具复杂性，以致医学现代化的进程较为缓慢，健康现代化的推进速度因此滞后

---

[1] 罗伊·波特 . 病人、医生、江湖郎中：近代英国的医疗与社会 [M]. 欧阳瑾，译 . 北京：中国工人出版社，2022.

[2] 卡斯蒂廖尼 . 医学史（上）[M]. 程之范，译 . 桂林：广西师范大学出版社，2003.

[3] 乔治·罗森 . 公共卫生史 [M]. 黄沛一，译 . 南京：译林出版社，2021.

[4] 英国的公共卫生发展分为三个阶段：1890—1950年，集中于使用疫苗和抗生素预防和治疗疾病；1940—1980年，关注人们生活方式和疾病之间的关系。20世纪至今，人们开始关注影响人们健康的经济、社会因素。欧洲大陆的公共卫生发展并不均衡，大致来说，西欧比较发达，东欧和南欧比较滞后，国家介入程度也受到诸多因素的影响。但到19世纪中期，欧洲各国开始在公共卫生领域开展广泛的合作，其标志性事件是1851年第一届国际卫生大会在巴黎的召开。参见：赵秀荣 . 西方医疗社会史 [M]. 北京：高等教育出版社，2020.

[5] 张大庆 . 医学史十五讲 [M]. 2版 . 北京：北京大学出版社，2020.

于其他现代化。[1] 第三，现代医学科学的发展，引发一轮又一轮的医学革命，大大提升了医疗质量和民众健康水平。但是，也要警惕过于强调技术对健康现代化的负面影响。事实上，过度追求技术导致医疗成本高昂、高度的专科分化导致患者无所适从、深奥的专业术语和治疗措施导致病患缺乏参与性往往使现代医学饱受诟病。[2] 因此，20 世纪 70 年代末，恩格尔倡导医学模型的转变，推动医学由“生物医学模型”向“生物—心理—社会医学模型”转变，力求从本质上改变现代医学的视域，丰富现代医学的向度。

（二）社会健康视角

最近的研究表明，自 18 世纪以来，欧洲绝大多数疾病都呈现出一种奇怪的“上升—下降”模式，并不与医学科学的发展同步。疾病上升的原因同人与环境的相互作用有关：欧洲人不断从事新的活动，因此不断面临新的健康风险。最终，疾病的下降主要是由于公共卫生干预或医疗保健改善等人为干预。[3] 这说明，欲完整理解健康现代化，仅从医学科学视角出发是不够的。何传启从社会健康视角出发，编撰了关于中国健康现代化的首部专著《中国现代化报告 2017：健康现代化研究》。他认为，健康现代化是“18 世纪工业革命以来人类健康发展的世界前沿，以及追赶、达到和保持世界前沿的行为和过程。”[4] 世界健康现代化的过程大致可分为两个阶段。“第一次健康现代化的主要特点包括，现代健康观念的形成，医疗体系、公共卫生体系和医疗保障制度的建立和完善，健康服务的专业化、体系化、标准化等。第二次健康现代化的主要特点包括，健康观念从‘以疾病为中心’向‘以健康为中心’、从‘治疗为主’向‘防治结合’转变，健康服务的信息化

---

[1] 有学者认为，任何一个科学理论或重大发现的出现，都不能一下子打通医学所涉及的各个方面，只有医学主动与其他各个学科互动整合并随着新兴学科的进展不断“分科”时，变革才能够真正完成。参见：李润虎 . 近代医学革命研究 [M]. 北京：中国社会科学出版社，2023.

[2] 在现代医学发展的早期，朱森就指出，自 1770—1870 年以来，医学知识体系的关注对象从完整的人转变为一系列微观症状的综合，同时由于医学越发专业，病人逐渐失去了对治疗方式进行协商的权利，不得不听从来自专家的单一性意见。朱森将其概括为“病人的消失”。参见：JEWSON N D，The disappearance of the sick-man from medical cosmology，1770—1870[J]. International Journal of Epidemiology，1976，38（3）：225-244.

[3] MACKENBACH J P. The rise and fall of diseases：Reflections on the history of population health in Europe since Ca. 1700[J]. European Journal of Epidemiology，2021，36（12）：1199-1205.

[4] 何传启 . 中国现代化报告 2017：健康现代化研究 [M]. 北京：北京大学出版社，2017.

和智能化水平大幅提高，国民健康体系的发展和完善。”[1]

社会健康程度是评价健康现代化的重要标准，包括定性和定量两个层面。目前，我国最权威的社会健康指标来自《“健康中国 2030”规划纲要》。从定性的层面来看，主要包括：人民健康水平持续提升，主要健康危险因素得到有效控制，健康服务能力大幅提升，健康产业规模显著扩大，促进健康的制度体系更加完善；从定量的层面来看，包括健康水平、健康生活、健康服务与保障、健康环境和健康产业 5 大领域 13 个指标。

还有研究补充和完善了上述指标。从定性的层面上看，健康现代化既包括健康体系、健康生活、健康服务、健康环境和健康治理的现代化，也包括健康行为、健康结构、健康制度和健康观念的现代化。即“努力建设一个人民健康长寿的社会，一个人人享有健康服务的社会，一个家家拥有健康保险的社会，一个健康社会和健康服务达到世界先进水平的社会”[2]。

从定量的层面上看，主要是制定了一系列衡量健康现代化的指标。李力、何传启通过对主要国际组织、国家和地区的健康指标进行比较分析的基础上，基于健康风险—健康状况—健康响应的逻辑，筛选了健康现代化 100 个核心指标。具体来说，健康风险主题包括营养失衡、疾病风险、非健康行为、环境风险、社会风险 5 大领域 30 个指标。健康状况主题包括人口结构、健康感知、发病率、死亡率 4 大领域 30 个指标。健康响应主题包括健康生活、健康服务和健康体系 3 大领域 40 个指标。[3] 刘雷以健康中国的发展目标和战略重点为评价对象，提出了包括核心指标、主要指标和监测指标的评价体系。[4] 方鹏骞等从健康中国评价的必要性出发，制定了包括健康环境、健康生活、健康保障、健康人群和健康产业

---

[1] 刘雷 . 世界健康现代化的历史与经验 [J]. 中华骨与关节外科杂志，2017，10（6）：517-520.

[2] 何传启 . 中国现代化报告 2017：健康现代化研究 [M]. 北京：北京大学出版社，2017.

[3] 李力，何传启 . 基于风险—状况—响应的健康现代化 100 个核心指标 [J]. 中华骨与关节外科杂志，2017，10（6）：521-524.

[4] 核心指标 12 个，包括健康生活指标 3 个，健康服务指标 7 个和健康产业指标 2 个；主要指标 60 个，分 3 个部分：第一部分是健康生活指标，涉及健康观念、健康行为、公共卫生、健康环境和健康状况等，共 20 个指标。第二部分是健康服务质量指标，涉及医疗效率、诊疗质量、康复质量和医护服务满意度等，共 20 个指标。第三部分是健康能力指标，涉及健康服务体系、健康保障体系和护理体系等，共 20 个指标；监测指标 138 个，涉及健康观念、健康行为、公共卫生、健康环境、健康状况、医疗服务、保障能力、治理能力等 12 个领域和 38 个主题方向。参见：中国科学院中国现代化研究中心 . 健康中国和健康现代化 [M]. 北京：科学出版社，2020.

等 5 个维度的理论和实操两套指标体系。[1]

综上，我们得出以下启示：第一，从社会健康层面看待健康现代化，摆脱了仅仅以技术进步或诊疗能力提升为衡量标准的思维惯性，更聚焦于健康现代化对包括民众健康水平、社会健康观念、健康服务体系、健康治理能力在内的国民健康体系整体功能的强化。第二，以量化指标评价的方式使健康现代化可视化，从而可以清晰地比较各国健康现代化的水平。这既符合健康现代化具有“共同特征”的基本属性，又便于找出中国健康现代化的发展优势及其与世界先进水平的差距，也可以通过指标体系与国情的契合，揭示各国健康现代化可能存在的不同模式或路径。第三，由于促进社会健康不仅仅是医疗卫生系统的工作，因此，应当从社会系统的角度思考健康现代化的形成。作为社会系统的重要组成部分，政府履职的情况在健康现代化演进中显得尤为重要。

（三）政治权力视角

18 世纪以来，由于现代医学的迅猛发展，随之带来了从权力运行和国家治理角度理解健康问题的新变化。其中，作出突出贡献的学者是福柯。在他看来，19 世纪之前，疾病一直是困扰社会发展的重要因素，而且随着人口的增加，如何在生产劳动中纳入健康人口，也成为国家关注的主题。因此，国家开始介入健康治理。[2]20 世纪以来，从政治权力视角看待健康问题，成为健康现代化中不可回避的问题。从整体上看，健康治理与政治权力的关系主要体现在以下方面：

第一，政治理念对健康治理的主导作用。健康治理在国家的政治理念中居于何种地位，将决定国家在健康治理中的功能和作用发挥。例如，现代西方国家正在进行所谓的“生命政治治理转型”，尽管依旧以“国民健康”为目标，但已经开始从经济学视角考虑不健康的成本或健康不平等等问题。[3] 这一转型实质上是

---

[1] 两套指标体系的主要区别在于便于操作的二级指标，理论版覆盖更全面，共 38 个指标，实操版关注简洁性，共 16 个指标。参见：方鹏骞．推进健康中国发展战略研究：基于全民健康覆盖的视角 [M]. 北京：科学出版社，2020.

[2] FOUCAULT M. The politics of health in the eighteenth century[J]. Foucault Studies，2014：113-127.

[3] 尼古拉斯・罗斯认为，一方面，国家保留了其在 18 世纪或 19 世纪获得的责任，即保证健康所需的一般条件；另一方面，在这样一种促进健康的生活环境之中，国家试图摆脱一些在整个 20 世纪获得的责任，即保护个体不受疾病和事故造成的后果影响。尼古拉斯・罗斯．生命本身的政治：21 世纪的生物医学、权力和主体性 [M]. 北京：北京大学出版社，2014.

西方国家逐渐推脱健康治理责任的“另类表达”，体现了资本逻辑主导下的自由放任理念。而我国始终将人民健康作为社会政治的重要内容，体现了人民生命至上、健康至上的政治理念。

第二，政治组织对健康治理的作用。一是政府的作用。《世界卫生报告2000》指出：“一个国家健康系统运行的最终责任在政府，谨慎、尽职地管理人口的健康事务，切实履行管家职能，是一个绩效良好的政府最本质的东西。国民健康是一个国家的重点，政府对此负有持续和长久的职责。”自18世纪以来，政府权力较大、能力较强的国家，例如德国，医学很容易从社团管理转向国家管理。而政府权力在一开始就受到较多限制的国家，例如英国和美国，自19世纪以来随着政府在公共卫生和福利服务方面责任的加重，现代形式的医学监管才得以发展起来。[1]二是政府部门的作用。在渐次实现健康现代化的今天，由政府主导的跨部门协作对健康治理的作用日益重要。世界卫生组织指出，在健康横向治理史的三次浪潮中[2]，跨部门合作的行动成效始终是实现治理效果的关键性环节。加强各部门之间的协调、整合、能力建设，可以有效推动政府整体建设，更好地引导和协调社会发展，促进人民健康福祉。三是政党的作用。政党对健康治理的作用也应引起格外重视。“政党是变革医疗卫生政策的重要手段，它在设定政治辩论内容以及形成政策议程方面起到了关键作用。政党的意识形态使它们倾向于采用特定政策，一旦政党掌权，该政策将成为政府政策。”[3]针对西方国家普遍实施的多党制，有研究表明，不同党派执政对卫生政策的制定影响巨大[4]，进而影响了健康治理的举措和效果。

第三，国际协作对健康治理的推动作用。1851年，由12个欧洲国家参与的第一次国际卫生会议在巴黎召开，这成为国际卫生治理体制及制度形成的起点。

---

[1] 罗伊·波特.剑桥医学史[M].张大庆，等译.南京：译林出版社，2022.

[2] 第一次浪潮是跨部门行动和初级卫生保健，第二次浪潮是健康促进和健康公共政策，第三次浪潮是健康入万策。参见：世界卫生组织欧洲区域办公室.21世纪健康治理：战略与执行[M].何江江，左延莉，译.上海：上海交通大学出版社，2021.

[3] 罗布·巴戈特.解析医疗卫生政策[M].赵万里，等译.上海：格致出版社，2012.

[4] 以英国为例。持有不同意识形态的政党当政对英国医疗卫生政策的影响较大。第二次世界大战后工党在国家福利主义和集体主义的指引下建立了旨在体现公平正义的NHS；20世纪70年代末保守党当政后在新自由主义思潮的影响下着重提高NHS的运作效率；90年代末工党重新执政，在社群主义和第三条道路的指导下对NHS进行了新的改革。参见：涂炯，吴少龙.政党意识形态与卫生政策：英国国民健康服务体系变迁的政治学[J].甘肃行政学院学报，2015（6）：49-59，126-127.

之后，各主权国家频频召开国际卫生会议，签署了大量的国际卫生条例。但此时的国际协作范围小、内容少、合作机制不完善，影响力有限。[1] 而且，19 世纪以来，享受现代化红利的欧洲国家加快了通过拓展殖民地来掠夺资源的进程。被殖民国家在殖民霸权的支配下，逐渐被动地接受西方医学知识和实践，这一过程并非西方学者所渲染的“赠予殖民地的恩赐”，而是饱含掠夺、镇压、暴力、欺骗的过程。[2] 第二次世界大战之后，国际协作的健康治理逐渐进入新阶段，标志性事件是世界卫生组织（World Health Organization，WHO）的成立。1951 年，以世界卫生组织为核心制定的《国际卫生条例》，标志着多边健康合作的现代国际卫生治理体制基本建立。而“随着全球化在美国新自由主义的推动下于 20 世纪末达至巅峰状态，全球健康治理机制真正具有了空间上的全球性。”[3] 至此，全球健康合作快速蓬勃发展。

综上，我们得出以下启示：第一，要从社会政治高度把握健康现代化的重要意义。“人民健康既是民生问题，也是社会政治问题。”[4] 健康现代化是人的现代化和国家现代化的必由之路，对于国家长治久安、繁荣富强具有重要的政治推动作用。第二，政治力量对健康现代化的推动和发展具有重要作用。基本过程包括：从政治理念上明确实现健康现代化的意义，进而由政治组织确定基本路线和政策工具，并推动实现健康现代化的进程。同时，这一过程中应强化健康领域的国际协作，共同推进并巩固健康现代化成果。第三，健康现代化的建设过程要适时摆脱路径依赖。我们要清醒地认识到，健康现代化有科学技术水平、社会健康指数等客观评价指标，但并非所谓“价值无涉的行动”。一国的健康现代化，与其政治体制、执政观念密不可分，也与政治传统、政治能力密不可分，具有独特的价值观念和发展道路。

---

[1] 鲁新，方鹏骞 . 全球健康治理 [M]. 北京：人民卫生出版社，2016.

[2] 近年来，西方学者关于殖民医学的研究，逐渐从对殖民医学的辩护、批判，转化为对殖民医学内部的具体权力运行和各方行动的研究，但在其中，仍然可以看到无时不在的殖民霸权的潜在观念。具体研究内容可参见：普拉提克・查克拉巴提 . 医疗与帝国：从全球史看现代医学的诞生 [M]. 李尚仁，译 . 北京：社会科学文献出版社，2019.
基尔・沃丁顿 . 欧洲医疗五百年：1500 年以来的欧洲医疗社会史 [M]. 李尚仁，译 . 上海：上海社会科学院出版社，2021.

[3] 陈雪飞 . 通过医学的治理：知识权威与健康政治 [J]. 开放时代，2021（3）：140-150，9-10.

[4] 习近平 . 习近平著作选读：第一卷 [M]. 北京：人民出版社，2023.

二、我国在健康现代化道路上探索的五大特征

中国健康现代化之路的开启与近代以来的西医东渐有关[1]，同时，也与以“现代化”救亡图存的民族危机感紧密相连。“凡世界文明之极轨，惟有医学……医者，纯乎民事者也，故言保民，必自医学始。”[2]19世纪末至20世纪初，鼠疫等传染病的流行加快了近代中国卫生制度化进程。[3]辛亥革命后尤其是国民政府时期，主要卫生制度和机构逐渐建立，但基于战争、动乱和孱弱的政府治理能力，中国健康现代化的进程停滞不前。中华人民共和国成立后，在中国共产党的领导下开启了中国健康现代化发展的新征程。特别是改革开放以来，我国健康领域改革发展取得了显著成就，城乡环境面貌明显改善，全民健身运动蓬勃发展，医疗卫生服务体系日益健全，人民健康水平和身体素质持续提高。自党的十八大以来，在健康中国战略的推进下，我国逐步实现了医疗卫生服务体系全覆盖、基本医疗保障全覆盖，主要健康指标高于中高收入国家的平均水平，为健康现代化发展之路开创出一条具有中国特色的道路。总结起来，中国健康现代化的探索之路具有以下特点。

（一）被动适应到主动探索的变迁

19世纪，中国医疗卫生进入“近代”明显是西方文明冲击的结果，“中国清代的历史轨迹大异于西方启蒙时期以来的发展，不可能有同样的一套医疗卫生体

---

[1] 医史学界将近代西方医学的传入划分为“两次传入”。第一次是指1582年意大利传教士利玛窦来华延至清初所传入的医学。但此时由于西方现代医学还未臻成熟，所以影响有限；第二次是从1805年牛痘术传入中国开始，以医学传教士为主的西医陆续进入中国，凭借19世纪现代医学发展的成果，渐次取得了相较于中国传统医学的优势，产生了深刻的影响。参见：胡宜．送医下乡[M]．北京：社会科学文献出版社，2011.

[2] 《中国近代史资料丛书》编写组．戊戌变法：第4册[M]．上海：上海人民出版社，1972.

[3] 自19世纪末，以广东省为中心、逐渐扩大至全国的腺鼠疫流行中，在上海、营口、天津等通商口岸地区，西方国家开始强烈要求以现代卫生行政的方法来应对疫情传播，天津因此实行检疫，1902年设立天津卫生总局，成为近代中国卫生制度化的起点。随后在20世纪初的东北肺鼠疫应对中，一方面源于现实防疫需要，另一方面也源于俄日等国家的压力，现代卫生防疫制度进一步发展，包括防疫机构的设置、隔离制度的实施、加强检疫举措等。参见：饭岛涉．鼠疫与近代中国：卫生的制度化和社会变迁[M]．朴彦，余新忠，姜滨，译，北京：社会科学文献出版社，2019.
班凯乐．十九世纪中国的鼠疫[M]．朱慧颖，译．北京：中国人民大学出版社，2015.

系。”[1]越来越多的研究表明，“西医东渐”不仅仅输入了技术取向，而且带有强烈的殖民倾向。[2]因此，在早期的“西医东渐”中，无论是当时的中国政府、精英还是民众，都是被动地接受了现代西方医学及其卫生制度，普遍存有较强的疑虑和不适应感。但这并不意味着西方医学与卫生制度完全是以强制灌输的形式进入中国的，中国的精英阶层也逐渐意识到现代医疗及卫生制度对强国强民的意义，“一个国家的盛衰和民族的兴替，全看国民的强弱，国民的强弱，又全看注意健康与否”[3]“今东西国之人民虽未可谓文明之极，然已较强于吾国，则能卫生其一端也……是故欲强其国，务强其民，勤强其身，欲强其身，请自卫生始。”[4]

由此，中国的精英阶层在最初被动地接受西方医疗卫生制度的基础上，开始了主动探索，并逐渐认识到中国国情才是西方医学“在地化”的基础。例如，杨济时强调，中国的公共卫生问题不过是中国科学医学大问题的一部分，必须注意科学医学学理建设，否则充其量不过是抄外国人的论文罢了。[5]又如，陈志潜则以“瞎胡抄袭外人”来概括当时中国盲目效仿西方医学制度及实践的行为，他认为应当在试验中进行创造，“以求得由中国环境中创造中国人解决社会问题之方法”[6]。他担任负责人的“定县模式”成为诸多乡村医疗卫生建设探索的典范。“定县模式”的根本哲学是让村民自己意识到农村卫生问题，从而增强他们的社会责任感和为之工作的动力。[7]此种模式所建立的“县、区、村”三级医疗卫生保健制度及其社会自组织的实践模式，有效地缓解了当时定县缺医少药的困境，创造性地为 20 世纪 30 年代极端贫困的华北农村探索出了一条切实可行的、能让村民享受到现代医疗保健服务的新路。但该改革面临的问题是，如果医疗卫生制度离开国家行政权力，从区域着手，通过教育最终取得政治意义上的根本性变革，基

---

[1] 梁其姿 . 医疗史与中国“现代性”问题 [M]// 余新忠 . 清以来的疾病、医疗和卫生：以社会文化史为视角的探索 . 北京：生活 · 读书 · 新知三联书店，2009.

[2] 参见：YIP K C. Health and National Reconstruction in Nationalist China，1928-1937[J]. Modern Asian Studies，1992，26（2）：395-415.
MACPHERSON K L. A wilderness of marshes： the origins of public health in Shanghai，1843-1893[M]. New York： Oxford University Press，1987.

[3] 陈雨苍 . 卫生 [M]. 南京：正中书局，1936.

[4] 吴兖 . 卫生新论 [M]. 上海：中国图书公司，1924.

[5] 杨济时 . 建设时代之公众卫生 [J]. 医学周刊集，1929，2：279-282.

[6] 陈志潜 . 中国农村医学：我的回忆 [M]. 成都：四川人民出版社，1998.

[7] 同注释 [6]。

本上是不可能的。[1]究其原因，主要是因为当时孱弱无能的国民政府根本无法组织起惠及全民的医疗卫生事业。因此，这些探索既有重要价值，又自带先天性缺憾。

中国共产党领导下的医疗卫生事业发展是对健康现代化更加有益的探索。中国共产党确立了以人民健康为中心的理念并采取切实可行的措施在城乡推广实施。区别于国民政府将医疗卫生事业重点放在大中城市、忽略广大乡村地区民众健康需求的建设思路，中国共产党通过积极的组织建设，在中央苏区、陕甘宁边区等根据地主动探索符合中国国情的医疗卫生事业发展规律，包括初步建立具有中国特色的卫生法规政策体系、卫生行政体系、医疗工作体系、卫生教育体系、药品供应与保障体系、卫生宣传动员体系等。[2]中华人民共和国成立后尤其是改革开放以来，党进一步贯彻“生命至上，健康至上”的根本立场，逐步确立了坚持基本医疗卫生服务公益性的原则，通过深化医药卫生体制改革，逐步实现保基本、强基层、建机制的发展目标。进入新时代以来，我国的健康现代化建设坚持以习近平新时代中国特色社会主义思想为指导，贯彻新发展思想和新发展理念，树立大卫生、大健康的观念，把以治病为中心转变为以人民健康为中心，实施健康中国战略，将健康融入所有政策。自新冠疫情以来，我国始终坚持因时因势优化调整防控政策的举措，高效统筹疫情防控和经济社会发展，成功地避免了致病力较强、致死率较高的病毒株的广泛流行，有效地保护了人民群众的生命安全和身体健康，取得疫情防控重大决定性胜利，创造了人类文明史上人口大国成功走出疫情大流行的奇迹。经由党领导下的主动探索，中国健康现代化的特色愈加鲜明，社会主义制度的优势愈加明显。

（二）反思传统与扬弃移植的联动

在“西医东渐”的背景下，中医药传统文化首当其冲地遭遇了严重冲击。洋务派著名人士吴汝纶，启蒙思想家严复，戊戌变法领袖梁启超，新文化运动的领军人物胡适、陈独秀，文化界知名人士鲁迅、郭沫若、梁漱溟、傅斯年等先后发

[1] 此为国民党内政部部长黄绍竑、次长甘乃光1932年到定县考察的观点。参见：胡宜．送医下乡[M].北京：社会科学文献出版社，2011.另据时任上海市卫生局长的李廷安总结：乡村卫生试验的问题，一是设立未普遍，中国之大，只有17处；二是组织不一律，各自为政；三是为时不多，时间最久者不过5年；四是人员缺乏；五是经费竭蹶，既无专款，复无收入；六是工作相似，皆以治疗防疫为主，其他工作在群众觉悟提高之前难以展开。参见：张大庆．中国近代疾病社会史（1912—1937）[M].济南：山东教育出版社，2003.

[2] 王自力．党推进人民健康事业的百年奋斗历程[J].人民论坛，2021（36）：46-49.

表了关于中医缺乏科学性乃至讥讽、否定中医的言论。[1]1929 年，“废止中医案”将对中医药的否定推向了最高潮。[2]之后，几经抗争，中医虽未废止，但也开始反思并积极进行所谓的“科学化”改造。从整体上看，改造有两条路径：一方面，一些医生试图以西医这一“他者”形象重塑中医。他们认为，既然生物医学植根于神经和病毒等物质，那么，中医就应强调气和阴阳等非物质特性；既然生物医学以结核病等静态疾病为前提，那么，中医就应关注动态症状。例如，将经络重新想象为气流动的无形路径，而不是类似于血管的生理结构。[3]另一方面，一些改革者认为，只有与西方科学兼容，中医才能继续存续。例如，丁福保（音）医生（1874—1952）认为挽救中医的最好方法是规范其药物处方，并以拉丁化植物命名法规范药物名称。受过中西医两种训练的医生程丹安（音）（1899—1957）曾经试图将针灸点映射到解剖标志上加以系统化。[4]但类似的改造并未显著提升中医的地位，1946 年教育部强令关闭上海中医学院、新中国医学院和上海中国医学院，到 1947 年，全国仅剩一所广东中医药专门学校。[5]这证明，以“唯科学化”的思路对传统医药进行变革，并不是中医药现代化的唯一正确路径，这既与传统中医药的发展思路相悖，也未能发挥其价廉、便捷、擅治未病等优势。在面对传统医学与西方医学的冲突时，中国共产党领导下的医疗卫生事业采用了兼收并蓄、中西医并重、发挥各自优势的科学态度。例如，陕甘宁边区提出“中医科学化，西医中国化”，并规定：“西医应主动地与中医合作，用科学方法研究中药，帮助中医科学化，中医应努力地学习科学与学习西医，分析自己的秘方和经验。”[6]1945 年，晋察冀边区下达《1945 年边区群众运动的方针与任务的指示》，要求团结大批乡土医生，成立中西医合作研究会，指出“中西医合作是十分必要

[1] 赵洪钧．近代中西医论争史 [M]. 北京：学苑出版社，2012.

[2] 1929 年 2 月，国民政府卫生部召开了第一届中央卫生委员会议，会议由卫生部次长刘瑞恒主持，参会人员以西医界代表为主。2 月 24 日，会议通过《规定旧医登记案原则》，内容包括：“甲：旧医登记限至民国十九年底为止；乙：禁止旧医学校；丙：其余如取缔新闻杂志等非科学医之宣传品及登报介绍旧医等事由卫生部尽力相机进行。”此案一出，引起了中医界广泛的抵制和抗议。参见：赵洪钧．近代中西医论争史 [M]. 北京：学苑出版社，2012：115-118.

[3] LEI S H L.Neither donkey nor horse：Medicine in the struggle over China's modernity[M]. Chicago：University of Chicago Press，2014.

[4] EMILY B.Medicine and public health in twentieth-century China：Histories of modernization and change[J].History Compass，2020，18（7）：17.

[5] 甄志亚．中国医学史 [M]. 上海：上海科学技术出版社，1984.

[6] 陕西卫生志编纂委员会办公室．陕甘宁边区卫生史稿 [M]. 西安：陕西人民出版社，1994.

的”。[1] 中华人民共和国成立后，毛泽东在接见第一届全国卫生行政会议代表时指出：必须很好地团结中医，提高技术，搞好中医工作，发挥中医力量。“团结中西医”成为当时重要的卫生方针之一。1996 年 12 月，由党中央、国务院召开的第一次全国卫生工作会议进一步明确，要坚持“中西医并重”。进入新时代以来，“中西医并重”让传统中医药革故鼎新，持续焕发生机。党的十九大报告强调：“坚持中西医并重，传承发展中医药事业。”党的二十大报告进一步指出：“促进中医药传承创新发展。”这进一步表明了“着力推动中医药振兴发展。坚持中西医并重，推动中医药和西医药相互补充、协调发展，是我国卫生与健康事业的显著优势。”[2] 在中国健康现代化发展的探索路上，党领导的医疗卫生事业并未简单地以科学化否定传统医药制度与文化，而是凝聚中西医两股力量服务人民健康，走出了在反思传统中继承和发扬传统优势的典范之路。

（三）政治功能与社会功能的统一

中国的健康现代化之路天然地与中国的政治变革相关。20 世纪初，当政治和精英阶层纷纷将强健身体与保民救国联系起来时，“健康问题显然已从个人生理机能的良窳，转而成为政府施政的要务。卫生健康不仅仅属于个人自利的范畴，而且是社会公众的整体利益，因此国家介入卫生事业的必要性增加。”[3] 因此，如何普遍实现卫生行政化，成为撬动政治变革的突破口。前述提及“废止中医”的根本原因也与此有关：“‘新医’与‘旧医’的核心区别在于是否拥有完备的‘卫生行政’能力，以推行群体预防和治疗步骤。”[4] 但在探索卫生行政化的过程中，不容忽视的是，基于健康特有的属性，政治功能和社会功能的联动成为衡量其是否成功的重要标准。以北京地区为例：晚清至民初，北京完成了由警察机关兼理卫生行政事务的变革，首先实现了从组织到规则上的行政管理架构。警察介入公共卫生事务源于制度移植，从逻辑上符合 18 世纪欧洲资本主义发展时期工业化

---

[1] 刘春梅，卢景国 . 抗战时期晋察冀边区卫生工作研究 [M]. 北京：研究出版社，2018.

[2] 习近平 . 习近平谈治国理政：第二卷 [M]. 北京：外文出版社，2017.

[3] 刘士永 .“清洁”“卫生”与“保健”：日治时期台湾社会公共卫生观念之转变 [M]// 李尚仁 . 帝国与现代医学 . 北京：中华书局，2012.

[4] 杨念群 . 再造“病人”：中西医冲突下的空间政治（1832—1985）[M]. 北京：中国人民大学出版社，2013.

浪潮下的城市化结果，体现了政府的积极运作。[1] 然而，其效果并不显著。“从某种程度上来讲，公共卫生体现出近代中国国家建构过程中仅仅仿制了西方制度的组织和规则层面，其运作的内核仍是传统中国官僚政治的逻辑”。[2] 其核心问题是难以发动社会公众共同面对环境改善、医药治疗、传染病管理、卫生教育等一系列社会健康问题进行改善。随着医疗卫生的专业性需求增加，独立的卫生行政机构——卫生局应运而生。从组织机构来看，卫生局拥有基本的医疗服务机构，并以卫生区事务所的形式为基层社区提供公共卫生服务，更重要的是，卫生行政化自此实现了“行政手段从惩罚为主转向医疗服务为主、卫生教育成为国家推行公共卫生的最重要方式”两大转变。[3] 转变的实质是将自上而下的传统行政管理逐渐转向社会参与的现代化治理，思路不能说不对，但当时的政府能力和时代局限导致变革最终未能成功。[4]

中国共产党的领导真正实现了健康治理的政治功能和社会功能的统一，关键在于确立了将卫生行政工作与群众路线相结合的方针。1931 年，中华苏维埃共和国临时中央政府成立，专门设立卫生局统管整个苏区的卫生工作。1933 年，毛泽东在《长冈乡调查》中指出：“发动广大群众的卫生运动，减少疾病以至消灭疾病，是每个乡苏维埃的责任。”[5] 以《强固阶级战争的力量实行防疫的卫生运动》《卫生运动指导工作纲领》等法规文件为依据，将科学防疫手段与“声势浩大、措施切实的群众卫生防疫运动”相结合，中央苏区的卫生防疫工作取得了较大成效。[6] 中华人民共和国成立后的 1951 年 4 月，卫生部召开全国防疫会议，会议特别指出，今后的防疫工作必须使技术和群众运动相结合；必须加强防疫人民群众观点的教

---

[1] 杨念群 . 再造“病人”：中西医冲突下的空间政治（1832—1985）[M]. 北京：中国人民大学出版社，2013.

[2] 杜丽红 . 制度与日常生活：近代北京的公共卫生 [M]. 北京：中国社会科学出版社，2015.

[3] 同注释 [2]。

[4] 直到中华人民共和国成立前，中国都没有一以贯之的卫生行政组织系统，即便是国民政府时期，其最高卫生行政机关，也是升升降降，隶属不一，朝令夕改，令人无所适从。究其原因，有学者认为：一是政权更替频繁，政局不稳，内战、外侵以及中央与地方经常貌合神离，导致政府无暇、无力顾及和推行卫生行政。二是卫生经费极度匮乏，中央和地方均心有余而力不足。参见：张玲，司丽静 . 中国近代医学社会史九讲 [M]. 北京：中国社会科学出版社，2021.

[5] 费太安 . 健康中国 百年求索：党领导下的我国医疗卫生事业发展历程及经验 [J]. 管理世界，2021，37（11）：26-40.

[6] 吴郁琴 . 公共卫生视野下的国家政治与社会变迁：以民国时期江西及苏区为中心 [M]. 北京：中国社会科学出版社，2012.

育；必须加强对群众宣传教育的工作，使群众自觉自愿地参加防疫运动。[1]1952 年，第二届全国卫生会议将“卫生工作与群众运动相结合”增加为卫生工作的重要方针。爱国卫生运动成为上述政策实施的典范，也成为中国探索健康现代化之路的重要创举。从最初以粉碎细菌战为目标到后来贯彻“预防为主”的群众卫生运动，爱国卫生运动成为国家社会变革政治目标框架下的民众利益表达方式。[2]2023 年 12 月 26 日，在爱国卫生运动开展 70 周年之际，习近平总书记作出重要指示指出，70 年来，在党的领导下，爱国卫生运动坚持以人民健康为中心，坚持预防为主，为改变城乡环境卫生面貌、有效应对重大传染病疫情、提升社会健康治理水平发挥了重要作用。这一论断充分肯定了爱国卫生运动在政治功能与社会功能统一实现中的巨大作用。

（四）文化重塑与制度创新的并进

健康现代化的探索之路同时包含了对健康文化重塑的探索。在“西医东渐”的过程中，中西文化的冲突与磨合在所难免。从对疾病的诊疗上看，中西医有自己的诊断逻辑和方法，“西医最得西方古典科学重具体、讲实证的精神，中医最得中国传统文化重整体、讲联系的神韵，如果在各种学科中，举出最能体现中西文化特征的一种，我以为医学最为合适。”[3]从医疗制度化的历程上看，现代西方医学以医院这一独立的医疗空间为依托，逐渐脱离宗教等非理性文化，衍生出一系列现代医疗制度；[4]而中国传统医学更强调以家庭为诊疗空间，采取个体化、私人化、个性化的问诊方式，没有形成规范性医疗制度的动力。从社会健康的维护上看，西方国家较早地实现了健康医疗和卫生保健事业的建制化，国家成为卫生健康的主要责任者，[5]而中国传统医学尽管高度承认预防的重要作用，但更多地认为个体是自己健康的主要责任者。因此，从现代健康理念和制度层面上看，对中国传统医药文化的重塑成为健康现代化进程的必需历程。

---

[1] 胡宜 . 送医下乡 [M]. 北京：社会科学文献出版社，2011.

[2] 杨念群 . 再造“病人”：中西医冲突下的空间政治（1832—1985）[M]. 北京：中国人民大学出版社，2013.

[3] 熊月之 . 西学东渐与晚清社会 [M]. 北京：中国人民大学出版社，2011.

[4] 现代医院的诞生，在西方的脉络里有很清晰的论述元素：脱离中世纪教会控制—志愿医院（慈善医院）在民间的兴起—科学革命—大学的医科汇集精英—科技的适时突破—医护专业出现—卫生管理与感染控制。参见：区结成 . 医院的故事 [M]. 北京：商务印书馆，2021.

[5] 李振良 . 行知之间：健康中国视域下的健康文化建设 [M]. 北京：中国经济出版社，2020.

在广泛借鉴西方现代医学理念、技术和管理制度的同时，中国健康现代化的进程也必须与中国国情高度契合。早期的“西医东渐”风潮下，西医师们也不乏关于迁就和适应中国传统文化的感受。[1]尽管随着西医权威的树立，这样的简单迁就逐渐减少，但所蕴含的深层次文化调适的涵义却愈加显著。例如，“定县模式”的发起者陈志潜发现，所谓饱含“现代性”的西医文化，对中国农村地区的意义没有想象中那么强大，首先，“科学商业化”会造成医疗的趋利性，不能惠及普通民众尤其是贫困农民。“打盐水一针，收大洋拾元，是日见不鲜的事实，就蛮可以证明医学商业化后必定流于欺骗。最漂亮的医生，应用最漂亮的器具与言语，专门伺候社会上极少数的阔老爷姨太太，是今日社会上大多数知名医师的勾当。这种欺骗与装饰的状态，绝对是一种科学商业化的结果，与中国人民健康毫无关系，与国家办医学校、送留学生的目的是毫不相干的。”其次，“盲目依靠专家”，不顾中国基层国情，无法普惠人民。他指出，乡村卫生工作，在今日中国情形下，绝不能过于依靠专家，因为中国社会组织，特别是在农村，非常简单，一切事业都以普通常识为指南。工作人员只分工合作，若成本过高，则不免为经济所限。最后，盲目废止传统医药文化，对于农村医疗卫生来说并不合适。废止中医的说法“完全忽视了农民的态度和农民所处的环境，而农民又构成了中国人口的大多数。一般说来，除了传统医疗外，农民没有机会接触到其他类型的医学，由于传统势力的影响，即使有机会接触到，也不会去试一试……即使到了80年代后期，要阻止人民利用传统医学都是愚蠢的，特别是在缺乏良好培训的现代医生的地方尤其是这样。”[2]

由于时代的原因，以“定县模式”为代表的乡村医疗卫生改革遗憾落幕。但健康文化重塑与制度创新的工作并未停止，如何建构符合中国国情和现实需要的健康文化及其配套制度，始终是中国健康现代化的重要任务和历史使命。“医疗水平并不是保证健康特别是群体健康水平的充分要素，而与传统文化相适应的健康体系起着更为基础的作用……作为一个传统的农业大国，我们的健康文化紧紧

[1] 20世纪初，美国医生胡美在长沙诊疗时，虽然用的是西医的诊疗手段，但必须适应家属要求进行把脉问诊，因此，不懂中医的胡美只能通过胡乱把脉赢得病患信任。在1908年的一次诊疗中，胡美为一位道台诊疗，因为仅仅把了一边手腕的脉，道台认为他不懂看病，愤而离去。后来的诊疗中，胡美不断适应中国患者及家庭的需求，延请中医医师讲学，学习把脉的基本知识，逐渐受到患者信任。参见：雷祥麟 . 负责任的医生与有信仰的患者：中西医论争与医病关系在民国时期的转变 [M]// 李建民 . 生命与医疗 . 北京：中国大百科全书出版社，2005.

[2] 陈志潜 . 中国农村医学：我的回忆 [M]. 成都：四川人民出版社，1998.

围绕农村和基层这个焦点，制订并实现了‘为大多数人民服务’的目标。”[1] 文化重塑和制度并进的典型例子就是以农村合作医疗为基础的农村医疗卫生事业改革。农村合作医疗制度、县乡村三级医疗卫生保健网、赤脚医生制度被誉为中华人民共和国农村医疗卫生工作的“三件法宝”，其中农村合作医疗制度是核心和基础。中国共产党领导的农村合作医疗制度从 20 世纪 50 年代初创，60 年代到 70 年代广泛普及走向鼎盛，80 年代随着时代发展大面积解体，90 年代又恢复重建，至 2003 年发展成为新型农村合作医疗制度。在近半个世纪的曲折发展历程中，农村合作医疗制度借助国家政治力量，充分发挥广大人民群众的积极性，贯彻预防为主的方针，强调中西医结合疗法，从最初依托“政社合一”体制和赤脚医生队伍，逐渐形成制度更稳定、管理模式更先进、队伍素质更高的新型农村合作医疗制度，其医疗保健能力、制度保障水平和民众受益面都不断提升，成为世界初级卫生保健制度的典范。[2]

（五）国家责任与共建共享的贯通

国家应对社会健康切实负起责任，是健康现代化的基本共识。在传统中国，医疗卫生是个人之事，尽管政府出于救济慈善之需偶尔施医舍药，但未形成规模性管理及其制度。20 世纪 30 年代，在北京推动公共卫生实验改革的兰安生提出，为控制极高的死亡率和设置必要的预防医疗设施，中国亟须实现以国家主导的公医制。他认为，公医制的内容包括两个方面：第一，“高效的专职人员”；第二，“至关重要的是建立一个中央领导的医疗管理机构，有权力在全国范围内执行所采纳的政策。”[3] 中国精英阶层代表如浙江籍名医毛咸，公共卫生学者陈志潜、

---

[1] 李振良 . 行知之间：健康中国视域下的健康文化建设 [M]. 北京：中国经济出版社，2020.

[2] 1975 年，世界卫生组织总干事马勒博士访华。在考察中，他对中国坚持“预防为主”方针、创建合作医疗制度等举措印象深刻，认为这是中国农村保健工作在较短时间内取得很大成绩的原因，马勒表示要把中国的宝贵经验在广大发展中国家推广，这促进了全球初级卫生保健思想的形成。1977 年 5 月，第 30 届世界卫生大会提出了“2000 年人人享有卫生保健”的全球战略，这一战略目标的提出，其主要思想是从中国的经验借鉴而来的。因此，中国被国际社会称为“初级卫生保健的故乡”。20 世纪 80 年代初，世界银行和世界卫生组织曾多次派专家组来中国考察农村合作医疗制度，称赞其“是发展中国家群体解决卫生经费的唯一范例”。参见：曹普 . 新中国农村合作医疗史 [M]. 福州：福建人民出版社，2014.

[3] 卜丽萍 . 兰安生与中国公共卫生和公医制 [M]// 吴章，玛丽・布朗・布洛克 . 中国医疗卫生事业在二十世纪的变迁 . 北京：商务印书馆，2016.

胡适，卫生署代理署长金宝善等都积极支持公医制。[1]1941 年，国民党五届八中全会通过了《实施公医制度以保证全民健康案》，将公医制度的确立作为国家卫生行政的目标之一，目的是“降低人口的死亡率，抑制传染病流行，降低产妇及婴儿死亡率，增进国民健康。”议案认为，“全民健康完全由政府负责，医疗卫生事业完全由国家经营，所需经费均由国库或地方自治经费项下支给，全国民众都有无条件享受之权利”。面对当时全国疫病流行、民众健康状况极差的情况，公医制度重点放在培育公医人才和完善全国卫生行政体系两件事上。[2]但在国民政府实施公医制的过程中，因急于寻求中央权威，最终从设想之初的“全民医疗”变成了一个官僚意义上的“中央卫生管理体系”[3]，因谋求卫生行政有效性的思路，致使公医制难以在广大农村地区真正实施。[4]由于时局动荡、经济萧条、政治腐败等原因，公医制最终沦为空想，未能产生预期的效果。

但国家对社会健康的责任却因此得到了认可。中华人民共和国成立之初，我国初步建立起由公费医疗、劳保医疗、合作医疗组成的福利性全民医疗保障制度。这一时期的医疗卫生支出主要由国家财政负担，突出体现了医疗卫生事业的公益性和城乡有别的均等模式。中央政府的管理和监督等行政权力高度集中。在高度集中的行政管理模式下，中华人民共和国的医疗卫生条件和国民健康水平得到了大幅提升。但在财力有限的国情下，政府高度集中管理，负担较为沉重，缺乏竞争也导致医疗技术发展缓慢。基于上述原因，随着机构改革、财税制度改革以及经济体制改革等的推进，医疗卫生领域开始引入市场机制。政府逐渐减少了对医院的投入，对医疗机构放权，使其成为“自主经营，自负盈亏”的独立经济实体，医疗机构则越来越依靠竞争方式，从市场收回服务成本。市场机制运作的结果是迅速增加了中国的卫生资源，卫生总费用占 GDP 的比重由改革开放初期

---

[1] 姬凌辉 . 20 世纪三四十年代国民政府公医制新探 [J]. 史学月刊，2002（5）：60-74.

[2] 吴郁琴 . 公共卫生视野下的国家政治与社会变迁：以民国时期江西及苏区为中心 [M]. 北京：中国社会科学出版社，2012.

[3] GAO X. Between the State and the Private Sphere：Chinese State Medicine Movement，1930-1949. In Science，Public Health and the State in Morden Asia，edited by Liping Bu，Darwin Stapleton，and Ka-Che Yi-p，New York：Routledge，2011：146-148.

[4] 有学者根据当时基层地区推广的情形指出，战时公医制的推行几乎等于县级卫生行政的推广，而前后所颁布的规章制度皆冠以“公医”之名，实际上却导致“公医”制度本身含义在具体地方实践中逐渐褪色。如果说认为公医制就是国家设置医师免费治疗贫民疾病的一种医疗制度，那么这种制度与医疗救济行为又有什么不同呢？参见：姬凌辉 . 20 世纪三四十年代国民政府公医制新探 [J]. 史学月刊，2002（5）：60-74.

的 3% 左右上升到 5.56%，但政府在卫生总费用中的支出比重明显下降，从 1978 年的 32.16% 下降到 2002 年的 15.21%，而居民个人卫生支出则从 20.43% 上升到 58.34%。[1] 由此可见，以市场化为导向的改革，带来了医疗资源增加、医院服务供给能力增强以及微观服务效率提升，但同时也带来了医疗机构过度商业化和市场化、逐利行为严重的问题，引发民众诸多不满。国家该如何承担社会健康治理的责任，成为中国健康现代化进程中新的课题。

2009 年 3 月 17 日，《中共中央 国务院关于深化医药卫生体制改革的意见》明确了“坚持公共医疗卫生的公益性质”“强化政府责任和投入”等基本思路，在注重发挥市场机制作用的同时指出，“强化政府在基本医疗卫生制度中的责任，加强政府在制度、规划、筹资、服务、监管等方面的职责，维护公共医疗卫生的公益性，促进公平公正”。通过这一政策，国家的责任更加明晰。而《“健康中国 2030”规划纲要》确立了“共建共享、全民健康”的战略主题，要求“坚持政府主导与调动社会、个人的积极性相结合，推动人人参与、人人尽力、人人享有。”在“国家（政府）责任”的基础上，以“共建共享”推进健康中国战略，可谓中国健康现代化在新时代的显著创新。国家责任与共建共享的逻辑贯通是基于健康治理的特点及其形成的现实需要，“实现从病有所医的全民医保到健康中国的健康治理，需要基于共建共享理念，形成‘共生健康风险—共识健康需求—共建健康秩序—共治健康行为—共享健康中国’的健康共治机制，构建共生共识共建共治共享的全民健康治理体系”[2]。这也昭示着，国家责任需要共建共享的支持，共建共享需要国家责任的引领，这既是契合解决当前面临的主要矛盾（即人民日益增长的美好生活需要和不平衡不充分的发展之间的矛盾）的需要，也是以人民为中心的发展思想的生动实践，即“尊重人民主体地位，尊重人民群众在实践活动中所表达的意愿、所创造的经验、所拥有的权利、所发挥的作用，充分激发蕴藏在人民群众中的创造伟力。”[3]

---

[1] 林光汶，郭岩，吴群红．中国卫生政策 [M]. 北京：北京大学医学出版社，2010.

[2] 翟绍果．从病有所医到健康中国的历史逻辑、机制体系与实现路径 [J]. 社会保障评论，2020，4（2）：43-55.

[3] 习近平．习近平谈治国理政：第三卷 [M]. 北京：外文出版社，2020.

三、我国健康现代化的四重内涵

若从医学科学、社会健康、政治权力三种视角全面理解健康现代化，则中国健康现代化的基本内涵包括健康观念、健康科技、健康服务、健康治理的全面现代化。解决这四个方面面临的现实挑战，则是推进中国健康现代化的必由之路。

（一）健康观念现代化

中国健康现代化蕴含的“健康优先”“大卫生、大健康”观念，是对健康现代化理论和实践的创新性贡献。健康优先与大卫生、大健康的观念既有区别，又有联系。两者之间的有效融合，构成了中国式健康现实化的基本骨架。

健康优先观念的内涵是将健康作为国家发展的优先事项加以认识，即“在经济社会发展规划中突出健康目标，在公共政策制定实施中向健康倾斜，在财政投入上着力保障健康需求。”[1] 健康优先观念是随着中国健康现代化发展进程而逐渐形成和成熟的观念。2016 年 8 月，习近平总书记在全国卫生与健康大会上首次强调“要把人民健康放在优先发展的战略地位”，随后，“健康优先”观念进入各类规范性文件。同年 10 月，《“健康中国 2030”规划纲要》在指导思想中明确把“健康优先”作为未来 15 年推进健康中国建设主要遵循的首要原则。2019 年 12 月 28 日，第十三届全国人民代表大会常务委员会第十五次会议通过的《中华人民共和国基本医疗卫生与健康促进法》第六条规定：各级人民政府应当把人民健康放在优先发展的战略地位。党的二十大报告进一步强调：“把保障人民健康放在优先发展的战略位置，完善人民健康促进政策。”健康优先观念体现了以人民健康至上的基本理念，“进一步明确了卫生健康事业的基本发展观和价值观。建立科学有效的人民健康优先发展机制、绩效考核机制等，是推动卫生健康事业发展理念、发展方式发生根本性变革的必然选择。”[2] 反思曾经盛行一时、至今仍存影响的医疗卫生服务市场化的不当倾向，健康优先观念要求各级各地政府将促进人民健康作为规划发展、政策制定、部门协同、绩效考核、财政保障等工作的优先选项。大卫生、大健康观念的内涵是将健康战略、健康政策与健康服务的

[1] 李克强．在第九届全球健康促进大会开幕式上的致辞 [EB/OL].（2016-11-23）[2024-05-01].

[2] 姚建红．坚持健康优先，建设健康中国 [J]. 红旗文稿，2023（2）：44-48.

重心从疾病的诊断与治疗向预防疾病和促进健康转变。大卫生、大健康观念的早期形态是现代大卫生观，其完整出现始于20世纪80年代末，概括来讲，“就是要站在社会发展和人类进步的高度来看待卫生工作，并坚持动员和依靠全社会的力量进行综合治理，即卫生工作的社会发展观和卫生工作的社会系统工程观”[1]。大卫生观是社会协调发展型卫生观，是以全民整体的健康为内涵，以“人人享有卫生保健”为目标的卫生观。[2]2016年8月，习近平总书记在全国卫生健康大会上首次提出了“大卫生、大健康”理念，并指出，“要倡导健康文明的生活方式，树立大卫生、大健康的观念，把以治病为中心转变为以人民健康为中心。”[3]随后，《“健康中国2030”规划纲要》确立了“以促进健康为中心”的“大健康观、大卫生观”，提出要将这一理念融入公共政策制定实施的全过程，统筹应对广泛的健康影响因素，全方位、全生命周期地维护人民群众健康。[4]其中，“大卫生”的主要含义包括：“一是‘全面’，即依据群医学的原理，‘促防诊控治康’六位一体展开行动，绝不仅仅是防控；二是‘全员’，即卫生的理念融入社会各界，各界全部参与照护健康的行动中，协同发展卫生事业；三是‘全球’，即卫生的视野和行动须由局部而国家、国际、全球乃至星球卫生健康。”[5]大健康则是“一个与个体健康、社会健康、健康管理、健康产业密切相关的观念”[6]。具体来讲，大卫生、大健康观念包含了全生命周期维护健康、全社会系统促进健康、全产业建设保护健康等基本理念。全生命周期维护健康是指从胎儿到死亡的生命历程中，实施全覆盖的健康维护战略和举措；全社会系统促进健康是指通过政府、社会和公众的协同努力，动员一切力量，保护生态文明，提倡强身健体，从预防、治疗、康复、保健等层面促进健康；全产业建设保护健康是指着力建设维护、改善、促

---

[1] 张自宽．学习毛泽东同志的大卫生观 [J]. 中国初级卫生保健，1994，8（1）：6-9.

[2] 王小燕．21世纪我国卫生保健的展望：大卫生观与未来的卫生保健 [J]. 中国卫生经济，2000，19（1）：13.

[3] 习近平．推进健康中国建设 [M]// 习近平．习近平谈治国理政：第二卷．北京：外文出版社，2018.

[4] 闫希军，吴廼峰，闫凯境，等．大健康与大健康观 [J]. 医学与哲学（A），2017，38（3）：9-12.

[5] 《人民政协报》专访院校长王辰院士：大医学 大卫生 大健康 [N]. 人民政协报，（2022-03-08）（22）.

[6] 有学者分析了大健康概念的几种解读方式，包括观念和价值视域下的大健康，产业和实践视域下的大健康，理念和产业综合说，传统文化与医药视域下的大健康等。最终，他认为，如果要准确定义大健康是不可能的，唯一可以确定的是大健康是与健康相关的一切。李振良．行知之间：健康中国视域下的健康文化建设 [M]. 北京：中国经济出版社，2020.

进与管理健康的提供产、学、研产品与相关健康服务的产业，借此从资源提供和保障上促进全民健康。在健康观念现代化进程中面临的主要挑战包括：一是健康优先理念在经济社会高质量发展中的重要地位尚需进一步凸显。从价值层面上看，为经济社会高质量发展提供优质人力资源和社会资本的健康优先具有重要地位。但从实际操作层面上看，部分地方领导干部的政绩观仍然停留在“重物轻人”“重经济增长，轻社会发展”“重民生面子工程，轻健康硬核工程”的认知偏差和执行偏差，甚至将卫生健康视为消耗或包袱，乃至与经济建设割裂开来、对立起来，对卫生健康的人力资本投资属性也认识不清。[1] 这导致了健康优先理念在经济社会高质量发展中的重要地位被严重漠视。二是公民的健康责任意识尚需进一步强化。目前，我国公民更关注疾病救治，以预防为基础的健康责任意识还不足。在主动学习和掌握卫生健康知识、提高自身健康素养、注意合理膳食和均衡营养、积极参加体育锻炼、自觉抵制不健康生活方式等自我健康管理意识方面，还稍显薄弱。三是“大卫生、大健康”支持系统还需进一步完善。健康与养老、旅游、互联网、健身休闲、食品等产业的有机融合度尚显不足，健康新业态、新模式的发展还不够充分，与“大卫生、大健康”相匹配的大健康产业的兼容化、精准化、专业化、持续化和共享性还不足；与健康相关的环境生态文明、食品药品安全、公共卫生、生物安全等支持体系还不够完善。

（二）健康科技现代化

科技进步是迈向现代化的重要标志。“科技是国之利器，国家赖之以强，企业赖之以赢，人民生活赖之以好。”[2] 因此，健康科技的现代化是中国健康现代化得以成立的重要前提。

我国始终重视健康科技发展的顶层设计。国家制定了一系列促进健康科技发展的政策。中华人民共和国成立后，为推动医学科技发展，我国陆续制定了《1956—1967 年科学技术发展规划——医学科学》《1963—1972 年医学科学发展规划》《1978—1985 年全国医药卫生科学技术发展纲要》等规划。[3] 改革开放之后，医学科技创新与发展驶入快车道。1982 年，国务院批准了《关于编制十五年（1986—

---

[1] 袁廿一．健康优先的逻辑与治理 [M]. 北京：群言出版社，2021.

[2] 习近平．建设世界科技强国 [M]// 习近平．习近平著作选读：第一卷．北京：人民出版社，2023.

[3] 钱信忠．我国医学科学事业的发展与成就（上）[J]. 中国卫生事业管理，1990，6（4）：195-205.

2000年）科技发展规划的报告》。从20世纪80年代起，我国制定了大量的政策计划，包括国家高技术研究发展计划（简称“863计划”）、《国家重点基础研究发展计划（973计划）》、国家自然科学基金、科技支撑（攻关）计划、国家重点研发计划等。“尤其在《国家中长期科学和技术发展规划纲要（2006—2020年）》《中国卫生科技发展第十个五年计划及2010年远景规划纲要》《国家‘十一五’科技发展规划》《国家‘十二五’科学和技术发展规划》和《关于深化体制机制改革加快实施创新驱动发展战略的若干意见》等具体政策的指导下，我国医药卫生科技领域快速发展。”[1]党的十八大以来，《国家创新驱动发展战略纲要》（以下简称《创新发展纲要》）和《中华人民共和国国民经济和社会发展第十四个五年规划和2035年远景目标纲要》（以下简称“‘十四五’规划”）均对健康科技发展进行了专章规划。

我国的健康科技取得了重大成就。钱信忠先生总结了中华人民共和国成立40周年以来的医学科技成就，包括研究为控制和消灭急性传染病提供有效的防治措施、五大寄生虫病的防治研究取得显著成绩、流行病学在人群疾病调查中发挥了重要作用、三大疾病（恶性肿瘤、心血管疾病、脑血管病）的关键性科学技术问题取得进展、系统研究了克山病、大骨节病等地方病、用现代科学方法继承和发扬了传统医学、保持和发挥在显微外科和大面积灼伤治疗上的优势。[2]20世纪90年代之后，随着经济发展取得长足进步，中国的健康科技现代化发展明显提速，医学产品与技术自主创新成果显著，表现在医疗器械国产化进程逐渐提速、药物研发创新能力不断提升、生物医学关键技术不断突破等方面。[3]在中国医学科学院主办的“2022年中国医学发展大会”上，“朗格汉斯细胞生物学功能基础研究与临床转化”“中国血液净化医疗质量管理与控制体系的创建、实施与引领”“脊柱畸形的分子遗传学研究及临床应用”“首次揭示人类生殖细胞与胚胎发育过程的遗传和表观遗传调控规律，诞生世界首例高通量测序单基因遗传病和染色体异常筛查试管婴儿”等四项成就被列入《中国21世纪重要医学成就》。[4]我国的健

[1] 袁子焰，杜然然，秦奕，等.党领导下的医学科技百年实践与新时期创新发展思考[J].中国医药导报，2021，18（35）：4-7，14.

[2] 钱信忠.我国医学科学事业的发展与成就（下）[J].中国卫生事业管理，1990，6（5）：259-266.

[3] 同注释[1]。

[4] 潘锋.中国21世纪重要医学成就及2021年度重要医学进展发布[J].中国医药导报，2022，19（13）：1-4.

康科技未来发展方向清晰。《创新发展纲要》明确指出，未来我国应促进生命科学、中西医药、生物工程等多领域技术融合，提升重大疾病防控、公共卫生、生殖健康等技术保障能力。我们致力于研发创新药物、新型疫苗、先进医疗装备和生物治疗技术。推进中华传统医药现代化。促进组学和健康医疗大数据研究，发展精准医学，研发基因和慢性病易感基因筛查技术，提高心脑血管疾病、恶性肿瘤、慢性呼吸性疾病、糖尿病等重大疾病的诊疗技术水平。开发数字化医疗、远程医疗技术，推进预防、医疗、康复、保健、养老等社会服务网络化、定制化，发展一体化健康服务新模式。“十四五”规划也明确指出在脑科学和类脑科学、基因与生物技术、临床医学与健康等方面的具体发展内容。习近平总书记多次对健康科技的未来发展方向作出重要指示：“脑连接图谱研究是认知脑功能并进而探讨意识本质的科学前沿，这方面探索不仅有重要科学意义，而且对脑疾病防治、智能技术发展也具有引导作用。”[1]2022 年 8 月，《科技部关于支持建设新一代人工智能示范应用场景的通知》确认了首批人工智能应用示范场景，“智能诊疗”即为其中之一，“针对常见病、慢性病、多发病等诊疗需求，基于医疗领域数据库和知识库的规模化构建、大规模医疗人工智能模型训练等智能医疗基础设施，运用人工智能可循证诊疗决策医疗关键技术，建立人工智能赋能医疗服务新模式。重点面向县级医院，旨在提升基层医疗服务水平。”人工智能等新兴高科技在健康领域的发展方兴未艾，前景广阔。

在健康技术现代化进程中面临的主要挑战包括：一是医学高端科技研创能力有待提升。目前，我国在先进高端材料研发和生产方面差距甚大，关键高端材料远未实现自主供给。我国很多重要专利药物市场绝大多数被国外公司占据，高端医疗装备主要依赖进口，成为看病贵的主要原因之一，而创新药物研发集中体现了生命科学和生物技术领域前沿新成就和新突破，先进医疗设备研发体现了多学科交叉融合与系统集成。[2] 二是医学核心科技攻关机制有待具体化。要加快推进人口健康、生物安全等领域的科研力量布局，整合生命科学、生物技术、医药卫生、医疗设备等领域的国家重点科研体系，布局一批国家临床医学研究中心，加大卫生健康领域科技投入，加强生命科学领域的基础研究和医疗健康关键核心技术突

[1] 习近平．建设世界科技强国 [M]// 习近平．习近平著作选读：第一卷．北京：人民出版社，2023.

[2] 同注释 [1]。

破，加快提高疫病防控和公共卫生领域战略科技力量和战略储备能力。要加快补齐我国高端医疗装备短板，加快关键核心技术攻关，突破技术装备瓶颈，实现高端医疗装备自主可控。[1] 三是医学科技伦理亟待强化。从认识生命、改造生命走向合成生命、设计生命，医学科技在给人类带来福祉的同时，也带来生命伦理的挑战。[2] 人工生殖、器官移植、基因技术等医学科技的应用仍然存在许多未能完全解决的伦理难题。

（三）健康服务现代化

习近平总书记在全国卫生与健康大会上强调："要坚持基本医疗卫生事业的公益性，不断完善制度、扩展服务、提高质量，让广大人民群众享有公平可及、系统连续的预防、治疗、康复、健康促进等健康服务。"[3] 健康服务本质上是一种生产性活动，具备生活性活动的特点，它能够满足社会需求，同时消耗社会资源。[4] 因此，健康服务现代化是中国健康现代化实现进程中直接满足人民需求、最易被人民感知的重要行动供给。

高整合型健康服务体系。建构整合型医疗卫生服务体系是近年来全球医改最为显著的发展趋势和改革内容。1996 年，世界卫生组织明确提出构建整合型医疗卫生服务体系，即"对体系内卫生服务所涵盖的各项资源进行组织和管理，使人们在需要的时候能够通过'友好'的方式获得其应得的系统性卫生服务，从而得到其想要的（健康）结果并产生经济价值。"[5] 中国建设整合型健康服务体系的目的是解决医疗服务无序竞争、分层却断裂等一系列"非整合性"和服务"碎片

---

[1] 习近平 . 为打赢疫情防控阻击战提供强大科技支撑 [M]// 中共中央党史和文献研究院 . 习近平关于统筹疫情防控和经济社会发展重要论述选编 . 北京：中央文献出版社，2020.

[2] 习近平 . 习近平在中国科学院第二十次院士大会、中国工程院第十五次院士大会、中国科协第十次全国代表大会上的讲话 [N]. 人民日报，2021-05-29（1）.

[3] 习近平 . 习近平谈治国理政：第二卷 [M]. 北京：外文出版社，2018.

[4] 王有强，李海明，王文娟 . 卫生体系和服务能力现代化的实现路径：基于协同治理视角 [J]. 中国行政管理，2017（4）：35-39.

[5] World Health Organization techinical report series.Integration of Health Care Delivery：Report of a WHO Study Group[J].Geneva：WHO，1996（861）：1-68.

化”问题。[1] 中国整合型医疗卫生服务体系建设始于2009年中共中央和国务院印发《关于深化医药卫生体制改革的意见》，首次以中共中央文件形式阐述了医疗卫生服务整合的理念：“注重预防、治疗、康复三者的结合……探索整合公共卫生服务资源的有效形式。”[2] 此后，我国将“分级诊疗”“医疗联合体”建设作为整合型医疗卫生服务体系建设的核心，陆续发布了《国务院办公厅关于推进分级诊疗制度建设的指导意见》《国务院办公厅关于推进医疗联合体建设和发展的指导意见》和《医疗联合体管理办法》等政策文件，并将“加快建设分级诊疗体系，积极发展医疗联合体”作为“‘十四五’规划”的重要内容之一。随着对整合型健康服务体系理解的深入，2023年中共中央办公厅、国务院办公厅印发了《关于进一步完善医疗卫生服务体系的意见》（以下简称《完善意见》），明确将“形成与基本实现社会主义现代化相适应，体系完整、分工明确、功能互补、连续协同、运行高效、富有韧性的整合型医疗卫生服务体系”作为工作目标，将健全家庭医生制度、推进城市医疗联合体建设、推进县域医共体建设、加强防治结合、促进医养结合、发挥中医药重要作用等重要内容列入“加强分工合作，促进分级诊疗，推进体系整合化”的内容中，构建服务机构整合、服务级别整合、服务类型整合、服务内容整合的现代化健康服务体系。

高质量健康服务供给。高质量健康服务供给包括两个方面：

一是健康服务供给应具备完整链条。完整的健康服务应当包括临床医疗服务、公共卫生服务、康复护理等接续性服务、健康促进服务等全面服务。

（1）我国医疗服务供给的完整性已经明显增强。根据《中国卫生统计年鉴（2023）》，截至2022年底，我国医疗机构总量上升至1032918个，较2012年增加78529个，其中基层医疗机构数量逐年增加，近年来占比维持在95%左右。2022年底，我国医疗卫生机构总床位数9450110张，医院占78.5%，基层医疗卫生机构占比18.0%，为1699776张。基层医疗机构诊疗能力正在逐步上升，分级诊疗初见成效，逐渐形成“小病社区治”“康复回社区”格局，初步形成了从医

[1] 代涛等认为，建设整合型医疗卫生服务体系的目的：一是提高医疗卫生服务体系整体效率，减少医疗机构的重复建设，防止医疗服务机构过度扩张；二是分级诊疗，使医疗卫生服务系统内每个单元都能发挥其特定的功能，各司其职；三是通过自上而下的资源整合，带动基层医疗卫生机构实现医技质量和服务水平的全面提升；四是使居民能够获得“以健康为中心”的均等化、同质化、一体化的卫生保健服务。参见：代涛，陈瑶，韦潇．医疗卫生服务体系整合：国际视角与中国实践 [J]. 中国卫生政策研究，2012，5（9）：1-9.

[2] 王俊，王雪瑶．中国整合型医疗卫生服务体系研究：政策演变与理论机制 [J]. 公共管理学报，2012，18（3）：152-167，176.

疗到康复护理的完整链条。

（2）我国公共卫生服务的供给能力明显增强。经整合优化，截至 2022 年底，我国专业公共卫生服务机构达到 12436 个，较 2012 年增加了 353 个，但床位数则从 178127 张增加至 313558 张，2020 年人均基本公共卫生服务经费补助标准提高到 74 元。这表明，公共卫生服务能力得到了大幅提升。

（3）我国健康促进服务成效显著。根据前卫健委主任李斌在“中国这十年”系列主题第 27 场新闻发布会上的介绍，健康促进服务的成效主要体现在：一是健康入万策，促进健康的政策体系基本建立。二是知识进万家，已建立起国家健康科普专家库和资源库、全媒体健康科普知识发布和传播机制，全面普及健康知识。三是关注全周期，健康维护能力明显提升。四是生活更健康，生产生活环境持续改善。[1]

二是健康服务供给应具备质量保证。这包括健康服务的公平性、可及性、安全性、连续性。

（1）健康服务供给的公平性不断增强。首先是卫生总投入增加，结构不断优化，个人卫生支出占比明显减少。2011 年，政府卫生支出 7464.2 亿元（占 30.7%），社会卫生支出 8416.5 亿元（占 34.6%），个人卫生支出 8465.3 亿元（占 34.8%）。截至 2022 年，政府卫生支出 23916.4 亿元（占 28.2%），社会卫生支出 38015.8 亿元（占 44.8%），个人卫生支出 22914.5 亿元（占 27.0%）。其次是制约健康公平的关键性问题得到解决。中国建成了世界上最大的医疗保障体系，基本医疗保险覆盖 13.6 亿人，覆盖率稳定在 95% 以上，医疗保障能力不断提升。[2]国家卫计委（现国家卫生健康委员会，下同）等部委于 2016 年 6 月 21 日联合发布《关于实施健康扶贫工程指导意见》，开始实施健康扶贫工程，开展医疗保险和医疗救助脱贫，确保农村贫困人口享有基本医疗卫生服务，努力解决农民看病难、看病贵的问题。2021 年 2 月，我国脱贫攻坚战取得了全面胜利，完成了消除绝对贫困的艰巨任务，健康扶贫工作也同样获得了胜利。

（2）健康服务供给的可及性、连续性已明显增强。国家卫健委 2018 年发布的《全国第六次卫生服务统计调查报告》显示，随着医疗保障水平稳步提高以及卫生服务体系建设不断推进，居民医疗服务需求持续得到释放，分级诊疗制度实施效果显现。2018 年，87.1% 的居民在县域内医疗机构就诊，农村居民在县域内

---

[1] 崔芳 . 人民健康关键处，十年都有大跨步 [N]. 健康报，2022-09-08（1）.

[2] 刘仲华 . 世界卫生大会中国代表团：中国积极推动健康公平可及 [N]. 人民日报，2023-05-23.

医疗机构就诊的比例超过 90%。可见，看病就医问题基本上能在县域内得到解决。城乡卫生服务可及性得到了进一步改善，尤其是西部地区、农村地区等欠发达地区的改善十分明显。一方面，城乡因经济困难需住院而未住院的比例从 1998 年的 18.3% 和 24.5% 下降到 2018 年的 9.0% 和 10.2%。另一方面，2018 年有 89.9% 的家庭 15 分钟以内能够到达最近医疗点。特别是西部农村地区，15 分钟内到达最近医疗点的家庭比例从 2013 年的 69.1% 提高到 2018 年的 82.6%。居民住院平均等候时间为 1.5 天，农村地区住院平均等候时间为 1.3 天。[1]

（3）健康服务供给的安全性增强。2018 年 6 月，《柳叶刀》杂志发布最新全球医疗质量和可及性排名，我国 HAQ 指数排名从 2015 年的第 60 位提高到 2016 年的第 48 位。[2] 这得益于我国对医疗服务质量安全的持续关注。2016 年，国家卫计委发布《医疗质量管理办法》，从医疗质量保障、医疗质量持续改进、医疗安全风险防范、监督管理等方面对医疗安全进行了详细规定，其中第四条明确指出："医疗质量管理是医疗管理的核心，各级各类医疗机构是医疗质量管理的第一责任主体，应当全面加强医疗质量管理，持续改进医疗质量，保障医疗安全。"2018 年 4 月，国家卫健委印发《医疗质量安全核心制度要点》，确认了"首诊负责制"等 18 项医疗质量安全核心制度。同年 8 月，国家卫健委出台了《关于坚持以人民健康为中心推动医疗服务高质量发展的意见》，着力于"充分调动并发挥医务人员积极性、主动性，推动医疗服务高质量发展，保障医疗安全。"2023 年 3 月《完善意见》明确将"保障医疗服务质量安全"作为第四部分"提高服务质量，改善服务体验，推进服务优质化"的首要内容。同年 5 月，国家卫健委、国家中医药局印发《全面提升医疗质量行动计划（2023—2025 年）》，从基础质量安全管理、关键环节和行为管理、质量安全管理体系建设等维度提出了 28 项具体措施和 5 个专项行动。

高水平健康服务保障。随着中国特色社会主义市场经济的确立，以改革开放之前计划经济体制下的公费医疗、劳保医疗、农村合作医疗三大医疗保障制度改革为基础，中国医疗保障制度逐渐转向市场经济体制下的城镇职工基本医疗、新型农村合作医疗及城镇居民基本医疗保险制度。基于新型农村合作医疗实施中农民自愿参加的参与度不高、保障项目不完全、基金运行监管机制有待改善等问

[1] 姚常房 . 居民医疗卫生服务可及性提高 [N]. 健康报，2021-01-26（1）.

[2] 付强 . 创新政府医疗服务质量及安全监管：动因和路径 [J]. 中国行政管理，2018（10）：13-16.

题，[1]2016 年，国务院印发《关于整合城乡居民基本医疗保险制度的意见》，整合了城镇居民基本医疗保险和新型农村合作医疗两项制度，建立起统一的城乡居民基本医疗保险制度，以此促进城乡医疗服务保障的发展。2020 年，中共中央、国务院发布《关于深化医疗保障制度改革的意见》，明确提出我国医疗保障改革的总体要求，从完善公平适度的待遇保障机制、健全稳健可持续的筹资运行机制、建立管用高效的医保支付机制、健全严密有力的基金监管机制、优化医疗保障公共管理服务等方面着手，力争到 2025 年，医疗保障制度更加成熟定型，基本完成待遇保障、筹资运行、医保支付、基金监管等重要机制和医药服务供给、医保管理服务等关键领域的改革任务。到 2030 年，全面建成以基本医疗保险为主体，医疗救助为托底，补充医疗保险、商业健康保险、慈善捐赠、医疗互助共同发展的医疗保障制度体系，待遇保障公平适度，基金运行稳健持续，管理服务优化便捷，医保治理现代化水平显著提升，实现更好保障病有所医的目标。在此基础上，以“十四五”规划为蓝图，2021 年 9 月 23 日，国务院办公厅印发《“十四五”全民医疗保障规划》，以建设公平医保、法治医保、安全医保、智慧医保、协同医保为目标，落实三项重点任务：一是健全多层次医疗保障制度体系，提升基本医疗保险参保质量，优化完善基本医保待遇保障和筹资机制，鼓励商业健康保险和医疗互助发展，稳步建立长期护理保险制度。二是优化医疗保障协同治理体系，完善医疗保障支付机制和医药价格形成机制，加快健全基金监管体制机制，协同建设高效的医药服务供给体系。三是构筑坚实的医疗保障服务支撑体系，健全医疗保障公共服务体系，强化法治支撑，推动安全发展，加快医保信息化建设，健全标准化体系。

党的十八大以来，医疗保障事业发展进入新阶段，全民医保改革向纵深推进，我国已建立起覆盖全民的基本医疗保障制度，建立了大病保险等补充医疗保险制度，全面实施重特大疾病医疗救助，发展多种形式商业健康保险，构建起多层次、宽领域、全民覆盖的医疗保障体系，人人享有基本医疗保障的目标已初步实现，为人民群众病有所医奠定了制度基础。一是大力推动医疗保障机构改革。2018 年 3 月，国务院机构改革方案通过，将人力资源和社会保障部的城镇职工和城镇居民基本医疗保险、生育保险职责，国家卫生健康委员会的新型农村合作医疗职责，国家发展和改革委员会的药品和医疗服务价格管理职责，民政部的医疗救助职责整合，组建国家医疗保障局，作为国务院直属机构。二是加快织密医疗保障网。

---

[1] 徐程，何欢，黄志勇，等 . 新中国卫生健康制度变迁 [M]. 成都：西南财经大学出版社，2020.

我国已建立起世界上规模最大的基本医疗保障网，截至 2022 年 6 月，全国基本医疗保险参保人数 13.6 亿人，参保率稳定在 95% 以上；职工医保、城乡居民医保政策范围内住院费用支付比例分别为 80% 和 70% 左右。三是切实减轻医疗支出负担。通过推进国家药品和耗材集中带量采购改革，动态调整优化医保药品目录，探索建立罕见病用药保障机制等，切实降低群众就医负担。四是有效提升医疗保障服务效率。2019 年，全国统一跨省异地就医线上备案服务试点工作启动。2021 年，普通门诊费用跨省直接结算也实现统筹地区全覆盖。如今，所有省份均已启动高血压、糖尿病、恶性肿瘤门诊放化疗等 5 种门诊慢特病费用跨省直接结算试点。[1]

目前，在健康服务现代化进程中面临的挑战主要表现在三个方面：一是整合型医疗卫生服务体系的建设还有待完善。目前，县域医共体、家庭医生服务签约制尚处于探索阶段，虽有较好经验，但这些制度和工作机制仍然有待完善；医疗卫生服务机构从“单兵”向“共同体”“集团化”行进过程中，需要较强的统筹推进能力和信息交流机制；防治融合、中西结合等多类型整合方式还有待进一步探索。二是医疗卫生服务的质量还有待提高。制约高质量发展的一些问题尚未完全解决，例如医疗卫生服务人员的薪酬改革还不到位，基层医疗机构卫生能力还不够强等问题依然存在；从医疗安全到患者安全的理念转换和行动落地还在积极探索中；[2] 医疗卫生质量监管和评价机制的科学性还有待完善。三是医疗保障的保障能力还有待加强。基本医疗保险制度的整合还应当向更高层次发展，从本质上实现医疗保障制度的公平，建立更科学合理的筹资分担政策；还要进一步优化医疗保障监管机制，提高经办管理能力；在基本医疗保障之外的多层次医疗保障需求逐渐开始增多，需要及时更新理念、把握机遇；还应进一步发挥医疗保障在医药卫生体制综合改革中的杠杆作用，促进其他改革行稳致远。

（四）健康治理现代化

健康治理的概念最早由莱因哈特于 2000 年在《改善健康系统的表现》（*Health systems: improving performance*）中提出，意指涵盖所有与健康相关的行动与因素，包括愿景与方向的确定、健康政策的形成、规则的制定、健康信息的收集和利用

---

[1] 孙秀艳，杨彦帆．医疗保障制度体系更加完善 [N]. 人民日报，2022-06-06（2）.

[2] 冯倩，冯磊，李珞畅．从医疗质量安全到患者安全：医疗风险治理的观念更新与政策优化 [J]. 中国全科医学，2019，22（31）：3805-3809.

等。[1]“毋庸置疑，医疗卫生制度是现代国家制度的重要组成部分，医疗卫生也是最能体现国家治理能力的领域，良好的医疗卫生制度被公认为国家的软实力象征……理论上讲，医改反映的是国家治理体系和能力的问题”[2]。因此，健康治理现代化是中国健康现代化得以顺利前行的制度和政策保障。

我国日益关注健康治理现代化问题。2016年10月，中共中央、国务院印发《“健康中国2030”规划纲要》，在“战略目标”部分明确指出：促进健康的制度体系更加完善。有利于健康的政策法律法规体系进一步健全，健康领域治理体系和治理能力基本实现现代化。2019年10月，中国共产党第十九届四中全会通过了《中共中央关于坚持和完善中国特色社会主义制度推进国家治理体系和治理能力现代化若干重大问题的决定》，其中“强化提高人民健康水平的制度保障”作为推进民生保障制度的治理体系和治理能力现代化的重要组成部分，并将完善国民健康政策、深化医药卫生体制改革、加快现代医院管理制度改革、加强公共卫生防疫和重大传染病防控、健全重特大疾病医疗保险和救助制度、优化生育政策、积极应对人口老龄化、健全促进全民健身制度性举措等重要举措。在此基础上，党的二十大报告除进一步深化上述举措外，还明确将“深化医药卫生体制改革，促进医保、医疗、医药协同发展和治理”列入“推进健康中国建设”的重要内容。纵观我国健康治理现代化的发展历程，主要包括以下内容。

以共建共治共享为理念的全民健康治理。党的十八届五中全会提出了“构建全民共建共享的社会治理格局”，在此基础上，2016年《“健康中国2030”规划纲要》确立了“共建共享、全民健康”的战略主题，指出“共建共享是建设健康中国的基本路径。从供给侧和需求侧两端发力，统筹社会、行业和个人三个层面，形成维护和促进健康的强大合力。”党的十九大进一步指出“打造共建共治共享的社会治理格局”，在原有“共建共享”基础上增加了“共治”，体现了党和国家对治理理念和治理规律的深化认识。因此，“共建共治共享”应成为健康治理的基本理念。“共建，即共同参与全民健康发展。创新全民健康治理思路，鼓励和引导企事业单位、社会组织、人民群众积极参与全民健康事业的发展，增强社会力量参与社会建设的能力和活力。共治，即共同参与全民健康治理。充分发挥党委总揽全局、协调各方的领导核心作用，同时强化各级政府抓好治理的责任制。共享，即共同享有全民健康治理成果。这就要求创新利益协调机制，完善

---

[1] 吴素雄，杨燕，杨华. 健康治理的发展路径与驱动机制：国际比较 [J]. 浙江社会科学，2023(1)：86-96，158，159.

[2] 李玲，王欣. 求解公立医院改革 [J]. 中国医院院长，2014，10(22)：66-69.

利益保护机制，切实维护和保障人民群众切身利益，让人民群众有实实在在的获得感、幸福感、安全感。”[1] 共建是基础，强调健康制度建设、体系建设在社会治理格局中的基础性、战略性地位。共治是关键，强调多元主体参与健康治理的体制创新。共享是目标，强调人民群众获得并享有健康治理的成果。我国卫生政策决策[2]、爱国卫生运动的开展[3] 等已经充分展示了共建共治共享理念的落地。

将健康融入所有以政策为目标的全面健康治理。2013 年 6 月，芬兰首都赫尔辛基举办的第八届全球健康促进大会发布了《赫尔辛基宣言》，正式定义了“将健康融入所有政策（HiAP）”，即“将健康融入所有政策是一种旨在改善人群健康和健康公平的公共政策制定方法，它系统地考虑了公共政策可能带来的健康影响，寻求部门之间的合作，以避免政策对公众健康造成不良影响。”[4]2014 年 1 月，世界卫生组织在《将健康融入所有政策国家行动框架》中指出，将 HiAP 方法用到实践中需要解决 6 个关键问题，包括创建支持性组织结构、明确 HiAP 需求、优先与关键点、开发国家 HiAP 策略与行动计划、评价与报告等，[5] 这意味着 HiAP 理念和实践的逐步成熟。《赫尔辛基宣言》发表后，我国开始探索“将健康融入所有政策”的策略和路径。有学者指出，“将健康融入所有政策”是公共

---

[1] 本书课题组 . 迈向健康中国 2030：全民健康与现代化研究 [M]. 北京：中共中央党校出版社，2021.

[2] 王绍光等以 2009 年新医改政策的形成为例，详细探讨了健康决策中的“共识型决策”过程，包括“开门”型参与结构和“磨合”型互动机制。前者是指采用“请进来”“走出去”等方式，使相关群体参与决策过程，吸收各种意见，进行调查研究；后者是指在政策形成过程中，不同决策主体通过“上层协商”“下层协调”“顶层协议”等方式，求大同存小异，形成最终决策共识。王绍光等学者认为，新医改政策体现的共识型决策模式既可以克服关门型决策的盲目性，也可以避免竞争型决策的久拖不决。参见：王绍光，樊鹏 . 中国式共识型决策：“开门”与“磨合”[M]. 北京：中国人民大学出版社，2013.

[3] 共建共治共享一直是我国爱国卫生运动工作开展的突出优势和特色。2017 年 5 月 12 日，全国爱国卫生运动委员会召开爱国卫生运动 65 周年暨全国爱国卫生工作座谈会，会议提出新时代爱国卫生运动的方针，即“以人民健康为中心，政府主导，跨部门协作，全社会动员，预防为主，群防群控，依法科学治理，全民共建共享”。2023 年 11 月 1 日起实施《上海市爱国卫生与健康促进条例》（简称《条例》），以“强调社会健康共治、推进城市健康共建、倡导全民健康共享”为亮点，进一步完善爱国卫生工作法治保障，大力推进健康城市制度建设。参见：左妍 . 社会共治 城市共建 全民共享《上海市爱国卫生与健康促进条例》三大亮点解读 [N]. 新民晚报，2023-10-08（3）.

[4] World Health Organization.The Helsinki Statement on Health in All Policies[J].Health Promotion International,2014 ,29（suppl-1）：17-18.

[5] World Health Organization.Health in All Policies （HiAP） framework for country action[J].Health Promotion Inernational，2014，29（Suppl-1）：19-28.

健康、公共政策和整合型治理的综合体系，包括健康优先的政治逻辑、健康评价的科学逻辑、健康协同的行政逻辑等内容。[1]2013 年 8 月，前卫生部长陈竺在中国卫生论坛上做了“将健康融入所有政策”的主题演讲，倡导在我国开展研究和实施“将健康融入所有政策”的策略，为建设健康国家而奋斗。2014 年，国家卫计委启动了“全国健康促进县区建设试点项目”，第一次明确提出在健康促进县区创建工作中，“将健康融入所有政策”成为核心策略，并发布《健康促进县区“把健康融入所有政策”工作指导方案》。这是我国第一份专门针对“将健康融入所有政策”制定的专门文件。此后，卫生部门针对多个健康问题推进实施“将健康融入所有政策”的措施，如健康促进、爱国卫生运动、慢性病防控、食品安全、传染病防控等。[2]继 2016 年 8 月习近平总书记在全国卫生健康大会上明确指出“将健康融入所有政策”作为新时期卫生方针之后，同年国务院发布了《“健康中国 2030”规划纲要》和《“十三五”卫生与健康规划》，进一步重申了此方针，健康融入所有政策取得积极进展。11 月，国家卫计委等 10 部门联合下发《关于加强健康促进与教育工作的指导意见》，要求推进“将健康融入所有政策”，大力开展跨部门健康行动，指出各地区各部门要把保障人民健康作为经济社会政策的重要指标，全面建立健康影响评价评估制度，系统评估各项经济社会发展规划和政策、重大工程项目对健康的影响。2017 年 1 月，国家卫计委下发《“十三五”全国健康促进与教育工作规划》，在重点任务中再次提出推动落实“将健康融入所有政策”，进一步加大宣传力度，推动各行各业“将健康融入所有政策”落到实处。

以试点改革带动全局变革的全域健康治理。习近平总书记指出，“试点是重要改革任务，更是重要改革方法。试点目的是探索改革的实现路径和实现形式，为面上改革提供可复制可推广的经验做法。”[3]“要采取试点探索、投石问路的方法，取得了经验，形成了共识，看得很准了，感觉到推开很稳当了，再推开，积小胜为大胜。”[4]我国幅员辽阔，各地区、城乡之间均存在发展不平衡的情形，以试点推动改革是重要的治理方法。因此，试点复制推广机制是中国共产党在革

---

[1] 杨临宏，陈颖．“将健康融入所有政策”的三重实践逻辑构造及其在中国的运用 [J]. 思想战线，2021，47（1）：161-172.

[2] 石琦．“将健康融入所有政策”的内涵与发展 [J]. 中国健康教育，2019，35（3）：268-275.

[3] 习近平主持召开中央深化改革领导小组第三十五次会议强调：认真谋划深入抓好各项改革试点：积极推广成功经验带动面上改革 [N]. 人民日报，2017-05-24（1）.

[4] 习近平．论坚持全面深化改革 [M]. 北京：中央文献出版社，2018.

命、建设和改革历程中探索出来的重要治国理政方法。中华人民共和国成立以来，改革试点复制推广机制在社会主义建设、改革开放和全面深化改革进程中发挥了独特作用，是必须长期坚持和不断发展的中国特色改革方法论。[1] 近年来，我国健康领域比较重要的试点改革包括：综合医改试点省份、分级诊疗试点、家庭医生签约服务试点、长期护理保险试点、公立医院薪酬改革试点、紧密型县域医共体建设试点省、康复医疗服务试点、医疗服务价格改革试点、高水平公立医院高质量发展试点、紧密型城市医疗集团建设试点，等等。

特别是在政策试点过程中，基层可能会产生巨大的创造力，从而产生以一域带动全局的良好效果，例如福建三明医改。2012 年 2 月，三明市以设区的市为单位，市县一体同步，在全国率先开展了一场医药、医疗、医保“三医联动”的公立医院综合改革，纠偏公立医院“以药养医”、打破医保管理“九龙治水”、不断理顺医疗管理体制，取得了良好效果。习近平总书记先后 4 次听取和研究三明医改工作汇报，充分肯定了三明医改经验，强调要做好总结推广。2021 年 2 月，国务院医改领导小组将三明市列为全国首个深化医药卫生体制改革经验推广基地；同年 10 月 8 日，下发《关于深入推广福建省三明市经验 深化医药卫生体制改革的实施意见》，要求深入推广三明医改经验。三明经验中“始终坚持医疗卫生事业公益属性”“始终坚持‘三医联动’改革路径”“始终坚持以人民健康为中心的理念”“始终坚持薪酬制度的引导作用”“始终坚持发挥医保的杠杆作用”等[2]作为全域健康治理的重要经验，向全国推广。

以构建人类卫生健康共同体为倡议的全球健康治理。健康治理具有全球性，应当凝聚全球力量。自新冠疫情在全球蔓延以来，习近平总书记向不同国家领导人致电慰问，多次表达了以人类命运共同体理念加强国际抗疫合作的意愿。[3]2020 年 3 月，习近平总书记在致法国总统马克龙的慰问电中首次明确提出构建人类卫生健康共同体的伟大倡议：“中方愿同法方共同推进疫情防控国际合作，支持联合国及世界卫生组织在完善全球公共卫生治理中发挥核心作用，打造人类卫生健康共同体。”[4] 同年 4 月 2 日，习近平总书记在同印尼总统佐科通电话时提出，

[1] 张克 . 新中国 70 年改革试点复制推广机制：回顾与展望 [J]. 南京社会科学，2019（10）：11-17.

[2] 三明市卫生健康委员会 . 以人民健康为中心的三明医改实践 [M]// 许树强，王辰，姚建红 . 中国医改发展报告（2022）. 北京：社会科学文献出版社，2022.

[3] 刘明松 . 在联合抗疫中推进人类卫生健康共同体构建 [J]. 人民论坛，2020（28）：115-117.

[4] 习近平 . 就法国发生新冠肺炎疫情 习近平向法国总统马克龙致慰问电 [N]. 人民日报，2020-03-22（1）.

中国将“同各国一道促进全球公共卫生事业发展，构建人类卫生健康共同体。”2021年5月18日，在第73届世界卫生大会视频会议开幕式上，习近平总书记倡议：“共同佑护各国人民生命和健康，共同佑护人类共同的地球家园，共同构建人类卫生健康共同体。”[1]之后，在2021年全球健康峰会、2022年世界经济论坛等重大场合，习近平总书记多次重申“加快建设人类卫生健康共同体”的倡议。人类卫生健康共同体的核心内涵是：将全人类的卫生健康作为一个有机整体，保障全人类共同的卫生健康福祉。“人类”阐明了范围，并非部分国家或群体独占鳌头、独善其身，而是全人类普遍实践、普遍获益；“卫生健康”阐明了目标，这不是对政治经济利益的考量，而是对卫生健康福祉的保障；“共同体”阐明了路径，这不是孤立保守的各自为政，而是共同合作的有机整体。[2]

近年来，我国在人类卫生健康共同体的构建中，持续输出中国方案，贡献中国力量。一是坚持健康全球治理的多边主义。我国坚决支持以联合国和世界卫生组织作为国际规则的制定者和牵头实施者。习近平总书记指出：“中方坚定支持联合国系统特别是世界卫生组织发挥关键领导作用，加强国际合作和联防联控，共同构建人类卫生健康共同体。”[3]中国坚定反对以冷战观、霸权观为代表的单边主义思维，“践行共同、综合、合作、可持续的安全观，摒弃冷战思维、集团对抗，反对以牺牲别国安全换取自身绝对安全的做法，实现普遍安全。”[4]同时，中国通过积极建设与参与中国—东盟、金砖国家合作机制、中国和阿拉伯国家合作论坛、“一带一路”、中非合作论坛、上海合作组织等多个区域性平台，开展了不同层次的多边卫生合作，进一步强化各国之间的信息共享、应急网络建设和政策协调等合作机制。二是倡导共建共享全球健康治理成果。习近平总书记多次指出，要“坚持共商共建共享的全球治理观，不断改革完善全球治理体系。”[5]2003年10月27日，第58届联合国大会通过了中国提交的“加强全球公共卫生能力建设”的决议草案。2006年1月31日，中国倡议国际社会成立“国家级公共卫生

---

[1] 习近平．习近平关于统筹疫情防控和经济社会发展重要论述选编 [M]. 北京：中央文献出版社，2020.

[2] 胡鞍钢，李兆辰．人类卫生健康共同体视域下的中国行动、中国倡议与中国方案 [J]. 新疆师范大学学报（哲学社会科学版），2020，41（5）：54-63.

[3] 习近平．加强国际抗疫合作，推动构建人类卫生健康共同体 [M]// 中共中央党史和文献研究院．习近平关于统筹疫情防控和经济社会发展重要论述选编．北京：中央文献出版社，2020.

[4] 习近平．习近平谈治国理政：第三卷 [M]. 北京：外文出版社，2020.

[5] 同注释 [4]。

机构国际联盟”，促进各国公共卫生机构间的交流与共同发展。[1] 始终倡导共建共享健康治理成果并身体力行，已经成为中国参与全球健康治理的典型特征。三是主动承担大国全球健康治理责任。首先是广泛开展卫生援助活动。中国一直积极从事对外卫生援助工作。2000 至 2017 年，中国对外卫生援助的 1749 个项目主要分布在非洲，共 1226 个项目，占比 70.10%；其次是包括中东在内的亚太地区，共 269 个项目，占比 15.38%；再次是拉丁美洲， 共 125 个项目，占比 7.15%。[2] 截至 2019 年 9 月，中国已向全球 71 个国家和地区派遣了 2.6 万名医护人员，为 2.8 亿人次患者治病解痛。[3] 其次是引领健康治理的区域合作和发展。随着共建“一带一路”倡议的出台，我国进一步走近全球治理舞台的中心，在全球健康治理中扮演的引领者角色日益凸显。中国在世卫组织分摊的双年度会费逐步增加，2020—2021 年度、2022—2023 年度占比均达 12%，成为仅次于美国的第二大会费出资国。[4] 中国与世卫组织相继签署了《推进“一带一路”卫生交流合作实施方案（2015 —2017）》《关于“一带一路”卫生领域合作的谅解备忘录》《关于深入推进“一带一路”卫生健康交流合作指导意见（2018 —2022）》等关键合作协议。2017 年 8 月，30 多个国家的卫生部长和相关国际组织领导人在北京达成并发布了《“一带一路”卫生合作暨“健康丝路”北京公报》，标志着中国逐渐成为全球健康治理的引领者。四是倡议完善健康全球治理规范。中国始终致力于推动各方在国际关系中遵守国际法和公认的国际关系基本原则，用统一适用的规则来明是非、促和平、谋发展。习近平总书记在二十国集团领导人特别峰会的发言中提出多个倡议，包括国际协作、守法宣传、应急处置、依法防控等方面。[5] 在 2021 年《生物多样性公约》第十五次缔约方大会领导人峰会上，习近平总书记再次重申：“要以国际法为基础，维护公平合理的国际治理体系。我们要践行真正的多边主义，有效遵守和实施国际规则，不能合则用、不合则弃。”[6]

---

[1] 赵磊，王冰．全球卫生外交的特征与中国实践 [J]. 太平洋学报，2021，29（5）：42-55.

[2] 景军，杨斐，法翠斐．促进全球健康发展的中国经验 [J]. 中山大学学报（社会科学版），2022，62（6）：149-161.

[3] 庆祝新中国成立 70 周年活动新闻中心第二场新闻发布会 [EB/OL].（2019-09-26）[2024-05-01].

[4] 赵长峰，李云龙，余沐岚．中国在全球卫生治理中的角色转变：历程、成因与经验 [J]. 社会主义研究，2023（3）：149-157.

[5] 习近平．习近平关于统筹疫情防控和经济社会发展重要论述选编 [M]. 北京：中央文献出版社，2020.

[6] 习近平．共同构建地球生命共同体：在《生物多样性公约》第十五次缔约方大会领导人峰会上的主旨讲话 [N]. 人民日报，2021-10-13（2）.

目前，在健康治理现代化进程中面临的挑战有：一是促进共建共治共享的健康治理机制还有待进一步完善。“新时代实现共建共治共享，重点和难点无疑是社会治理制度创新，建立和完善相关制度体系，特别是建立和完善公共权力行使过程中，政府与人民群众实现有效有序协商互动的决策和治理机制、程序、平台和手段。”[1] 目前，促进共建共享的健康治理机制还需进一步健全，体现在基本公共卫生服务均等化还未全面实现，卫生资源在不同区域的发展和配置不够平衡，城乡间、地域间、人群间的健康保障差异还不同程度上存在，健康管理系统还不够完善等。二是“健康融入所有政策”的协同能力还有上升空间。“健康融入所有政策”的统筹规划还需加强，跨部门协作还不时受到过于强调部门利益、部门之间协作机制不完善的影响；作为核心部门的卫生健康行政机构，其数据收集、政策分析、政策倡导的能力建设还在持续进行中，政府卫生管理人员、公共卫生人员、健康促进和教育、卫生政策研究等方面人员的政策分析、研究、倡导等方面的水平和能力还有待加强；健康评估相关工具的研究与开发还不充分，必要的监测评估和问责机制还不够健全，媒体、社会团体、第三方组织等参与政策讨论、监测、评估中的政策参与能力还有待提高。三是国际环境的变化对构建人类卫生健康共同体提出了挑战。党的二十大报告指出，“当前，世界之变、时代之变、历史之变正以前所未有的方式展开。一方面，和平、发展、合作、共赢的历史潮流不可阻挡，人心所向、大势所趋决定了人类前途终归光明。另一方面，恃强凌弱、巧取豪夺、零和博弈等霸权霸道霸凌行径危害深重，和平赤字、发展赤字、安全赤字、治理赤字加重，人类社会面临前所未有的挑战。”这也向人类卫生健康共同体提出了挑战：部分国家卫生条约、法规和规则有明显的西方利益或霸权倾向；一些大国对非西方国家的卫生体制、卫生治理模式、卫生外交平台等实施污名化，歪曲事实，积极甩锅，消极合作；某些国家以贸易战、科技战为由垄断医学高科技成果，借以牟利，罔顾人类健康的迫切需求。

---

[1] 程萍 . 实现共建共治共享的重点和难点是什么 [J]. 人民论坛，2017 (32) ：72-74.

四、进一步推进我国健康现代化的三条路径

（一）坚持健康发展自主之道

中国共产党始终将实现国家的现代化作为自己的历史使命。党的二十大报告指出，未来五年是全面建设社会主义现代化国家开局起步的关键时期。前进道路上，必须牢牢把握“坚持和加强党的全面领导”这一重大原则。习近平总书记在学习贯彻党的二十大精神研讨班开班仪式上发表重要讲话强调：“党的领导直接关系中国式现代化的根本方向、前途命运、最终成败。党的领导决定中国式现代化的根本性质，只有毫不动摇坚持党的领导，中国式现代化才能前景光明、繁荣兴盛；否则就会偏离航向、丧失灵魂，甚至犯颠覆性错误。”因此，推进中国特色卫生健康事业发展自主之道，最核心、最关键的一点就是坚持中国共产党的领导。

自中华人民共和国成立以来，党领导的卫生健康事业取得了卓越的成绩，形成了可复制、可持续的基本经验。[1]这些经验成为推动健康现代化的重要依据。尤其是党的十八大以来，在以习近平同志为核心的党中央坚强领导下，中国的健康现代化呈现出新的发展面貌和光明前景：以生命至上、健康至上为根本宗旨，强化医疗卫生的公益性，充分体现社会主义制度在医疗卫生领域的优越性；立足新发展阶段、贯彻新发展理念、构建新发展格局，深化医药卫生体制改革，健全公共卫生体系，促进健康事业高质量发展；以健康治理体系和治理能力现代化为目标，优化卫生资源配置，构建整合型医疗卫生服务体系，将健康融入所有政策；深入贯彻党的群众路线，大力开展健康中国行和爱国卫生运动等健康促进工作，推动中医药传承创新发展。在中国的健康现代化进程中，必须坚持中国共产党的领导。具体来说，一是始终坚持党的政治领导。“坚持党的领导首先要旗帜鲜明

[1] 有学者总结党领导卫生健康事业的基本经验包括：（1）坚持医疗卫生事业的重大民生工程性质，与国家发展战略同设计同部署。（2）坚持以人民健康为根本目标，不断完善医疗卫生保障制度。（3）坚持在改革开放中发展医疗卫生事业，不断增强医疗卫生体制活力。（4）坚持正确处理政府市场社会关系，不断提高医疗卫生事业发展效率。（5）坚持基本医疗卫生事业公益性不动摇，不断创新公益性实现机制。（6）坚持动态看待医疗卫生事业发展，与时俱进改革完善。（7）坚持目标和过程的平衡，在发展中化解改革阻力。参见：费太安 . 健康中国 百年求索：党领导下的我国医疗卫生事业发展历程及经验 [J]. 管理世界，2021，37（11）：26-40.

讲政治，保证全党服从中央。”[1] 卫生健康工作受到政治权力、政治价值与行为、政治体制以及政治纲领及公共政策的影响，同时又服务于政治，实现社会的政治目标。[2] 因此，党的政治领导对于卫生健康工作坚持正确的政治方向具有重要作用。坚持党的政治领导，要将党的建设贯穿卫生健康领域始终，要在医药卫生改革政策出现重大争议、健康事业发展面临巨大考验之际，坚持贯彻党的路线方针政策，不打折扣。二是始终坚持党的卫生方针。党的卫生方针一直紧扣时代发展脉搏，与国情和发展阶段相适应，为我国健康事业发展指明了方向，提供了行动指南。中华人民共和国成立后，党确定了“面向工农兵、预防为主、团结中西医、卫生工作与群众运动相结合”四大方针。1991 年，根据改革开放后国家卫生健康事业发展的新要求，党组织制定的《国民经济和社会发展十年规划和第八个五年计划纲要》将卫生工作基本方针修订为：“贯彻预防为主，依靠科技进步，动员全社会参与，中西医并重，为人民健康服务。”1997 年，《中共中央 国务院关于卫生改革与发展的决定》提出，新时期中国卫生工作方针是“以农村为重点，预防为主，中西医并重，依靠科技和教育，动员全社会参与，为人民健康服务，为社会主义现代化建设服务。”在 2016 年全国卫生健康大会上，习近平总书记提出了“以基层为重点，以改革创新为动力，预防为主，中西医并重，将健康融入所有政策，人民共建共享”的新时代卫生与健康工作方针。这是对新形势下卫生健康工作的总要求，为全面推进健康中国建设提供了科学指引和基本遵循，必须得到全面贯彻。三是始终坚持正确的世界观和方法论。党的二十大报告将“坚持人民至上，坚持自信自立，坚持守正创新，坚持问题导向，坚持系统观念，坚持胸怀天下”作为习近平新时代中国特色社会主义思想的世界观和方法论，也为中国的健康现代化提供了世界观和方法。坚持人民至上，就是坚持医疗卫生事业以人民健康为中心的根本立场，把实现好、维护好、发展好人民群众健康利益作为医疗卫生事业发展的出发点和落脚点；坚持自信自立，就是坚持中国特色社会主义健康现代化发展道路，充分发挥集中力量办大事、全过程人民民主等制度优势；坚持守正创新，就是在深化医药卫生体制改革的过程中，既要实事求是，尊

---

[1] 中共中央 . 中共中央关于党的百年奋斗重大成就和历史经验的决议 [M]. 北京：人民出版社，2021.

[2] 有学者从政治制约卫生及卫生的政治功能等方面系统地梳理了卫生与政治的关系：卫生具有维系社会公平、维护社会稳定的政治功能；马克思主义将卫生视为“一个由社会制度所决定，关系到社会全体成员的生命健康、关系到社会存在和发展的重大问题”，我党历任领导人也指出卫生工作具有社会政治属性并应加强党的领导。参见：张晋 . 卫生政治学 [M]. 北京：科学出版社，2014.

重规律，又要积极探索，勇于创新；坚持问题导向，就是增强问题意识，聚焦卫生健康领域重点问题、重大难题，找到解决问题的真对策、真举措；坚持系统观念，就是从全局发展把握卫生健康发展之一隅，做到整体谋划，系统推进；坚持胸怀天下，就是广泛汲取人类关于健康事业发展的一切经验与智慧，从人类卫生健康共同体的视野出发推进中国的健康现代化。

（二）强化系统推进

全球已经形成了系统推进健康现代化的基本共识。第六届全球健康促进大会通过的《曼谷宪章》指出："自通过《渥太华宪章》以来，在国家和全球级签署了数量众多的决议以支持健康促进，但并非随后都有行动。"调动各方面力量协同努力以填补实施空白，成为各国实施下一阶段健康促进的主题。[1] 知名医学期刊《柳叶刀》评论健康中国战略时指出，"健康中国"的推动力来源于远远超出卫生部门范围的全社会力量。同时，健康中国建设是多维度的，涉及个人、家庭、政府机关、企业、医院、学校、大学等组织以及社区。[2] 因此，以系统观推进中国的健康现代化是当下提升建设效能的重要路径。

一是强化公民作为自身健康第一责任人的意识。目前的法律和政策均明确了"公民是自身健康第一责任人"，并对健康责任的履行方式提出了要求。[3] 应当进一步通过建立国民健康教育体系、提升健康教育效能、加强健康教育监管等方式健全健康教育机制，进而培育健康生活方式，增强个体健康责任意识，提高健康素养。实施更加积极、主动、严格的烟草、高盐高糖食品等控制战略，包括健康高风险产品高税收、更加严格的质量管控、增加健康风险标识等措施，抑制人民群众的健康高风险产品消费欲望，有效降低此类健康风险因素的影响。二是强

---

[1] 邓世康，王培刚．上升为国家战略的健康促进：日本的经验（2000—2021）[J]. 中国行政管理，2023（1）：139-148.

[2] ZHANG C，GONG P.Healthy China： from words to actions[J].The Lacent Public Health，2019，4（9）：E438-E439.

[3] 《中华人民共和国基本医疗卫生与健康促进法》第六十九条规定："公民是自己健康的第一责任人，树立和践行对自己健康负责的健康管理理念，主动学习健康知识，提高健康素养，加强健康管理。倡导家庭成员之间的相互关爱，形成符合自身和家庭特点的健康生活方式。"随后颁布的《国务院关于实施健康中国行动的意见》《健康中国行动（2019—2030 年）》等也进一步重申该要求："每个人是自己健康的第一责任人，提倡主动学习健康知识，养成健康生活方式，自觉维护和促进自身健康，理解生老病死的自然规律，了解医疗技术的局限性，尊重医学和医务人员，共同应对健康问题。"

化多主体推动“健康融入所有政策”的协同治理能力。多主体协同是世界各国推进健康现代化的基本路径。“多元主体协同治理意味着政府、市场和社会在相互合作、相互制约的过程中实现责任与权利的分工和调适，三者之间形成了一种良性互动与权力依赖的局面，并且在此过程中实现了资源和信息的交换。”[1]应当强调健康政策实现国家和社会共同利益的重要意义，除健康收益之外，“健康融入所有政策”有助于实现卫生政策目标之外的政策目标，有助于产生共同普惠，共同促进可持续发展目标的实现。[2]在协同治理方面，应当充分发挥社会主义制度的优势，将健康相关领域的管理职能进行相应整合，建立有效的联动工作机制，并通过立法确认各治理主体的责任和权限。政府要当好协调者角色，将社会、市场与个人整合起来，统筹宣传、教育、卫生、体育、食品药品等各方力量，把医疗卫生服务与食品安全、环境安全、体育运动以及健康宣传教育与健康促进等各项公共服务结合起来，通过政策和制度安排形成合力。三是强化推进多层次整合型医疗卫生服务体系建设。整合型医疗卫生服务体系的理论基础是系统论，通过不同层次的整合，克服医疗卫生服务碎片化产生的弊端。应当增强卫生筹资体系和部门间的协作合作，持续推进不同类型医疗卫生服务的横向整合和不同级别、服务水平医疗卫生服务的纵向整合。考虑到不同地区经济水平和政府治理能力的差异，可以分类别探索。参考部分学者建议，东部经济发达地区的核心目标是满足居民快速增长的个性化健康需求，应探索以乡镇卫生院为核心的医共体模式，以家庭医生签约服务为抓手来做实做细整合型服务。中部地区的关键目标是防控医保基金风险，应采取以县医院为核心的医共体模式，提升县域内住院率及乡镇卫生院的基本医疗能力。西部经济欠发达地区的目标是保障基本医疗服务可及性，应强化县域医共体与地市级医院的业务合作，利用信息化手段和均质化水平要求，全面提升基层医疗服务水平。[3]

---

[1] 吴素雄，张燕，杨华 . 健康治理的发展路径与驱动机制：国际比较 [J]. 浙江社会科学，2023（1）：86-96，158，159.

[2] GREER S L，FALKENBACH M，SICILIANI L，et al.From Health in All Policies to Health for All Policies[J].The Lacent Public Health，2022，7（9）：E732.

[3] 王书平，黄二丹 . 面向未来的我国整合型医疗卫生服务体系蓝图 [J]. 中国卫生经济，2023，40（7）：1-4，8.

（三）深化全球合作

习近平总书记在 2020 年基层代表座谈会上指出：“当今世界正经历百年未有之大变局，新冠肺炎疫情加剧了大变局的演变，国际环境日趋复杂，经济全球化遭遇逆流，一些国家单边主义、保护主义盛行，我们必须在一个更加不稳定不确定的世界中谋求我国发展。”[1] 面对日益复杂的逆全球化思潮，在 2018 年博鳌亚洲论坛开幕式上，习近平总书记就曾指出，综合研判世界发展大势，经济全球化是不可逆转的时代潮流“中国坚持对外开放的基本国策，坚持打开国门搞建设。我要明确告诉大家，中国开放的大门不会关闭，只会越开越大！”[2] 特别是 2020 年以来，新冠疫情的蔓延将健康主题与人类卫生健康共同体的构建空前紧密地联系在一起。习近平总书记强调，新冠肺炎疫情的发生再次表明，人类是一个休戚与共的命运共同体。国际社会应该守望相助、同舟共济。[3] 事实证明，国际社会对中国在国际合作抗疫中的表现大加赞赏，对构建人类卫生健康共同体的倡议也纷纷响应。同时，从现代化历程来看，中国的健康现代化也不可能遗世独立，它应当既尊重人类健康现代化的基本规律，也借鉴富有特色、卓有成效的域外举措。有学者系统梳理了世界健康现代化的发展趋势：从世界健康生活发展来看，健康观念、健康行为、健康营养和健康状况都呈现明显上升的趋势；从世界健康服务发展来看，健康医护服务、公共健康服务、健康保险服务、健康人力资源、健康基础设施都呈现上升趋势；从世界健康环境发展来看，健康生态环境、健康社会环境、健康国际合作均有明显改善；从世界健康治理发展来看，健康监管、健康科技、健康用品、健康产业均有普遍发展。因此，相对来说，健康现代化是可以预期的，政府和科技在健康现代化过程中作用不同，但都不可替代。[4] 这对推进中国的健康现代化有重要启发，表明健康现代化有通用的发展模式和发展路径。同时，各国为实现健康现代化目标形成了一系列特色举措，美国、英国、德国分

[1] 习近平 . 在基层代表座谈会上的讲话 [M]. 北京：人民出版社，2020.

[2] 习近平 . 习近平著作选读：第二卷 [M]. 北京：人民出版社，2023.

[3] 习近平 . 团结合作是国际社会战胜疫情最有力武器 [J]. 求是，2020（8）：4-20.

[4] 何传启 . 中国现代化报告 2017：健康现代化研究 [M]. 北京：北京大学出版社，2017.

别在国民健康计划、国家健康战略上采取了有效措施[1]，芬兰、澳大利亚、日本均通过高效供给、系统协同、综合保障等举措提供了全民健康治理的典型样本。[2]这些都为中国的健康现代化提供了经验和借鉴。

因此，为推进中国的健康现代化，应进一步深化健康全球合作。一是坚持扩大开放，加强全球健康治理的合作交流。2022 年 11 月 4 日，习近平总书记在第五届中国国际进口博览会开幕式致辞中指出，开放是人类文明进步的重要动力，是世界繁荣发展的必由之路。当前，世界百年未有之大变局加速演进，世界经济复苏动力不足。我们要以开放纾发展之困、以开放汇合作之力、以开放聚创新之势、以开放谋共享之福，推动经济全球化不断向前，增强各国发展动能，让发展成果更多更公平惠及各国人民。[3]2023 年 2 月 7 日，习近平总书记在学习贯彻党的二十大精神研讨班开班式上的讲话进一步强调："要不断扩大高水平对外开放，深度参与全球产业分工和合作，用好国内国际两种资源，拓展中国式现代化的发展空间。"[4]在当下国际形势较为复杂的背景下，应当继续坚持开放的健康现代化建设视野，尽快制定我国的全球卫生健康战略，加强当前卫生外交活动的宽度、广度和深度，倡导团结和包容，广泛借鉴一切可以借鉴的经验和智慧，消除分歧，搁置非根本性争议，避免全球性医学民粹主义[5]的不良影响，以植根于"一带一路"的"健康丝绸之路"倡议和"上海合作组织卫生健康共同体"倡议为重要切入点，

---

[1] 美国从发展现代医保体系逐渐进入完善国民健康体系、发展国家健康战略，英国采用了持续完善政府主导的国民健康体系、持续推进以 NHS 制度改革为核心的国家健康战略的举措，德国则将国家健康战略的重心放到了完善法定健康保险和商业健康保险上。参见：何传启 . 中国现代化报告 2017：健康现代化研究 [M]. 北京：北京大学出版社，2017.

[2] 芬兰以"北卡项目"作为社区健康促进的政策试验，强调全民活动和体育锻炼，建立健康领域整体规划、协同合作的法律和政策框架；澳大利亚通过社区参与、科学评估、推动健康生活等方式促进全民健康治理；日本大力发展全民"体育—健康"，强调政府主导进行持续规划和实施政策，同时引入专业力量予以保障。参见：本书课题组 . 迈向健康中国：全民健康与现代化研究 [M]. 北京：中共中央党校出版社，2021.

[3] 习近平 . 共创开放繁荣的美好未来：在第五届中国国际进口博览会开幕式上的致辞 [EB/OL].（2022-11-04）[2024-05-01].

[4] 习近平 . 习近平在学习贯彻党的二十大精神研讨班开班式上发表重要讲话 [EB/OL].（2023-02-07）[2024-05-01].

[5] 有学者指出，全球性医学民粹主义尤其在西方社会变得愈加严重。医学民粹主义的本质是右翼新民粹主义，医学民粹主义的影响主要体现为右翼新民粹主义在卫生健康领域中的社会影响和国际影响，集中体现在疫情防控中的反医学权威、病毒来源污名化，以及反对国际卫生健康机制、阻碍国际合作等方面。参见：聂长久 . 全球性医学民粹主义的兴起、影响与应对 [J]. 北京社会科学，2022（9）：4-11.

将合作共赢作为行动的出发点和目标，不因噎废食，草率放弃卫生健康领域的开放和合作。二是坚持多边主义，增强全球健康治理的行动效能。未来，我国应继续支持联合国发挥全球卫生治理的主导作用，支持世界卫生组织发挥全球卫生治理的核心作用，支持除世界贸易组织之外的其他国际组织发挥全球卫生治理的协同作用；应继续坚持相互尊重和平等的卫生外交原则，反对借政治之名，通过意识形态、价值观划线，搞针对特定国家的阵营化和排他性小圈子，反对借多边主义之名行意识形态对抗之实；应继续支持各国之间的健康公平，支持积极参加国际卫生法规和条约的制定及完善，“全面深入参与相关国际标准、规范、指南的制定，分享中国方案、中国经验，提升我国在全球卫生治理体系中的影响力和话语权”[1]；应继续着力巩固和加强二十国集团、世界贸易组织等全球多边治理平台的地位和有效性，继续积极推进和引领“一带一路”、亚洲投资银行等新型多边主义平台建设，为国际卫生治理提供中国智慧和力量。三是履行大国责任，加强全球健康治理的引领能力。要积极探索中国履行大国责任与引领全球卫生治理之间的有效衔接。有学者指出，中国作为一个负责任的重要发展中国家，全球卫生的领导力、全球卫生策略尚显不足。例如，在广泛开展的对外医疗援助方面，没有系统完整的理论体系指导，医疗原则战略定位尚不清晰，对外援助不够透明，容易引起外界猜忌援助动机，迫切需要从战略高度上确立一套用于指导今后援助工作开展的理论体系。[2] 作为综合国力日益提升的发展中大国，应当有意识地加强对全球卫生治理的引领，从公共卫生产品共享、卫生治理机制共建、健康信息传播共通等方面，弥合各国之间的鸿沟，促进人类卫生健康共同体的发展。

（冯磊）

---

[1] 习近平. 构建起强大的公共卫生体系 为维护人民健康提供有力保障 [J]. 求是，2020（18）：4-11.

[2] 杨肖光，陈文. 全球卫生治理视角下的中国经验与策略 [M]. 上海：复旦大学出版社，2017.

人民健康思想

健康是幸福生活的基础。人民健康是实现中国式现代化的内在要求。马克思主义作为为绝大多数人谋利益的学说，对人民的健康问题给予高度关切。中华优秀传统文化蕴含着古人对生命起源和健康的初步认识，以及对民众生命健康的人文关怀。中国共产党自成立以来，始终把人民群众生命安全和身体健康放在第一位。进入新时代，党和国家把保障人民健康放在优先发展的战略位置，不断完善人民健康促进政策，推动社会全面进步。因此，在当下我们回顾人民健康思想发展历程和新时代践行人民健康思想的重要举措，对于推动社会主义现代化建设具有一定的现实意义。

一、中国共产党人民健康思想的形成渊源

（一）马克思主义的人民健康思想

马克思主义的人民健康思想是马克思主义经典作家基于人类健康和疾病的社会根源的认知基础，在批判资产阶级剥削

和劳动异化的过程中，在揭示唯物史观和剩余价值学说过程中形成的思想理论。在马克思、恩格斯生活的年代，资本主义大工业生产方式对工人阶级的生活状况，尤其是健康状况造成了巨大的威胁。马克思、恩格斯从历史唯物主义立场出发表达了对工人阶级生命健康的深层关切。他们考察了工人阶级的生活状况，高度关注工人阶级的健康问题，并对健康问题产生的原因进行了深入分析。

在马克思、恩格斯看来，人的健康有多重维度，包括身心健康和社会关系的健康等。而身心健康是人存在的前提，是保障人能够发挥自然力、生命力，以及天赋和才能的基础。但在资本主义大生产的背景下，工人的身体健康状况明显恶化，几乎所有的工人都"身体衰弱"[1]。他们常年居住在潮湿、低矮、拥挤、密闭的住房内；工作在高温、辐射热、粉尘、有毒化学物质、噪声等环境中。恶劣的居住和工作条件，使工人的免疫力急剧下降，常常滋生疾病和引发传染病。他们常常未老先衰和过早死亡，生命健康受到严重威胁。马克思在《资本论》中指出：生活在英国曼彻斯特的工人阶级和富人阶级差距非常大，工人的平均寿命只有 17 岁，而富人阶级可以达到 38 岁。针对英国各阶级的平均寿命，恩格斯也曾以 1840 年利物浦各阶级人群举例，上等阶级为 35 岁，具有较好收入的手工业者与商人为 22 岁，短工、工人以及一般雇佣劳动者仅仅 15 岁[2]。同时，资本主义生产方式使工人的心理承受着巨大的压力，工人的心理状况长期处于不健康状态。工业革命之后，"工人完全变成了简单的机器"[3]。工人长期过度的劳动，不仅身体得不到休息，而且精神压力也很大。加之，工人劳动重复、枯燥、乏味，又缺乏人文关怀。他们常常情绪低落，精神萎靡，甚至患有抑郁症。可见，在资本主义生产方式下，工人们遭受肉体与精神的双重压力，很难实现身心健康发展。

在卫生条件极差的生活和工作环境下，承受巨大身心压力的工人，成为患职业病和流行病的主要群体。据统计，19 世纪，资本主义社会流行的疾病主要有霍乱、肺结核、神经衰弱以及性病等，大多出现在工人阶级中，他们被视为"一支流动的传染病纵队"[4]。例如，陶工最常患胸腔疾病：肺炎、肺结核、支气管炎和哮喘病[5]。恩格斯指出："胸部窄小、眼窝凹陷，患有肺病的工人在曼彻斯特

---

[1] 马克思，恩格斯．马克思恩格斯文集：第 1 卷 [M]. 北京：人民出版社，2009.

[2] 卡尔・马克思．资本论：第 1 卷 [M]. 北京：人民出版社，2004.

[3][4][5] 同注释 [1]。

随处可见，北部工厂每年都有很多人死于肺结核[1]。”马克思引用《济贫法视察员关于爱尔兰农业工人工资的报告》证实当时的工人阶级属于易感流行病群体，认为这个阶级特别容易感染伤寒和肺结核[2]。相较于猩红热以及肺结核等传染病，伤寒的毁灭性更强，医学界也曾证实这种病的源头来自工人群体。恩格斯指出："1817 — 1818 年，在利默里克患热病的居民达全体居民的四分之一，而在沃特福德的贫民窟里竟占二十分之十九。"[3]这些材料充分证明，流行病在工人阶级中更容易传播，而资本主义生产方式严重侵害了工人的生命健康权。

马克思、恩格斯进一步剖析了工人健康问题产生的原因，认为资本主义生产方式的本质决定了工人阶级的身体与生命健康难以得到保障。资产主义生产本质上是剩余价值的生产，其目的是追求剩余价值最大化。资本主义生产过程的动机和目的，是资本尽可能多地自行增值，也就是尽可能多地生产剩余价值，因而也就是资本家尽可能多地剥削劳动力[4]。资本家为了实现剩余价值的最大化，往往会延长剩余劳动时间，增加劳动强度和工作量，使工人在短时间内提供惊人增长的产品。此种过度和高强度的劳动必然会严重透支工人的体力和精力，快速耗尽工人的生命。因此，19 世纪，资本主义国家经常出现工人被活活累死的悲惨情形。同时，资本家为了追求利润最大化，大幅度削减对工人生产条件和生产环境的投入，压榨工人的生存条件。工人常年工作在卫生条件极差的厂房内，被称为温和的监狱。马克思引用工厂视察员雷德格雷夫的《工厂视察员报告》来说明生产过程的革命是以牺牲工人为代价的革命："拆棉花包的工人告诉我，难忍的熏味熏得人恶心……在混棉间、清棉间和梳棉间里，棉屑和尘埃飞扬，刺激人的七窍，引起咳嗽和呼吸困难……这就引起织布工人恶心呕吐和消化不良。"[5]卫生条件极差的工作环境，也是造成工人身心不健康的重要因素。但是，资本逐利的本性决定了它关注的对象是自身，而不是作为雇佣劳动的工人。为了实现资本的增值，资本家必然会损害工人的身心健康，牺牲工人的健康和生命，侵害工人的生命健康权利。

工人阶级卑微的社会地位决定了其难以维护自身的身体与生命健康。在资本

---

[1] 马克思，恩格斯．马克思恩格斯文集：第 1 卷 [M]. 北京：人民出版社，2009.

[2] 同注释 [1]。

[3] 同注释 [1]。

[4] 卡尔・马克思．资本论：第 1 卷 [M]. 北京：人民出版社，2004.

[5] 同注释 [4]。

主义社会，工人除了出卖自身的劳动力，一无所有，这种状况决定了他们受资产阶级压迫、剥削和奴役的社会地位。毫无社会经济地位的工人，为了生存不得不牺牲自己的生命和健康。资本家将工人视为赚钱的工具，仅仅支付给工人维持基本生活的劳动力价格。低廉的劳动力价格会导致工人贫困、营养不良以及各种疾病的暴发，从而危及到工人的生命健康。马克思曾引用1863年枢密院医官西蒙医生的卫生报告："由于缺乏营养而引起疾病或者加重疾病的事例是举不胜举的，任何一个熟悉贫民医疗情况，或者熟悉医院的住院或门诊病人的人都可以证实这一点……"[1] 工人的经济地位决定了他们能够获取的医疗资源非常有限。很多工人无钱看病，即便能看病，也只能前往一些医疗资源较差的卫生机构就诊，疗效也不显著，只能任由病情恶化，忍受疾病折磨。因此，生活在资本主义制度下的工人阶级，其身体和生命健康遭受了严重的损害。

马克思、恩格斯对工人健康问题的高度关注，体现了他们对劳苦大众的人文关怀，以及对现实、鲜活的个体生命的尊重。马克思、恩格斯不仅对工人健康问题的形成逻辑和实质进行了科学的揭示，而且对解决途径进行了深入分析，认为只有建立共产主义社会才能真正保障工人的健康权。马克思、恩格斯在构建共产主义社会的蓝图中提出了人的全面自由发展学说，将人民对健康的美好期许寄予自由人联合体的构建，认为人的发展是"人以一种全面的发展方式，也就是说，作为一个完整的人，占有自己的全面的本质。"[2] 另外，马克思还认为，正常的健康水平是人自由而全面发展的前提和条件，并从历史唯物主义的角度强调健康对于实现人的"自由而全面发展"和全人类解放的基础性作用。在自由人的联合体中，每个人都能幸福健康生活、享受医疗卫生资源以及健康生态环境。只有医疗卫生资源覆盖到每一个人，每一个人在劳动实践中平等参与，最大程度地丰富社会物质财富，人民大众的健康权利才能够得到真正保障。从根本上消除影响人类生命与健康的因素，最大程度上促进幸福安康环境的形成，这必然是全人类以及无产阶级解放的价值取向和内在要求。

（二）中华优秀传统文化中的人民健康思想

中华优秀传统文化中蕴含了丰富的人民健康思想。在中国传统社会里，人们

---

[1] 卡尔·马克思．资本论：第1卷[M].北京：人民出版社，2004.

[2] 马克思，恩格斯．马克思恩格斯文集：第1卷[M].北京：人民出版社，2009.

很早就开始探讨生命与健康问题，并形成了较为系统的认识。在天下为公、民为邦本、为政以德的民本思想的影响下，国家积极主动地关注民众的病痛疾苦，关心民众的生命和健康，并初步形成了一系列社会保障制度保障民众的生命和健康。

中国古人很早就开始关注生命和健康，并形成了较为系统的认识。传世文献中有许多关于生命和健康的论述。今天我们所说的健康二字，起源于殷商时代。“健”字偏重指精神和意志的坚强。《周易·乾》云：“天行健，君子以自强不息。”即此意。“康”初见于《尚书·洪范》：“五福：一曰寿，二曰富，三曰康宁，四曰攸好德，五曰考终命。六极：一曰凶、短、折， 二曰疾，三曰忧，四曰贫，五曰恶，六曰弱。”寿、康与疾、弱对举，可见“康”字的意思偏重指身体的健康无疾。“健”“康”二字合在一起，与我们今天所说的身心健康很接近。古人关于健康的论述非常丰富，如先秦的道家、儒家学派均有关于生命起源和生理构成的论述；一些中医学家的著述，如《黄帝内经》《伤寒杂病论》《神农本草经》《难经》《金匮要略》《温病条辨》等医书均阐述了健康养生思想；先秦两汉简帛医书也有相关论述。可见，拥有健康的体魄，能延年益寿，自古以来就是人类追求的目标。

古人对人世生命来源的认识经历了三个阶段[1]。殷商至西周，人们相信生命来自祖先而非天神。在祖先神灵操控人世生命的观念影响下，贵族通过在宗庙祭祀祖先，祈求长寿。这是古代生命观的第一阶段。在西周前期，封建贵族多注重宗族群体的生命延续。到西周中期，个人意识逐渐觉醒，在关注宗族生命延续的同时，开始祈祷个人延年益寿。先秦时期，开战前，人们要进行战祷，祈求祖先保佑不死或不伤。《左传》记载了公元前 493 年卫太子蒯聩在铁之役的战祷词：“曾孙蒯聩，敢昭告皇祖文王，烈祖康叔，文祖襄公，郑胜乱从，晋午在难，不能治乱，使鞅讨之，蒯聩不敢自佚，备持矛焉，敢告无绝筋，无折骨，无面伤，以集大事，无作三祖羞。大命不敢请，佩玉不敢受”[2]。这是自西周以来向祖先神灵祈求保命的传统。

第二阶段，天帝和天神取代祖先，成为人世生命的来源和主宰。《论语·颜渊》云：“死生有命，富贵在天。”《荀子·强国》云：“人之命在天”。这种生命观发展到战国晚期，内容越来越庞杂，相信神祇的人也越来越多。同时，春秋晚

---

[1] 杜正胜 . 从眉寿到长生：中国古代生命观念的转变 [J].“中国研究院”历史语言研究所集刊（第六十六本），1995：477-479.

[2] 杨伯峻 . 春秋左传注 [M]. 北京：中华书局，2017.

期出现了新的生命观，人们认为尽力于人事者都可以长寿，不必非听天命或鬼神之言；甚至认为经过努力，人可以突破先天的生理限度，实现长生不死。“寿老无死”“永保其生”就是这种观念的反映[1]。这就是追求生命的最高理想。此为古代生命观的第三阶段。实际上，自从第三阶段的生命观出现以来，它一直与第二阶段的生命观并行存在。故第二、第三阶段的生命观与其说是阶段性的，不如说是观念上的差异。生命操之于自我的观念，是人们基于对人体生理系统的认识。

春秋战国之际，古人对人体生理系统有了进一步认识。关于生命和身体的认识，春秋时期众多思想家都用气来解释，认为气是生命的根源。血气皆为体内之物，血有形，而气无形。血沿管道而行，谓之血脉。气也有遵循路径，谓之经脉或经络。论及生命，血气可能比肉体更重要。这一阶段对气的认识比较有代表性的是子产。子产为晋平公问疾，从“气”的观点来解释病因，认为晋平公的疾病是体内之气得不到疏导所致。子产还阐述君子“四时之事”[2]：将一天分为朝、书、夕、夜四个时段，每个时段各阶级的人各尽其本分。战国思想家则在气的基础上提出了“精”和“神”的概念。什么是精呢？《管子·内业》曰：“精也者，气之精者也。”即精为气之精华。《管子·内业》又云：“摶气如神，万物备存……精气之极也。”即精气之极谓之“神”。故肉体之形、成形之气、气之精华的“精”和精气之极的“神”四者构成了完整的生命。而且，当时的人们认为形体与精气神两个方面都不可偏废。聪明的耳目和健壮的四肢是精气神的宿舍，没有形体，精气神是无法存在的。若人的精神出现了问题，形体也会受到影响。这就是道家思想。故道家的气论认为，精气是生命的动力，精气之极的神是生命的主宰。而孟子、荀子等儒家代表认为，在神的背后还有一种更根本的力量，就是心志。他们认为心是生命的主宰，主宰形体和精神。孟子强调形—气—心的结构，主张生命与道德的合一，认为人身乃精神化的身体[3]。《荀子·解弊》云：“心者，形之君也，而神明之主也”。荀子赋予心极为崇高的地位。古人对生命和身体的认识，在先秦两汉简帛中就有明确的反映。2008年，清华大学入藏的战国竹简，其中有一幅“八卦人体图”，是目前八卦与人体对应最早的出土文献[4]，反映了早期的医易理论。

---

[1] 杜正胜．从眉寿到长生：中国古代生命观念的转变 [J]. 中国研究院历史语言研究所辑刊（第六十六本），1995：437.

[2] 参见《国语·鲁语下》。

[3] 杨儒宾．儒家身体观 [M]. 上海：上海古籍出版社，2019.

[4] 熊益亮．先秦两汉简帛医书身体观研究 [D]. 北京：北京中医药大学，2017.

长沙马王堆医书《胎产书》出现的“人字图”，是以身体与四季、地支对应而绘制，体现了身体时位变化与自然的相互映照。绵阳双包山西汉墓出土的“人体经脉漆雕”和成都老官山西汉墓出土的“经穴髹漆人像”证明我国医学早在汉代或汉代以前就已经有了经脉理论，已经开始运用“经脉学说”阐述身体及相关理论。先秦两汉简帛中出现的人体图，是基于人们对身体的认知而绘制的。

在生命操之于自我的观念影响下，春秋战国时期已出现了各种养生文化，以期实现延年益寿，青春永驻。形体作为生命的基础，受到养生学家的重视。故养生的先决条件是先保养形体。《庄子·刻意》云：“吹响呼吸，吐故纳新，熊经鸟申，为寿而已矣。此导引之士，养形之人，彭祖寿考者之所好也。”导引强调体态运动，目的在于舒活筋骨、通畅血脉，实现长寿。葛洪《抱朴子·微旨》论养生方术，分作行气、导引、房中和乐饵四类。房中可以度世，行气可以延年，导引可以难老，乐饵可以无穷，从而实现长生。而养神派主张精、气、神、心是生命的主宰，强调精神对生命的重要性。庄子认为养神比养行更重要。《庄子·养生主》云：“以神遇而不以目视，官知止而神欲行。”《淮南子·泰族》：“治身，太上养神，其次养形。”由上观之，无论是养行派还是养神派，都希望能够长生不老、青春永驻。他们认为养生得法，至少可以活上百岁；而且即便到了晚年，仍可以耳聪目明，皮肤光润，不显老态。养生思想，在先秦两汉简帛中亦有丰富的记载。简帛医书反映了古人的养生方法有六类，分别是导引、行气、服食、房中、睡眠和巫术祝由[1]。长沙马王堆汉墓出土的《导引图》，是我国现存最早的一幅健身图谱[2]。《导引图》现存四十四图，其中三十图有题记，注有当时导引的名称。导引图分为仿生类和治疗类。仿生类包括模仿螳螂、鹤、龙、鹞、猿、熊等动物的形体动作和啼叫，以达到健身目的。治疗类则是用各种动作来治疗疝气、耳聋、心烦、膝痛、内热、温病等。此外，张家山《引书》有文无图，分三大部分：一是四季形气与生活条理，二是导引姿势，三是总结行气与健身治病的关联。养生文化对中国哲学、思想、医学产生了深远影响，构成了秦汉至今中国文化的特质。

从国家层面上看，在天下为公、民为邦本、为政以德的民本思想的影响下，国家积极主动地关注民众的病痛疾苦，关心民众的生命和健康。民本思想是儒家经典思想的重要组成部分，与“天命”观共同构成了历代王朝政权合法性的主要依据，蕴含着中华文明独特的人文精神和家国情怀。先秦时期，民本思想就已萌

[1] 梁健康．身体观视角下简帛医书养生思想和方法研究 [D]. 北京：北京中医药大学，2019.

[2] 马王堆汉墓帛书整理小组．导引图（马王堆汉墓帛书）[M]. 北京：文物出版社，1979.

芽并获得一定的发展。《尚书·五子之歌》云：“民惟邦本，本固邦宁。”也就是说，民众是国家的根本，只有维护好这个根本，国家才能稳定。其本质是强调民众在国家中的重要地位，统治者要重视民众的作用。《尚书·周书·无逸》言：“作其即位，爰知小人之依，能保惠于庶民，不敢侮鳏寡。”即君王应当关注普通农夫、农奴的生活，不要虐待和过度盘剥老弱孤苦者。春秋时期政治家晏婴、叔向谈论关于“处乱世其行正曲”的问题，晏婴说：“婴闻之，卑而不失尊，曲而不失正者，以民为本也。苟持民矣，安有遗道！苟遗民矣，安有正行焉！”[1] 即晏婴说地位卑下而不失尊严，处境不好而不失正直的人，坚持以民众为国家的根本。如果能够坚持以民为本，哪里会遗失正道呢？如果抛弃了以民为本，哪里能有正直的行为呢？这与《尚书》“民惟邦本，本固邦宁。”的思想一脉相承。孟子也说：“民为贵，社稷次之，君为轻。”[2] 孟子按照价值的重要性对民众、社稷、君主进行排序，认为民众最重要，而君主排在最末位。“民贵君轻”理念可以说是“民为邦本”理念的另一种表达。孟子亦说：“诸侯之宝三：土地，人民，政事。”[3] 强调民众是各诸侯国实力较量的重要因素。荀子说：“天之生民，非为君也；天之立君，以为民也。”反映了立君为民、民贵君轻的思想。荀子还提出了著名的“载舟覆舟”说：“君者舟也，庶人者水也。水则载舟，水则覆舟。”[4] 将君与民的关系，比作舟与水的关系。这些都是民本思想的典型表现。秦汉以降，历朝历代的政治家则进一步阐释发展了民本思想，更加深刻地认识到民众在国家政治生活中的地位与作用，并提出了“以民为本”“立君为民”和“政在安民”的国家治理理念。

古代中国的统治阶级从民本、仁政等思想出发，重视民众的生命健康，不仅仅停留于思想层面，而是付诸实践。统治阶级采取了诸多行之有效的社会保障制度，特别是医疗救助制度，对民众的生命健康给予了一定保障。自周代开始，政府就对社会弱势群体给予一定的扶持和救助，其中包括医疗救助。据《周礼·地官司徒·大司徒》记载：“以保息六养万民：一曰慈幼，二日养老，三曰振穷，四日恤贫，五日宽疾，六曰安富。”此时所要保护的幼、老、疾等群体即是我国古代弱势人群的最主要部分，与现代社会保障制度中儿童福利、老年人福利、残疾人福利、社会救助、养老保险和医疗保险等具体制度均有相似之处。而《周礼·地

---

[1] 参见《晏子春秋·内篇问下》。

[2] 杨伯峻．孟子译注 [M]. 北京：中华书局，2010.

[3] 同注释 [2]。

[4] 王天海．荀子校释 [M]. 上海：上海古籍出版社，2005.

官司徒·大司徒》云："以荒政十有二聚万民"即以十二项举措来救灾，主要是救饥。这是对弱势群体生命的保障。此外，《周礼》还记载了我国最早的职官设置，其中就有医师一职。尽管当时医师的职责仅限于疾病治疗，但是它已成为国家的一种职责。医师的主要职责是负责医政的制定、颁布及实施，同时还负责全国的药物管理。《礼记·礼运篇》设想的大同社会"老有所终，壮有所用，幼有所长，鳏寡孤独废疾者皆有所养"为后世描绘了一个民族理想中的世界图案。孟子在《滕文公上》中对孔子的大同社会做了进一步解释，即"死徙无出乡，乡田同井，出入相友，守望相助，疾病相扶持，则百姓亲睦。"《管子》"九惠之政"中的"养疾"："凡国、都皆有掌养疾，聋、盲、喑、哑、跛躄、偏枯、握递，不耐自生者，上收而养之疾官，而衣食之，殊身而后止。此之谓养疾。"[1]即国家在国都和城邑中设立专门管理疾病之人的机构，并有"掌养疾"对其进行管理。对于聋、哑、瘸腿、半身不遂的残疾人，均由国家抚养，直至去世为止。《南齐书·文惠太子传》曾记载，文惠太子与竟陵王萧子良都喜好佛教，二人共同创立了"六疾馆"来救助穷民，将对有疾病之人的救助付诸实践。据《宋书·明帝纪》记载，泰始元年（公元 465 年），明帝刘彧即位，下诏"鳏寡孤独，癃残六疾，不能自存者，郡县优量赈给。"

唐宋时期，我国社会保障制度逐渐得到发展完善。唐代不仅出现了大量的私人慈善机构，更重要的是，政府开始更多地关注贫病救济，制定了一系列的制度和政策来完善国家医疗保障体系，逐渐将私人救济转变为政府主导、私人参与的制度模式，尤以悲田养病坊最为典型。据《唐会要》卷四十九"病坊"记载："悲田养病，从长安以来，置使专知。"[2]宋代出现了面向民间的医疗机构，如安济坊、养济院等社会保障机构。尤其是安济坊的出现，在我国社会保障发展史上具有非常重要的意义，它使医疗保障从社会保障中脱离出来，正式成为一个独立的保障机构。安济坊系由担任杭州知府的苏轼首创，后来全国各地纷纷效仿遍置安济坊，成为收养救济贫病之人的主要机构。宋代面向民间的机构还有保寿粹和馆，由太医主治宫人之疾病。病囚院，是为监犯治病的医院。宋代还出现了面向民间的官办药厂和药局——惠民和剂局，这是我国历史上第一个官药局[3]。药局不仅向百姓平价售药，而且还非常重视所产、所售药品的质量，建立了一套严格、完整的

[1] 黎翔凤.管子校注：第十八卷 [M]. 北京：中华书局，2004.

[2] 参见《旧唐书》卷九十六列传四十六《宋璟传》。

[3] 张宇.中国医政史研究 [D]. 哈尔滨：黑龙江中医药大学，2014.

管理机制。在一定程度上缓解了百姓买药难的问题，促进了民间医药事业的发展。总之，宋代的社会保障事业在制度、组织和精神等方面都得到了强化并超越了唐代，“规模之宏远、计划之周密、设施之详尽是宋以后任何一个朝代都无法与之比拟的。”[1]此外，唐宋时期，寺院成为民间慈善救济的重要组织[2]。它直接参与并提供管理、救荒、治病等服务，也参与研究疾病和医药，是解决民间医疗问题的重要场域。明清时期，中国的医政由盛转衰[3]。明代继承唐宋元制设置医药惠民机构。明代惠民药局是为贫民诊视疾病、疫病流行时赠药，并且销售成药的官办慈善医药机构，隶属于太医院。明代中后期，惠民药局逐渐衰亡，清代已经没有官办药局的相关记载。洪武七年，明朝设立了“养济院”，主要收养由于丧偶、生病、无后等原因造成生活困苦的人群，养济院里有医官专职治疗被收养者的疾病，所需药物等由所在政府机构提供。除养济院外，明末的广东还出现了民办育婴所，收养被遗弃的婴儿。明代中叶以后，官方主导的医政体系日渐式微，但民间力量积极参与，主动接替官方医疗职能，主导地方社会医疗保障体系，此种情形一直延续到清末。当然，清政府也设立了许多社会抚恤机构，主要有育婴堂、普济院和养济院。研究中国近世的学者一致认为清代是慈善济贫、育婴、救灾、赠医、施药、施棺等服务最发达的一个时代[4]。社会力量大量参与并且捐款捐物是清代慈善事业蓬勃发展的重要原因。

二、中国共产党人民健康思想的演进历程

（一）人民健康思想的萌芽时期（1921—1949年）

中国共产党自成立以来，始终把人民群众的生命安全和身体健康放在第一位。在党的二大、三大、五大等报告中均涉及保障人民生命健康等问题。例如，党的

[1] 王德毅 . 宋代的养老与慈幼 [M]// 李建民 . 生命与医疗 . 北京：中国大百科全书出版社，2005.

[2] 余新忠 . 新史学：第 9 卷 [M]. 北京：中华书局，2017.

[3] 张宇 . 中国医政史研究 [D]. 哈尔滨：黑龙江中医药大学，2014.

[4] 同注释 [2]。

二大宣言提出："工厂设立工人医院及其他卫生设备"[1]。在土地革命时期，为了解决根据地缺医少药的难题，苏维埃政府积极创建各级医疗机构。1928 年，井冈山革命根据地成立了红军医院，随后，各根据地纷纷效仿，建立起红军医院、红色诊所等医疗设施。鄂豫皖根据地设立了总医院和多个分院，形成了较为系统的医疗网络。这些医疗机构不仅为红军战士提供医疗服务，还向根据地群众开放，极大地方便了人民群众就医。此外，苏维埃政府还先后制定《防疫简则》《苏维埃区暂行防疫条例》《卫生运动纲要》《中国工农红军第一方面军第三次卫生会议卫生决议案》等文件，旨在开展卫生宣传教育，提高根据地人民的卫生意识。

抗日战争时期，为应对战争时期的医疗需求，中国共产党在根据地大力建设医疗卫生机构。1938 年，八路军晋察冀军区组建卫生学校，为根据地培养了大量专业医疗人才，这些人才充实到各级卫生机构，提升了医疗服务能力。1944 年，陕甘宁边区政府在延安成立了卫生合作社，成为解决农村居民缺医少药的基本形式，一般认为是我国合作医疗的开端。与此同时，边区政府还开展卫生运动，帮助民众树立正确的健康观念，引导民众养成良好的卫生习惯。解放战争时期，中国共产党在解放区建立各级卫生机构，如医院、卫生所等，为人民群众提供医疗服务。与此同时，重视卫生防疫，开展大规模的卫生运动，宣传卫生知识，改善环境卫生。中国共产党采取的这些保障人民生命健康的举措，赢得了人民群众的衷心拥护和支持，也为新中国医疗卫生事业的发展积累了宝贵经验。

（二）人民健康思想的"福利化"探索时期（1949—1978 年）

中华人民共和国成立初期，强调以发动群众为基础的集体主义以及平等精神，重视公共卫生福利事业，采取爱国卫生运动、城乡医疗保障制度和合作医疗制度等措施，保障和发展人民健康权益，这个阶段总体上称为"福利化"阶段。1950 年，第一届全国卫生工作会议召开，确定了"面向工农兵、预防为主、团结中西医"的"三项卫生原则"。1952 年，国家提出了"面向工农兵，预防为主，团结中西医，卫生工作与群众运动相结合"的"四大卫生方针"。毛泽东发出"动员起来，讲究卫生，减少疾病，提高健康水平，粉碎敌人的细菌战争。"[2] 的号召，

[1] 中共中央文献研究室、中央档案馆 . 建党以来重要文献选编（第 1 册）[M]. 北京：中央文献出版社，2011.

[2] 中共中央文献研究室 . 毛泽东年谱 :1949—1976[M]. 北京：中央文献出版社，2013：628.

坚持从医疗卫生这一人民群众的切身利益出发，同时发动人民群众积极参与卫生防疫和医疗卫生。并将医疗卫生工作重点放在农村，开创了农村合作医疗保险制度和“赤脚医生”制度，采取农村互助共济的医疗保障方式，形成农村基层卫生防疫网络。

中华人民共和国成立以后的前三十年间，我国建立起了基本医疗卫生体系。农村建立了合作医疗制度、“赤脚医生”队伍、县社队三级医疗预防保健网，作为农村医疗卫生工作的“三大支柱”。扩建城市医院，建立职工公费医疗和劳保医疗制度，覆盖机关、企事业单位职工及家属。与此同时，国家大规模开展爱国卫生运动和传染病防治与疫苗接种。在爱国卫生运动中推动清洁水源和厕所改良，有效地改善了人民生活的卫生环境。通过加强接种牛痘疫苗，我国于 1961 年成为全球首个宣布消灭天花的国家；基本消除霍乱、鼠疫、血吸虫病等传染病。有关数据显示，我国的人均预期寿命，从 1949 年的约 35 岁提高到 1978 年的 68 岁；婴儿死亡率，从 1949 年的 200‰以上降至 1978 年的 50‰以下；传染病发病率显著下降，如疟疾、血吸虫病得到有效控制。[1] 这一时期奠定了中国公共卫生体系的基础，通过群众动员、预防为主和低成本的医疗模式，在资源有限的条件下大幅提升了全民健康水平，为改革开放后的医疗卫生发展提供了重要经验。

（三）人民健康思想的“市场化”改革时期（1978—2012 年）

1985 年，国务院发布了《关于卫生工作改革若干政策问题的报告》，正式推动医疗卫生领域的市场化改革，确立了“放宽政策、简政放权、多方集资、开阔发展卫生事业的路子”的工作原则，并逐步扩大医疗卫生单位自主权以及降低对医疗的投入相对比重。鼓励民间资本进入医疗领域，在当时的历史条件下对于缓解发展过程中医疗资源不足，增强医疗卫生领域的活力起到了很大作用。经过多年“市场化”改革，到 20 世纪末，我国卫生与健康事业发展得到了很大改观，初步建立起较为完善的卫生服务体系，医疗资源得以丰富和发展，国家整体“缺医少药”局面得到有效改善。医疗卫生事业积极对外开放，卫生部多次与世界卫生组织签署合作备忘录，推进我国医疗卫生事业发展“走出去”“引进来”，国际合作形式逐渐多元化。

---

[1] 国家统计局国民经济综合统计司 . 新中国五十年统计资料汇编 [M]. 北京：中国统计出版社，1999.

医疗卫生体制的逐步市场化改革，导致优质医疗资源集中在大城市，基层医疗资源薄弱。绝大多数农民成为毫无医疗保障的自费医疗群体。看病难、看病贵成为突出的社会问题。党和政府很快认识到医疗卫生体制市场化改革的弊端，明确基础性医疗卫生事业坚持政府为主导，将强基层、保基本等方针作为改革的重心。

（四）人民健康思想的“回归公益性”时期（2012年至今）

党的十八大以来，以习近平同志为核心的党中央始终坚持在医疗卫生领域坚持公益性方向，通过一系列政策与举措推动人民健康思想落地，显著提升了人民健康水平。2016年，在全国卫生与健康大会上，习近平总书记强调，坚持以人民为中心的发展思想，坚持为人民健康服务，这是我国卫生与健康事业必须一以贯之的基本要求。2019年，国家制定修订《基本医疗卫生与健康促进法》等法律，为医疗卫生事业的公益性发展提供法律保障，让各项工作有法可依，确保医疗卫生服务的公平可及，保障人民群众的健康权益。2020年，中共中央、国务院印发《关于深化医疗保障制度改革的意见》，明确提出要完善公平适度的待遇保障机制、健全稳健可持续的筹资运行机制、建立管用高效的医保支付机制等，增强医疗保障的公平性与协调性。为统筹兼顾医疗卫生事业发展的效率与公平，以解决医疗卫生领域深层次的体制机制问题，习近平总书记强调：“无论社会发展到什么程度，我们都要毫不动摇把公益性写在医疗卫生事业的旗帜上，不能走全盘市场化、商业化的路子。”[1]政府坚持人民至上、生命至上，把基本医疗卫生制度作为公共产品向全民提供，坚持统筹安排、循序推进，充分保障了人民生命权、健康权。

健康是每个人享有的基本权利，推动人民健康回归公益性有助于保障健康权的平等性。因为医疗资源分配不均，导致不同阶层、地区的人群在健康服务获取上存在显著差异。富裕地区的人群能享受到优质的医疗服务，而贫困地区的居民却因经济负担，难以获得必要的医疗救助，导致“因病致贫、因病返贫”现象频发。当人民健康回归公益性时，意味着医疗服务不再以盈利为导向，而是基于民众的健康需求进行分配。政府通过加大对基层和贫困地区医疗资源的投入，改善基础设施，培养医疗人才，确保偏远山区、贫困地区的居民，与发达地区居民一样，

[1] 中共中央党史和文献研究院 . 习近平关于健康中国论述摘编 [M]. 北京：中央文献出版社，2024.

能享受到公平可及的基本医疗服务，从根本上缩小健康差距，维护社会的公平正义。同时，推动人民健康回归公益性有助于提升全民健康水平，推动社会经济发展。当人民健康回归公益性时，疾病预防控制工作将得到更多重视，政府和社会会加大对公共卫生事业的投入，普及健康知识，开展全民健身活动，提高民众的健康意识和自我保健能力，从源头上降低疾病发生率。同时，民众患病后能及时得到有效的治疗，康复后以更饱满的精神和体力投入到工作中，提高劳动生产率，创造更多的社会财富。总之，推动人民健康回归公益性，是一项惠及民生的伟大事业，对于维护社会公平正义、提升民众福祉、促进社会可持续发展具有不可替代的作用。

三、新时代中国共产党对人民健康思想的理论创新

（一）党的领导是人民健康的根本政治保证

以习近平同志为核心的党中央把党的领导摆在核心位置，强化党对一切工作的领导，坚持党的领导和人民健康利益的实现不冲突。改革开放以来，我国实行医院管理制度的院长负责制已经30多年，“市场化”导向下的公立医院在一定程度上出现了党的领导被弱化的倾向。《关于加强公立医院党的建设工作的意见》的出台，明确公立医院实行党委领导下的院长负责制，将党的领导融入医院治理各环节，确保公立医院始终坚持以人民健康为中心，贯彻落实党的卫生健康工作方针，保障公益性方向不动摇。这是我国医疗卫生领域领导机制的重大变革，体现了医疗卫生领域在领导体制上的创新。对于食品药品、公共卫生防疫等领域，习近平总书记多次强调，各级党委和政府要切实承担起“政治责任”，把人民的生命安全和身体健康放在首位。党在医疗卫生领域的全面领导，从理论指引、应急管理、改革发展到行业实践等多个方面，全方位保障了人民的生命健康。建设更高水平的健康中国，归根到底就是要将新时代人民健康领域的理论优势、制度优势转化为治理效能，体现在人民群众对健康服务的满意度上。

（二）健康优先是实现全民健康的重要保障

中国共产党历来重视人民健康问题，无论是革命战争时期还是社会主义建设时期，我们党始终把保障人民健康同人民解放和社会主义事业紧密联系在一起，推动人民健康水平不断迈上新台阶。进入新时代，习近平总书记在党的二十大报告中指出："把保障人民健康放在优先发展的战略位置，完善人民健康促进政策。"因此，人民健康优先发展的战略思想是党在新时代的重大理论创新，是对党的人民健康理论的继承与发展，深刻阐释了新时代如何认识和把握人民健康这一重大问题。习近平总书记强调："没有全民健康，就没有全面小康。"中国共产党把人民健康同全面建成小康社会紧密联系，从而把人民健康问题提到了前所未有的高度，明确了人民健康优先发展的重大意义。优先发展的地位，就是人民健康事业适当优先于经济社会发展，建立更多公平普惠的人民健康服务体系。目前，我国健康领域还存在诸多问题。例如："医疗卫生体系效率仍然不够高，健康服务种类仍然比较单一，人民群众多元化、多层次的健康需求仍然不能得到有效满足"[1]；农村和城市不同区域卫生医疗资源的分布存在不平衡等问题。欲解决这些问题，需要保障健康优先发展的地位，通过推动全民健康来促进社会全面进步。

（三）良好的生态环境是人民生存与健康的基础

在影响人类健康的各种因素中，生态环境居于根本性地位，这是人与自然环境的关系所决定的。习近平指出："人与自然是生命共同体，人类必须尊重自然、顺应自然、保护自然。人类只有遵循自然规律才能有效防止在开发利用自然上走弯路，人类对大自然的伤害最终会伤及人类自身，这是无法抗拒的规律。"[2]正是基于对人与自然关系的深刻认识，以习近平同志为核心的党中央把人民健康置于自然环境中加以审视，提出了良好的生态环境是人类生存与健康的基础这一科学论断，找到了提高全民健康水平的根本解决之道。从这个意义上看，坚持加强生态系统的保护和修复，着力解决突出的环境问题，不仅是关系中国经济社会发展的重大问题，也是影响人类生存与健康的重大问题。党的十八大以来，我国将

---

[1] 胡鞍钢，王洪川 . 习近平健康思想与优先发展健康生产力研究 [J]. 北京师范大学学报（社会科学版），2018（2）：5-12.

[2] 习近平 . 决胜全面建成小康社会，夺取新时代中国特色社会主义伟大胜利：在中国共产党第十九次全国代表大会上的报告 [M]. 北京：人民出版社，2017.

生态文明建设纳入“五位一体”总体布局，以前所未有的力度推进生态环境治理，形成了全方位、全地域、全过程的治理体系。在这个基础上，我们要进一步加大农村人居环境治理力度，持续开展城乡环境卫生整洁行动，推动和美乡村建设。要重视人民群众的“餐桌安全”，完善食品安全体系，加强食品安全监管；要树牢安全发展的理念，健全公共卫生安全体系，努力减少公共卫生安全事件的发生。这些都是人民健康得以保障的重要环境条件，是生态环境与人类健康关系最有力的证明和最直观的表达。

（四）强调全方位全生命周期的卫生与健康服务

全生命周期是指人体在正常生长状态下，从开始到结束的整个生命存在过程。全方位提供全生命周期的卫生与健康服务是新时代中国共产党关于人民健康的重大战略举措和发展目标，全面体现了中国共产党践行初心使命、维护全民健康的信心和决心。习近平强调：要坚定不移贯彻预防为主方针，坚持防治结合、联防联控、群防群控，努力为人民群众提供全生命周期的卫生与健康服务。[1] 这是一项系统性健康服务工程，在时间上包括一个人从儿童到老年全生命过程的健康服务，在内容上包括身心健康、生命安全、健康教育、生活方式等多个方面，在类型上包括灾害救援、疫情防控、食品安全以及其他公共卫生事件引发的健康服务，深刻表达了新时代中国共产党人民健康思想的价值意蕴和战略内涵。这一重大战略举措的根本原则就是预防为主、防治结合、联防联控、群防群控，坚决把预防摆在人民健康工作的首位，防止威胁人民群众生命健康的“黑天鹅”和“灰犀牛”事件的发生。因此，必须着力从以下方面提高卫生与健康服务的能力和水平：一是重视重大疫情防控，优化防治策略，最大限度地减少人群患病。二是重视重点人群健康，关注流动人口健康问题，深入实施健康惠民工程。重视妇女儿童、老年人和残疾人的健康问题，为他们提供优质的健康管理服务和医疗服务是全生命周期健康服务战略的重要内容。中国是一个流动人口大国，流动人口的健康保障问题直接关系到经济社会的稳定发展。同时，中国还有一些欠发达地区的人口缺乏基本的健康保障。显然，全面解决这些问题的过程就是“全生命周期”战略目标实现的过程。三是将“未病先防”的治未病思想贯穿于全生命周期健康管理，构建全生命健康管理周期管理系统理念，倡导全民自我教育与健康管理，全面提

[1] 习近平 . 习近平谈治国理政：第二卷 [M]. 北京：外文出版社，2017.

升国民健康素养，助推健康中国战略的实施。

（五）坚持医疗卫生事业发展的中国特色

中国是一个有着十四亿多人口的社会主义大国，中国的经济发展水平和人口状况决定了中国必然要走一条符合中国实际的健康发展道路。习近平指出，在推进健康中国建设的过程中，我们要坚持中国特色卫生与健康发展道路，把握好一些重大问题。[1] 这条发展道路最显著的特点就是人民群众对健康的共建共享：从覆盖范围看，中国的健康不是少数人享有的健康，而是全民健康，走的是一条让全体人民公平获得健康权利和健康服务的发展道路；从建设主体看，广大人民群众都是健康的创造者，是中国健康发展的依靠力量，推动着中国卫生与健康事业的进步。要实现人民健康的共建共享，坚持走中国特色的健康发展道路，就必须把握好以下重大问题：一要坚持正确的卫生与健康工作方针，以基层为重点，以改革创新为动力，预防为主，中西医并重，将健康融入所有政策。卫生与健康工作关系到人民群众的生命安全，其工作方针决不能似是而非，更不能凭空臆造，必须把工作落实落细到社会基层，从基层工作的经验积累中升华出正确的工作方针和工作策略。不断深化医药卫生体制改革，通过公立医院改革、药品集中采购等方式降低医疗成本。整合医保制度，建立覆盖城乡居民的基本医保、大病保险和医疗救助三重保障体系，减轻群众就医负担。贯彻大健康理念，从“以治病为中心”转向“以健康为中心”。推进健康中国行动，倡导全民参与的健康生活方式。二要坚持基本医疗卫生事业的公益性，不断完善制度、扩展服务、提高质量，让广大人民群众享有公平可及、系统连续的预防等健康服务。坚持基本医疗卫生事业的公益性是我国卫生与健康发展道路的一个鲜明特色，是中国特色社会主义制度优势的具体体现，有力保障了全体人民共享健康的实现。

[1] 习近平．习近平谈治国理政：第二卷 [M]. 北京：外文出版社，2017.

四、中国共产党践行人民健康思想的路径

（一）发扬人民首创精神

人民是历史的创造者，群众是真正的英雄。无论是革命战争年代，还是和平发展时期，党一直重视人民的主体地位，充分发扬人民的首创精神。在新民主主义革命时期和社会主义建设时期，毛泽东在卫生实践过程中确立了卫生工作必须与群众相结合的方针政策，扛起以爱国卫生运动为代表的群众性卫生实践的大旗并取得显著成效。这是国家领导人在人民健康领域将人民主体性贯彻得淋漓尽致的有力表现，证明了在卫生健康领域坚持人民主体性是很有必要的。新时代人民健康事业依然要坚持人民主体地位，全心全意为人民服务，以人民为出发点和落脚点，切实保障人民在健康事业中的主体定位。2016 年 10 月，中共中央、国务院发布《“健康中国 2030”规划纲要》，提出以人民健康为中心，进一步推动“共建共享、全民健康”的健康中国战略主题。一方面，这一主题深刻阐释了在人民健康的发展视域下，通过共建共享的方式最终实现全民健康的目的。另一方面，这一主题阐明了共建与共享的辩证关系：共建是共享的必然要求，共享是共建的必然结果。

习近平总书记传承并丰富了马克思主义人民健康观，坚持以人民为中心，把医疗卫生服务切实落实到现实生活中。在公共卫生危机面前，国家竭尽全力，把人民健康安全放在第一位。他强调“全面动员，全面部署，全面加强工作，把人民群众生命安全和身体健康放在第一位”[1]。在新时代，要把挡在人民健康权益面前的障碍清扫干净，以经济发展促进健康事业的稳步前进，确保人民健康权益的真实落实。这是以人为本的马克思主义健康观在当代的具象化，更是社会主义优越性的现实表现。

（二）坚持系统观念

唯物辩证法认为，事物是普遍联系的，事物及事物各要素相互影响、相互制约，整个世界是相互联系的整体，也是相互作用的系统。在当前百年未有之大变

[1] 研究新型冠状病毒感染的肺炎疫情防控工作 [N]. 人民日报，2020-01-26（1）.

局中，国内国际形势正在发生改变，经济全球化促进人类“近距离”交流，国家间的沟通协商不断增强，人类健康也因此比以往任何时候都更容易受到关联性影响。2020 年新冠疫情至今，危害人民健康的因素已经消失，通过总结反思，人们意识到在经济全球化的今天，公共卫生安全是没有国家、民族界限的。从历史发展的角度来看，“人类终将战胜疫情，但重大公共卫生突发事件对人类来说不会是最后一次。”[1] 面对突如其来的卫生安全危机，秉承独自解决的观念已经不符合实际，只有深化交流合作、推动全球卫生秩序，才能更有效地解决危机。实践证明，人类必须通过相互理解、相互扶持、相互协商，才能更有效地解决突发性卫生事件。中国是负责任的大国，在马克思主义理论的正确指导下，结合中国化的健康观，坚持人类命运共同体的观点，加快全球间的交流合作。面对 2020 年的疫情“大考”，中国采取积极、公开、交流的方式处理疫情，与世卫组织和其他国家分享中国抗击疫情的经验，主动向世界各国公布国内的相关数据，竭心尽力地为缺少资源和技术的国家提供帮扶。这彰显了中国是“健康促进的积极倡导者，也是坚定践行者”。

（三）树立大卫生、大健康理念

2016 年，习近平总书记在全国卫生与健康大会上指出：“建设健康中国，既要靠医疗卫生服务的‘小处方’，更要靠社会整体联动的‘大处方’，树立大卫生、大健康的观念，把以治病为中心转变为以人民健康为中心，关注生命全周期、健康全过程。”[2] 这是对马克思主义人民健康观外延的新开拓。“大卫生”强调卫生健康工作不仅是医疗部门的职责，更需要政府、社会、个人多方协同，涵盖公共卫生、环境治理、食品安全、运动健身、心理健康等多领域，形成跨部门联动的综合治理体系。“大健康”要求将健康融入所有政策，关注全生命周期健康（从婴幼儿到老年），覆盖预防、治疗、康复、养老等全过程，追求生理健康、心理健康与社会适应的整体健康状态。习近平总书记坚持从系统观念的视野出发，关注人体系统与外部因素的联系和互动，推进健康与生态环境、产业发展、食品药品等综合治理。习近平总书记提出全民健身和全民健康的融合发展思路，建立

[1] 习近平 . 团结合作战胜疫情共同构建人类卫生健康共同体：在第 73 届世界卫生大会视频会议开幕式上的致辞 [N]. 人民日报，2020-05-19（2）.

[2] 中共中央文献研究室 . 习近平关于社会主义社会建设论述摘编 [M]. 北京：中央文献出版社，2017.

健全全民健康参与体系，实行符合我国国情特点的医疗模式和技术路线，坚持“预防为主，主动健康”的发展战略，将“以治病为中心转变为以人民健康为中心”。中国提出的“大卫生、大健康”理念与世界卫生组织倡导的“全民健康覆盖”和“健康融入所有政策”相契合，为全球应对慢性病增长、老龄化、公共卫生危机等挑战提供了系统性解决方案的参考。

（辛艳）

健康中国战略

健康中国战略是党的十八大以来提出的重大国家战略，其核心要义在于将健康融入所有政策，构建全方位全周期保障人民健康的国家治理体系。健康中国战略的提出，深植于中国经济社会发展转型与全球健康治理变革的历史和现实逻辑。目前，我国慢性病负担逐步加重，人口老龄化渐次加剧，健康需求升级与传统公共卫生问题彼此交织，倒逼卫生健康体系的系统性重构。在此背景下，中国共产党以“人民至上、生命至上”为价值引领，将健康中国建设上升为国家战略，成为实现第二个百年奋斗目标的关键支撑。

健康中国战略以“大健康观”重构治理范式，其内涵超越传统医疗卫生范畴，强调将健康融入经济社会发展全过程，通过确立“健康优先”制度设计，推动政策制定从产业逻辑转向健康逻辑；通过构建“政府主导、多元共治”体系，统筹环境、医疗、教育等跨领域协同发展；通过聚焦健康公平，以优质医疗资源下沉、医保普惠等举措弥合城乡、区域健康鸿沟；通过重塑全球健康伦理观，为人类卫生健康共同体提供“预防为主、公平可及”的中国方案。

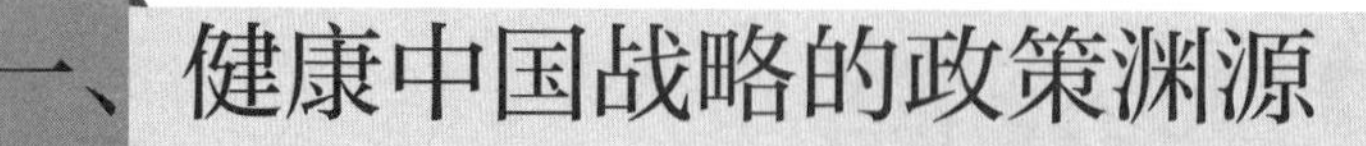

一、健康中国战略的政策渊源

（一）我国医疗卫生事业建设的发展沿革

人民健康是中国共产党的一贯追求，保障人民健康是中国共产党的行动方向。人民健康是民族昌盛和国家富强的重要标志。历史和现实充分证明，中国共产党自成立之日起，就把保障人民健康同争取民族独立、人民解放、国家富强紧紧地联系在一起。[1] 早在 1928 年，新民主主义革命时期，毛泽东就在《中国的红色政权为什么能够存在？》一文中指出，“建设较好的红军医院”和“修筑完备的工事，储备充足的粮食”都是巩固根据地的必要条件。抗日战争期间，中国共产党初步形成了领导全国卫生健康工作的方针和思路，逐步确立起“以人民健康为中心”的执政价值理念，为之后全面执政开展卫生健康工作奠定了实践基础。

中华人民共和国成立后，1950 年 8 月，第一届全国卫生会议制定了“面向工农兵”“预防为主”“团结中西医”等基本方针[2]。1952 年 12 月，成立了中央爱国卫生运动委员会，广泛开展“除四害”、讲卫生、“两管五改”等群众性爱国卫生运动。注重发挥中医药“简、便、验、廉”的优势，并在全国推广以“赤脚医生”为标志的农村合作医疗，初步建立起覆盖城乡的三级医疗卫生服务网。居民人均预期寿命大幅增加；新生儿死亡率迅速下降，远远超过同期的发展中国家；彻底消除了天花、霍乱等流行性疾病，有效控制了血吸虫病、疟疾等寄生虫病及鼠疫等烈性传染病。在此期间，我们基本完成了西方发达国家用几百年时间才完成的从高出生率、高死亡率向低出生率、低死亡率的转型，堪称世界卫生健康史上的人间奇迹。不仅有效地提升了人民健康福祉水平，还为改革开放后的经济社会发展奠定了健康基础。

改革开放后，党和国家工作重心转移到经济建设上来，卫生健康事业迎来了新的发展机遇。邓小平指出，卫生部门要以社会效益为一切活动的唯一准则。在引入市场机制等政策的指引下，各地进行了包括产权制度在内的形式多样、内容丰富的改革，逐步形成了以公有制为主体，多种形式、多种渠道办医为补充的格局。

---

[1] 高冬梅 . 从医疗卫生发展看改革开放前党对社会主义社会建设的探索 [J]. 邢台学院学报，2016，31（4）：40-45.

[2] 同注释 [1]。

医疗机构通过放权让利、扩大自主权和改革分配制度，提升医务人员的工作热情，大大增加了医疗服务供给，缓解了供需矛盾。[1]2003 年“非典”疫情后，针对医药卫生体制存在的突出问题，我国启动了新一轮医改。

一代代党和国家领导人一贯坚持“大健康、大卫生”理念，“为人民健康服务”的初心从未动摇。

（二）健康中国战略的形成与发展

党的十八大以来，在以习近平同志为核心的党中央领导下，以中华民族伟大复兴为目标，把保障人民健康摆在优先发展的战略地位，卫生健康事业走上了新的发展道路。2013 年 8 月 20 日，国家主席习近平在会见前世界卫生组织总干事陈冯富珍时强调：中国政府坚持以人为本、执政为民，把维护人民健康权益放在重要位置。[2]2015 年 10 月，在党的十八届五中全会上，党中央明确提出推进健康中国建设是基于“五位一体”总体布局和“四个全面”战略布局，具有重大战略意义。2016 年 8 月 19 日至 20 日，习近平总书记出席全国卫生与健康大会，对推进健康中国建设的重大意义、指导思想和决策部署进行了全面深刻阐述。8 月 26 日，《“健康中国 2030”规划纲要》通过中共中央政治局会议审议，对未来 15 年健康中国建设作了总体部署，规划了“三步走”的目标蓝图。纲要中“健康中国”首次被明确为国家战略，并强调：“推进健康中国建设，是全面建成小康社会、基本实现社会主义现代化的重要基础，是全面提升中华民族健康素质、实现人民健康与经济社会协调发展的国家战略。”这一战略部署凸显了中国共产党坚持以人民为中心的发展思想，标志着发展卫生健康事业有了新起点、达到了新高度。2017 年 10 月，习近平总书记在党的十九大报告中明确指出，实施健康中国战略。2022 年 10 月，党的二十大报告将健康中国作为 2035 年基本实现社会主义现代化的总目标之一，阐释了推进健康中国建设的重大意义，明确要坚持健康优先的发展战略，完善人民健康促进政策。报告依据新时代卫生与健康工作方针，针对当前卫生健康事业面临的突出问题，明确提出了重点工作任务，为健康中国建设指明了发展方向和实践路径。实现第二个百年奋斗目标和实现中华民族伟大复兴中国梦迫切需要将全面推进健康中国建设同国家整体战略紧密衔接。[3]

---

[1] 崔钧 . 党领导卫生健康事业取得伟大成就 [J]. 中国卫生，2021（7）：66-69.

[2] 南方日报评论员 . 把人民健康放在优先发展战略地位 [N]. 南方日报，2016-08-22（1）.

[3] 姚力 . 推进健康中国建设的战略定位与实践路径 [J]. 前线，2023（10）：24-27.

二、实施健康中国战略的重大意义

人民健康是民生、政治、经济和社会问题集于一体的重大问题。建设健康中国，既关系到人民生活的根本问题，也关系到整个国家的长期发展、社会稳定和经济发展等重要问题。

（一）有利于构筑中国式现代化建设的健康根基

健康中国的行动纲领——《“健康中国 2030”规划纲要》的提出和实施是我国健康事业发展的关键节点。坚持以人民为中心的发展思想，贯彻落实创新、协调、绿色、开放、共享的新发展理念，坚持正确的卫生与健康工作方针，坚持健康优先、改革创新、科学发展、公平公正的原则，围绕提升人民健康水平，推动体制机制改革创新，从广泛的健康影响因素出发，坚持健康生活，优化健康服务，完善健康保障，构建健康环境，发展健康产业，在各项政策的制定实施中充分体现健康优先，全方位、全周期地保障人民健康，促进人民健康水平显著提升，健康公平全面落实，有利于构筑中国式现代化建设的健康根基。实施健康中国战略，是以人民为中心的发展导向、治国理念和目标的升华。将人民健康视为“民族兴旺和国家富强的一个重要标志”，并将其置于优先发展的战略地位。通过前瞻性的全局健康规划，促使健康水平与经济社会形成正反馈，实现人民健康与经济社会良性协调发展，不仅指明了未来政策和资源的倾斜方向，也有利于筑牢中国式现代化建设的健康根基。[1]

健康中国的建设关系到社会的和谐与稳定。从根本上讲，建设健康中国，是保证人民生活幸福的工程，也是关乎社会和谐稳定的工程。[2] 通过解决看病难、看病贵等健康不公平现象，缓解社会矛盾，维护社会安定与国家安全。

（二）有利于满足人民群众对健康生活的根本需求

满足人民群众对健康生活的根本需要关键在于解决国民的健康问题。当前，健康体质下降和健康素养缺失是国民面临的健康问题。首先，2015 年我国高血压

---

[1] 华颖. 健康中国建设：战略意义、当前形势与推进关键 [J]. 国家行政学院学报，2017（6）：105-111.

[2] 同注释 [1]。

患者约 1.6 亿 ~ 1.7 亿人，高血脂患者约 1 亿人；糖尿病患者已达 9240 万人；超重或肥胖症患者约 7000 万 ~ 2 亿人；血脂异常者约 1.6 亿人；脂肪肝患者约 1.2 亿人；平均每 30 秒就有 1 人得癌症；平均每 30 秒就有 1 名糖尿病患者出现；平均每 30 秒就有 1 人因心脑血管疾病而死亡。[1] 此外，根据调查数据，我国仅有 12.5% 的人具有健康素养。《“健康中国 2030”规划纲要》首先强调健康教育的重要性。通过开展全民健康教育活动，提高公众对健康知识的认知和理解，引导人们养成科学、文明、健康的生活方式。其次，注重基层医疗服务能力的提升。通过加强基层医疗机构的设施建设和人才培养，提高基层医疗服务的可及性和质量。有助于构建“小病在基层、大病到医院”的合理就医秩序，大大缓解看病难、看病贵的问题。最后，提出加强公共卫生和疾病预防控制体系建设。通过完善疾病预防控制网络，提高传染病等突发公共卫生事件的应对能力，保障国民的生命安全和身体健康。展望未来，在《“健康中国 2030”规划纲要》的指引下，我国国民的健康水平将得到显著提升,人民群众对健康生活的根本需求将得到极大满足。

《“健康中国 2030”规划纲要》还体现了对生命尊严的维护。《“健康中国 2030”规划纲要》首次提出了“健康是促进人的全面发展的必然要求”。对生命价值的尊重和对生命尊严的维护，是实现人的全面发展的根本要求。从伦理意义上讲，健康是人生的终极目标，也是维系生命尊严的第一道防线，没有健康，一切的奋斗都将成为泡影。健康中国建设的逻辑起点是尊重每个人的生命尊严，终极目标是保障每个人的人生尊严，即满足人民群众日益增长的健康需求。

（三）有利于推进经济社会的高质量发展

实施健康中国战略，不仅是为了提升国民的健康水平，更是为了推动经济社会的高质量发展。

首先，健康是经济社会发展的基石。健康是个人最宝贵的财富，一个健康的个体能够为社会创造更多的价值，推动社会经济的持续发展。相反，如果个体健康水平低下，不仅会影响自身的生活质量，还会增加社会的医疗负担，制约经济社会的整体发展。

其次，实施健康中国战略，将极大地促进健康产业的发展。培育和发展健康产业不仅可以拉动投资、吸纳就业，还能带动产业升级，促进经济协调健康发展。

[1] 鲍勇．健康中国行动及健康上海发展战略 [J]. 健康研究，2020，40（1）：1-5，15.

健康产业包括医疗、保健、康复、健身等领域，这些领域的发展不仅能够直接创造经济价值，还能够带动相关产业的发展，形成产业集群效应。毋庸置疑，健康产业的发展壮大必将成为推动经济高质量发展的新引擎。

最后，健康中国战略的实施，有助于提高国民健康水平，从而提升劳动力的身体素质和生产效率。健康的、高素质的劳动人口是社会生产力的重要组成部分。一支健康的劳动力队伍，才能更好地适应现代化生产的需要，才能提高劳动生产率和产品质量。改善劳动者健康状况可以延长劳动力工作年限、提高劳动生产率和经济增长率。这有助于我国实现经济从劳动力要素驱动向人力资本驱动的转变，可以释放更多的“健康红利”。

（四）有利于贡献卫生健康事业发展的中国智慧

卫生健康事业是保障人民福祉、促进社会和谐稳定的重要基石。在推动卫生健康事业发展的道路上，中国不仅积累了丰富的实践经验，更形成了一系列独具特色的中国智慧，为世界卫生健康事业的发展贡献了中国方案和中国力量。

中国智慧在卫生健康事业上的首要体现，就是坚持人民至上、生命至上的发展理念。这一理念强调卫生健康事业发展的根本目的是保障人民健康权益，促进人民全面发展。在实践中，中国将这一理念贯穿于卫生健康政策制定、资源配置、服务供给等环节，确保卫生健康事业始终沿着正确的方向前进。

中国智慧在卫生健康事业上的另一重要体现，是构建统筹协调的卫生健康政策体系。中国注重加强卫生健康政策的顶层设计，制定了一系列符合国情、顺应时代潮流的政策措施。同时，中国还注重加强政策之间的协调配合，确保各项政策能够形成合力，共同推动卫生健康事业的发展。

中医药作为中国传统文化的重要组成部分，具有独特的疗效和优势。“健康中国战略”充分发挥了中医药的独特优势，通过加强中医药的继承与创新、推广与应用，使其在现代医学体系中发挥出更加积极的作用。同时，中国还积极推动中医药的国际化发展，为全球卫生健康事业贡献中国智慧和中国方案。基层医疗卫生服务体系是卫生健康事业的重要组成部分。中国智慧在卫生健康事业中注重加强基层医疗卫生服务体系建设，通过提高基层医疗机构的服务能力、完善基层医疗卫生服务网络、加强基层医疗卫生人才培养等措施，确保人民群众能够享受到便捷、高效、优质的医疗卫生服务。

卫生健康事业是全球性的事业，需要各国共同努力。中国智慧在卫生健康事业中注重加强国际交流与合作，通过分享经验、交流技术、开展合作项目等方式，与世界各国共同推动卫生健康事业的发展。同时，中国还积极参与全球卫生健康治理体系的建设和完善，为全球卫生健康事业贡献中国智慧和中国力量。

三、健康中国战略的推进重点

（一）确立健康优先战略

“健康中国”提出的“大健康”概念，除了个人健康，还包含了公共健康的内在属性，即所有与公众健康相关的问题。在这个背景下，“健康中国”提出了“健康优先”的核心理念，不但体现了对于人民健康的伦理追求，还指明了实践发展路径。[1] 健康优先战略促进了健康事业发展范式的重大革新，不仅体现了对健康价值的重新认识，更在政策冲突时提供了明确的优先选择，为健康事业的蓬勃发展奠定了坚实的理论基础。健康优先战略的核心是将健康置于经济社会发展的优先位置，以人民健康为中心，推动健康事业与经济社会协调发展。在政策制定和实施过程中，难免会遇到各种矛盾和冲突。健康优先战略要求：在政策发生冲突时，应以健康为首要考虑因素，优先进行选择。这种优先选择不仅体现了对健康价值的重视，更有助于确保人民群众健康权益得到保障。例如，在经济发展与环境保护之间发生冲突时，健康优先战略要求优先考虑环境保护，减少污染对人民群众健康的危害。在医疗卫生体制改革中，健康优先战略要求优化资源配置，提高医疗服务质量，确保人民群众能够享受到优质、高效的医疗卫生服务。

（二）深化医药卫生体制改革

在实施健康中国战略的过程中，我们需要不断地深化医药卫生体制改革，解决存在的问题和矛盾，不断地向前推进健康中国战略。

医药卫生体制是保障人民健康的重要制度体系。然而，当前我国医药卫生体制仍然存在一些问题和挑战，如医疗资源分布不均、医疗服务质量参差不齐、医

[1] 王琳．习近平“健康中国”战略思想研究：伦理与经济二维视角 [J]. 天津师范大学学报（社会科学版），2018，38（4）：12-17.

疗费用增长过快等。这些问题不仅影响了人民健康水平的提高，还制约了医药卫生事业的持续健康发展。因此，深化医药卫生体制改革，缓解人民群众“看病难、看病贵”等难题，成为当前和今后一个时期的紧迫任务。

第一，近年来，中国卫生健康领域迎来了一系列重要变革。国家卫生健康委员会的更名、国家医疗保障局的设立以及健康中国行动推进委员会的成立，不仅体现了国家对卫生健康事业发展的高度重视，也预示着未来卫生健康领域职能的深刻变化，标志着中国卫生健康事业进入了一个新的发展阶段。这些变革不仅优化了卫生健康领域的组织架构和职能配置，还提高了政策制定和实施的效率和质量。未来，随着这些变革的深入推进和不断完善，中国的卫生健康事业必将迎来更加广阔的发展空间和更加美好的发展前景。

第二，在实施健康中国战略的背景下，推进五项基本医疗卫生制度建设，是保障人民群众健康权益、提升国家整体健康水平的重要举措。这五项制度包括基本医疗保障制度、基本药物制度、基层医疗卫生服务制度、基本公共卫生服务制度和公立医院综合改革制度。推进五项基本医疗卫生制度建设也是实施健康中国战略的重要组成部分。通过加强制度建设、完善政策措施、提高服务质量和效率等措施，可以筑牢健康中国基石，为人民群众提供更加公平、可及、优质、高效的医疗卫生服务。

（三）实施健康促进政策

健康促进作为《“健康中国 2030”规划纲要》的核心内容之一，旨在通过综合措施，全面提升人民健康水平，推动健康中国建设。健康促进强调通过加强健康教育、改善生活方式、优化环境等方式，提高人们的健康素养，减少疾病的发生，促进人民身心健康。健康促进不仅关乎个人的幸福感和生活质量，更是国家繁荣和社会稳定的重要保障。其核心内容包括：

（1）制定和完善健康政策。政府应制定一系列旨在促进健康的政策，例如加强公共卫生体系建设、提高医疗保障水平、推广健康生活方式等。这些政策应基于人民的需求和健康状况，确保政策的科学性和有效性。

（2）加强健康教育。健康教育是推进健康促进的重要手段。政府应加大对健康教育的投入，通过学校教育、社区宣传、媒体传播等途径，普及健康知识，提高人们的健康意识和自我保健能力。

（3）营造健康环境。健康的环境是推进健康促进的基础。政府应采取切实措施改善环境质量，减少环境污染和生态破坏，为人们提供安全、健康、宜居的生活环境。同时，鼓励社会各界参与环保行动，共同营造绿色、低碳、可持续的社会氛围。

（4）实施健康干预。针对特定人群的健康问题，实施有针对性的健康干预措施。例如，对于慢性病患者，要加强疾病管理和健康指导；对于青少年和儿童，要加强肥胖、近视等问题的预防和控制；对于老年人，要加强健康管理和康复服务。

（5）加强健康服务体系建设。建立健全医疗卫生服务体系，提高医疗服务质量和效率。加强基层医疗卫生服务体系建设，提高基层医疗机构的服务能力和服务水平。加强医疗卫生人才队伍建设，提高医疗卫生人员的素质和专业水平。

（6）加强跨部门合作。健康促进需要多部门共同参与和协作。政府应加强各部门之间的沟通和协调，形成合力，共同推进健康促进工作。例如，卫生部门与教育部门合作开展学校健康教育；卫生部门与环保部门合作改善环境质量；卫生部门与体育部门合作推广全民健身等。

（7）鼓励社会参与。社会组织和个人在推进健康促进中发挥着重要作用。政府应鼓励社会组织和个人积极参与健康促进工作，提供志愿服务和资金支持。同时，加强与社会组织和个人的沟通和合作，共同推动健康促进事业的发展。

推进健康促进是一项长期而艰巨的任务。需要政府、社会各界和个人共同努力和参与，形成全社会共同关注和支持健康促进的良好氛围，全面提高全民健康水平，实现健康中国的发展目标。

（四）推动健康产业发展

实施健康中国战略为健康产业发展提供了广阔空间。首先，健康中国战略的实施为健康产业发展提供了强有力的政策保障。政府通过出台一系列鼓励和支持健康产业发展的政策措施，如税收优惠、资金扶持、市场准入等，为健康产业创造了良好的发展环境。同时，加强行业监管，规范市场秩序，为健康产业的健康发展提供了有力保障。其次，随着人民生活水平的提高和健康意识的增强，人们对健康服务的需求不断增长。从传统的医疗服务到健康管理、健康保险、健康旅游等多元化服务，人们对健康的需求呈现出多元化、个性化的特点。这为健康产业提供了广阔的发展空间，推动了健康产业的快速发展。最后，科技创新是推动健康产业发展的重要动力。随着人工智能、大数据、云计算等技术的快速发展，健康产业正迎来新一轮的技术革新。这些技术的应用不仅提高了健康服务的效率和质量，还推动了健康产业的转型升级，为健康产业的繁荣发展注入了新的活力。

《“健康中国 2030”规划纲要》指出，到 2020 年，我国健康服务业总规模将超过 8 万亿人民币，2030 年将达 16 万亿人民币，成为我国国民经济重要组成部分。

（五）完善公共卫生应急体系

面对突发公共卫生事件，一个高效、健全的应急体系能够有效应对、降低疫情的传播速度和范围，最大限度地保护公众利益，对健康中国建设具有重大意义。

一方面，完善公共卫生应急体系是应对突发公共卫生事件的必然要求。公共卫生事件往往具有突发性、传播快、影响广等特点，一个完善的公共卫生应急体系能够迅速响应，采取有效措施，控制疫情扩散，保障人民群众的生命安全，维护社会稳定。另一方面，完善的公共卫生应急体系也是国家应急体系的重要组成部分，有助于提升国家整体应急能力，为应对各类突发事件提供有力支撑。

四、国外经验借鉴

（一）健康理念及健康治理策略的迭代升级

不同的健康理念决定了健康治理策略。19—20 世纪，人们普遍认为健康是“没有疾病”，造成人类健康问题的主要因素是遗传与生物环境。因此，政府卫生机构将环境卫生和传染病防治列为主要任务。例如，美国在奶制品、肉类卫生、性病防治及儿童接种等方面制定了相关法律法规。随后的研究表明，即使医疗卫生体系及福利照顾支出不断增加，人们的健康水平仍未得到显著提高。人们的健康水平更多地依赖于个人的生活方式和行为，从此“健康”便被赋予了社会学意义。

1978 年，世界卫生组织发表《阿拉木图宣言》（以下简称《宣言》），标志着个人健康向社区健康实践的重要转变。《宣言》指出：健康是人的基本权利，国家有义务为人民提供促进健康的技术和手段。强调以实施“初级卫生保健”与“全民参与”为手段，以“人人健康”为目标，其理念与实践的推进为人类健康步入新的革命性变化奠定了坚实的基础。

1984 年，世界卫生组织在《保健大宪章》中强调：健康不仅是没有疾病和虚弱症状，而且包括身体、精神和社会适应能力的完整状态。可见，国际卫生机构对健康的认识有了进一步深化。两年后，首届全球健康促进大会通过《渥太华健康促进宪章》，提出了发展公共卫生政策、创造支持健康的环境、强化社区参与、发展个人健康技能、调整卫生服务模式五项健康促进策略，突出了政治、经济、社会、文化、环境、行为和生物等多方面因素对健康产生的综合影响。1998 年，第四届健康促进国际大会通过《雅加达健康促进宣言》，提出健康促进在 21 世纪的优先地位政策要点，即加大对健康发展的财政投入，发展对健康合作伙伴关系，扩展社区能力、赋予个体权利，保证健康促进所需的资源，提高对健康的社会责任感，从而进一步充实健康治理的优先发展领域。同年，在世界卫生组织提出的全球卫生发展战略框架下，联合国提出了建设“健康家园”“健康学校”“健康社区”“健康城市”“健康国家”的发展战略，并指出，这五大战略是全人类共同努力的方向。进入 21 世纪，世界卫生组织指出，健康国家的建立是最好的健康管理方式。可见，人类健康治理观念已经发生了巨大改变。健康促进从“个人健康”向“群体健康”再到“健康国家”的演进，折射出健康理念以及健康治理不断迭代升级的发展趋势。

（二）国家健康战略经验及借鉴

1. 美国

1979 年，美国卫生、教育和福利部发表《健康国民：卫生总监关于健康促进和疾病预防的报告》，建议政府将国民健康的重心从被动治疗转向主动预防。自 1980 年起，每隔十年，美国卫生与公共服务部公布新版“健康国民”（healthy people）计划，即健康促进与疾病预防的计划，引导全民参与健康促进和疾病预防实践，从而提高全体国民的健康水平。初版《健康国民 1990》提出，以改善各年龄、各阶层的生命品质与健康状况为路径，提高全民健康意识。《健康国民 2000》着眼于提高国民健康寿命，减少健康不平等现象，力图使全体国民均能得到预防卫生医疗服务。《健康国民 2010》首次开通了网上门户网站，发布有关的公共信息，分享基础数据和工具，方便国民了解并使用。2010 年 10 月，在前三次计划成功实施的基础上，美国正式颁布了《健康国民 2020》。目的是营造和维持有利于全民身心健康的社会和物质环境，提高生命全阶段的生活品质，保障民众健康发展。《健康国民计划》每次更新，都是根据美国国民健康问题的变化调整战略目标和重点领域。

中华人民共和国成立以来，卫生工作方针几经调整变化。相较于美国的“健康国民”计划，前期我国“健康国民”计划系统性不足。2016 年 8 月 26 日审议通过的《“健康中国 2030”规划纲要》对未来 15 年健康中国建设作出了总体部署，制定了“三步走”的目标蓝图。在“健康中国”战略实施进程中，要准确把握社会健康问题的变化，科学评估、适时调整，保证健康中国战略顺利推进。

2. 英国

英国国民健康战略以国民健康服务系统（National Health System，NHS）的改革和发展为主线，其战略重心从以医疗和卫生保健为主转向以公共卫生服务为主。其特点是强调公共卫生在全民健康战略中的特殊地位，把健康保护与卫生干预作为减少健康风险、控制疾病发生、改善生活环境、提升国民健康的关键手段。

2010 年，英国开辟了公共卫生发展的新纪元，发布了“健康生活，健康国民：英国的公共卫生战略”。2013 年，英格兰公共卫生署正式设立并颁布了《英国公共卫生成果框架 2013—2016》，旨在推动国家公共健康与福祉，尽快改善困难人群的健康状况，提升市民健康寿命预期。

英国经验带给中国的启示：要改变“重医疗轻预防”的理念，增进临床医疗服务与公共卫生服务的优势互补，构建“全覆盖”的公共卫生体系，推动临床医学、疾病防控等新技术的创新应用，提升整体卫生服务水平，为实现国家健康战略目标提供重要保障。

3. 韩国、日本

（1）完善健康促进法，为健康国家战略提供法治支撑。

韩日两国为唤起全社会对健康的重视，推动与保护国民的身体健康，多次修改健康促进法。1995 年，韩国在推行国民健康增进综合计划前，制定并实施了《国民健康增进法》，迄今已进行了 37 次修订；2018 年，日本制定并实施了《健康增进法》，迄今已进行了 5 次修订。韩国保健福祉部负责规划国民健康的基本政策，并制定与卫生教育、保健教育、营养教育、禁烟禁酒等政策相关的具体实施战略，下达至地级市和县级政府，根据基本政策制订并实施详细的改进及推广方案。韩日两国的健康促进法已将禁烟、禁酒列为全国性法律规范。韩国《国民健康增进法》规定：禁酒区禁止喝酒，并对在禁酒区酗酒者处以最高 100000 韩元的处罚。

根据日本《健康促进法》，除了专门的吸烟区，办公室、餐馆等公共场所全部禁止吸烟。相较于韩日两国，我国健康促进法的制定和实施有所滞后，正处于起步阶段。《中华人民共和国基本医疗卫生与健康促进法》（以下简称《基本医疗卫生与健康促进法》）于 2019 年 12 月 28 日经第十三届全国人大常委会第十五次会议表决通过，并于 2020 年 6 月 1 日起施行。《基本医疗卫生与健康促进法》是我国卫生与健康领域第一部基础性、综合性法律，对于推进我国卫生与健康领域的法治建设和健康中国的全面建设具有重大的现实意义。同时，该法律的制定与实施才刚刚开始，许多方面还有待完善。例如，可以参考日本和韩国有关禁烟、禁酒的惩罚制度，逐步将其纳入我国健康促进法的管制范围，提升国民健康认知水平。

（2）完善“体医一体化”政策，凸显体育在国民健康素质提升中的作用。

日本“体育医疗一体化”是其健康事业发展的关键节点。第二次世界大战结束后，日本实施了首个国民健康增进对策以应对人口老龄化、疾病患病率增加和医疗费用剧增等问题。日本政府通过“体育医疗一体化”，将医疗与体育锻炼相结合。依据不同年龄段的身体机能特点，日本政府将国民划分为 18 岁以下，18 ~ 64 岁和 65 岁以上三个年龄段，灵活制定体育活动、运动和体质指标。对于慢性病人群，日本政府提出有针对性的体育锻炼指导和奖励政策，激励慢性病人群主动加强体育锻炼和体检等健康行为，确保全民积极参加体育锻炼，为实现“健康日本 21”的目标打下坚实的基础。

韩国从 2012 年开始实施第三轮国民健康增进综合计划，已相继设立了国民体力 100 认证中心（健康国民 100 岁）70 多所。在该中心，具有国家健康运动管理师资格证和生活体育指导师资格证的健康评价员对所有国民（包括外籍居民）进行免费的身体素质评估，并根据检测结果，为其制订个性化的健康指导方案。与此同时，该中心还与当地医疗机构、保健机构共建健康数据库，实现检测结果数据共享，从而建立起一套行之有效的疾病防控系统。

我国在《“健康中国 2030”规划纲要》实施过程中，不断深化对“体医融合”和“非医疗健康干预”的认识，建立了不同人群、不同环境和不同体质人群的运动处方库；通过整合“体医结合”的健康管理和健康服务，凸显了“全民健身”在健康促进、慢性病防治和康复中的重要作用。相较于“健康日本 21”和“韩国健康增进综合计划 2030”，《“健康中国 2030”规划纲要》中“体育医疗一体化”的具体实施措施仍有待改进和落实。实践中，可以借鉴日本针对慢性病病人的体育锻炼指导和奖励政策，以及韩国国民体力100认证中心与当地医疗机构、保健机构共享健康数据库的健康体检联动管理机制，通过“全民健身”运动，逐渐提升慢性病的防治和康复效果。

（3）制订科学的健康饮食指南。

科学的健康饮食对提高国民的健康水平，促进健康和防治疾病，具有重大的理论和现实意义。从20世纪后期开始，西方膳食结构传入日本，并快速流行，其高能量、高脂肪、高蛋白质和低膳食纤维的特点大幅增加了糖尿病、高血压、高血脂等疾病的患病率。面对西式饮食的巨大冲击，日本厚生省制定了适合不同人群的多样化的、个性化的健康膳食指南，引导国民健康饮食。

①合理搭配，种类多样。以谷类、蛋、豆类、乳制品、蔬菜和水果等多种食物为基础，根据不同人群生理特点，调节食物种类和摄入量，指导合理膳食。

②注意油脂的质量与数量：尽量减少动物脂肪的摄入，适当地食用植物油、鱼油等，确保油脂摄入均衡，降低心血管疾病风险。

③适度摄入食盐：每日食盐的摄入量不超过10克，减少食用高盐食品（如咸菜、咸鱼）。

④开展不同活动，促进健康饮食。“减盐健康生活”“每日蔬菜”“戒烟与适度饮酒”“每日牛奶”等活动在日本全面展开。政府通过奖励达到规定目标的国民，激励全民培养健康的膳食习惯。

2002年，韩国政府开始实施第3次国民健康增进综合计划。针对青少年、孕产妇、老人、肥胖、糖尿病、高血压等特殊人群，制定了一系列的营养政策。针对不同慢性病的特点及个体不同生长阶段的营养摄入情况，韩国政府制定了谷物、蛋白质、蔬菜、水果等6大类食物的个性化膳食指南，建立了国家营养成分数据库，并规定市场售卖的食物必须标记营养成分表，以维护国民的健康食品选择权。

“合理饮食”是实施健康中国战略的重要环节。通过“合理膳食专项行动”，引导家庭饮食做到“三少”（少盐、少糖、少油），并在全国范围内推行“限盐限油”“使用限盐限油器具”等健康饮食行为。然而，在青少年、孕产妇、老年人、肥胖等特殊人群的个性化膳食指导领域，我国还相对薄弱，亟须依据健康大数据，构建适宜不同特殊人群的个性化膳食指南，推动中国健康事业的全面发展。

（4）完善国民慢性病指导与管理。

科学防治高血压、糖尿病等慢性病，实施健康中国战略，对提高国民健康寿命，意义重大。日本政府提出了慢性病防治对策。在全国范围内推行“癌症对策推进基本计划”，开展癌症筛查和专项体检，并与有关组织共同研究新型肿瘤筛查方法，推进癌症“早发现、早诊断、早治疗”。对于其他慢性疾病，日本政府根据不同特点，开展针对性、多样化的健康教育。另外，随着科技的进步，日本政府还推出了以“运动—饮食—戒烟—体检”为主题的智慧生活模式，在国民中推广“合理营养 + 适量运动 + 健康诊断 = 健康生活”的观念，不断降低慢性病的患病率。

在韩国，高血压、肥胖等慢性病发病率亦不断上升。韩国政府针对慢性病的防治，已开展多项宣传教育与防治活动。例如，在医生的系统指导下，每周对参与者进行体质测试评估和有针对性的健康管理咨询，并在活动完成后进行匿名满意度问卷调查，这对促进全民健康、防治慢性病具有重要意义。

我国已将慢性病的预防和管理纳入了《“健康中国 2030”规划纲要》（以下简称《规划》）中，并作为推进健康中国建设的重要措施。《规划》强调：加强慢性病的筛查，对慢性病要早发现、早诊断、早治疗；加强高发地区慢性病危险因素的控制和管理，并逐步将癌症、脑卒中等重大慢性病的诊断和治疗纳入诊疗常规；提倡健康生活方式，科学防治慢性病。相较于韩日两国，我国慢性病防治政策主要集中于宏观层面，在具体操作上可参考日韩两国经验，如多部门、多机构合作，针对不同慢性病开展具有针对性、多样化的健康教育，增进国民防治慢性病的意识。

（5）重视社会环境对健康的影响。

自 2020 年 4 月 1 日起，日本实行室内禁烟令，以降低二手烟带来的危害。在《禁止未成年人抽烟法案》中，禁止 20 岁以下的青少年购买烟草，并要求烟酒类商品在销售过程中实行实名认证。

韩国政府设立吸烟区、禁烟区，通过禁烟、禁酒等手段加强对危害健康因素的监管。例如：在烟酒类商品销售过程中必须实行实名认证，如果向未成年人出售烟酒，罚款 100 万 ~500 万韩元（相当于 6000~30000 元），这项政策大大减少了青少年抽烟喝酒行为。另外，为了避免噪声及震动给国民健康造成伤害，韩国政府于 2009 年制定了噪声震动管理法，确保国民享有宁静、舒适、健康的生活环境。

《“健康中国 2030”规划纲要》对健康环境的关注主要聚焦于城乡环境卫生、健康城镇、空气、水体等环境问题，但缺乏对影响健康的社会环境因素的重视。所以，我国可以借鉴日韩等国家社会环境治理的有关经验，通过逐步设置禁烟区、禁酒区，实行“烟酒售卖”实名制，禁止向未成年人销售烟酒，保障未成年人身体健康。

（三）健康中国行动取得的重大成就

1. 中国特色的健康保障体系逐步形成

自党的十八大以来，我国公共卫生普惠范围不断扩大，公共卫生体系建设不断加强；组建国家卫生健康委员会和国家医疗保障局，医疗卫生体制改革全面深化；基本医疗保障制度从制度建设到数量扩张，全民医疗保障制度基本建成。实施健康中国行动公共卫生是实现全民健康的重要基石，具有明显的普惠性和公平性。通过实施健康中国行动，我国公共卫生机构数量和分布结构得到优化。至2020年，专业公共卫生机构数达到12083个，较2012年增长19.9%[1]。公共卫生人才队伍建设加快建立，疾病防控体系基本形成，并逐步建立健全了重大突发公共卫生事件应急机制，逐步实现从以疾病控制为中心向以维护全民健康为中心的转变。深化医药卫生体制改革是推进健康中国建设，实现全民健康的重要支撑和有力保障。党的十八大以来，我国不断推进医药卫生体制改革，组建国家卫生健康委员会和国家医疗保障局，打破原有的制度壁垒，明确治理体系和职责，从国家层面整合资源、统筹布局，为推进健康中国建设、满足人民日益增长的健康需求奠定了更加扎实的制度基础，基本实现了从“治病为本”转向“以人为本”。

医疗保障制度是实现全民健康的可靠保障。截至2021年底，我国基本医疗保险参保人数达136424万人，参保覆盖面稳定在95%以上[2]，建立起了世界上规模最大的基本医疗保障体系。在制度整合上，整合了城乡居民基本医疗保险制度。在提质增效上，逐步建立健全了医疗保障待遇清单制度。在刺激医疗机构主动提升医疗服务水平、提高基金使用效率和减轻人民群众疾病经济负担等方面的成效逐渐显现。我国基本医疗保障制度经历了从制度建设到数量扩张，现已迈入了高质量发展阶段，基本实现了从基本保障向高质量保障的转变。

2. 全民参与的健康支撑体系逐步健全

自2015年首次提出推进健康中国建设以来，国家发布了一系列政策文件，由此我国卫生健康事业步入了高质量发展阶段，人民健康水平持续提升，群众就医负担显著减轻，全民健康生活逐渐普及，社会健康环境逐渐改善。

人口健康水平全面提升。2010—2020年，我国人均预期寿命从74.83岁提

---

[1] 2020年我国卫生健康事业发展统计公报[EB/OL].（2020-07-13）[2024-05-01].

[2] 2021年医疗保障事业发展统计快报[EB/OL].（2022-03-04）[2024-05-01].

高到 77.3 岁，提高了 2.47 岁。2020 年，国家统计局发布的《中国妇女发展纲要（2011—2020）》显示，我国女性人均预期寿命突破 80 岁，比世界女性平均水平高 4 岁。同时，在全面持续推进妇幼健康全程服务下，孕产妇死亡率下降超四成，2020 年我国孕产妇死亡率为 16.9/10 万，比 2010 年降低 43.7%；新生儿死亡率从 2010 年的 8.3‰下降至 2020 年的 3.4‰[1]，2015—2020 年婴儿死亡率从 8.1‰下降至 5.4‰，5 岁以下儿童死亡率从 10.7‰下降至 7.5‰[2]。

党的十八大以来，我国始终关切与民生紧密相关的医疗问题，深入推进医疗保障制度改革，“看病难、看病贵”问题得到了显著改善，“因病致贫、因病返贫”现象得到了有效缓解。全民医保的实施，切实减轻了人民群众看病就医的费用负担，成为病有所医的坚强后盾，促进了经济社会的和谐发展。此外，生活方式和行为因素也是影响健康和长寿的重要因素。我国倡导全民健康生活的路径和方式更加多元，各种专项行动的推进和多样化、生活化服务的干预，潜移默化地影响和塑造着全民健康生活方式，健康中国建设正迈出坚实步伐。

五、健康中国战略面临的挑战及应对

随着健康中国战略的深入实施，我国在健康领域的建设取得了显著成效。但在推进健康中国战略的过程中，也面临着医疗资源分布不均、慢性病发病率上升、健康产业发展不平衡和公共卫生体系不完善等挑战，亟须采取有效的应对策略，推动健康中国战略的深入实施。

（一）挑战

（1）医疗资源分布不均。我国医疗资源在城乡、区域之间分布不均，一些偏远地区和农村地区医疗资源匮乏，难以满足当地民众的健康需求。

（2）慢性病发病率上升。随着生活方式的改变和老龄化进程的加速，我国慢性病发病率不断上升，给医疗体系和社会经济带来了沉重负担。

---

[1] 国家统计局 . 中国妇女发展纲要（2011—2020 年）终期统计监测报告 [N]. 中国信息报，2021-12-22.

[2] 国务院办公厅 . 国务院办公厅关于印发“十四五”国民健康规划的通知 [EB/OL].（2022-05-20）[2024-05-01].

（3）健康产业发展不平衡。健康产业在快速发展的同时，也面临着产业结构不合理、创新能力不足等问题。一些领域存在过度竞争，而另一些领域则缺乏核心技术和创新能力。

（4）公共卫生体系不完善。我国公共卫生体系在应对突发公共卫生事件时暴露出预警机制不健全、应急处理能力不足等问题，影响了公共卫生体系的整体效能和公众健康安全。

（二）应对策略

（1）优化医疗资源配置。加强基层医疗卫生体系建设，提高基层医疗机构的服务能力和服务水平。通过政策扶持和资金支持，引导医疗资源向农村地区和偏远地区流动，缩小城乡之间、区域之间的医疗资源差距。

（2）加强慢性病管理和防治。建立健全慢性病防治体系，加强慢性病早期筛查和干预。加强健康教育和健康促进工作，提高民众对慢性病危害的认识和自我保健能力。同时，推动慢性病管理模式的创新，提高管理效率和质量。

（3）促进健康产业平衡发展。加强健康产业规划和管理，优化产业结构布局。加大对健康产业的科技创新投入，推动健康产业向高端化、智能化、绿色化方向发展。同时，加强产学研合作和成果转化应用，提高健康产业的创新能力和竞争力。

（4）完善公共卫生体系。加强公共卫生体系建设，完善预警机制和应急处理能力。加强疾病预防控制和健康教育工作，提高公众健康素养和自我防护能力。同时，加强与国际社会的合作与交流，共同应对全球公共卫生挑战。

（武琼）

将健康
融入所有政策

随着社会的深刻变革，健康问题不再仅仅局限于医疗卫生领域，而是与经济、社会、环境等诸多方面紧密相连，呈现出复杂多元的特征。在此背景下，“将健康融入所有政策”（Health in All Policies，HiAP）理念应运而生，成为应对现代健康挑战的重要策略。“将健康融入所有政策”强调在制定和实施各项政策时，要充分考虑各个社会决定因素对健康的影响，并将健康作为政策决策的重要考量因素。这一理念的提出，反映了人们对健康本质认识的深化，也体现了政府和社会对全面改善人群健康状况的积极担当。

如今，全球范围内人口老龄化加剧、慢性非传染性疾病负担加重、气候变化等问题对健康的影响日益凸显，迫切需要以更综合、更协同的方式来考虑健康政策的制定和实施。健康融入所有政策提供了一个全新的视角和行动框架，有望通过跨部门的合作与协同，从源头上改善健康的决定因素，实现全民健康覆盖和可持续发展的目标。

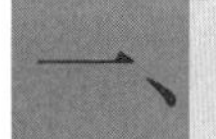

一、“将健康融入所有政策”的内涵

2013 年，《赫尔辛基宣言》把“将健康融入所有政策”（Health in All Policies，HIAP）定义为“一种以改善人群健康和健康公平为目标的公共政策制定方法，它系统地考虑这些公共政策可能带来的健康后果，寻求部门间协作，避免政策对健康造成不利影响，促进公众健康和提高健康公平”[1]。

“将健康融入所有政策”作为新时期我国卫生与健康工作的基本方针、落实健康中国行动的重要抓手，其内涵可以从三个维度来把握：从政治维度来说，就是“健康优先”，即在财政投入、公共资源规划配置、问责事项等方面注重健康导向；从科学维度来说，就是“健康评价”，即把健康评价置于行政决策评估程序中，将健康理念融入各项政策，推进健康评价制度化建设；从行政维度来说，就是“健康协同”，即强化部门协同、医防协同、社会协同，建立从宏观到微观、既有核心枢纽组织又有机构与职能整合的框架体系。

二、“将健康融入所有政策”的发展脉络

健康被视为人民生活水平的重要标志，也是衡量一个国家和社会发展水平的重要指标。政府在制定相关健康政策从整体上统筹规划全民健康问题的过程中，逐渐认识到将健康理念和健康问题融入和贯彻到所有部门所有政策中去的必要性和重要性。“将健康融入所有政策”的理念和方法就是在这个过程中逐渐确立起来的，其发展大体经历了四个阶段。

（一）第一阶段：健康的跨部门合作

1946年在纽约举办的国际卫生大会上，60多个国家的参会代表共同签署了《世界卫生组织宪章》，根据该宪章，世界卫生组织在 1948 年宣布成立，并且开始为世界人民的健康事务服务，其宗旨是要求各国重视人民健康福祉，并通过实施

[1] Anonymous.The Helsinki Statement on Health in All Policies[M].Fortaleza：Health Promotion International，2013.

相关健康政策，在与各部门各机构的合作行动中贯彻健康理念，解决健康问题，提高人民健康水平。而此次浪潮的核心关键词——“健康的跨部门合作”的提出则要追溯到 1978 年在阿拉木图召开的国际初级卫生保健会议。阿拉木图会议通过发表《阿拉木图宣言》提出了一些具有指导意义的理论。[1] 宣言首先重申了健康作为衡量人身体状态和寿命的基础要素，是一项基本人权，也是衡量社会发展水平的重要依据，因此要高度重视健康在发展中的地位，实现尽可能高的健康水平是全世界的一项重要发展目标；其次，健康状态和存在于发达国家和发展中国家之间以及各个国家内部的健康不平等问题值得世界关注，因此要以国际新经济秩序为基础，着力提高初级卫生保健发展水平，扩大初级卫生保健覆盖范围，缩小健康状态差距，减少健康不平等，促进健康公平；政府对于人民的健康负有责任，在20世纪初的数十年里，各国政府和国际社会应该加强卫生健康事业的发展力度，让所有人民享有良好的健康状态。基于各国健康发展状况和与会者的意见，宣言提出要制定一项全面的卫生健康战略，通过改善健康的关键——跨部门行动，为人民提供基本的卫生服务，同时要追本溯源，从根本上找到造成不良健康状况的社会、政治、经济因素并予以解决。在这项战略中，不仅要由专门的卫生部门发起并领导，其他与人民卫生健康相关的社会部门如农业、畜牧业、食品、工业等也要参与进来并协助卫生部门。通过各个部门之间的沟通与合作机制来共同解决健康问题，提供健康服务，改善健康状态。《阿拉木图宣言》在健康治理史上有着重要的地位和意义，它是国际上第一次系统地提出其他非卫生部门可以通过跨部门合作协助卫生部门处理卫生事务，共同改善人口卫生健康的会议。[2] 它是第一阶段的核心，为健康卫生政策提出之后的两次浪潮和“将健康融入所有政策”的产生、发展奠定了坚实的基础。

（二）第二阶段：健康促进和健康公共政策发展

进入 20 世纪 80 年代，世界在健康和卫生治理方面的关注和尝试更加主动。1986 年首届全球健康促进大会在加拿大渥太华召开，这次由世界卫生组织发起的会议针对世界范围内的公共卫生运动的期望和设想进行了讨论和探究，发表了《渥

[1] World Health Organization，Declaration of Alma-Ata International Conference on Primary Health Care，Alma-Ata：USSR，1978[J]. Development，2004，47（2）：159-161.

[2] 郭建，黄志斌．“将健康理念融入所有政策”的价值意涵和实现路径 [J]. 中州学刊，2020（6）：76-82.

太华健康促进宪章》。[1] 该宪章从对影响健康因素的讨论入手，首次正式提出了健康促进的概念并对其行动领域作出了界定，包括制定促进健康的公共政策、创造促进健康的支持性环境、强化社区健康促进工作、发展个人技能及调整卫生服务方向是健康促进的五个关键性领域。[2] "制定促进健康的公共政策"的提出，让健康问题不再局限于卫生部门，而是扩展到各个部门。各个部门均应为健康政策和健康行动的实施、监管和评估负责。通过设定一个共同的健康目标，增强所有部门对于健康的了解和认同，从而更好地消除部门之间的隔阂，为在健康领域的跨部门合作提供了更有效的途径和平台。1988 年，第二届全球健康促进大会在澳大利亚阿德莱德举行，这次会议在《阿拉木图宣言》发表十周年之际，继续推进和深入发展健康促进理论，发表了《阿德莱德健康公共政策建议》。[3] 该建议就健康公共政策提出了重要的建设性意见。首先，健康不仅对于基本人权和社会公平具有重要意义，而且对于社会经济也有重要影响。因此必须采取新的行动将经济、社会、卫生政策的制定统一为一个整体行为。这就需要在全领域制定统一的健康公共政策，把健康促进作为健康的重要目标。同时，制定健康公共政策要考虑人与人之间、国家与国家之间的健康公平问题，着力减少健康不平等；其次，科学技术、世界形势、生态环境的变化，都是制定健康公共政策的重要影响因素，农业、贸易、教育、工业、交通等有关政府部门必须在考虑这些因素的基础上，制定国家和地方健康公共政策，鼓励企业、非政府机构和社区组织等加入健康行动，并构建效果评价机制。

第二阶段比第一阶段更加深入地探索了改善健康状况的有效途径和方法，将健康问题上升到国家公共政策的高度，让健康促进的理念深入到各个部门和各个领域，用联合和统一的行动来实现提高健康水平的目标。

（三）第三阶段：将健康融入所有政策

芬兰对第三阶段的核心——"将健康理念融入所有政策"的发展有着重要影响。2006 年，芬兰第二次担任欧盟轮值主席国，在此期间，芬兰主张将健康问题作为欧盟讨论和研究的重要主题，并且对于"将健康融入所有政策"的理念和应

[1] World Health Organization.Ottawa Charter for Health Promotion[M].Ottawa：First International Conference on Health Promotion，1986.

[2] 石琦．"将健康融入所有政策"的内涵与发展 [J]. 中国健康教育，2019，35（3）：268-275.

[3] 同注释 [1]。

用进行了更加正式、全面和深入的介绍与探索。[1]欧盟委员会也对健康问题和卫生治理进行了讨论和研究，并提出各部门在制定政策过程中应当认真考虑健康以及健康公平因素，呼吁建立健康影响评估机制，特别强调健康公平。[2]

2010 年，世界卫生组织在澳大利亚阿德莱德召开国际大会，并发表了《阿德莱德“将健康融入所有政策”宣言》（以下简称《宣言》），正式提出了“将健康融入所有政策”。[3]《宣言》强调所有部门要将健康和福祉作为制定政策的关键部分，通过促进健康和福祉来实现经济、社会和环境的发展。《宣言》还提出了促进健康和福祉的重要措施和方法。首先，要在所有部门之间建立新的社会契约，政府之间和部门之间要加强合作。政府提出健康的共同目标，根据目标制定战略计划和协调决策，并设置对各部门工作的问责机制，同时与民间社会和私营部门建立良好的伙伴关系。其次，卫生部门作为应对卫生问题、推进健康发展的专业机构，需要加入到政府与各部门之间的合作关系中来，协助政府其他部门制定健康政策。上述方法即“将健康融入所有政策”的方法概述。《宣言》还总体阐述了“将健康融入所有政策”的运行条件、工具和手段、关键驱动因素以及卫生部门在其中的新职责。

2013 年，世界卫生组织在芬兰召开了第八届国际健康促进大会，将“将健康融入所有政策”作为大会的主题，这标志着“将健康融入所有政策”得到国际上越来越多国家的认可，成为健康治理领域重要的方法和战略。大会讨论发表的《赫尔辛基宣言》（以下简称《宣言》）正式定义了“将健康融入所有政策”，即“一种以改善人群健康和健康公平为目标的公共政策制定方法，它系统地考虑这些公共政策可能带来的健康后果，寻求部门间协作，避免政策对健康造成不利影响，促进公众健康和提高健康公平”。[4]《宣言》将其列为实现联合国千年发展目标的重要组成部分，并强调人人享有卫生保健应当是各国政府的一项主要社会目标，也是可持续发展的重要基石。《宣言》还呼吁各国政府贯彻健康优先理念，实施“将健康融入所有政策”，提供有效的资源和机构，提高卫生部门的能力，推进各个

---

[1] 石琦．“将健康融入所有政策”的内涵与发展 [J]. 中国健康教育，2019，35（3）：268-275.

[2] 郭建，黄志斌．“将健康理念融入所有政策”的价值意涵和实现路径 [J]. 中州学刊，2020（6）：76-82.

[3] KICKBUSCH I， BUCKETT K，Implementing Health in All Policies： Adelaide 2010，Adelaide： Department of Health， Government of South Australia，2010.

[4] World Health Organization，Helsinki Statement on Health in All Policies[M]. Helsinki：8th Global Conference on Health Promotion，2013.

部门之间的合作，对健康和健康公平设置透明的审查和问责机制，同时动员全民参与健康政策的制定、实施和监督的全过程。

《赫尔辛基宣言》的发表标志着“将健康融入所有政策”得到世界卫生组织的正式认可和定义，也标志着“将健康融入所有政策”已经并将持续影响世界卫生治理，为健康发展提供了一个全新有效的方略。

（四）第四阶段：2013 年至今的最新发展

2016 年第九届全球健康促进大会制定和发表了《2030 可持续发展中的健康促进上海宣言》（以下简称《上海宣言》），《上海宣言》强调了健康和福祉在可持续发展中的重要地位，呼吁各国要在贯彻可持续发展目标的过程中推进健康促进，让全社会参与健康发展的进程中，并享受健康发展成果；在全球范围内开展联合健康促进行动，通过良好治理来解决健康问题，促进健康公平。[1]2017 年，在阿德莱德举行的世界卫生组织和南澳大利亚国际大会发表了《2017 阿德莱德“将健康融入所有政策”宣言 Ⅱ》（以下简称《阿德莱德宣言 Ⅱ》）。《阿德莱德宣言 Ⅱ》总结并陈述了“将健康融入所有政策”实施的基本特征，即良好的治理、强大而健全的伙伴关系、资源与能力以及证据和评价的使用。[2]2017 年世界卫生组织和世界银行联合出版的《2030 年全民健康覆盖愿景计划》指出卫生系统应如何实现健康的全民覆盖，强调治理、资金和服务三因素在卫生系统改革中的重要性。[3]

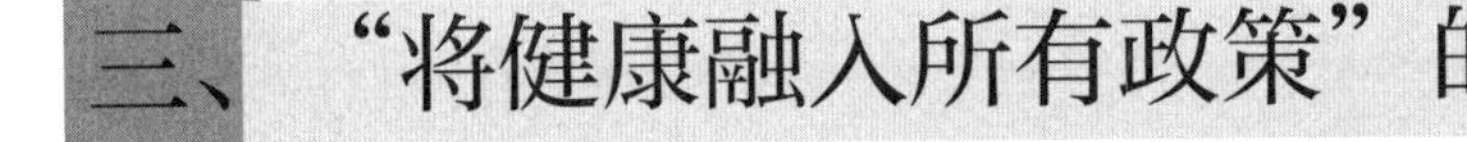

三、“将健康融入所有政策”的国际经验

根据中国对《阿德莱德宣言 Ⅱ》的应用和解读，编者对宣言中的四个基本特征略作调整，并表述为：良好的治理、伙伴关系与合作、资源的协同应用、评估

[1] ABDELAZIZ B.Shanghai declaration on promoting health in the 2030 Agenda for Sustainable Development[M]. Shanghai：Health promotion international，2017.

[2] Government of South Australia，World Health Organization. Adelaide statement ll on health in all policies 2017[R]. Geneva：World Health Organization，2017.

[3] World Bank，World Health Organization. Healthy systems for universal health coverage：a joint vision for healthy lives[R]. Geneva：World Health Organization，2017.

机制的建立。下面，编者将根据这四个特征来介绍“将健康融入所有政策”的国际经验。

（一）良好的治理

《阿德莱德宣言Ⅱ》对“良好的治理”这一特征作了进一步阐述，它描述了实现提高治理能力、确保良好运行秩序的几个关键特性，即在政府最高层的授权之下，政府拥有卓越的政治与行政、横向与纵向的领导，同时要合理利用决策机构，在实践和工作方式中为文化变革创造环境；在制定一个清晰的共同愿景的基础上，通过放眼世界的领导力，提供空间让员工在正式工作或者界限之外发展，鼓励对话，支持实验和创新。2016年，《健康问题的社会决定因素的全球监测行动框架》对“良好的治理”的内涵表述为：在横向上跨越政府各个部门和级别的工作，制定国家发展计划或者战略，建立和促进以公平为重点的对话和问题解决机制以及通过提高参与度和透明度确保问责制有效等。[1]除了再次强调良好的社会治理需要以公平和人权为基础，2016年关于促进健康的《上海宣言》补充认为，还可以通过采用促进健康和福祉的机制、立法对不健康的商品征税、利用财政政策等来实现良好的治理。[2]

以南澳大利亚为例。2017年，柯克布什建议南澳大利亚采用“将健康融入所有政策”的方法，并将其应用于政府的战略重点和政策要务中。[3]因此，南澳大利亚的“将健康融入所有政策”的具体实施，是以政府的高级决策者用互利共赢的方式来支持HIAP的决策和执行的承诺为前提和基础的。在这个承诺和理念的支持下，由南澳大利亚总理批准HIAP的战略计划，内阁对政策进行最高权力的授权，各个机构的首席执行官向内阁报告政策的实施情况，总理和内阁以及卫生部门共同监督健康政策的制定和执行。2011年《南澳大利亚公共卫生法》为HIAP的系统化提供了立法基础和立法框架。

中央政府的领导对于HIAP在南澳大利亚的成功至关重要，政府充分贯彻了

---

[1] World Health Organization. Global monitoring of action on the social determinants of health：a proposed framework and basket of core indicators[R]. Geneva：World Health Organization，2016.

[2] World Health Organization. Shanghai Declaration on Promoting Health in the 2030 Agenda for Sustainable Development[J]. Health Promotion International，2017，32(1)：7-8.

[3] Kickbusch I. Healthy societies：addressing 21st century health challenges，Adelaide：Adelaide Thinkers in Residence，2017.

以互惠互利支持合作的承诺，通过政府对各个机构和部门进行授权，鼓励和引导各机构参与 HIAP 的实施过程，采用横向治理和纵向决策两种结构模式，授予和维护各个部门首席执行官和行政领导团队的权力和责任。在南澳大利亚的这种模式下，以共同利益为基础而建立起来的卫生部门和其他机构之间具有更多的理解和信任，通过政府授权和各机构合作的 HIAP 模式贯彻了互惠的基础理念，以互惠原则来构建治理体系，实现良好的治理。

（二）伙伴关系与合作

《阿德莱德宣言Ⅱ》还强调伙伴关系这一贯穿 HIAP 发展和实施全过程的重要特征，对如何在政府和社会中建立起强有力和健全的合作方式，从而实现各部门配合推动 HIAP 的实施做出了理解和阐释。《阿德莱德宣言Ⅱ》提出，要在各个部门之间构成强大而健全的伙伴关系，前提是动员和组织各部门共同设计一个在健康领域中的行动和工作的共同目标和愿景，这是激励各个行动部门团结协作的马达。合作和共同行动也应该通过一个合理且被普遍认同的对话和协商机制来完成，在这个机制中，各方提出制定意见、汇报实施成果、分享智慧方案、听取评估报告，并且共享措施和公共问责制，在一个统一且开放的机制中共同推进 HIAP 及健康问题的解决。2016 年发表的《健康问题的社会决定因素的全球监测行动框架》认为，在 HIAP 中构建伙伴关系，需要制定一个包容且透明的决策、执行和问责机制来促进各级卫生治理，同时提高司法和公众参与度、拓宽信息获取渠道、保护公共利益并赋予社区部分促进健康行动的权力，最后还要明确个人和公众在促进健康中的责任界限。

以芬兰为例。从 1972 年芬兰经济理事会发表《探讨健康目标的工作组报告》开始，跨部门协调这一重要方法逐渐应用于芬兰的健康发展和健康公平领域。2013 年在芬兰举行的第八届国际健康促进大会，展现了芬兰在 HIAP 的实施和发展中的丰富经验。2015 年，芬兰政府提出了“要通过立法和实践加强健康促进在各个部门的工作和生活中的融入”的十年目标，并且提出了“促进健康和福祉、减少不平等”以及“跨部门合作”的重点实施项目。芬兰设置了跨部门委员会和工作组，其中一个值得注意的关键机构就是拥有立法基础的公共卫生跨部门咨询委员会，它是芬兰在实施 HIAP 过程中加强健康促进的一个重要的跨部门合作机构。

芬兰的 HIAP 具体运行机制是在社会事务和卫生部的领导下进行的。该部门通过政府计划得到授权，总揽整个 HIAP 的实施进程，其他部门根据意愿选择性参与。各个部门建立伙伴关系进行合作的目标就是政府的两个重点实施项目，不同部门通过分工来推进项目，每个关键项目的推进过程将被记录下来并与所有部门分享学习成果及提出参考建议。记录重点集中在项目推进过程和项目成果评估上，而这份记录也将提交给政府和各个部门，作为改善行动结构和行动方向的重要依据。在建立和维护伙伴关系方面，芬兰主张通过引导和建立跨部门机制来寻找共同利益，通过共同行动，将其他部门的重要项目作为共同目标，来打造不同部门之间相互支持、相互理解的合作基础。芬兰的经验表明，在跨部门合作和打造伙伴关系的过程中，确定一个具体的主题，并收集与该主题相关的资料数据，来嵌入实际问题的讨论中，可以更有效地向各方展示合作和建立伙伴关系的成果和利益，提高达成共识的可能性，从而促进跨部门合作。

（三）资源的协同利用

与前两个特征相比，HIAP 的相关文献对于资源的协同应用以及评估机制的建立的阐述并不深入也不广泛。《赫尔辛基宣言》认为，在整个政策的制定和执行过程中，应当充分发掘政策系统的人力、技术和财政资源，以解决健康决定因素的问题。2016 年发表的《健康问题的社会决定因素的全球监测行动框架》强调要为分类数据、部门间工作及分享这些环节和步骤提供专门的资源和公共卫生能力；[1]2017 年发表的《2030 年全民健康覆盖愿景计划》则认为要投资对话交流的平台并且要平衡预防和治疗的财政投资。[2]

以纳米比亚为例。纳米比亚是世界上人口密度最低的国家之一，虽然被归类为中上收入国家，但是纳米比亚在财富分配上也是世界上最不平等的国家之一，很大一部分人口生活水平位于贫困线以下，且每年因为健康状况不佳和过早死亡而损失大量劳动力。基于此，纳米比亚政府尝试采用 HIAP 来改善健康状况，并进行了一系列实践。纳米比亚卫生和社会服务部部长受 2016 年世界卫生大会的启发，向内阁提交了一份"将健康融入所有政策"的文件，文件详细阐述了其他部门的参与对健康的影响。内阁随即指示卫生和社会服务部牵头制定"将健康融入所有政策"的执行战略。2017 年，纳米比亚卫生部在 WHO 的支持下，与卫生、

[1] World Health Organization. Global monitoring of action on the social determinants of health：a proposed framework and basket of core indicators[R]. Geneva：World Health Organization，2016.

[2] World Bank，World Health Organization. Healthy systems for universal health coverage：a joint vision for healthy lives[R]. Geneva：World Health Organization，2017.

运输和社会福利等利益攸关部门举办了一次关于 HIAP 的国家研讨会，研讨会提出卫生和社会服务部设立秘书处对政策实施提供支持，并组织成立一个由总理办公室、卫生和社会服务部和 WHO 的代表组成的技术工作委员会具体负责和执行 HIAP，在执行过程中设立一个专题工作组，向技术工作组报告进展和成果。同时，建立国家公共卫生研究所来支持 HIAP 的跨部门工作。该研究所在卫生部建立的新卫生信息平台中引入分类数据，以此追踪健康决定因素的变化。这项功能让政府和卫生部在 HIAP 执行过程中能够更清晰地记录人口健康和减少健康不公平的进展情况，并根据政策效果，通过分析和评估健康状况、健康不平等和健康决定因素之间的关系，为技术工作委员会进行资源分配和预算提供依据。

（四）评估机制的建立

HIAP 中的证据和评估是指在多个领域收集信息，通过这些信息支持和制订应对方案，其中也包括对实施过程的评估。[1]SDH（Social Determinants of Health）行动框架认为要促进证据和评价的有效使用，建立评估机制，需要通过分解数据来衡量社会福祉的需求方向及水平，同时也要通过分享证据来促进合作，加强研究和调查在“将健康融入所有政策”的实施中的作用；《2030 年全民健康覆盖愿景计划》则认为要提高卫生系统的绩效指标，激励所有部门参与到设计、监控、评估和跟进的过程，从而提高证据和评估的有效性。

以苏丹为例。苏丹在采用和实施 HIAP 的过程中都贯彻和体现了对于证据和评估的重视和合理利用。2015 年苏丹公共卫生机构就对 HIAP 的实施情况进行了评估，评估对象涵盖各州、各个部门和政策制定者等利益相关者。评估显示，苏丹的 HIAP 实施框架主要是由总统主持，联邦部长、各州州长和其他相关政府部门参与的国家卫生部门协调委员会主管。该委员会的决议由其执行机构具体执行，执行机构接收下设的六个技术委员会的报告，并监督其行动。从整体来看，苏丹的 HIAP 框架具有一定的完整性和可实施性，然而这次评估也发现了一些问题。首先，苏丹的议会和国家卫生部门协调委员会并没有系统地收集和了解国家人口的健康和福祉情况；同时，尽管苏丹设置了很多跨部门小组，但是这些小组涉及和负责的问题过于具体，缺乏系统的战略方法，导致行动效果具有暂时性甚至无用性。更重要的是，这些小组的行动缺乏相关的协作机制，组织缺乏动力和规范性。

[1] World Health Organization. Intersectoral action to tackle the social determinants of health and the role of evaluation[R]. Geneva：World Health Organization，2010.

根据这次评估，苏丹的各个部委在《2007 年国家卫生政策》的指导下，结合国家发展计划，组织召开了“将健康融入所有政策”研讨会，讨论并制定了苏丹的 HIAP 路线图，提出了三项实施措施。首先是建立责任机制，议会和国家卫生协调委员会通过下属机构提交的国家公共卫生和福祉报告系统地了解苏丹人民的健康状况，找到人民对于健康和社会福祉的需求方向，从而制定政策和实施计划，由各个部门和小组根据实施计划和数据开展相应的核心行动，确保行动有效且有针对性地解决人民的健康问题。其次是强化各个部门对于 HIAP 的认同。要求跨部门小组在行动前定期设置具有战略远见的实施目标，促进行动制度化规范化，并对工作结果进行评估和监测。最后，要制定 HIAP 横向机制来改善治理并提高政策实施的透明度。具体来说，就是要通过横向机制，让各部门能够及时有效地了解其他部门的法律和决议，并评估其对健康、环境和就业等社会各领域的可能影响。例如，充分利用立法过程中的咨询和前瞻性综合影响评估，要求立法机构在将提案提交给政府之前，先行发送给所有部门及利益相关者，由他们对提案进行前瞻性综合影响的评估和咨询。

四、中国“将健康融入所有政策”的发展

（一）发展脉络

1. 提出阶段

2012 年，卫生部等 15 个部门联合制定了《中国慢性病防治工作规划（2012—2015 年）》，提出各地要转变发展方式，把促进全民健康融入各项公共政策，逐步建立各级政府主导、相关部门密切配合的跨部门慢性病防治协调机制，这是“将健康融入所有政策”相关理念首次在国家级正式文件中提出。2013 年，主题为“将健康融入所有政策”的第八届全球健康促进大会在芬兰召开，该主题随之被正式引入国内，在与我国卫生健康领域的现实问题、实践经验的紧密结合中得到进一步推广、研究和应用。同年，卫生部部长陈竺在中国卫生论坛“健康寓于万策”演讲中指出，要坚持“将健康寓于万策，实现可持续发展”理念，这是国家层面首次公开倡导实施“将健康融入所有政策”。

2. 发展阶段

2016 年 8 月，习近平总书记在首届全国卫生与健康大会上提出了“以基层为重点，以改革创新为动力，预防为主，中西医并重，将健康融入所有政策，人民共建共享”的全民健康新理念[1]，“健康融入所有政策”上升为新时期我国卫生与健康工作的基本方针，成为指导我国卫生工作发展的主要思想。同年 11 月，第九届全球健康促进大会发布《2030 可持续发展中的健康促进上海宣言》，指出“将健康融入所有政策”作为实现可持续发展目标的重要方法，具有显著的战略意义。会上百名健康城市市长共同倡议并签署《健康城市上海共识》，承诺把“将健康融入所有政策”作为五大基本原则之首，提倡健康优先。2017 年，党的十九大报告将“健康中国建设”提高到国家战略高度，把健康作为制定实施各项公共政策的重要考量。2019 年，国务院颁布《健康中国行动（2019—2030）》，围绕 15 个重大专项行动，统筹政府、社会、个人共同参与，积极推进健康城市、健康村镇建设，大力推动了“将健康融入所有政策”的落实。2022 年，党的二十大报告提出“把保障人民健康放在优先发展的战略位置，完善人民健康促进政策”[2]，通过将健康融入所有政策，形成“政府主导、部门联动、社会协同、人人参与”的多元共治格局，构建中国式现代化的健康促进政策体系。

（二）实践案例

“将健康融入所有政策”作为一种理念而非模式，每个“融入”的实践都具有独特设计和管理模式，很难照搬套用。[3] 因此，我国以国家制度体系和优势为根本依托，以推进健康城市、健康县区和建立健康影响评价制度等为重要抓手，积极投入“将健康融入所有政策”的探索与实践中。在建设健康区域方面，把健康融入城乡规划、建设、治理全过程，促进城市建设与人民健康协调发展；编制实施健康城市、健康县区发展规划，广泛开展健康社区、健康村镇、健康单位、健康学校、健康家庭建设。在建立健康影响评价机制方面，参考借鉴国际经验，

---

[1] 中华人民共和国中央人民政府 . 全国卫生与健康大会 19 日至 20 日在京召开 [EB/OL].（2016-08-20）[2023-11-22].

[2] 习近平 . 高举中国特色社会主义伟大旗帜为全面建设社会主义现代化国家而团结奋斗：在中国共产党第二十次全国代表大会上的报告 [M]. 北京：人民出版社，2022.

[3] SHANKARDASS K，MUNTANER C，KOKKINEN L，et al. The implementation of Health in All Policies initiatives：a systems framework for government action[J].Health Research Policy and Systems，2018，16（1）：1-10.

不断完善健全现有理论和方法，通过系统评估经济社会发展规划和重大工程项目对健康的影响，以加强对“将健康融入所有政策”的监测与评价。

1. 健康区域——健康城市

1986 年，世界卫生组织在第一届全球健康促进大会上首次提出“健康城市”概念，并在《渥太华宪章》的指导下启动了健康城市项目。1994 年，世界卫生组织将“健康城市”定义为不断创建、改进自然和社会环境，不断扩大社会资源，使人们在发挥生命功能和发展最大潜能方面能够相互支持的城市，强调城市要在规划、建设和管理等方面以人的健康为中心，推动人口、服务、环境和社会有机结合。[1] 与此相适应，我国的健康城市建设也渐入佳境。

（1）中国健康城市建设实施概况。

中国的健康城市建设与爱国卫生运动中的卫生城市建设具有同构性，是在卫生城镇创建的基础上开展起来的独具特色的有效工作方式。2016 年 7 月，全国爱国卫生运动委员会印发《关于开展健康城市健康村镇建设的指导意见》，提出要“把健康中国的目标转化为健康城市健康村镇的指标”；11 月，《关于开展健康城市试点工作的通知》确定了北京市西城区、杭州、威海等 38 个国家卫生城市（区）作为全国健康城市建设首批试点城市[2]；2018 年，全国爱国卫生运动委员会办公室（以下简称“全国爱卫办”）研究制定了《全国健康城市评价指标体系（2018 版）》，从健康环境、健康社会、健康服务、健康人群、健康文化五个维度构建健康城市评价指标体系；2019 年，《国务院关于实施健康中国行动的意见》再次强调“推进健康城市、健康村镇建设”，健康城市建设由此进入战略实施层面。

截至 2022 年 9 月，全国地级行政区划共有 407 个市（区）相继开展了健康城市建设工作，全国爱卫办依据《全国健康城市评价指标体系（2018 版）》定期对健康城市建设工作开展评价，推出了一批健康城市建设的样板城市，以典型示范引领带动工作开展。与国际上许多城市依托由世界卫生组织各区域搭建的健康城市网络开展相关建设项目不同，中国健康城市的建设是自上而下、涉及各级政府、各个部门的统一行动，其推进力度是其他国家无法比拟的[3]。整体来说，具

[1] 马琳，董亮，郑英．“健康城市”在中国的发展与思考 [J]. 医学与哲学，2017，38（3）：5-8.

[2] 全国爱国卫生运动委员会．全国爱卫办关于开展健康城市建设试点工作的通知 [EB/OL].（2016-11-07）[2023-11-25].

[3] 吕书红，卢永．我国健康城市建设面临的机遇实施对策分析 [J]. 中国健康教育，2017，33（11）：1028-1031.

有以下特点：

①党政主导工作格局，全链条式建设体系。

与西方国家以非政府组织为主的模式不同，中国健康城市建设的特点是遵循党委领导、政府主导、多部门合作、专业机构支持、全社会共同参与的工作格局。政府作为健康城市建设的主导者、组织者和实施者，通过印发健康村等健康细胞和健康乡镇、健康县区建设规范，打造出一套全链条式的“健康中国、健康城市、健康县区、健康乡镇、健康细胞”建设体系[1]，把健康中国建设的目标任务通过健康城市县区的建设一步步落实落细。此外，健康细胞工程作为中国健康城市建设独特的运行机制，与产业发展、社区建设、教育体育、医疗服务等工作统筹推进，通过实行目标管理，将任务直接落实到社区、单位和家庭，有助于切实提升居民在健康促进中的幸福感和获得感。

②坚持贯彻“6+X”模式，因地因城精准施策。

中国幅员辽阔，地理特征多元多样，在推动健康城市建设时需要因地制宜、因城施策，以精准适配的城市建设模式落实建设各环节中的健康导向。全国爱卫办由此确立了“6+X”模式，“6”就是做好 6 项规定动作：建立党委政府领导工作机制、制定健康城市发展规划、开展“健康细胞”建设，推进一批重点建设项目，建立全民健康管理体系，开展建设效果评价。“X”指的是推进特色建设，鼓励各地因地制宜搞好自选动作，打造一批富有特色、群众认可、美丽宜居的健康城市和健康村镇。

③联合推动健康融入，凝聚力量共建共享。

中国的健康城市建设除了推动本地区的健康工作外，还多与其他相关工作进行融合联动，通过资源整合凝聚各方力量以加深健康融入的落实。例如，2021 年全国爱卫办和健康中国行动推进办在全国遴选了 15 个城市，将健康城市的建设与妇幼健康促进、癌症防治行动进行结合，着力探索条块结合、防治结合、群体个人结合的可复制可推广的防控模式，以期发现影响健康的各类风险隐患，增强早期控制。这种融合联动的方式不仅有助于提升工作效率、整合资源，还有助于推动各领域、各部门的健康共建共享。

（2）中国健康城市建设的典型案例。

在“6+X”建设模式指导下，一些城市结合本地实际已经探索出了有效的健

---

[1] 国家卫生健康委宣传司 . 国家卫生健康委 2022 年 4 月 7 日世界卫生日主题发布会实录 [EB/OL].（2022-04-07）[2023-11-25].

康城市建设模式。例如，苏州市围绕党委政府、相关部门、卫生健康行业、市民百姓四个方面的“主动健康”，共同推动“健康苏州”建设[1]；成都市形成了“自上而下提升健康意识，自下而上汇聚健康细胞”的建设模式，积极探索适合西部地区的建设路径；鹤壁市将巩固国家卫生城市创建成果与健康城市建设两项工作紧密结合，全面、全域、全员开展健康城市建设。

以苏州市为例。苏州在健康城市建设上起步较早，2000年苏州建成了全国首个国家卫生城市群。此后，苏州始终坚持以市民健康为根本追求，以防治重大疾病和主要公共卫生问题为导向主动探索，由点及面地推进城乡一体化，激发全民主动参与，系统化提升了健康苏州建设和高质量发展，为居民提供全方位、全生命周期的健康服务。2018年全国健康城市评价中，苏州市以第一名的成绩获评全国健康城市示范市[2]。苏州经验主要包括：

首先是设计好健康优先的制度。健康优先的制度安排包括出政策、建机制、落项目和强投入。2001年，“开展健康城市建设”被确定为苏州市发展战略目标[3]。在被列为全国健康城市试点后，苏州市委、市政府先后印发了《“健康苏州2030”规划纲要》和《关于落实健康优先发展战略推动卫生健康事业发展的若干意见》等政策文件，确立健康优先的组织领导机制、优化投入保障机制、完善人才支撑机制、建立综合决策机制、健全宣传倡导机制，以制度保障健康优先战略的落地与实施[4]。

其次是落实好健康促进的职责。健康城市建设领导小组各成员部门围绕职责分工，通过发挥各专业委员会的作用，主动履行健康促进职责。在普及健康生活方面，体育部门主动打造“10分钟体育休闲生活圈”，提升全民健身内涵质量；在打造健康环境方面，水利部门主动实施农村生活污水处理三年行动计划，全市实现重点村、特色村生活污水治理全覆盖；在强化健康服务方面，发改部门主动立项，推动卫生资源补缺补短；健康保障方面，公安和卫生等部门联合开展道路

---

[1] 谭伟良，卜秋，刘俊宾．“主动健康”促进健康苏州建设新实践[J]. 健康教育与健康促进，2019，14（14）：10-13.

[2] 健康苏州建设领导小组办公室．共建共享 健康苏州：中国式现代化背景下的健康城市探索与实践[J]. 健康中国观察，2024（4）：10-13.

[3] 王鸿春，解树江，盛继洪．健康城市蓝皮书 中国健康城市建设研究报告（2016版）[M]. 北京：社会科学文献出版社，2016.

[4] 苏州市卫生健康委员会．关于落实健康优先发展战略加快推动卫生计生事业发展的若干意见[EB/OL].（2019-08-05）[2024-04-27].

交通安全项目[1]。政府各部门协同推进，为苏州健康城市建设提供了强大的合力。

再次是保障好健康管理的供给。围绕苏州市疾病谱和市民“不生病、少生病、晚生病”的核心健康诉求，苏州市实施了健康市民“531”行动计划，建立起“一个平台、三大机制和五大中心”[2]。此外，苏州市还陆续启动了“健康城市”“健康卫士”“健康场所”“健康市民倍增”等系列“531”行动，以建立起“无病要防、急病更急、慢病更准”的健康服务有效供给新格局，从治病、防病、监管、参与等全维度形成统筹解决市民健康问题的综合策略[3]。

最后是履行好健康主责的共建共享。针对市民对健康城市知晓及参与度低的问题，苏州建立了传统媒体和新媒体相结合的多元化传播体系，强调“每个人都是自己健康的第一责任人”，促进全民参与健康苏州建设。苏州医学会组织实施公众健康教育“百千万”行动计划，帮助市民从“被动医疗”向“主动健康”迈进。此外，苏州市还通过开展公益创投、公益采购、公益伙伴等活动，积极鼓励社会组织参与到健康城市的建设中来[4]。

2. 健康区域——健康县区

健康县区的提出，是将健康促进理论与中国特色健康卫生发展实践相结合的创新举措。习近平总书记在2015年会见全国优秀县委书记时强调“在我们党的组织结构和国家政权结构中，县一级处在承上启下的关键环节，是发展经济、保障民生、维护稳定、促进国家长治久安的重要基础。”[5]由此，在县区层面加强健康治理是提高人群健康水平的重要措施。同时，县区作为施政决策的发力点和着力点，统筹政策环境、服务人群等健康要素的能力比较强，有利于管理者统筹应对各类型健康问题，从而构筑健康中国的微观基础，贯彻“共建共享”的卫生与健康工作方针。

（1）中国健康县区建设的实施概况。

作为推进健康中国建设、落实健康中国行动的重要抓手，健康县区主要从将健康融入所有政策、健康支持性环境建设、健康素养促进三个方面，围绕健康政策、

---

[1] 谭伟良，卜秋，刘俊宾．“主动健康”促进健康苏州建设新实践 [J]. 健康教育与健康促进，2019，14（1）：10-13.

[2] 苏州市人民政府．苏州市健康市民“531”行动计划 [EB/OL].（2016-03-25）[2024-04-27].

[3] 谭伟良．苏州：围绕健康需求谋划流程再造 [J]. 中国卫生，2018（9）：23-24.

[4] 傅华，戴俊明，高俊岭，等．健康城市建设与展望 [J]. 中国公共卫生，2019，35（10）：1285-1288.

[5] 习近平．做焦裕禄式的县委书记 [M]. 北京：中央文献出版社，2015.

健康环境、健康社会、健康服务和健康文化五个领域开展工作。多年来，中国健康县区建设在各项工作的扎实推进中，已取得显著成效。截至 2021 年，全国共建设国家级和省级健康促进县区 931 个，占全国县区总数近 1/3[1]。通过健康县区建设，地方政府积极出台了一系列有利于健康的公共政策，建设了一大批健康村、健康社区、健康机关、健康学校等健康细胞，创造了更多有利于人们健康生活、工作和学习的环境，人民群众的获得感不断增强、积极性得到有效激发，已经成为全面加强健康促进和教育、推动健康中国建设的有力抓手。

（2）中国健康县区建设的典型案例。

为进一步总结健康促进县区建设成果，推动工作发展，中国健康教育中心研究制订了健康促进县区评价方案以及评价指标体系和评分标准，发布了《国家级健康促进县（区）综合评分表（2020 版）》。卫健委、全国爱卫办联合开展了健康县区建设优秀案例征集活动。到目前为止，评选出了 2019—2020 年度、2021 年度和 2022 年度健康县区建设典型经验。下面，编者从 2022 年度健康县区建设典型经验中选取浙江省宁波市象山县进行介绍。

浙江省宁波市象山县重点聚焦医疗卫生服务体系、绿色环境、全民健身、健康产业四大行动，系统打造了“健康与海”品牌[2]。先后获评首批国家生态文明建设示范县、国家卫生县城等荣誉称号，具体举措如下。

首先，坚持普惠性供给，优化健康服务体系。象山县注重优质医疗资源扩容和区域均衡布局，通过实施医疗卫生服务体系优化行动构建“健康与海”融合服务体系。针对偏远岛民、海上渔民和行动不便居民，象山县打造了海岛山区医疗联盟，推出“云健康”诊疗推行“云诊断”“共享云中药房”和“网约护理”服务，致力于解决偏远地区居民看病难问题。同时联合卫生健康、渔业、海事等部门，打造了牧海急救圈，海上意外伤害的致残率、致死率均下降约 10 个百分点[3]。

其次，坚持大卫生理念，擦亮健康环境底色。为了探索“健康与海”融合转化路径，将大卫生理念向海洋延伸，象山县立足滨海风情，实施了健康村镇品牌打造工程，坚持“一村一品”，促进海洋美丽生态与全民健康生活互融共生，创

---

[1] 国家卫生健康委宣传司．国家卫生健康委员会 2022 年 6 月 10 日新闻发布会文字实录 [EB/OL].（2022-06-10）[2024-04-27].

[2] 国家卫生健康委员会．关于通报 2022 年度全国健康县区建设优秀案例征集情况和典型经验的函 [EB/OL].（2023-07-13）[2024-04-27].

[3] 宁波市卫生健康委员会．象山县打造医共体改革“海岛样板”岛民享受到同城化优质医疗服务 [EB/OL].（2019-11-04）[2024-04-27].

建省市级卫生村 350 个，国家卫生乡镇实现全覆盖[1]。同时，以人与自然和谐共生为理念基础，实施了海岸线整治修复工程，营造东海岸松兰山、西海岸蟹钳港等全新健康场景，建设了“一步一景”绿道，有效推动了全民健身新风尚。

再次，坚持海岸线场景，激发健康时尚运动。象山县注重全民健身和全民健康的深度融合，大力发展体育运动，因海制宜、串岸成景，营造了“健康与海”融合运动场景。建成健康游步道 100 多千米，开发了海岛探险、滩涂赶小海等特色户外运动项目，经常性举办环象岸线骑行、海洋有氧瑜伽等全民健身活动，每年参加人数超过 10 万人次。以亚运会召开为机遇，高标准建成亚帆中心、沙排场馆等体育设施，以切实增强群众体质、提升健康素养。

最后，坚持多跨式融合，加快健康产业升级。从推动“健康与海”融合产业升级、顺应群众日益关注身心健康的趋势入手，象山县将健康事业与健康产业有机衔接，大力挖掘海洋领域健康资源，培育发展了多种形式的海洋康旅产业。研发推出了海岛洗肺、健康食疗等康旅精品线路[2]，获评浙江省全域疗休养发展十佳县、列全国县域旅游综合实力百强县第四位。同时，象山县还积极推动健康制造业与现代服务业融合发展，鼓励龙头企业深耕健康领域，加快婴儿保育器械、制药设备和海洋生物营养等产业发展。

3. 健康影响评价机制

1999 年，世界卫生组织发布《哥德堡共同声明》以指导开展健康影响评价工作，同时明确了健康影响评价（Health Impact Assessment，HIA）的定义：指系统地评判政策、规划、项目对人群健康的潜在影响及影响在人群中分布情况的一系列程序、方法和工具[3]。其实质是制度化地将对健康的考虑纳入到各部门公共政策制定和实施的全过程。世界卫生组织公布的健康影响评价工具与方法程序包括筛选、界定、风险预评价、决策报告、实施监测与后评价五个环节。国际上健康影响评价制度主要有两种模式：一是基于健康影响因素的广泛性和复杂性，强调健康影响评价的制度化，建立起独立于环境影响评价的健康影响评价制度；二是将工程、项目的健康影响评价整合到环境影响评价制度中，未建立独立的健康影响评价制度。

---

[1] 象山县人民政府. 象山健康县区建设入选全国典型经验 [EB/OL].(2023-08-22)[2024-04-30].

[2] 象山县人民政府. 关于加快发展海洋运动产业实施意见 [EB/OL].(2022-05-10)[2024-04-30].

[3] WORLD HEALTH ORGANIZATION.Definitions of HIA[EB/OL].（2019-01-01）[2023-12-01].

作为落实“将健康融入所有政策”的策略工具和有效途径，健康影响评价机制能有效地评价公共政策对人群健康的潜在影响，为公共政策的及时调整提供依据，是协调经济社会发展与居民健康的重要桥梁，有利于实现人群健康与经济社会良性协调发展[1]。

（1）中国健康影响评价机制建设的实施概况。

2016 年，习近平总书记在首届全国卫生与健康大会上强调要全面建立健康影响评价评估制度。同年，《“健康中国 2030”规划纲要》也明确提出，要全面建立健康影响评价评估制度，系统评估各项经济社会发展规划和政策、重大工程项目对健康的影响，健全监督机制。2020 年，《中华人民共和国基本医疗卫生与健康促进法》首次以立法的形式设立了健康影响评价制度，将公民主要健康指标的改善情况纳入政府目标责任考核[2]。2021 年，全国爱卫办、健康中国行动推进办印发了《关于开展健康影响评价评估制度建设试点工作的通知》，决定在健康城市建设中开展健康影响评价评估制度建设试点工作。

健康影响评价既是落实“将健康融入所有政策”的关键环节，也是推进健康中国建设的重要制度保障。目前，我国已开展了以下健康影响评价工作：一是在健康促进县区探索建立公共政策健康评价制度；二是针对特定健康问题开展跨部门合作，在爱国卫生运动、深化医药卫生体制改革、艾滋病防控、控烟履约、卫生应急等工作中，建立多部门协调机制，共同应对健康问题；三是对卫生健康行政审批事项和卫生健康证明事项进行全面清理论证，对“三新”涉水产品、省级涉水产品、饮用水供水单位、公共场所卫生许可进行评估论证；四是研究制定出台健康中国行动有关文件；五是各地积极探索“将健康融入所有政策”的有效机制，研究探索建立影响评价评估制度。

（2）中国健康影响评价机制建设的典型案例。

目前，北京、上海、浙江、四川、甘肃等省市都在建立健康影响评价制度方面展开了积极探索，不断积累地方经验。一些地市、县如甘肃省临泽县、山东东营垦利区、陕西省咸阳市渭城区和汉中市西乡县等也在创建健康促进县（区）过程中推动建立健康融入所有政策的有效机制[3]。

---

[1] 中国健康教育中心 . 健康影响评价实施操作手册（2021 版）[M]. 北京：人民卫生出版社，2021.

[2] 中华人民共和国中央人民政府 . 中华人民共和国基本医疗卫生与健康促进法 [EB/OL].（2019-12-29）[2023-12-05].

[3] 王秀峰 . 我国健康影响评估现状与问题及建议 [J]. 人口与健康，2019（4）：16-19.

以上海市为例。上海市于2020年发布了国内首个完整的健康影响评价制度建设方案，对建设规划及公共建设工程项目的健康影响评价工作进行部署，为未来国家健康影响评价制度的建立提供了一定参考借鉴。

首先是形成健康影响评价组织架构。上海健康影响评价制度实施的组织架构包括主管部门、责任主体、评价机构、协作部门四个部分[1]。卫生健康部门为主管部门，统筹管理全市的健康影响评价工作，包括组织制定相关管理制度及技术文件，组建专家咨询委员会和专家库，遴选评价机构、推动跨部门合作等。政策的承办单位和规划项目的责任单位是责任主体，承担政策规划项目的健康责任。评价机构负责评价技术工作并确保评价结果的公平公正。协作部门在主管部门的协调下，通过相应的机制进行信息沟通、资源共享和经验交流等，形成促进健康的合力[2]。

其次是聚焦重大民生政策和项目规划。健康影响评价方案明确了评价范围，主要聚焦于重大民生政策、建设规划和重大公共建设工程项目[3]，包括教育、医疗卫生、社会保障、环境保护、公用事业等与人民群众切身利益密切相关的政策；城市建设、交通、住宅和产业等建设规划，以及新改扩建机场、码头、车站、轨道交通等公共建设工程项目。

再次是建立健康影响评价技术保障。健康影响评价方案总结上海运行多年的卫生学评价模式并广泛借鉴国际经验，开展了评价范围、评价内容、指标体系、评价机构、评价流程、组织管理等方面的研究，形成《上海市健康影响评估管理办法》，建立起国内首个较为完整的健康影响评估理论体系。在此基础上，组建市区两级健康影响评估专家委员会，研制了《评价指南》和《指标体系》两个技术方案，明确了评估目标、评估原则、评估程序、评估方法等内容，提出了健康影响因素四大类210个代表性指标、健康效应七大类69个代表性指标[4]。

最后是明确健康影响评价实施路径。国际健康影响评估实施路径主要包括评估启动、技术流程和公众参与三个方面。上海市健康影响评价流程则分为评估启

---

[1] 苏瑾，唐颖，陈健，等.上海市健康影响评估制度建设[J].中国卫生资源，2021，24（5）：529-533.

[2] 同注释[1]。

[3] 苏瑾，唐颖，陈健，等.上海城市健康影响评估指南研制与应用[J].中国卫生资源，2021，24（4）：378-382.

[4] 中国日报网.《健康上海》行动首批项目重大成果：国内首个完整的健康影响评估制度建设方案发布[EB/OL].（2020-11-26）[2023-12-06].

动、实施评估、公众参与、登记备案、结果跟踪五个阶段，贯穿项目实施全过程[1]。方案明确建议责任主体应在立项决策阶段主动组织开展健康影响评价，“跨前一步”更加凸显了“健康融入所有政策”的理念。

五、中国“将健康融入所有政策”的展望

2013 年“将健康融入所有政策”理念和策略正式引进国内之后，我国积极探索符合中国国情的实施路径，因地制宜地开展了“将健康融入所有政策”的探索和实践，取得了一些经验和成果。但在实践过程中仍然存在着一些问题与挑战，有待进一步解决和完善。

（一）“将健康融入所有政策”的困境与挑战

1. 传统卫生健康观念亟待转变

健康优先、“大卫生、大健康”观念是落实“将健康融入所有政策”的基石。2016 年 8 月 19 日，习近平总书记在全国卫生与健康大会上提出“大卫生、大健康”理念，倡导把“以治病为中心”转变为“以人民健康为中心”，把人民健康放在优先发展的战略地位，将健康融入所有政策，努力全方位、全周期地保障人民健康。只有全社会正确认识和理解“将健康融入所有政策”的内涵和意义，树立“大健康、大卫生”理念，遵循健康优先原则，主动关注健康及其公平性，才能不断地推动策略落地落实，达到改善人群健康和健康公平的目的。

但目前，全社会对于“将健康融入所有政策”的社会共识远未普遍形成，健康优先、“大卫生、大健康”理念还未完全树立，各部门也未能完全摆脱传统观念和惯性思维的影响。卫生健康相关部门还是习惯运用医学专业知识和方法处理问题，独立承担卫生健康相关事务，忽略其他部门从健康影响因素层面产生相应健康问题的可能性以及在健康促进方面的重要作用。而非卫生健康部门对健康对社会发展的决定性作用理解不充分，对本部门工作和政策可能产生的健康影响缺乏清晰认识。因此，从达成共识到自觉践行，将健康优先理念真正融入并根植于

[1] 中国日报网 .《健康上海行动》首批项目重大成果：国内首个完整的健康影响评估制度建设方案发布 [EB/OL].（2020-11-26）[2023-12-06].

各部门工作中，需要一个长期的过程。

2. 跨部门合作隐形壁垒亟待消除

2016 年，国家卫生计生委等十部门联合下发《关于加强健康促进与教育的指导意见》，倡导推进“把健康融入所有政策”，开展跨部门健康行动。目前，越来越多的部门逐渐认识到各类公共政策也会对健康和健康公平产生深刻影响，解决健康和健康公平问题需要开展跨部门的密切合作，形成促进健康的政策合力。

但在实践中仍存在阻碍跨部门合作有效开展的隐形壁垒。首先，各部门在长期发展中形成的不同价值目标、部门文化、行为模式使跨部门合作机制缺乏内生动力[1]。而卫生健康部门作为主导机构与其他部门处于同级，缺乏领导力[2]，对于影响和损害健康及健康公平的部门或政策制定者也不具有实际管理和约束的职能[3]，并且对其他部门的工作职能、运行模式、管理规则、价值目标等内容不熟悉，势必会对跨部门合作的效率和质量造成影响；其次，跨部门合作缺乏宏观的顶层设计和有效利益分配机制[4]。目前，多部门协同联动的促进主要依靠上级领导的重视及直接指示。在上级指令下依托文件、会议等渠道建立的部门间关系网络，存在互动方式单一、信息传递有限等不足[5]，无法激发部门主动性和自发性，自上而下的被动参与未能转化为自下而上的主动寻求协作。此外，跨部门沟通协调平台与机制、领导者的决策与领导能力、工作人员的专业能力和沟通协调能力、专门人员配备等方面的不足也构成了跨部门合作的隐性壁垒。

3. 策略实施体制机制亟待进一步完善

2013 年第八届全球健康促进大会发布的《赫尔辛基宣言》对部门能力建设、审计和问责机制、利益冲突措施、社会公众的参与等方面提出举措建议，以更好

---

[1] 武亦文，王和民 . 论健康促进实现的法治保障：以“健康融入万策”框架为基础 [J]. 武汉大学学报（哲学社会科学版），2024，77（2）：159-170.

[2] 刘瑾琪，王丽，汪志豪，等 . 健康入万策的跨部门合作障碍及对策研究 [J]. 医学与哲学，2019，40（21）：43-45.

[3] 郭建，黄志斌 .“将健康理念融入所有政策”的价值意涵和实现路径 [J]. 中州学刊，2020（6）：76-82.

[4] 金音子，姜雯，郑志杰 . 将健康融入所有政策：公共卫生的可持续发展 [J]. 科技导报，2020，38（14）：148-154.

[5] 汪志豪，李军军，陈馨，等 . 突发公共卫生事件背景下将健康融入所有政策的实践与探索 [J]. 中国公共卫生管理，2024，40（1）：28-32.

地履行各国政府对人民健康和福祉的责任义务[1]。在政府层面建立健全长效机制是保障“将健康融入所有政策”长效化、制度化、常态化的必然要求。

总体上看，我国“将健康融入所有政策”的实施仍然缺乏成熟的制度体系和实施机制设计[2]。其中，健康影响评价评估作为健康融入的关键环节和重要抓手仍处于起步阶段[1]。虽然我国《中华人民共和国基本医疗卫生与健康促进法》以立法形式明确了建立健康影响评估制度的要求，健康中国行动推进办、全国爱卫办确认的健康影响评价评估制度建设试点地区也已经启动了建设实践，但在国家和地方层面尚未建立起完整、系统的健康影响评价评估体系，缺乏权威统一的指标体系、评估方法、工具、指南等对各部门各领域开展健康影响评估进行规范和指导。此外，跨部门合作、健康审查、信息共享、信息公开等“将健康融入所有政策”工作机制和激励、监督考核、经费投入等保障机制还有待进一步完善。只有从健康融入的各个环节着手建立健全体制机制，才能保障其常态化、长效化和高质量发展。

4. 策略落实的城乡区域差距亟待缩小

《“健康中国 2030”规划纲要》明确提出要遵循公平公正原则，以农村和基层为重点，逐步缩小城乡、地区、人群间基本健康服务和健康水平的差异，要将健康融入城乡规划、建设、治理的全过程，促进城市与人民健康协调发展。不断增强城乡、区域在健康领域发展的平衡性、协调性，改善城乡居民的健康状况和健康公平问题，实现全民健康覆盖，是“将健康融入所有政策”的题中应有之义。

由于各地区在经济社会发展水平、工作重点、重视程度、资源投入和行动目标等主客观因素上的差异，健康融入的落实程度、工作力度和进度情况也存在很大差异。有的地方已经按照上级文件要求开始有步骤地开展“将健康融入所有政策”的实践，结合当地实际制定了实施方案和相关政策文件，建立了跨部门协同机制，研究制定了健康影响评价评估制度并以区域试点带动全域覆盖，不断完善长效工作机制，在探索和实践的过程中积累了经验；但是，有的地方还未落实相关的政策和方法，在“将健康融入所有政策”的制度供给、体制机制建设、队伍建设、经费投入等方面亟待加强。

---

[1] Anonymous.The Helsinki Statement on Health in All Policies[J].Health Promotion International, 2014, 29（1）：17-18.

[2] 王昊，苏剑楠，王秀峰 . 健康优先的基本内涵与实践经验 [J]. 卫生经济研究，2020，37（2）：3-6.

（二）“将健康融入所有政策”的深化路径探析

1. 强化宣传引导，凝聚健康优先理念共识

全社会达成对健康优先这一价值原则的共识是构建政府主导、多部门合作、全社会共同参与的工作机制，也是全面落实“将健康融入所有政策”的基本前提。

从决策层面上看，相关政府机构和部门决策者树立健康优先理念对“将健康融入所有政策”的执行起着关键作用。要利用党校培训等机会加强对各级党政干部的教育培训，通过对其理论内涵和实践经验进行解读和宣讲促使决策者的理念转变[1]，摒弃传统卫生健康观念和思维惯性，让健康意识融入决策者的发展理念和治理能力，以科学的顶层设计推动健康理念落实到公共政策制定实施全过程；从执行层面，部门工作人员的观念和思维模式对策略的具体落实也起着重要作用。要根据不同部门的具体实际有针对性地制订全面系统的培训计划，通过讲座、座谈会、外出交流和实地考察等多渠道、多形式加强工作人员对“将健康融入所有政策”的认识，增强健康意识，主动践行健康优先理念；从社会层面上看，要充分发挥基层社区的宣传动员作用，同时建立健康理念和知识的信息发布平台和制度，面向全社会做好健康优先理念和健康知识的普及，培养广大群众的健康意识，提高个人健康素养，引导社会各界自觉承担起维护和促进健康的社会责任，积极参与“将健康融入所有政策”的实施过程，号召广大媒体助力健康宣传推广。

2. 健全组织机构，促进跨部门沟通协作

2014年世界卫生组织发布的《“将健康融入所有政策”国家行动框架》指出，跨部门健康委员会等机构有助于支持“将健康融入所有政策”的实施进程，促进跨部门的健康对话[2]。实施“将健康融入所有政策”需要建立健全必要的组织机构，发挥其健康协同的领导力，推动政策实施。

一是抓住国家和地方深化机构改革的重要契机，可以尝试在卫生健康委员会内部专设健康政策指导与健康促进机构具体负责相关工作，既可以纳入现有的规划发展与信息化管理部门，也可以单独增设。同时，应建立承担健康影响评价评估专门工作职责的机构，负责健康政策指导、健康影响评价评估、政策实施效果

---

[1] 石琦，姜玉冰．“将健康融入所有政策”在健康促进县（区）建设中的应用[J]. 中国健康教育，2019，35（6）：564-568.

[2] Anonymous.Health in All Policies（HiAP）Framework for Country Action[J].Health Promotion International，2014，29（1）：19-28.

监测等职能，对重大发展规划、重大政策和工程项目进行健康影响审查，组织研究开发健康影响评价评估办法和工具等；二是将健康中国行动推进委员会作为“将健康融入所有政策”的跨部门沟通协作平台，改善当前国家层面缺乏由多部门组成的“将健康融入所有政策”协调性机构的现状。同时，在健康中国行动推进委员会下设由各部门主要领导组成的领导小组，在针对特定健康问题时构建由主要负责单位牵头、协作单位配合的工作小组，提供有力的组织保障，承担细化任务板块、确定责任分工、制订行动计划、指挥项目落实等职能。

3. 完善工作机制，助力健康促进工作规范化

落实“将健康融入所有政策”离不开政府、社会的全面参与，只有建立健全政府主导、多部门协作、全社会参与的长效工作机制才能促进跨部门健康行动的积极开展，有序地推进健康理念融入各领域公共政策。

要建立领导协调保障机制，加强对健康融入的统筹协调，明确部门职责和推进时间表、路线图等配套细则；探索和优化不同地区、不同政府层级之间的跨部门协调工作机制，高质高效地开展多学科合作和跨部门沟通协作；做好公共政策实施前后的健康审查工作，一方面在总结各地试点实践经验的基础上，加快在立法层面确立健康影响评价评估制度，明确评估对象、适用范围、具体流程等内容，研究开发兼顾各部门各领域共性与个性的统一评估指标体系、指南和工具等，科学指导评估工作。另一方面要建立完善监测评估机制，在提前做好监测评估设计、建立统一数据采集标准的基础上建立动态监测评估体系，对政策的实施进行科学监测。采取自评和包含合作部门、第三方机构、专家、公众在内的他评相结合的方式对政策实际成效进行评估审查，及时通报健康问题，强化责任落实，保障实施效果；建立公众参与机制和健康报告制度，畅通公众参与渠道，及时向公众汇报政策执行情况，让公众、社区、社会团体等积极参与到政策讨论、评估和监测中来，既能帮助政府部门准确把握公众意见，也能在社会力量的监督和支持下充分发挥“将健康融入所有政策”的应有效益。

4. 完善保障体系，推动健康融入常态长效

全面推进健康中国建设是一项长期系统的社会工程，“将健康融入所有政策”作为基本工作方针和重要策略并非一时一事的要求。统筹落实资金保障、监督考核、激励约束等方面的保障措施，对于确保“将健康融入所有政策”的常态化长效化，满足维护和保障人民健康的长期需要具有重要作用。

要在现有《中华人民共和国基本医疗卫生与健康促进法》的基础上进一步完善“将健康融入所有政策”的相关法律法规，以法律形式明确职责、程序、规范、监督、执法等基本问题；建立“将健康融入所有政策”的经费投入保障机制，将其纳入财政立项，加大财力保障、投入力度和对资金的监管力度，建立财政补贴机制帮助和鼓励各部门积极推进和落实健康融入本领域政策，避免因资金保障问题影响其可持续性；要建立完善奖惩问责机制，在全社会培育和营造健康责任问责的文化氛围[1]。一方面建立激励机制，通过定期总结提炼典型经验、汇编优秀实践案例、开展表彰奖励活动、采取财政激励措施等方式对成效突出的地区或部门以及优秀典型做法予以激励，并做好宣传和推广，同时对相关工作人员的跨部门交流、指导或任职等给予一定的激励；另一方面建立考核问责机制，实行“一把手”负责制和首问责任制，实行月报告、季督查、年考评制度，将对健康促进的责任纳入各级党政领导干部政绩考核指标体系，通过奖惩结合的方式促使各部门积极探索并落实“将健康融入所有政策”。

5. 加强队伍建设，全面提升人员工作能力

个人工作能力是部门整体实践能力和工作水平的重要组成部分，也是策略实施过程中工作效率和质量的重要保障。在树立健康优先理念的基础上，“将健康融入所有政策”的良好实施还需要各部门各领域工作人员具备相关的知识、技能和较强的工作能力。

要不断加强各部门工作人员的能力建设。在卫生健康部门，通过开展有针对性的能力构建活动提高其数据收集、政策分析、业务指导和沟通协调等方面的能力，使卫生健康部门能够充分发挥其技术引领和桥梁纽带作用。在非卫生健康部门，将健康理念和知识纳入日常培训，根据其健康影响认识水平和健康融入落实程度组织专题培训、定期召开研讨会、组织分享交流会、指定卫生健康专业人员提供结对指导等；要进一步加强国家和地方工作队伍建设，完善人员配备，特别要加强健康影响评估专业人才队伍建设。同时，要重视对卫生管理类复合型、应用型人才的培养和使用，通过轮转培训、结对交流等形式让卫生专业人才积极参与其他部门决策活动，提高综合能力[2]；要将公共卫生相关培训纳入各领域从业

---

[1] 郭建，黄志斌．“将健康理念融入所有政策”的价值意涵和实现路径 [J]. 中州学刊，2020（6）：76-82.

[2] 汪志豪，李军军，陈馨，等．突发公共卫生事件背景下将健康融入所有政策的实践与探索 [J]. 中国公共卫生管理，2024，40（1）：28-32.

者的正规教育，培养健康优先意识，提高各领域从业者的健康素养水平；建立结对帮扶机制，组织先行试点和实践且效果较好的地区，与健康融入落实程度较低的地区展开结对帮扶，加强对各级政府部门特别是县级、乡镇政府健康融入所有政策工作的指导，同时要重视社区基层工作人员参与实施“将健康融入所有政策”的能力提升，充分发挥社区在健康促进工作中的积极作用。

6. 加快信息化建设，提升各项工作效能

习近平总书记指出：“我们提出推进国家治理体系和治理能力现代化，信息是国家治理的重要依据，要发挥其在这个进程中的重要作用。”[1] 顺应数字化发展大趋势，充分利用信息化手段，统筹加强信息化平台建设，以数字化新理念指导和推进“将健康融入所有政策”的各项工作，才能提升科学决策能力、制度执行能力、监督落实能力，不断提高工作效率和实施成效。

要建立全国统一的信息化管理平台，既为跨部门合作提供沟通交流的平台，畅通沟通渠道，也作为信息资源共享平台打通各部门各领域间的信息壁垒，通过数据资源要素的共享辅助科学决策，同时也便于上级主管部门对“将健康融入所有政策”落实和推进情况进行可视化集中统一管理和监督；加强对健康影响评估和监测的信息化支撑，运用互联网、大数据、区块链、人工智能等信息技术手段统筹构建人口健康数据库，统一数据采集标准，整合人口健康数据并保持动态更新[2]，同时加强系统中数据收集和分析、健康影响评估、健康数据动态评估和监测等环节的功能建设，不断提高健康数据和评估监测的时效性、准确性，帮助相关部门在政策执行过程中及时掌握政策对健康的影响，及时优化政策内容，避免公共政策对居民健康和健康公平的影响。

7. 加强理论研究，因地制宜探索有效路径

鼓励实验和创新、汇集智力资源、整合研究是实现“将健康融入所有政策”的重要驱动力[3]。尽管该理念和策略在我国许多健康促进工作中都有较充分的体现，一些地区也对“将健康融入所有政策”展开了探索和实践，但我国在具体实

---

[1] 习近平在网络安全和信息化工作座谈会上的讲话 [J]. 中国信息安全，2016（5）：22-31.

[2] 胡琳琳 . 将健康融入所有政策：理念、国际经验与启示 [J]. 行政管理改革，2017（3）：64-67.

[3] World Health Organizaiton，Government of South Australia，The Adelaide Statement on Health in All Policie：moving towards a shared governance for health and well-being[J]. Health Promotion International，2010，25（2）：258-260.

施上还处于初级阶段，健康影响评估评价制度等重要内容仍处于探索阶段。

加强专业人才培养和储备是促进“将健康融入所有政策”研究水平不断提高、研究成果更加丰硕的基础，要扎实做好“将健康融入所有政策”研究型人才的培养工作；鼓励和支持高等院校、科研机构、公共卫生机构等把实施“将健康融入所有政策”的重要环节、瓶颈问题等作为研究项目，致力于该策略的系统化研究和推广；组建由多领域专家组成的专家委员会或专家智库，针对健康数据收集和分析、健康影响评估、策略实施路径、跨部门合作、长效机制建设、实践效果等进行深入研究，为策略的实施提供坚实的循证基础，不断提高工作质量和效能，同时也为各部门各领域提供专业咨询和指导；要创造良好的科研环境，加强不同部门之间的研究合作，共享专业知识，允许跨部门获得高质量的数据和技术支持[1]；在国内外研究成果和实践经验的基础上，结合我国国情和各地区实际情况，因地制宜地探索“将健康融入所有政策”的具体实施路径，不断总结循证经验，为各地发挥自身优势，有效推进策略的落实提供科学指导。

（樊子筠　母倩熙　李雪儿）

[1] Anonymous.Health in All Policies（HiAP）Framework for Country Action[J].Health Promotion International，2014，29（1）：19-28.

中西医并重

医药政策是确保中国的健康现代化得以实现的重要组成部分。自中华人民共和国成立以来，国家在医药政策领域大力推行中西医并重的发展方针，在乙脑、流脑、出血热、SARS和甲流等流行性传染性疾病的防治过程中，中医药均发挥了重要作用。在此过程中，中医药现代化也取得了一些非常突出的成就，例如：抗疟新药青蒿素的发现和提取、治疗急性早幼粒性白血病的有效药物三氧化二砷的研究和开发等，都是现代科学知识与古代用药经验相结合的典型科研成果。2015年，屠呦呦研究员获得诺贝尔生理学或医学奖体现了中医药对于人类健康事业的巨大贡献。这些突出成就表明：中西医并重政策作为我国长期贯彻执行的医药政策，在促进中国人民生命健康方面发挥了非常重要的作用。2017年，习近平总书记在党的十九大报告中将“坚持中西医并重，传承发展中医药事业”确立为新时期健康中国战略实施的基本方针。这既是对中西医并重作为我国长期奉行的一项基本医疗政策的再次肯定，也是对中国健康现代化过程中国家医疗资源配置政策的再次重申。2017年7月1日正式实施的《中华人民共和国中医药法》明确规定：“国家大力发展中医药事业，实行中西医并重的方针，建立符合中医药特点的管理制度，充分发挥中医药在我国医药卫生事业中的作用。”我国以法律的形式确立了中西医并重政策的正式法定地位，为新时期中医药事业的发展提供了法治政策。下面，编者从中国的健康现代化视角出发，理解并审视中西医并重发展策略，为全面解读中国的健康现代化发展成就，坚定走中国的健康现代化发展道路提供理论借鉴。

一、中西医并重的理论基础

中医药和西医学起源于不同的文明背景，在长期的发展过程中分别走过了截然不同的发展历程，呈现出迥然相异的理论基础。中西医不同的理论基础成为中西医结合政策发展过程中不容回避的一个理论融合难题。新时期，中西医并重发展策略要求国家加大对中国传统医药事业发展的支持力度，充分尊重和发挥中医药在养生保健和治未病中的主导作用，重视中医药在重大疾病治疗中的协同创新能力，努力为提高更多患者生命质量和实现更高水平全民健康做贡献。这必然要求国家卫生健康主管部门尊重中西医学各自独特的发展规律和理论基础，深化中西医基础理论科学研究，促进中西医学科深入融合发展，推动中西医医疗资源均衡配置，从而为全面贯彻中西医并重发展政策奠定坚实的理论基础。

（一）中医药基础理论概述

2016 年 12 月 25 日，全国人大常委会通过的《中华人民共和国中医药法》第二条规定：“本法所称中医药，是包括汉族和少数民族医药在内的我国各民族医药的统称，是反映中华民族对生命、健康和疾病的认识，具有悠久历史传统和独特理论及技术方法的医药学体系。”这表明广义范畴的中医药不仅是指“汉方医学”，还包括蒙医、藏医和苗医等少数民族医学和佛医、道医等传统宗教医学内容。中华人民共和国成立以来很长一段时间，我们都对中医药的重要性认识不足，导致对中医药的系统性管理缺失。1988 年，国务院设置隶属于卫生部的副部级国家局——国家中医药管理局负责管理中医药事业。2013 年，国务院机构改革后，国家中医药管理局转隶国家卫生和计划生育委员会。2018 年，国务院再次机构改革，国家中医药管理局转隶国家卫生健康委员会。

随着中医药行业的迅速发展，立法规范中医药行业发展成为当务之急。2016

年12月，第十二届全国人大常委会第二十五次会议通过了《中华人民共和国中医药法》并于2017年7月1日起施行。《中华人民共和国中医药法》的通过和实施为继承和弘扬中医药，保障和促进中医药事业发展提供了法律依据，成为新时期推动中医药行业健康发展的重要保障。中医基础理论以中国古代朴素唯物主义思想作为医药理论的哲学基础。中医药发展演变历程大致可分为汤液经法时期、今文尚书时期和古文尚书时期。当今各中医药院校推崇的经典著作《黄帝内经》即是今文经学的代表。之后，许多中医家根据医药基础理论的差异将采用汤液经法的称为神仙家，采用今文尚书的称为医经家或针灸家，利用今文尚书与汤液经法杂糅的称为经方家等，从而形成了不同的中医药流派。

（二）中西医结合的实践探索与理论局限

1954年，毛泽东曾对中医工作作出如下指示：西医要跟中医学习，具备两套本领，以便中西医结合，有统一的中国新医学、新药学[1]。自20世纪50年代起，在“中医科学化”的号召下，中医开始引进西医的研究系统并且尝试通过对疗程原理的科学性分析重新解释中医理论。这些系统化的中医学研究导入了现代生物学和分子医学等现代科学概念，尝试将中医学从传统的阴阳论述转变为注重现代科学学理基础的科学理论。此后的数十年间，采用现代科学手段研究中医药成为发展中医药的主要途径，也对当代中医药学的发展产生了非常深远的影响。中西医结合政策一度成为我国医疗卫生工作的主要政策。中西医结合政策虽然促进了中医药事业的繁荣和发展，但也面临着一些长期难以克服的理论难题。虽然“中医科学化”发展取得了一些发展成就，但由于西方现代科学技术发展的强烈冲击，越来越多的人认为中医就是充满偏方与迷信的伪医学。一些医学界人士也认为中医就是中医，西医就是西医，它们就是两个完全不同的科学体系，有着不同的病因学、不同的治疗学和不同的治病药理。因此，许多学者认为中西医结合的结果就是完全忽视中医背后的科学体系，采用西医方法来改造中医，从而导致“不洋不中”的后果。中西医结合的结果就是中医的灵魂被改没了，疗效急剧下降，被迫走向日益边缘化的境地。这些有关中医和西医的争论，凸显出当前中西医结合面临着一些难以突破的理论和实践难题。

从中医和西医的理论视角来看，中医药和现代医学有着不同的思维方式和认

---

[1] 中共中央文献研究室．毛泽东年谱（1949—1976）[M]. 北京：中央文献出版社，2013.

知范式。中医药以阴阳五行理论为核心，强调生命活动的动态平衡和整体性，而现代医学以物质能量理论为核心，强调生命活动的因果关系和局部性。中医药以经络系统为主要载体，认为气血运行于经络之中并通过经络联系全身各部位。现代医学以神经内分泌系统为主要载体，认为神经信号和激素在神经内分泌系统之间传递，并通过神经内分泌系统调节全身器官。从中医和西医的实践视角来看，中医药和现代医学各有不同的优势和局限。中医药具有简便易得、个体化定制和预防重于治疗等特点，在处理复杂性疾病方面有一定优势，但也存在理论缺乏严密性、效果缺乏客观性和质量缺乏标准化等问题。现代医学具有精确高效、客观可验证和标准统一等特点，在处理急重症疾病方面有一定优势，但也存在过度依赖技术手段、忽视个体差异和副作用增多等问题，在处理复杂性疾病方面有明显局限性。

二、从废止中医到中西医并重的政策变迁

明末清初，从西方来华的传教士把基督教带到中国的同时，也带来了近代西方国家的医学科学知识。由于当时西方国家医学技术发展水平有限，传入中国的西方医学知识也主要以浅显的解剖生理知识为主，因此当时的西医学在临床治疗技术上同中医学整体差别不大，故早期产生的社会影响也非常有限。西医开始对中国社会发生较明显影响始于 19 世纪初，随着牛痘接种法、外科和眼科技术的传入，西方医学知识的神奇治疗效果开始受到国人的广泛关注。近代西医学知识的前期在华传播和医学实践成就为后续西医在中国的发展奠定了基础。

（一）近代西方医学的早期传播与科学叙事

广州是近代中国最早与西方世界接触的前沿，也是西方医学最早传入的城市。1835 年，传教士在广州设立了第一所眼科医院；1838 年，“中国医学传教协会”在广州成立。鸦片战争后，1842 年 11 月伯驾从美国回到广州于旧址重开医院。在 1845 年以前，教会医院的外科切割手术都是在无麻醉状态下进行的。1846 年，伯驾引入乙醚麻醉法并在他开设的医院第一次试用，使医院在实施外科手术上取得了重大进步。由于教会医生与其本国教会组织保持着密切联系，因此，他们能

及时引入一些新技术，使教会医院在中国的发展保持技术优势。1842 年以后，广州教会医院的治疗范围逐渐扩大，尽管眼病仍然是医院治疗的重点，但是治疗范围已涉及内科、外科、骨科、皮肤科和牙科等领域。

近代西方医学在华传播主要服务于教会“医疗传教”之目的。鸦片战争以后，各通商口岸设立教会医院的最初宗旨当然是为了传教，同时也承担着为口岸上外国商人、侨民和驻军提供医疗服务的责任，例如宁波舟山教会诊所负责为驻扎舟山的英军提供大量药品等服务。上海伦敦教会医院开创之初的主要经费来源于向居住在上海的英国侨民募捐。除了广州和上海，宁波、厦门和福州三个口岸的医疗传教情形大致类似，不过规模相对较小。1843 年 11 月，浸礼会的麦高恩在宁波城内商业区利用一个中国商人提供的房屋开办了一间诊所，主要收治眼病患者。1844 年，美国长老会的麦卡特夫妇到宁波传教并在其住宅为人看病。他们在这里收养了中国女孩金韵梅并给予教育，然后送到美国纽约学习医学，学成回国后她一直在教会从事医疗工作，是中国第一位在国外留学医科的女医生。

（二）从“废止中医案”到“中医科学化”

随着西方现代医学传入中国，一些学者和官员认为中医是落后的象征，主张废除中医，全面采用西方现代医学。1879 年，清末朴学大师俞樾发表《废医论》，明确地提出了废除中医的主张，并认为“中医可废，而药不可尽废。”[1]1914 年，北洋政府教育总长汪大燮主张废除中医说：“我决定今后把中医废除，中药也不用。”[2]20 世纪 20 年代，一些有海外游历经历的人士，如余云岫、鲁迅、孙中山、胡适、梁启超、严复、丁文江和陈独秀等积极倡导废除中医。鲁迅先生在《呐喊》序言中写道：中医不过是一种有意的或无意的骗子[3]。对当时中医存在的一些问题提出了质疑。梁启超和孙中山在去世前都拒绝使用中医治疗。1925 年，中医界谋求将中医纳入学校体制，却因受医界抵制而失败。1929 年，时任医药学会上海分会会长的余云岫在一次工作会议上提出，全面取消中医学，改行西医西药。同年 2 月 23 日，在时任行政院院长汪精卫的授意下，新组建的中央卫生委员会在

---

[1] 俞樾．废医论 [M]// 俞樾．春在堂全书．南京：凤凰出版社，2010.（原载于光绪间刻本《春在堂全书・俞楼杂纂》卷 45）

[2] 曾浩．变革与妥协：废医存药论下的民国废止中医案 [J]. 锦州医科大学学报（社会科学版），2023，21（1）：29-36.

[3] 鲁迅．鲁迅全集：第一卷 [M]. 北京：人民文学出版社，2009.

南京召开了第一次会议，通过了余云岫“废止旧医，以扫除医事之障碍案”，此提案宣称“旧医（对中医的蔑称）所用理论，皆是凭空结构，阻碍科学化。旧医一日不除，民众思想一日不变，卫生行政不能进展”[1]。余云岫等人将贫穷落后的旧中国医药事业的不发达，全部归咎于中医并提出消灭中医的 6 项措施，包括实行中医登记培训、禁止中医登报宣传、禁止成立中医学校、旧医登记法限至民国十九年（1930 年）底为止等。“废止旧医案”的通过引起了社会各界，尤其是中医药界的强烈反对。1929 年 3 月 17 日（国医节的由来），全国 17 个省市 200 多个团体，300 余名代表云集上海，举行反对废除中医的大会，选出谢立恒、陈存仁和随翰英等 5 人组成代表团共赴南京请愿并将请愿书刊登于各大报纸，争取全国人民的支持。3 月 23 日，在张简斋、随翰英等人的坚持与斡旋下，蒋介石最终接见了请愿代表并表示对请愿者的支持。数日后，国民政府下达公文认为“废止旧医提案使中国医药事业无由发展，殊违先总理（孙中山）保持固有智能发扬光大之遗训，应交行政院分饬各部将前项布告与命令撤销”，最终让此事画上了圆满句号。

虽然国民政府时期“废止旧医案”在各方压力下最终未能有效执行，但关于“废除中医”的声音仍然此起彼伏。中华人民共和国成立之初即 1950 年前后，“废止中医”在部分地区引发了不少中医从业者的忧虑。第一届全国卫生工作会议提案中，将中医从业者训练后转为“医助”及不准中医带徒等提议，均与“废止中医”思潮有关。会议期间，军、政卫生部门领导反复强调中西医团结的重要性，阻止了这次危害性极大的“废止中医”企图。此次会议确立的“团结中西医”方针，使中医从业者感到“获得了新生的希望”并在相当长的历史时期内为中医药的健康发展提供了政策保障。面对西医的强势进入和扩张，中医的生存空间日益受到严重挤压。在这样的社会背景下，变革图存成为中医的第一要务，逐渐形成了“中西医汇通”和“中医科学化”两种声音和主张。

（三）从“中西医结合”到“中西医并重”

1954 年，毛泽东曾对中医工作作出如下指示：西医要跟中医学习，具备两套本领，以便中西医结合，有统一的中国新医学、新药学[2]。1960 年 7—8 月，卫生

---

[1] 左玉河 . 学理讨论，还是生存抗争：1929 年中医存废之争评析 [J]. 南京大学学报（哲学 · 人文科学 · 社会科学版），2004，41（5）：77-90.

[2] 陈浩望 . 国人抗争汪精卫：废止中医始末 [J]. 湖南档案，2002（11）：18-20.

部召开全国中西医结合研究工作经验交流会，钱信忠副部长作了《加强中西医团结合作，为建立我国独创性的医药学派而奋斗》的报告。在此后的数十年间，中西医结合成为我国医疗卫生工作的基本政策。改革开放以后，1980 年 3 月 6 日召开的全国中医和中西医结合工作会议重申了党的中医政策，确定了中医、西医和中西医结合三支力量要大力发展、长期并存的基本原则。1982 年 12 月 4 日，全国人民代表大会通过的《中华人民共和国宪法》规定："国家发展医药卫生事业，发展现代医药和我国传统医药"[1]。这是以国家根本法的形式对中医药的法律地位予以首次明确。1986 年，国家中医管理局（1988 年改为国家中医药管理局）正式成立。中医药教学、医疗和科研机构不断建立健全，中医药人才队伍得到了有效巩固。20 世纪 90 年代以后，我国中医药的教学、科研和医疗体系已经基本形成，中医医疗机构的综合服务能力有了大幅提高。

1991 年，第七届全国人大四次会议通过的《中华人民共和国国民经济和社会发展十年规划和第八个五年计划纲要》将卫生工作方针改为"中西医并重"。"中西医并重"方针也列入 1996 年第八届全国人大四次会议通过的《中华人民共和国国民经济和社会发展"九五"计划和 2010 年远景目标纲要》和 1997 年 1 月发布的《中共中央、国务院关于卫生改革与发展的决定》之"中西医并重"方针的出台和推行体现了党和国家对中医和西医发展规律的正确认识，明确了支持中医药发展的决心。"中西医并重"明确了中医和西医处于平等地位，为实现中医和西医"平级管理、平行运作、平等待遇"提供了实践可能。进入新世纪以来，党的十六届六中全会通过的《关于构建社会主义和谐社会若干重大问题的决定》明确提出，要"大力扶持中医药和民族医药发展。"2017 年，党的十七大报告再次强调了"中西医并重"的基本方针，提出要"扶持中医药和民族医药事业发展。"2009 年 3 月，《中共中央 国务院关于深化医药卫生体制改革的意见》指出，要坚持"中西医并重"的方针，充分发挥中医药的作用。

[1] 全国人民代表大会．中华人民共和国宪法 [J]. 中华人民共和国国务院公报，1982（20）：851-874.

三、中西医并重发展的历史贡献

中华人民共和国成立以来，我国卫生健康领域取得了举世瞩目的发展成就，城乡卫生环境明显改善，全民健身运动蓬勃发展，医疗卫生服务体系日益健全，人民健康水平和身体素质持续提高。2020 年，我国人均预期寿命已达 77.93 岁，婴儿死亡率、5 岁以下儿童死亡率、孕产妇死亡率分别下降到 5.4‰、7.5‰和 16.9/10 万，总体上优于中高收入国家平均水平，为全面建成小康社会奠定了坚实的基础。这些健康成就的取得离不开中西医并重政策的成功实施，同时也是我国中医事业、西医事业和中西医结合事业发展的综合体现。

（一）中医事业发展成就与贡献

中医药学是中华文明宝库中璀璨夺目的瑰宝之一，蕴含着中华民族对健康福祉的向往和追求，凝聚了深邃的思想智慧和实践智慧。历史上，中医药学为中国人民和中华民族作出了重大贡献。几千年来，中医药一直护佑着中华民族的生命健康。中华人民共和国成立以来，党和国家高度重视中医药事业，相应地，我国中医药事业也取得了显著成就，为增进人民健康发挥了重要作用。新时期，习近平总书记指出，要遵循中医药发展规律，传承精华，守正创新，加快推进中医药现代化、产业化，坚持中西医并重，推动中医药和西医药相互补充、协调发展，推动中医药事业和产业高质量发展，推动中医药走向世界。习近平总书记的这一重要论述深刻回答了新时代中国特色卫生健康事业的重大理论和现实问题，擘画了中医药事业的发展战略和前进方向。回顾中华人民共和国成立以来的中医药事业发展历程，大致可以分为四个阶段。

1. 第一阶段：恢复与整顿阶段（1950—1979 年）

1950 年 8 月，卫生部在北京召开了中华人民共和国成立后的第一届全国卫生工作会议，会议认为中医在我国具有历史悠久、普遍分布的特点，是保障国民健康不可缺少的重要力量，所以会议讨论并确定了将“团结中西医”作为新生中国卫生工作的三大方针之一。1956 年，国家建立了 4 所中医学院并在西医院校内增设中医专业，从此中医教育被正式纳入国家高等教育体系。全国中医卫生系统在 20 世纪六七十年代受到了严重冲击。1978 年，中共中央批转了卫生部党组《关于认真贯彻党的中医政策，解决中医队伍后继乏人问题的报告》，提出要整顿和办好中医院，解决中医队伍乏人乏术的问题。同年9月，我国恢复研究生教育制度以来第一批中医药研究生入学。同年12月，原卫生部和国家劳动总局发布《关于从集体所有制和散在城乡的中医中吸收一万名中医药人员充实加强全民所有制中医药机构问题的通知》，通过考试为一批中医药从业人员确定了正副主任中医（药）师、教授和研究员的技术职称。

2. 第二阶段：发展与改革阶段（1980—1996年）

从20世纪80年代开始，中国开始启动医药卫生体制改革。1980年3月，全国首次中医和中西医结合工作会议确定了中医、西医和中西医结合三支力量都要大力发展、长期并存的原则。1982年4月，召开了自中华人民共和国成立以来的第一次全国中医医院和高等中医药院校建设工作会议，明确提出了“突出中医特色，发挥中医药优势，发展中医药事业”的指导方针。同年4月通过的《中华人民共和国宪法》明确规定：“发展现代医药和我国传统医药”，从而为中医药发展和法律制度建设提供了根本法律依据。1984年，国务院决定实行中医中药统一管理并将国家中医管理局更名为国家中医药管理局，此后全国逐步形成了独立的中医药事业管理体系。1986年10月，原卫生部召开了全国县级中医医院工作会议，提出了“县县建中医院”的号召。1989年《中医医院分级管理办法（试行草案）》的出台，标志着中医医院开始科学管理。1991年4月，第七届全国人大四次会议将“中西医并重”列为我国卫生工作的基本方针之一。

3. 第三阶段：规范与拓展阶段（1997—2011年）

1997年《中共中央 国务院关于卫生改革与发展的决定》中“中西医并重”方针的提出，推动中医医院的建设工作进入新的阶段。2003年4月，国务院颁布了我国第一部中医药行业法规《中华人民共和国中医药条例》，进一步为中医药行业立法奠定了基础。2006年11月，国家中医药管理局第一次以专门文件形式出台了《关于进一步保持和发挥中医药特色优势的意见》，比较系统地提出了保持和发挥中医药特色优势的政策。从2008年开始，中医药的立法工作驶入了快车道。2009年3月，在总结我国医药卫生体制改革经验教训的基础上，出台了《中共中央 国务院关于深化医药卫生体制改革的意见》。温家宝总理在政府工作报告中提出了医药卫生体制改革的五项重点工作，特别强调了充分发挥中医药和民族医药在防病治病中的重要作用。

4. 第四阶段：深化与前进阶段（2012 年至今）

党的十八大以来，习近平总书记强调把人民健康放在优先发展的战略地位，作出加快推进健康中国建设的重大部署。2012 年，《“十二五”期间深化医药卫生体制改革规划暨实施方案》将中医药作为深化医药卫生体制改革的主体之一。2016 年 2 月，《国务院关于印发〈中医药发展战略规划纲要（2016—2030 年）的通知〉》发布，要求加大中医药政策扶持力度，落实政府对中医药事业的投入政策。同年 10 月，中共中央、国务院印发《“健康中国 2030”规划纲要》，明确指出推进健康中国建设要充分发挥中医药的独特优势。同年 12 月 6 日，国务院发布《中国的中医药》白皮书，将中医药发展上升为国家战略；12 月 25 日，第十二届全国人大常委会第二十五次会议通过了《中华人民共和国中医药法》并于 2017 年 7 月 1 日起施行。这是以国家法律的形式为中医药事业的发展提供法律保障，强化了国家政策对中医药发展的支持。习近平总书记在 2017 年党的十九大报告中再次强调要“坚持中西医并重，传承发展中医药事业”，坚持实施健康中国战略。

（二）中西医结合的探索与尝试

早在土地革命时期，中国共产党领导的红军和苏维埃政府因地制宜、充分利用当地自然和社会资源，努力克服医疗资源严重短缺问题，运用中医疗法和土方草药为保障红军战斗力和提高苏区人民卫生健康水平发挥了重要作用。井冈山时期的“中西医并用”实践，解决了极端艰苦条件下的医药短缺问题，也使中共领导人认识到中医药的独特价值。之后 22 年的革命战争岁月，中国共产党领导的卫生工作者充分发挥中医药的独特优势，保障了军民健康，从而为革命战争的最终胜利提供了有力的医疗支持。1944 年 10 月底，毛泽东正式提出“中西医合作”方针并在陕甘宁边区和其他根据地推行。“中西医合作”是对“中西医并用”的发展。中华人民共和国成立以后，1950 年，第一届全国卫生工作会议通过的工作方针中“团结中西医”延续了延安时期“中西医合作”的工作基调，确立了中医药在新生中国卫生工作中的主体地位和处理中西医关系的根本原则，对新生中国卫生工作产生了积极而深远的影响。

中西医结合医学是综合运用中西医药学理论与方法，以及中西医药学互相交叉综合研究、运用中产生的新理论、新方法，研究人体系统结构与功能、人体系统与环境系统（自然与社会）关系等，探索并解决人类健康、疾病及生命问题的科学。在医学教育体系中，中西医结合医学在改革开放后逐渐成为一门独立的医学学科。1978 年，我国恢复研究生招生制度时，国务院学位委员会即分别设置了中医及中西医结合研究生教育制度并开始招收中医及中西医结合研究生。1983 年，国务院学位委员会把 “中西医结合” 设置为一级学科，下设中西医结合基础及中西医结合临床两个二级学科，陆续招收培养中西医结合硕士及博士研究生。此后，我国中西医结合学位授予单位及学科不断扩展。中西医结合的发展既是中华人民共和国成立以来医药卫生界取得的辉煌成就之一，同时也是令国人骄傲的标志性医疗健康成就之一。

自 20 世纪 50 年代以来，我国不仅在临床医疗和预防保健等方面广泛开展中西医结合工作，而且还涌现出一批优秀的研究成果。在临床中，用中西医结合诊治常见病、多发病、难治病已较普遍。除了中西医结合临床研究，传统中医药现代化研究也取得了非常突出的发展成就，成为中医药对世界的重要贡献之一。2015 年中国中医科学院屠呦呦研究员获得了诺贝尔生理学或医学奖即是中西医结合的一个著名例证。从传统中药青蒿提取青蒿素治疗疟疾的研究成功，不仅研究出抗疟新药青蒿素，挽救了全球数百万人的生命，而且精准研究出传统中药青蒿治疗疟疾的有效成分青蒿素及其提取方法、杀灭疟原虫的机制等。青蒿素的研究成果打破了认为抗疟药必须具有含氮杂环的传统看法，改变了世界对中国医药学的认识，为全世界树立了中西医结合科研的典范。

四、坚持中西医并重方针　开启中国式健康现代化新篇章

自 1950 年第一届全国卫生工作会议提出“以预防为主，中西医并用，依靠群众，为人民群众服务” 的基本卫生工作方针以来，我国历届政府都在实践中坚持中医和西医并重的发展政策。但由于诸多方面的原因，我国医疗卫生事业存在明显的中西医发展失衡现象。2009 年，《国务院关于扶持和促进中医药事业发展的若干意见》提出，要坚持中西医并重，充分发挥中医药作用，推动中医药与西医药相互补充、协调发展。当前，我国坚持实施中西医并重发展方针仍然面临着严峻的现实挑战。长期以来，困扰中医药发展形成的中西医发展失衡现象、中医药振兴

难题和中西医如何高水平融合发展等难题仍然是当前我国医药政策中亟待解决的突出问题。

（一）中西医发展失衡及其挑战问题

虽然中西医并重是我国长期以来奉行的基本医药政策，但受到学术界不时有“废止中医”和“中医非科学”等论调的影响，中西医并重政策在一些地方并未得到真正落实，突出表现在中医药医疗机构、中医药从业人员和中医药机构床位数在全国医疗机构、医疗从业人员和医疗机构床位数中占比明显偏低等方面，直接导致了中医药医疗机构服务门诊和住院人数在全国门诊数和住院人数中所占比例较低。中西医在发展过程中的失衡现象表明：长期以来，我国社会高度重视西医事业发展，将其视为现代医疗技术予以推崇的观念根深蒂固，中医药的发展仍然面临着诸多挑战。中国工程院张伯礼院士认为，当前中医药发展面临的挑战主要体现在以下四个方面。

1. 社会各界对中医药重要性认识不足

社会各界对中医药防治常见病、多发病的作用认识不足，从而导致中医药未能得到社会的足够重视。在国家医药管理体制上，管理部门没有遵循中医药的发展规律，没有充分尊重中医药的特点。在政策机制方面，尽管近年来政府加大了中医药的政策扶持力度和财政投入力度，但对中医药扶持力度不够、投入相对不足的状况没有得到根本改变，中医药的临床优势未能充分体现。中医药防治疾病的理念未能深入人心，临床工作模式尚未形成。中医科研得不到足够重视，科研投入存在明显不足。

2. 中医药专业人才队伍建设滞后

我国中医机构人员占全国卫生机构人员总数的比例较低，中医执业（助理）医师与其承担的卫生工作任务相比，人力资源严重匮乏，人才严重紧缺。医疗界对于现有的中医药人才队伍的扶持和保障力度不够，在医疗卫生保障较弱的农村及偏远山区等基层卫生机构，人才尤其紧缺。中医药人才的待遇在同等条件下明显低于西医，人才队伍不稳定，流失严重，缺乏进修和继续教育的机会，临床和技术攻关能力弱。中医药教育没有突出中医自身的规律和特点、中医医疗与中医教育脱节、中医药教育供给与社会需求脱节、中医药理论教育与中医临床实践脱节的矛盾等问题日益凸显。

3. 中医药临床诊疗和评价体系亟待建立

中医药防治疾病多采用复方，含有多种药效物质，具有效应途径及靶标多、效应强度低的特点。中药多以整合调节的综合效应为优势，在临床疗效上呈现起效慢但作用时间持久、远后效应和综合效应较好的特点。然而，当前学术界对中医药临床疗效的评价却照搬照用西医学标准。我国现有的临床评价标准主要由西医学专家制定，中医学专家很少参与，这在一定程度上影响了中医药临床疗效的显示度。因此，亟须加大对中医诊疗和评价体系研究的投入，建立体现中医特色与优势的评价体系。

4. 中医药事业经费投入明显不足

我国卫生经费总投入中对中医药的投入远低于其所承担的医疗卫生任务。现有的国家投入使中医药卫生机构举步维艰，中医药资源总体不足，而且配置不合理，大部分集中在城市的中医医院，城乡和地区之间中医药发展不平衡，中医药发展受到严重限制，尤其是基层医疗机构呈现不断萎缩的发展趋势。国家应加大对中医药的支持力度，尤其是加大对基层中医药医疗机构的支持，增加中医药在科学研究、人才培养和基地建设等方面的投入。

（二）中医药事业如何振兴

2009 年，《国务院关于扶持和促进中医药事业发展的若干意见》提出，要坚持中西医并重，充分发挥中医药作用，推动中医药与西医药相互补充、协调发展。2023 年 2 月 28 日，国务院办公厅印发了《中医药振兴发展重大工程实施方案》（以下简称《实施方案》）。《实施方案》明确提出了 2025 年的发展目标：优质高效中医药服务体系加快建设，中医药防病治病水平明显提升，中西医结合服务能力显著增强，中医药科技创新能力显著提高，高素质中医药人才队伍逐步壮大，中药质量不断提升，中医药文化大力弘扬，中医药国际影响力进一步提升，符合中医药特点的体制机制和政策体系不断完善，中医药振兴发展取得明显进展，中医药成为全面推进健康中国建设的重要支撑等。总体而言，《实施方案》列出的中医药振兴措施主要包括以下三个方面。

1. 加快建设优质高效中医药服务体系

《实施方案》提出实施中医药健康服务高质量发展工程，进一步发挥中医药整体医学优势，着力推动建立融预防保健、疾病治疗和康复于一体的中医药服务体系，提升服务能力。《实施方案》部署开展国家中医医学中心和国家区域中医医疗中心建设，并提出建设130个左右中医特色突出、临床疗效显著、示范带动作用明显的中医特色重点医院，推动优质中医资源扩容和均衡布局。《实施方案》提出，全部社区卫生服务中心和乡镇卫生院设置中医馆、配备中医医师，每个县级中医医院建成2个中医特色优势专科和1个县域中医药适宜技术推广中心……一系列举措将提高基层中医药服务的可及性和优质度。此外，《实施方案》还提出我国将布局35个左右国家中医疫病防治基地，开展中医医院传染病防治能力建设，提升中医药重大疾病防控救治和应急处置能力。

2. 强化中医药科技支撑和人才保障

《实施方案》提出，依托现有资源，建设若干个中医药相关多学科交叉融合的全国重点实验室、中医类国家临床医学研究中心和30个左右国家中医药传承创新中心、100个左右国家中医药局重点实验室；开展中医药防治重大疑难疾病临床方案优化研究、中医药疗效与作用机制研究、临床循证研究及评价研究，组织筛选50个中医优势病种；开展中医药基础理论研究。《实施方案》提出：建立中西医协同长效机制，健全中西医临床协同体系，提升中西医协同攻关水平，有助于为群众提供更高水平的中西医结合医疗服务。《实施方案》提出，建设50个左右中西医协同“旗舰”医院、一批中西医协同“旗舰”科室，辐射带动提升区域中西医结合整体水平；聚焦癌症、心脑血管病、糖尿病、感染性疾病等重大疑难疾病、慢性病和传染性疾病，以提高临床疗效为重点，遴选一批项目单位开展中西医联合攻关。此外，《实施方案》还对加强中医药高层次人才培养、基层人才队伍建设和人才培养平台建设等方面作出具体部署。

3. 促进中药质量提升，让群众能“放心用中药”

《实施方案》提出，开展“中药质量提升及产业促进工程”建设，结合当前中药质量存在的问题和产业发展面临的现实需求，针对种子种苗、中药材、中药饮片、中成药等关键领域、关键环节，强化源头管理、全程管理、协同管理。《实施方案》提出，支持国家药用植物种质资源库建设、引导地方建设一批中药材种子种苗专业化繁育基地、建立覆盖主要中药材品种的全过程追溯体系等任务，并进一步规范中药材田间管理，促进中药材生态种植模式进一步推广。《实施方案》提出，建设一批中药炮制技术传承基地，开展一批常用中药饮片的质量标准、生产工艺等研究。此外，我国还将对中成药开展安全性、质量标准、疗效等多个维度的综合评价，促进中成药精准用药。

（三）如何高水平推动中西医协同发展？

在中国式健康现代化发展过程中，如何正确地处理中国传统医学同西方现代医学的关系一直是困扰中国医学界的一个重要问题。中国共产党在领导中国革命和建设的过程中，立足于从中国国情出发，经历了从“中西医并用”“中西医合作”到“团结中西医”的早期探索，从“中医进修”“西医学习中医”到“中西医结合”和“中西医并重”等发展阶段。从“中西医结合”到“中西医并重”体现了国家对中医和西医发展规律的科学认识，开启了新时期中西医高水平协同发展的新篇章。党的十八大以来，以习近平同志为核心的党中央从实现中华民族伟大复兴的战略高度出发，开创了中医药事业持续健康发展的新局面。新时期如何高水平推动中西医协同发展？中西医并重政策不仅包括医疗资源建设方面，还包括应用现代科学技术提升中药产业发展水平等内容。这就要求我们要充分认识到中医和西医都是人类与疾病斗争的有力武器。两者各有所长，并无高低之分。完全可以优势互补，携手共进，共同促进传统医学和现代医学的更好结合。坚持中西医并重，可为全面推进健康中国建设、更好保障人民健康提供有力支撑。编者认为，当前实现高水平中西医协同发展，重点应做好三个方面的工作。

1. 推动综合医院中西医协同发展

中西医协同发展要求加强中西医协作和协同攻关力度，在综合医院推广“有机制、有团队、有措施、有成效”的中西医结合医疗模式。将中医纳入多学科会诊体系，制订并实施“宜中则中、宜西则西”的中西医结合诊疗方案。三级综合医院应设置中医临床科室，设立中医门诊和中医病床，努力形成一批中西医协同“旗舰”医院、“旗舰”科室，开展重大疑难疾病、传染病、慢性病等中西医联合攻关。此外，我们还要努力提升相关医疗机构中医药服务水平，引导专科医院、传染病医院和妇幼保健机构规范建设中医临床科室、中药房，普遍开展中医药服务，创新中医药服务模式，加强相关领域中医优势专科建设。

2. 提升中医药参与中西医协同发展力度

提升中医药参与中西医协同发展力度，要求加强中医药应急救治能力建设，增强中医药参与新发突发传染病防治和公共卫生事件应急处置能力。这就要求以高水平三级甲等中医医院为依托，建设覆盖所在省份的国家中医疫病防治基地，组建中医疫病防治队伍，提升中医紧急医学救援能力。三级公立中医医院和中西医结合医院应设置发热门诊，加强感染性疾病、急诊、重症、呼吸、检验等相关科室建设，提升服务能力。此外，国家还应加大中医药应对重大公共卫生事件和疫病防治骨干人才培养力度，形成人员充足、结构合理、动态调整的人才库，提高中医药公共卫生应急和重症救治能力。

3. 建设高素质中西医协同人才队伍

建设高素质中西医协同人才队伍，要求深化医教协同，进一步推动中医药教育改革与高质量发展。这就要求建立以中医药课程为主线、先中后西的中医药类专业课程体系，优化专业设置、课程设置和教材组织，增设中医疫病课程，增加经典课程内容，开展中医药经典能力等级考试。建设高素质中西医协同人才队伍还需要进一步完善落实西医学习中医制度，增加临床医学类专业中医药课程学时，将中医药课程列为本科临床医学类专业必修课和毕业实习内容，在临床类别医师资格考试中增加中医知识。此外，还应加强中西医结合学科建设，努力培育一批中西医结合多学科交叉创新团队。

（周长友）

基本医疗卫生服务

没有全民健康，就没有全民小康。健康中国战略的推行，关乎社会的全面发展和民族的伟大复兴。而基本医疗卫生服务承载着维护人民群众生命安全和身体健康的重要功能，实施基本医疗卫生服务是保障人民群众健康的必然要求[1]。党的十七大报告将“人人享有基本医疗卫生服务”确立为实现全面建设小康社会奋斗目标的新要求之一[2]。《中共中央 国务院关于深化医药卫生体制改革的意见》进一步明确指出，要将基本医疗卫生服务作为公共产品向全民提供，并确立了“建立健全覆盖城乡居民的基本医疗卫生制度，为群众提供安全、有效、方便、价廉的医疗卫生服务”为深化医药卫生体制改革的总体目标[3]。随着新医改的持续推进，基本医疗卫生服务正逐步实现从理论到实践、从局部到整体的全面深化。自新医改实施以来，中国在达成各项医改目标上取得了显著成就，我国基本医疗卫生服务的公平性和可及性得到显著提升，服

---

[1] 程雨，王梓琪，郭美君，等．农村老年居民住院服务利用影响因素及边际效应分析 [J]. 医学与社会，2021，34（6）：59-63.

[2] 戴卫东．中国社会保障试点政策的落地逻辑 [J]. 社会保障评论，2022，6（1）：47-64.

[3] 中国中央 国务院．中共中 央国务院关于深化医药卫生体制改革的意见 [J]. 中国药房，2010，21（4）：289-294.

务质量和服务效率持续优化，民众就医负担得到明显减轻，主要健康指标已达到中高收入国家水平。站在新的发展起点，我们必须正视我国基本医疗卫生服务在取得显著成就的同时，仍然面临着发展不平衡、发展不充分等问题，与人民群众日益增长的健康需求和高质量发展要求仍然存在一定差距。政府投入不足、医疗资源配置不均、城乡之间基本医疗卫生服务差距显著、医疗卫生机构公益性弱化、基层医疗卫生服务水平滞后、社会办医发展受限等问题依旧亟待解决。因此，本文在深入分析国内外研究的基础上，从基本医疗卫生服务概念的演进、核心问题的剖析、优化路径的选择等维度，对我国基本医疗卫生服务进行了系统而全面的研究，旨在为行业主管部门提供更具参考价值的建议意见，以期更好地满足人民群众的基本医疗卫生需求，书写中国式健康现代化的新篇章。

一、基本医疗卫生服务的价值所在

实施基本医疗卫生服务是保障人民群众健康的必然要求，它承载着维护人民群众生命安全和身体健康的重要功能。自党的十八大以来，以习近平同志为核心的党中央确立了以人民健康优先发展的战略方针，对基本医疗卫生服务的发展给予了高度重视，坚定不移地遵循“保基本、强基层、建机制”的三大核心原则[1]。然而，当前我国医疗卫生事业正面临着一系列严峻挑战。首先，老龄化趋势的加速对卫生工作提出了新挑战。据权威统计，截至2021年底，我国60岁及以上老年人口已达2.67亿，占总人口的18.9%。预计到2035年，这一数字将突破4亿，占比超过30%，标志着我国将进入深度老龄化社会[2]。老年人患病率高、病程长和行动不便等特点，为我国医疗卫生系统带来了前所未有的压力。其次，慢性非传染性疾病（NCDs）简称“慢性病”或“慢病”已成为我国主要的健康问题。居民慢性病患病率和死亡率均呈现持续快速增长趋势。依据第七次人口普查的数据分析，2023年我国60岁以上人口已达2.6亿，其中约50%的老年人患有各种慢性病，即约1.3亿老年慢性病患者[3]。此外，其他年龄段约有5000万慢性病患

[1] 庄琦．始终把人民健康放在优先发展的战略地位：党的十八大以来健康中国行动的成就与经验[J]. 管理世界，2022，38（7）：24-36.

[2] 全国养老服务机构和设施已达36万个[N]. 中国信息报，2022-09-22.

[3] 李新泰．社区护理能力框架的解析与启示[J]. 护理研究，2023，37（14）：2610-2614.

者，总计达 1.8 亿慢性病患者。若不及时对这一人群进行干预和控制，将给国家、社会和个人带来沉重的经济负担。最后，基本医疗卫生服务在城乡之间存在显著差异。衡量一个国家居民健康水平的主要指标包括人均预期寿命、婴儿死亡率和孕产妇死亡率等三大指标，在城乡之间依然存在明显差距，农村地区普遍高于城市[1]。实施国家基本医疗卫生服务项目，为城乡居民免费提供基本公共卫生服务和基本医疗服务，对于提升居民对公共卫生服务的可及性、逐步缩小城乡与地区间差异、改善居民健康状况、促进社会和谐发展具有重要的现实意义和深远的历史意义。

实施基本医疗卫生服务是促进医疗卫生服务均等化的必由之路。此举不仅有利于提升医疗卫生服务的公平性和可及性，将基本医疗卫生服务作为公共产品向全民提供，实现人人享有基本医疗卫生服务，还标志着从理念到制度的重大医疗变革。同时，基本医疗卫生服务项目还能有效地提高医疗卫生服务效率。鉴于我国人口众多、卫生资源相对匮乏的国情，优先发展基本医疗卫生服务事业既符合卫生工作的内在规律，又能最大限度地利用医疗卫生资源，减轻国家、社会和个人的负担，提高城乡居民的健康水平。这对于解决群众看病就医的迫切需求，满足群众全方位全周期的健康需要，推动卫生健康事业的高质量发展，以及推进健康中国建设具有举足轻重的意义。因此，深入理解和明确基本医疗卫生服务的内涵和范畴，是当前我国医疗卫生事业发展的迫切需求。

二、基本医疗卫生服务的概念演进

基本医疗卫生服务改革首要且重要的任务在于精准界定“基本”与“非基本”的范畴，这是改革顺利推进的基石。特别是在医疗卫生服务这一综合性、系统性极强的改革领域，必须从国家实际情况出发，宏观把握、微观聚焦，方能确保改革的针对性和实效性。

在医疗卫生服务中明确“基本”与“非基本”的界限，其重要性体现在五个维度。第一，这一界定有助于政府明确其责任边界。当“基本”医疗卫生服务被清晰界定后，政府能够精准地定位其服务职能，优先保障公众最迫切需要的服务，

[1] 梁海伦，陶磊 . 健康乡村建设：逻辑、任务与路径 [J]. 卫生经济研究，2022，39（3）：1-5.

为政策制定提供更加具体和精准的指导[1]。第二，这一界定有助于优化医疗资源的配置。在资源有限的情况下，政府可以集中力量投入基本医疗服务，保障质量和覆盖面。同时，非基本服务可以通过市场机制得到满足，从而实现资源的有效分配和高效利用。第三，这一界定有助于满足公众多样化的需求。通过区分“基本”与“非基本”，政府能够更深入地了解公众需求，制定更加符合公众利益的政策。例如，针对发病率高的常见疾病，政府可以加大基本服务的投入；对于罕见病或特殊需求，可以提供更为专业的非基本服务。第四，这一界定还有助于在公平与效率之间寻求平衡。基本服务应确保覆盖所有公众，实现基本医疗卫生服务的普及化；而非基本服务则可以通过市场机制来提高效率，满足更高层次的需求。第五，随着社会的发展和人口结构的变化，“基本”与“非基本”的界限也会动态调整。这一界定有助于政府及时捕捉社会变化，调整政策导向，确保医疗卫生服务与社会发展同步。例如，在老龄化社会背景下，老年病可能成为基本服务的重要内容；但随着医疗技术的进步，部分原先的非基本服务也可能转化为基本服务。因此，深入讨论和界定“基本”与“非基本”的范畴，对于推动医疗卫生服务改革、实现公平与效率并重、满足公众多样化需求具有至关重要的作用。

（一）基本与非基本

自改革开放以来，我国在医疗卫生服务领域关于“基本与非基本”的探讨逐渐显现，最早可追溯至1993年全国卫生工作会议上提出的“三保三放”改革策略，即“保农村、放城市；保防保、放医疗；保基本服务、放特殊服务”[2]。这一策略为后续的学术与实务讨论奠定了基础，促进了对基本医疗卫生服务内涵的深入探索。同时，受1993年世界银行报告的深刻影响，加之1994年“两江”试点的实践推动，20世纪90年代后，对“基本与非基本”的探讨日益成为我国学术界和实务界研究的焦点[3]。然而，因各方视角不同，理解各异，导致观点纷呈，缺乏统一的共识。直至2013年9月13日，原国家卫生和计划生育委员会主任李斌在第七届夏季达沃斯论坛上明确指出，要妥善处理政府与市场的关系，首要任务

[1] 童超，潘加文，肖毅．全民健身基本公共服务与普惠性公共服务：理论之辩与实践反思 [J]. 体育学研究，2024，38（2）：95-105.

[2] 胡善联．基本医疗卫生服务的界定和研究 [J]. 卫生经济研究，1996，13（2）：7-11.

[3] 于保荣．未来5～10年中国医疗保障制度的设计与思考：《中共中央 国务院关于深化医疗保障制度改革的意见》的解读 [J]. 卫生经济研究，2020，37（4）：3-7.

是清晰界定基本与非基本的医疗卫生服务[1]。他强调，基本的医疗卫生服务应由政府承担主体责任，通过直接提供或购买服务的方式确保公众享有。非基本的医疗卫生服务则更多地依赖社会和市场力量，政府应鼓励社会资本参与，以满足公众多样化的医疗健康需求。然而，尽管政府已明确表态，但关于“基本医疗卫生服务”的具体内涵和边界，仍是一个待解的问题。新医改以来，虽然对此进行了多番讨论和尝试，但尚未形成稳定且被广泛接受的定位。这一问题的复杂性不仅体现在理论层面，在实践中更加显现出多样性，正如一千个人眼里就有一千个哈姆雷特，每个人对“基本医疗卫生服务”的理解可能都有所不同。因此，深入研究和明确“基本医疗卫生服务”的定义和范畴，对于推动医疗卫生体制改革、优化资源配置、提升服务效率具有重要意义。

2016 年 8 月，习近平总书记在全国卫生与健康大会上指出：基本医疗卫生服务是指医疗卫生服务中最基础最核心的部分，应该主要由政府负责保障，全体人民公平获得。基本和非基本的界限是相对的，随着经济发展、政府保障能力增强、医疗技术不断提高，基本医疗卫生服务范围可以逐步扩大，服务标准也可以逐步提高。同时，我们也要认识到，发展基本医疗卫生服务要同我国国情和发展阶段相适应，重点是保障人民群众得到基本医疗卫生服务的机会，而不是简单的平均化。我国人口众多，仍处于并将长期处于社会主义初级阶段，拓展基本医疗卫生服务的内涵和标准要量力而行，尽力而为，不能不切实际作出承诺，把胃口吊得过高。可见，习近平总书记对“基本医疗卫生服务”的定义、责任主体、发展原则以及实施策略都进行了系统性阐述。下面，我们以此为依据对“基本”与“非基本”问题进行详细分析。

何为“基本”？基本是指最为基础和核心的部分，在医疗卫生体系中最为基础和核心的部分就是基本医疗卫生服务。这些服务是人们日常生活中必不可少的，包括但不限于预防接种、基本诊疗、基本药物供应、慢性病管理、妇幼保健等。这些服务对于保障人民的基本健康权益，维护社会稳定具有重要意义。

谁是责任主体？基本医疗卫生服务被描述为医疗卫生服务中最基础、最核心的部分。这部分服务是确保人民基本健康需求得到满足，因此，政府作为公共服务的提供者，理应负责保障这一服务的供给。目的是确保全体人民都能够公平地获得这些服务，不因经济条件、社会地位等因素而受到限制。政府作为公共权力

---

[1] 吴文强，郭施宏 . 价值共识、现状偏好与政策变迁：以中国卫生政策为例 [J]. 公共管理学，2018，15（1）：46-57.

的代表，有义务和责任为全体人民提供公平、可及的基本医疗卫生服务，这也体现了政府在社会管理和公共服务中承担的职责和扮演的角色[1]。

“基本”与“非基本”的关系？基本和非基本医疗卫生服务的界限并不是绝对的，而是相对的且动态变化的。这意味着，随着经济社会的发展、政府保障能力的增强以及医疗技术的不断进步，原先被认定为非基本的医疗卫生服务可能会逐步纳入基本医疗卫生服务的范畴[2]。同时，基本医疗卫生服务的服务标准也可能随着社会的进步而逐步提高，以满足人民日益增长的健康需求。因此，基本医疗卫生服务的范围可能随着时间和条件的改变而逐步扩大，服务标准也可能随着医疗技术的提高而逐步提升。

如何发展基本医疗卫生服务？发展基本医疗卫生服务需要与我国的国情和发展阶段相适应。这意味着我们不能简单地照搬其他国家的模式，而应结合我国的实际情况，制定符合我国国情的基本医疗卫生服务发展策略[3]。同时，我们也要认识到，全体人民应公平地获得基本医疗卫生服务，这体现了社会公平和公正的原则，但是重点在于保障人民群众获得基本医疗卫生服务的机会，而不是简单地追求服务的平均化。这意味着在资源分配上，要优先考虑那些最需要的人群，而不是简单地追求数量上的平均。同时，在资源有限的情况下，应当优先保障那些最基础、需要最迫切的医疗服务。这是因为我国人口众多，地域发展不平衡，实现完全平均化的服务难度较大。

如何更好地实施基本医疗卫生服务？考虑到我国人口众多，且仍处于并将长期处于社会主义初级阶段，拓展基本医疗卫生服务的内涵和标准需要量力而行、尽力而为[4]。这意味着在推进基本医疗卫生服务时，我们不能不切实际地作出承诺，把人民的期待值提得过高，而应根据实际情况，制订合理的计划和目标，逐步提高基本医疗卫生服务的水平和质量，确保人民能够真正受益。在实施过程中，要注重实际效果，确保每一分钱的投入都能产生实实在在的效益，让人民群众真

---

[1] 徐水源 . 自觉运用“六个必须坚持”扎实推动卫生健康事业高质量发展 [J]. 秘书工作，2024(3)：8-10.

[2] 宋大平 . 全球、区域及国家视野下的全民健康覆盖：进程与挑战 [J]. 中国卫生经济，2017，36（5）：5-7.

[3] 陈维嘉 . 把人民健康放在优先发展战略地位：习近平以人民为中心的卫生健康观探析 [J]. 经济社会体制比较，2018（4）：1-8.

[4] 颜军 . 习近平关于人民健康论述的基本内涵、理论特质与时代价值 [J]. 长白学刊，2022（4）：27-35.

正受益。

综上所述，基本与非基本的界限并不是绝对的、固定不变的，而是相对的，并且是动态变化的。未来随着经济社会的发展、政府保障能力的增强以及医疗技术的不断进步，基本医疗卫生服务的范围可能随着时间和条件的改变而逐步扩大，服务标准也可能随着医疗技术的提高而逐步提升。同时，基本并不一定就意味着免费。我国是一个人口众多的国家，目前仍处于并将长期处于社会主义初级阶段。这意味着在拓展基本医疗卫生服务的内涵和标准时，必须考虑到这一现实国情。当然，随着我国经济社会的发展，基本也有可能意味着免费。因此，在基本医疗卫生服务的推进过程中不仅要注重公平、公正和实效，同时也要与我国的国情和发展阶段相适应。

（二）基本医疗卫生服务的概念演进

国外文献很少使用基本医疗卫生服务这一概念，提得更多的是“基本卫生服务”（Basic Health Services）和“初级卫生保健”（Primary Health Care）。基本卫生服务的概念最早可以追溯到 1952 年 Winslow 提出的改善健康的五大公共卫生干预措施[1]，他认为基本卫生服务由社区有组织地进行，通过相应措施，使人人享有健康保障，获得健康维护的生活水平。“初级卫生保健”则是 1978 年 9 月在国际初级卫生保健大会上通过的《阿拉木图宣言》中提出的概念，初级卫生保健可以看成国外实施的分级诊疗体系下的初级医疗卫生服务[2]。根据世界卫生组织的定义，初级卫生保健是指最基本、人人能得到、体现社会平等权利、人民群众和政府都能负担得起的卫生保健服务[3]。在我国，随着社会保障制度改革的推进，多层次医疗保障体系的确立，对基本医疗卫生及其相关服务的内涵与外延的界定与研究，逐渐进入国内学者、专家的研究范畴。应该说“基本医疗卫生服务”的概念，在旧医改时期，理论界尚未予以厘清，研究者对于“基本医疗卫生服务”

---

[1] WINSLOW C E. Man and epidemics[M]. New Jersey：Princeton，1952.

[2] World Health Organization. Global strategy for health for all by the year 2000[M]. Geneva：World Health Organization，1984.

[3] World Health Organization. Declaration of Alma-Ata[J].Geneva：World Health Organization，1978，32（11）：428-430.

的内涵和外延，存在认识上的差异[1]。

随着新医改的深入推进，无论是政府还是专家学者，对于“基本医疗卫生服务”的内涵和外延都正在逐步厘清。有学者认为基本公共服务包括疾病预防控制、计划免疫、健康教育、卫生监督等12个领域；基本医疗，即采用基本药物、使用适宜技术，按照规范诊疗程序提供的急慢性疾病的诊断、治疗和康复等医疗服务[2]。李学成认为基本公共卫生服务和基本医疗卫生服务是两个范畴，基本公共卫生服务范畴应当以国家标准为依据，而基本医疗卫生服务范围则应通过基层医疗机构、基本药物制度和基本医疗保险诊疗项目三个要素来确定[3]。2016年8月，习近平总书记在全国卫生与健康大会上指出，基本医疗卫生服务是指医疗卫生服务中最基础最核心的部分，应该主要由政府负责保障，全体人民公平获得[4]。但是，对于什么是“基本医疗卫生服务”，十年来一直没有给出一个明确、具体的定义。

2019年12月28日，十三届全国人大常委会第十五次会议通过的《中华人民共和国基本医疗卫生与健康促进法》第十五条规定：“基本医疗卫生服务是指维护人体健康所必需、与经济社会发展水平相适应、公民可公平获得的，采用适宜药物、适宜技术、适宜设备提供的疾病预防、诊断、治疗、护理和康复等服务。”基本医疗卫生服务包括基本公共卫生服务和基本医疗服务。基本公共卫生服务由国家免费提供。第十六条至第二十八条论述了“基本公共卫生服务”的内容，包括国家基本公共卫生服务项目的确定、基本公共卫生服务的提供、突发事件卫生应急体系的建立、传染病防控制度、预防接种制度、慢性非传染性疾病防控与管理制度、职业健康保护、妇幼保健、老年人保健、残疾预防和残疾人康复、院前

---

[1] 张红丽．黑龙江省农村地区基本医疗服务调查研究 [J]. 中国卫生经济，2004，23（1）：28-30.
路冠军．均等化取向下的农村公共卫生服务体系构建：基于皖北三县的调查与分析 [J]. 农村经济，2007（11）：83-85.
马安宁，郑文贵，王培承，等．“国民基本卫生服务包研究”概述 [J]. 卫生经济研究，2008，25（4）8-10.
杨永梅．我国基本医疗卫生服务均等化问题研究 [J]. 哈尔滨商业大学学报（社会科学版），2009（2）：96-99.

[2] 陈云良．基本医疗服务法制化研究 [J]. 法律科学（西北政法大学学报），2014，32（2）：73-85.

[3] 李学成．政府在基本医疗卫生服务法治化中的职责定位 [J]. 医学与哲学（A），2017，38（3）：71-74.

[4] 燕连福，王芸．习近平总书记关于人民健康重要论述的思想内涵与实践价值研究 [J]. 北京工业大学学报（社会科学版），2020，20（5）：23-30.

急救、精神卫生等[1]。第二十九条基本医疗服务主要由政府举办的医疗卫生机构提供。鼓励社会力量举办的医疗卫生机构提供基本医疗服务。由此可见，《中华人民共和国基本医疗卫生与健康促进法》虽然对“基本医疗卫生服务”和“基本公共卫生服务”给出了一个明确、具体的定义，但是对“基本医疗服务”并没有给出一个较为明确的定义，而这也有待于我们未来作进一步的研究和讨论。

《中华人民共和国基本医疗卫生与健康促进法》的出台，对“基本医疗卫生服务”进行了全面、系统的表述。既有利于明确医改的方向和思路，更有利于突出医改的重点，同时提出了基本医疗卫生服务由谁提供。基本公共卫生服务由国家免费提供。基本医疗服务主要由政府举办的医疗卫生机构提供。鼓励社会力量举办的医疗卫生机构提供基本医疗服务。肯定了分级诊疗医联体、家庭医生签约服务。毫无疑问，《中华人民共和国基本医疗卫生与健康促进法》对“基本医疗卫生服务”的明确定义，也是新医改目标“到 2020 年，覆盖城乡居民的基本医疗卫生制度基本建立”的一个重要标志，也更有利于医疗卫生机构继续向着“为群众提供安全、有效、方便、价廉的医疗卫生服务”的医改总目标不懈奋斗。

三、中国基本医疗卫生服务发展过程中的重大核心问题

自中华人民共和国成立以来，特别是改革开放以来，中国的医疗服务在数量上与质量上都取得了显著的成就和巨大的进步，已基本建立起覆盖城乡的基本医疗卫生制度，人民群众看病就医负担不断减轻，接受医疗服务的公平性和可及性等方面都得到明显提升[2]。但是，随着社会经济的发展、我国社会的主要矛盾、居民价值观念和社会结构等方面都发生了巨大变化，以及人民群众日益增长的健康服务需要和医疗服务需求，使得基本医疗卫生服务面临着一系列新的问题和挑战[3]。

---

[1] 彭建军，汪化睿 . 公共服务均等化促进中华民族共同体建设的内在逻辑：以医疗卫生为例 [J]. 中南民族大学学报（人文社会科学版），2024，44（3）：28-37，182.

[2] 杜本峰，郝昕 . 我国卫生健康服务体系的发展改革与建设路径 [J]. 郑州大学学报（哲学社会科学版），2021，54（2）：39-43.

[3] 王威峰 . 国家治理现代化视阈中人民健康的时代内涵、价值意蕴与实现路径：基于习近平关于人民健康的重要论述 [J]. 科学社会主义，2020（3）：49-54.

（一）医疗卫生资源配置不均，城乡基本医疗卫生服务水平存在明显差异

医疗卫生资源在学术语境中被定义为在特定社会经济框架内，由国家和社会卫生部门投入的综合资源，涵盖人力、物力、财力等要素[1]。医疗卫生资源的均衡配置，不仅体现了社会正义与卫生公平的核心价值，更是实现“人人享有健康”目标的前提。根据宏观经济学原理，经济资源天然具有稀缺性，而人类的需求却是无限增长的。作为经济资源的重要组成部分，卫生资源同样面临稀缺性的挑战[2]。为实现卫生经济与社会经济的和谐共进，必须遵循“公平、合理、高效”的资源配置原则，确保有限的卫生资源能够产生最大的社会效益。

长期以来，中国医疗卫生服务的投入模式呈现出显著的“城市偏向性”。当前，全国医疗卫生资源主要集中于大城市，特别是三甲医院，而农村的基层卫生资源则相对匮乏。有关统计数据显示，农村卫生总费用仅占全国卫生总费用的四分之一，这凸显了资源配置的严重失衡[3]。这种资源配置的不合理导致了若干问题：第一，医疗资源的高度不均，不仅制约了医疗机构的健康发展，也给广大民众带来了就医困难。城市居民虽身处“中心”，但医疗资源紧张的状况并未得到缓解，患者仍然面临着看病难的问题。农村居民除了挂号难、住院难，还需承担额外的吃、住、行等费用，这些开销有时甚至超过了治疗费用本身[4]。第二，虽然我国已经建立起三级医疗服务体系，但各级医疗机构间的职责和关系定位并不明确，导致大医院与基层医疗机构之间形成竞争而非互补关系[5]。这就使得大量患者倾向于选择大医院进行诊治，即使是感冒、肺炎等常见病，甚至阑尾炎手术也前往大医院诊治，从而造成大医院人满为患，而基层医院则资源闲置，医疗水平下降。第三，患者向大医院集中，降低了基层医疗设备的利用率。例如，2021 年全国三

---

[1] 荆丽梅，徐海霞，刘宝，等 . 国内公共卫生服务均等化的理论探讨及研究现状 [J]. 中国卫生政策研究，2009，2（6）：8-12.

[2] 汪志强 . 冲突与回应：我国基本医疗卫生制度的优化研究 [J]. 湖北行政学院学报，2010（6）：56-61.

[3] 韦译婷，闵晓阳，朱平华，等 . 我国城乡医疗卫生资源配置问题的探讨及对策 [J]. 卫生软科学，2019，33（4）：53-56，60.

[4] 冯坤，蒲鑫鑫，唐贵忠，等 . 我国农村基层医疗精准扶贫路径探讨 [J]. 中国卫生事业管理，2018，35（1）：47-49.

[5] 庞瑞芝，李帅娜 . 我国医疗资源配置结构性失衡与“看病贵”：基于分级诊疗体系的视角 [J]. 当代经济科学，2022，44（3）：97-110.

级医院病床使用率高达 85.3%，而主要为农民服务的乡镇卫生院病床使用率仅为 52.1%，这种显著差异表明医疗资源存在极大的浪费与配置不合理[1]。第四，基本医疗卫生服务水平在城乡之间呈现出明显的差距，这种差距表现在医疗资源分配、医疗服务质量、医疗费用负担、医疗人才培养等方面。这种不均衡现象严重影响了农村居民的健康水平和医疗服务的公平可及，也阻碍了健康领域中基本医疗服务均等化的实现[2]。

（二）政府财政投入不足

在追求基本医疗卫生服务均等化以及实现基本医疗卫生资源均衡配置的过程中，政府的财政投入扮演着至关重要的角色。财政投入的结构直接关系着基本医疗卫生服务均等化目标的实现。卫生总费用，作为衡量一个国家医疗卫生投入的核心指标，不仅是实现社会公正、保障公民健康权益的重要工具，还是推动医学科技进步的基石。依据国际通行标准和世界卫生组织的建议，一个国家的卫生总费用应当与该国 GDP 保持同步增长；对于发展中国家而言，其占 GDP 的比重不得少于 5%[3]。近年来，随着我国经济持续稳定发展，政府开始积极探索并构建更为公正合理的财政支出结构，并且日益重视民生领域的投入。特别是自 2009 年实施新型医疗卫生体制改革以来，各级政府皆致力于优化财政支出结构，显著加大医疗卫生领域的投入力度，实现了政府卫生支出的跨越式增长。从数据上看，我国卫生总费用占 GDP 的比重已由 1978 年的 3.02% 提升至 2017 年的 6.23%，达到了世界卫生组织设定的最低标准[4]。然而，与国际水平相比较，我国仍然存在显著差距。根据世界银行的数据，2014 年全球平均卫生费用支出占 GDP 的比重为 9.9%。其中，美国高达 17.1%，瑞典、瑞士、法国和德国等发达国家均超过 11%，亚洲的日本和韩国分别为 10.2% 和 7.4%[5]。与我国同属金砖国家的印度和

---

[1] 2021 年我国卫生健康事业发展统计公报 [EB/OL].（2022-07-12）[2024-05-01].

[2] 陈志勇，韩韵格 . 基本医疗卫生服务供给的动态演进及空间差异 [J]. 中南财经政法大学学报，2021（2）：53-56.

[3] 代玉巧，严运楼 . “十四五”时期北京市卫生总费用及构成变化趋势预测 [J]. 中国卫生统计，2022，39（6）：922-924，928.

[4] 辛怡，马蔚姝，李惠，等 . “十三五”时期我国卫生总费用占国内生产总值比重预测 [J]. 现代预防医学，2018，45（10）：1804-1808.

[5] 梁冰华，黄李凤 . 基于 GM（1，1）灰色预测模型的中国医疗卫生资源预测分析 [J]. 现代预防医学，2021，48（20）：3655-3659.

巴西，在 2012 年的占比已分别达到 8.9% 和 9%。若进一步考虑人口因素，我国人均卫生总费用与上述国家的差距则更为显著。因此，尽管我国卫生财政投入近年来持续增长，但与国际水平相比仍有较大差距，卫生总费用的投入仍需进一步加强。在整体卫生资源相对稀缺的背景下，农村地区的医疗卫生资源尤为不足。尽管法律已对“基本医疗卫生服务”进行了明确定义，为政府赋予了重大责任，但从现实情况来看，要建立覆盖城乡居民的基本医疗卫生制度，为群众提供安全、有效、便捷、经济的医疗卫生服务，实现既定目标仍面临严峻挑战。政府仍需付出巨大努力，任务依然艰巨。

（三）医疗卫生机构公益性弱化

自 1949 年至 1978 年，我国构建了一个以公费医疗、劳保医疗和合作医疗为支柱的福利性医疗保障体系。在农村地区，合作医疗的推行成功地让接受短期培训的乡村医生（赤脚医生）在维持农业生产的同时，为村民提供医疗服务，这一模式因高效益、低成本的特性，被世界卫生组织和世界银行誉为“中国模式”，成为“以最少的投入获得最大健康收益”的典范[1]。改革开放以后，中国医疗卫生体制改革的方向逐渐转向商业化和市场化，这种转变虽然带来了医疗机构床位增多、技术装备升级和医生素质提升等积极变化，但也伴随着公平性降低和卫生投入效率下降等问题。历史经验表明，20 世纪 80 年代开始的医疗卫生改革成效未达到预期目标的主要原因在于过度追求市场化和商业化，导致医疗服务的公益性被严重削弱[2]。鉴于基本医疗卫生服务作为公共产品在维护社会稳定和促进社会和谐方面的不可或缺性，政府理应成为主要供给者，因市场机制在提供此类服务时存在局限性。从基本医疗卫生服务的直接提供者——医疗卫生机构来看，必须转变服务理念，从追求经济利润转向追求公益价值；同时，应将关注焦点从机构自身发展转向更广泛的社会利益和人民健康。从基本医疗卫生服务的管理者——政府的角度审视，其肩负着构建全面覆盖公共服务体系的重要使命，旨在确保基本医疗卫生服务在不同人群、不同地域之间的社会公平，让广大人民群众无论支付能力如何，都能无差别地享受到质量与数量均等的卫生服务。

---

[1] 秦江梅，林春梅，张艳春，等．中国初级卫生保健的现状与挑战 [J]. 中国全科医学，2024，27（16）：1917-1923.

[2] 姚淑芹．政府公共服务外包实施机制构建 [J]. 人民论坛，2014（26）：34-36.

（四）基层医疗卫生服务水平较低

首先，基层医疗卫生服务水平较低受限于基层医疗“硬实力”不足。虽然在国家政策的引导和资金扶持下，基层医疗机构在数量和基础设施建设等方面均取得了一定进展，尤其是针对贫困地区实施的健康扶贫策略虽然基本上保障了“兜底”服务，但从总体上看，“硬实力”仍显不足[1]。一是，虽然基层医疗机构在总量上有所增加，但地域间分布不均，部分区域医疗机构资源匮乏，难以满足其辐射范围内居民的医疗需求，且医疗设备的购置与更新严重滞后。二是，信息化发展虽有所推进，特别是在分级诊疗和家庭医生签约服务的推动下，基层卫生信息化基础设施得到了大幅改善，但业务功能尚不完善，实际应用效能有待提高。三是，基层卫生人力资源的供需矛盾突出，由于编制化改革进程缓慢，医生流动性受限，加之基层医疗机构自身人才匮乏，医共体的发展受到限制[2]。优秀医疗人才难以引进，现有人员稳定性不足，成为影响基层医疗机构发展的一大瓶颈。

其次，基层医疗卫生服务水平较低受限于基层医疗“软实力”欠缺。一方面，卫生人员素质结构失衡问题严重。欠发达地区的基层医疗机构地理位置偏远、环境艰苦，难以吸引高学历卫生人才，加之大医院的“虹吸效应”，导致基层卫生人才结构失衡，主要由初、中级职称人员以及大专、本科学历人员构成，整体素质有待提升[3]。另一方面，基层卫生人才对自我发展需求难以满足。基层医疗薪酬激励机制不完善，基层医疗卫生人员的薪资水平普遍较低，且地区间薪酬差异显著，职业发展前景不明朗，地域、财力、物力等因素制约了基层卫生人才实现自我提升和自我发展的空间。

（五）社会办医困难重重

从社会办医领域来看，其整体卫生服务的质量与利用率呈现较低态势，诊疗人次与入院人次显著落后于公办医疗机构。具体而言，社会办医机构病床使用率低于 80% 且呈现下降趋势，同时平均住院日呈现较大波动。这些指标表明社会办

[1] 陈楚，潘杰．健康扶贫机制与政策探讨 [J]. 卫生经济研究，2018，35（4）：23-25，30.

[2] 陶生生，梅光亮，白忠良，等．基于社会网络理论的县域医共体建设思考 [J]. 卫生经济研究，2018，35（9）：21-23.

[3] 傅雅欣，李情，唐梅．基层医疗践行高价值医疗卫生服务的机遇、挑战及对策 [J]. 中国卫生事业管理，2020，37（4）：279-282.

医的卫生服务增长未能与硬件资源的扩张速度相匹配[1]。造成这一现象出现的原因是多方面的。首先，社会办医在群众中的信任度普遍较低。部分社会办医机构存在诸如发布虚假医疗广告、夸大医疗效果与水平、超出执业范围执业等违法违规行为，加之在高层次医学人才和学科建设方面的不足，导致民众对社会办医机构持谨慎态度，不愿将其作为就医首选[2]。其次，相关监管部门对社会办医的监管力度不足，行业自律机制以及社会公众的参与监督程度亦显不足。从而使社会办医陷入了一种"监管缺失—质量无保障—居民不信任—效率低下"的恶性循环。此外，社会办医在自身信用承诺和公示制度等方面存在明显缺失，依法退出机制亦不完善，进一步加剧了其服务质量和利用率的低下[3]。

四、基本医疗卫生服务的路径选择

实现基本医疗卫生服务应始终坚持从我国的国情出发，注重借鉴历史经验和国际做法，逐步探索出一条具有中国特色的基本医疗卫生服务道路。

（一）强化政府责任，加大财政投入

实现基本医疗卫生服务，最关键的环节是"政府"。习近平总书记强调：在基本医疗卫生服务领域，政府要有所作为，坚持政府主导，落实领导责任、保障责任、管理责任、监督责任，通过多种方式为人民提供基本医疗服务，支持基础医学研究。政府主导基本医疗卫生服务意味着政府要承担起更大的责任。在基本医疗卫生服务领域，如公共卫生、基本医疗等，政府要发挥主导作用。这是因为基本医疗卫生服务是保障人民基本健康权益的基础，具有公共性和普惠性。

在基本医疗卫生服务领域，政府应当积极发挥主导作用，以确保全民健康福祉。其行动逻辑和具体职责体现在两个方面：一方面，政府需坚定主导立场，通

[1] 周明华，谭红，何思长．高质量发展视角下四川省社会办医发展状况分析 [J]. 现代预防医学，2021，48（16）：2970-2973，2999.

[2] 李秀梅，胡海源，刘理．广州市社会办医政策回顾及成效分析 [J]. 卫生软科学，2021，35（1）：12-15.

[3] 郝峰峰，吕军，励晓红，等．昆山市社会办医发展现状及问题分析 [J]. 医学与社会，2017，30（2）：11-14.

过制定相关政策、精心规划布局以及合理的财政投入，构建并优化基层医疗卫生服务体系。这不仅涉及基础设施的完善，更包括基层医疗服务能力的提升，从而确保基本医疗卫生服务的普遍性、无差别性，使每个人都能平等享有 [1]。另一方面，政府应当全面履行领导、保障、管理和监督职责，确保基本医疗卫生服务的公平性和可及性。这就要求政府增加对基层医疗卫生机构的投入，完善医疗保障制度，减轻群众的医疗负担。因此，政府在医疗卫生领域必须毫不动摇地坚持公益性质，承担起公共卫生和基本医疗服务的组织管理职责，为社会提供健康公共产品。在“保基本”的核心理念下，政府应确保基本医疗卫生服务的均等化和广覆盖。这意味着在尽力满足群众的基本医疗卫生服务需求的同时，政府还要考虑经济社会发展的实际情况，使两者相协调。为此，各级政府应将建设优质高效的基本医疗卫生服务作为重要工作目标和考核目标，制定具体实施方案，并因地制宜地加强体制机制创新。在履行领导、保障、管理和监督职责的同时，政府还应注重发挥竞争机制的作用，以优化资源配置。在非基本医疗卫生服务领域，政府还应鼓励社会力量的参与，通过市场机制增加服务供给，优化服务结构。当然，这并不意味着政府可以放松对医疗服务的监管。相反，政府还应加强对医疗服务的全面监管，确保服务质量和安全，保护公众的健康权益。

（二）推进基本医疗卫生服务均等化

基本医疗卫生服务的普及不仅关系到全体居民的基本健康，同时也是衡量社会公平正义的重要指标，是整个社会稳定和健康发展的重要前提，是促进社会公平正义的重要途径 [2]。2008 年，全国卫生工作会议首次提出了基本医疗卫生服务均等化的概念，并指出均等化的本质并非简单的“人人享有”，而是要做到全体居民能够“平等享有”国家提供的基本医疗卫生服务 [3]。2016 年，中共中央、国务院印发了《“健康中国 2030”规划纲要》，提出要以农村和基层为重点，推动健康领域基本公共服务均等化，维护基本医疗卫生服务的公益性，逐步缩小城乡、

[1] 丁忠毅，谭雅丹．基本医疗卫生服务均等化的政府间事权与支出责任划分之维 [J]. 经济问题探索，2019（8）：45-52.

[2] 叶俊，郭维淋，甘勇，等．基本医疗卫生改革的政治伦理、市场逻辑与未来走向 [J]. 医学与哲学，2022，43（20）：33-36，45.

[3] 姜姗汝，岳书铭．基本医疗卫生服务均等化：基于熵值法对山东省 7 地市比较分析 [J]. 科技和产业，2022，22（2）：251-256.

地区、人群间基本健康服务和健康水平的差异，实现全民健康覆盖，促进社会公平[1]。2020 年 10 月，习近平总书记在党的十九届五中全会报告中提出：到 2035 年基本实现社会主义现代化远景目标，其中包括基本公共服务实现均等化[2]。可见，从 2009 年的新医改提出以"人人享有基本医疗卫生服务"为目标，到党的二十大推进健康中国建设，都在不断地对基本医疗卫生服务均等化提出要求。在投入和政策上重点向农村、社区、困难地区、中西部地区倾斜，着力改善医疗卫生服务资源分布不合理的状况。着力提高基本医疗卫生服务，使人人都能享受到基本医疗卫生服务。对于整个社会来讲，在做到公平的同时，对提高全民的整体健康水平而言，效率也是最高的[3]。不断推进基本医疗卫生服务均等化对于实现全民健康、促进公平和谐社会的形成具有重要意义。

（三）坚持基本医疗卫生事业的公益性

首先，坚持基本医疗卫生事业的公益性是一项至关重要的政策导向，它体现了对公共健康和民生福祉的深刻关怀与承诺。习近平总书记曾多次强调：无论社会发展到什么程度，我们都要毫不动摇把公益性写在医疗卫生事业的旗帜上，不能走全盘市场化、商业化的路子。政府投入要重点用于基本医疗卫生服务，不断完善制度、扩展服务、提高质量，让广大人民群众享有公平可及、系统连续的预防、治疗、康复、健康促进等健康服务。[4] 基本医疗卫生事业是社会保障体系的重要组成部分，其公益性质是确保公民基本健康权利的重要保障。健康是每个人的基本权利，也是社会发展的重要基础。坚持基本医疗卫生事业的公益性，意味着政府和社会要承担起保障公民基本健康权利的责任，确保每个人都能平等地享受基本医疗卫生服务。其次，公益性质有助于防止医疗卫生服务过度商业化、市场化。在市场经济条件下，医疗卫生服务如果完全由市场主导，可能会导致资源分配不均、价格畸高、服务质量下降等问题。坚持公益性，则可通过政府干预和调控，确保医疗卫生资源的公平分配和有效利用，维护公众利益。最后，坚

---

[1] 潘秋予. 全民健康覆盖视角下四川基本医疗服务均等化研究 [J]. 现代预防医学，2017，44（23）：4292-4295，4300.

[2] 张启春，杨俊云. 基本公共服务均等化政策：演进历程和新发展阶段策略调整：基于公共价值理论的视角 [J]. 华中师范大学学报（人文社会科学版），2021，60（3）：47-56.

[3] 韩启德. 着眼基本医疗 促进全民健康 [J]. 医学与哲学（人文社会医学版），2009，30（8）：1-3.

[4] 刘志礼，韩晶晶. 习近平关于人民健康重要论述的四重向度 [J]. 大连理工大学学报（社会科学版），2022，43（1）：9-16.

持基本医疗卫生事业的公益性也有助于提升公众对医疗卫生服务的信任度和满意度。当公众感受到医疗卫生服务是公平、公正、高效时，他们自然会更加信任和支持这一体系，从而增强社会的凝聚力和向心力。

坚持基本医疗卫生事业的公益性并不意味着完全排斥市场机制。相反，我们可以借鉴市场经济的有益经验，如采用引入竞争机制、提高服务效率等方式，来推动医疗卫生事业的健康发展[1]。同时，也要加强监管和自律，防止过度追求经济利益而忽视公众利益的行为。由此可见，坚持基本医疗卫生事业的公益性需要政府、社会和个人的共同努力。政府要承担起主导责任，加大投入力度，完善相关政策和法律法规；社会要积极参与医疗卫生事业的建设和发展；个人要树立正确的健康观念，积极参与健康管理和预防保健。

（四）提高基层医疗卫生服务水平

为有效提升基层医疗卫生服务水平，要以“强基层”为重点，聚焦于基层基本医疗卫生服务能力的全面提升。鉴于基层服务是解决医疗服务供给不平衡、不充分等问题的关键所在，政府应当实施一系列策略，将更多的人才技术、财力物力以及优惠政策倾斜至基层。首先，应大力发展家庭医生（团队）签约服务，确保其在基层医疗服务中充分发挥“健康守门人”的核心作用[2]。在全国范围内，应实施以全科医生为核心的基层医疗卫生队伍建设规划，通过派遣医生、协助培训人员、实行托管、双向转诊等多种手段，进一步完善三级医院与县级医院之间的长期对口协作关系，以促进资源共享与能力提升。其次，推动基层医疗卫生机构运行机制的逐步完善与定型，确保其在制度层面为服务提升提供坚实保障。在此过程中，应有序扩大基本药物制度的实施范围，特别是推动非公办基层医疗卫生机构和村卫生室逐步实施基本药物制度，以保障基层用药的规范性与可及性。同时，必须深化基层医疗卫生机构的综合改革，在编制管理、补偿机制、人事分配等方面采取切实可行的措施。具体而言，可以通过定向培养、岗位培训、继续

[1] 王延隆. 中国共产党人民健康思想的理论逻辑、百年历程及当代创新 [J]. 湖南社会科学，2021（4）：7-14.

[2] 杨娟，李守琴，张昭昕，等. 社区全科医生对开展痴呆筛查认知的质性研究 [J]. 中国全科医学，2022，25（16）：1978-1983.

教育、对口支援等形式，持续提高基层医务人员的专业素养与服务能力[1]。此外，还要狠抓现有政策的落实，特别是要进一步加大对村医的扶持力度，以稳定和优化乡村医生队伍。还要加大对基层、边远地区和紧缺专业人才的培养与扶持，通过农村卫生人才定向培养、激励乡村医生参加学历教育、考取执业（助理）医师资格等措施，持续扩大全科医生队伍，以满足基层医疗服务的实际需求。

（五）鼓励发展社会资本办医

在社会主义市场经济条件下，民众对医疗卫生服务的需求呈现出多样化和多层次的特征，这些需求难以完全由政府直接满足[2]。因此，在强化政府主导作用的同时，必须充分发挥各类市场主体和社会组织的协同作用，构建医疗卫生服务多方参与机制。习近平总书记强调：在基本医疗卫生服务领域，适当引入竞争机制，鼓励社会力量兴办非营利性医疗机构。在非基本医疗卫生服务领域，市场要有活力，鼓励社会力量提供服务，满足群众多样化、差异化、个性化健康需求。要放宽准入、拓宽投融资渠道、消除政策障碍，增加医疗卫生资源供给、优化结构。[3]在基本医疗卫生服务领域，适度引入竞争机制，鼓励社会力量兴办非营利性医疗机构，以激发社会力量的活力，提高服务供给的效率和质量。政府应通过制定优惠政策、提供技术支持等手段，引导和支持社会力量参与基本医疗卫生服务。在非基本医疗卫生服务领域，如高端医疗、特需医疗等需求，应充分发挥市场的资源配置作用。市场因其灵活性和适应性强的特点，能够迅速响应民众多样化、差异化、个性化的健康需求，提供丰富的医疗卫生服务，从而增加产品和服务供给，更好地满足民众多元化的健康需求。通过鼓励和引导社会力量兴办医疗机构，逐步形成多元办医格局，有助于缓解民众看病难的问题。

在推进社会资本办医的过程中，既要注重顶层设计的完善，也要确保政策的有效落地。政府应放宽准入条件，拓宽投融资渠道，消除政策障碍，为市场主体创造公平竞争的环境。这包括简化审批程序、降低准入门槛、鼓励技术创新和产

---

[1] 韩礼健，田清平 . 北京市医药分开综合改革效果分析及建议 [J]. 中国医院管理，2019，39（12）：22-24.

[2] 刘国秋，贾亦真，刘勤兰，等 . 基于家庭医生的赣州市章贡区部分老年人卫生服务需求调查 [J]. 中国初级卫生保健，2023，37（1）：26-29.

[3] 徐汉明 ."习近平公共卫生与健康治理理论"的核心要义及时代价值 [J]. 法学，2020（9）：100-116.

业升级等措施[1]。同时，政府在卫生规划时应为社会办医预留合理的发展空间，并优先支持非营利性医疗机构的举办。建立以非营利性医疗机构为主体，营利性医疗机构为补充的社会资本办医体系，并通过税收等方面的优惠政策加以扶持。鼓励经济实力雄厚、具有社会责任感的境内外企业、团体和个人兴办非营利性医疗机构，这些机构应追求规模与质量的双重提升。此外，还应鼓励社会资金直接投入资源稀缺和满足多元需求的领域，并通过多种形式参与公立医院的改制重组。同时，加强人才队伍建设，推动医师多点执业政策的完善，以提升非公立医疗机构的医疗服务水平[2]。通过这些措施，可以进一步优化医疗卫生服务的供给结构，满足民众多层次、多元化的医疗服务需求。

（冯倩）

---

[1] 任建学，陈俊利，王璐，等.我国社会办医发展及其空间分布相关性研究[J].中国医院，2022，26（11）：30-33.

[2] 杨杰，戴萌娜，姜艳艳，等.基于SWOT-CLPV模型的我国医师多点执业政策分析[J].卫生软科学，2021，35（1）：19-21，38.

多层次
医疗保障体系

党的二十大报告指出：“增进民生福祉，提高人民生活品质……促进多层次医疗保障有序衔接，完善大病保险和医疗救助制度，落实异地就医结算，建立长期护理保险制度，积极发展商业医疗保险”。近年来，随着社会经济的高速发展，人口老龄化进程的加快和人类疾病谱的变化，我国医疗保障体系建设面临新的挑战。《“健康中国2030”规划纲要》明确提出：“健全以基本医疗保障为主体、其他多种形式补充保险和商业健康保险为补充的多层次医疗保障体系”的发展目标。其中，通过构建多层次医疗保障体系、解除全民医疗后顾之忧、提升全民健康素质，无疑是我国现阶段十分重要的民生保障工程之一。因此，构建多层次医疗保障体系既是中国健康现代化成就的重要体现，也是持续推进中国健康现代化建设必不可少的重要环节。

一、推进多层次医疗保障制度的历史沿革

我国推进多层次医疗保障制度的建设，大体经历了改革开放背景下多层次理念孕育与初步探索阶段（1993—2008 年）、全民医保时期多层次医疗保障体系构建（2009—2019 年）和高质量发展下多层次医疗保障体系协同与深化（2020 年至今）等发展阶段。

（一）改革开放背景下多层次理念孕育与初步探索阶段（1993—2008 年）

改革开放的春风不仅吹拂着中国的经济大地，也深刻地影响着社会保障体系的构建。在这一历史进程中，国内“多层次”理念逐渐崭露头角，成为推动医疗保障制度发展的重要力量。在改革开放初期，我国开始探索建立社会主义市场经济体制，这一变革不仅要求经济领域实现市场化，也对社会保障体系提出了新要求。1993 年 11 月，《中共中央关于建立社会主义市场经济体制若干问题的决定》的颁布标志着我国社会保障体系改革进入了一个新阶段。这一决定首次前瞻性地提出“建立多层次的社会保障制度”的战略构想。这一构想的提出不仅强调了市场在资源配置中的基础性作用，更为医疗保障制度的多层次化奠定了理论基础。“多层次”理念的提出为我国医疗保障制度改革指明了方向。在这一理念的指导下，我国开始逐步探索建立符合我国国情的医疗保障制度：一方面通过加强国家宏观调控，确保医疗保障制度的公平性和可持续性，另一方面充分发挥市场机制的作用，推动医疗保障制度的多元化发展。20 世纪 90 年代末，我国初步建立起“统账结合”的基本医疗保险制度，其多方责任分担的社会化理念构成“多层次”的概念雏形。[1] 这一制度的设计体现了多方责任分担的社会化理念，即政府、企业和个人共同承担医疗保障责任。个人账户与统筹账户相结合的方式既保障了个人在医疗保障方面的权益，又减轻了国家和企业的负担。这一制度的建立标志着我国医疗保障制度向“多层次”方向迈出了坚实的一步。

---

[1] 张宗良，褚福灵 . 中国多层次医疗保障体系再思考：兼析补充保障的模式创新与协同发展 [J]. 经济社会体制比较，2023（1）：79-92.

（二）全民医保时期多层次医疗保障体系构建（2009—2019年）

随着新医改的深入推进，我国医疗保障制度进入了一个全新的发展阶段——全民医保时期。这一时期，“多层次”理念在医疗保障领域得到落地实践。2009年，《中共中央、国务院关于深化医药卫生体制改革的意见》正式提出了多层次医疗保障的概念。这一概念的提出，不仅明确了我国医疗保障制度的发展方向，也为后续的改革实践提供了指导。在这一总体架构下，基本医疗保障作为主体，发挥着兜底保障的作用；而其他多种形式的补充医疗保险和商业健康保险则作为补充，满足人民群众多样化的医疗保障需求。为推动多层次医疗保障体系的构建，政府采取了一系列措施。首先，加强基本医疗保障制度的建设，提高保障水平和覆盖范围；其次，鼓励和支持补充医疗保险和商业健康保险的发展，形成多元化的医疗保障格局；最后，加强医疗保障制度之间的衔接和协调，确保各项制度之间的顺畅运行。经过多年的努力，我国多层次医疗保障体系得以初步建立。这一体系的建立，不仅提高了人民群众的医疗保障水平，促进了医疗卫生事业的健康发展，也为后续医疗改革的推进奠定了坚实的基础。

（三）高质量发展下多层次医疗保障体系协同与深化（2020年至今）

进入新时代，我国医疗保障制度改革进入了一个新的发展阶段——高质量发展阶段。多层次医疗保障体系在这一阶段得到进一步的协同与深化。2020年《中共中央、国务院关于深化医疗保障制度改革的意见》和2021年《国务院办公厅关于印发“十四五”全民医疗保障规划的通知》两大纲领性文件将健全多层次医疗保障体系视为解决医疗保障不平衡和不充分问题的关键[1]。这两大文件不但明确了我国医疗保障制度的发展方向和目标任务，而且提出了一系列具体的政策措施和改革举措。在这一背景下，多层次医疗保障体系得到了进一步的协同与深化。首先，加强基本医疗保障制度的建设和完善，提高了保障水平和覆盖范围；其次，推动补充医疗保险和商业健康保险的发展和创新，形成了更加多元化的医疗保障

[1] 郑功成．全面深化医保改革：进展、挑战与纵深推进[J].行政管理改革，2021，10（10）：12-25.

格局；最后，加强医疗保障制度之间的衔接和协调，实现了各项制度之间的顺畅运行和有效衔接。同时，我国还加强了医疗保障制度与其他社会保障制度之间的衔接和协调。例如，通过加强医疗保障制度与养老保险、失业保险等其他社会保障制度之间的衔接和协调，实现了社会保障制度的整体优化和协同发展。这一举措不仅提升了社会保障制度的整体效能和可持续性，也为人民群众提供了更加全面、更加优质的社会保障服务。在多层次医疗保障体系的协同与深化过程中，政府还注重发挥科技的力量。通过加强医疗保障信息化建设、推动“互联网＋医疗健康”等创新应用模式的发展、加强大数据和人工智能等先进技术的应用等举措，提高了医疗保障服务的效率和质量。这些创新举措一方面为人民群众提供了更加便捷高效的医疗保障服务，另一方面也为我国医疗保障制度的可持续发展注入了新的动力。

总之，改革开放至今，“多层次”理念在我国医疗保障制度中得到了充分体现。从初步探索到全民医保时期的框架构筑再到高质量发展下的协同与深化，多层次医疗保障体系的不断完善和发展，为我国人民群众提供了更加全面、更加优质的医疗保障服务。展望未来，我国将继续深化医疗保障制度的改革，推动多层次医疗保障体系向更高水平迈进，为实现中华民族伟大复兴的中国梦贡献力量。

二、我国构建多层次医疗保障体系的理论内涵

随着经济的快速发展和人民生活水平的不断提高，人们对于社会保障体系的需求也日益增长。多层次保障体系的构建绝不是对现有社会保障体系的简单重构，而是对整个社会保障制度进行深层次、全方位的优化和完善。其核心在于合理调整政府、市场、社会及个人的责任分担，实现社会保障制度的更加公平、高效和可持续。

（一）构建多层次保障体系的战略价值

多层次保障体系的构建有助于激发市场主体的活力。通过引入市场机制，让更多的社会力量参与到社会保障体系中来，不仅可以有效地减轻政府的财政压力，

还能够提高社会保障服务的效率和质量。市场主体的积极参与可以为社会保障体系提供更多的创新思路和解决方案，推动社会保障制度的不断完善和发展。多层次保障体系的构建还有助于增强社会力量的凝聚力。在社会保障体系中，社会力量发挥着至关重要的作用。通过鼓励和支持社会力量参与社会保障事业，不仅可以增强社会力量的凝聚力和向心力，还能够促进社会的和谐稳定。社会力量的广泛参与能够为社会保障体系提供更多的资源和支持，推动社会保障事业的不断发展壮大。此外，多层次保障体系的构建有助于提升个人及家庭的保障水平。在社会保障体系中，个人及家庭是最基本的保障单元。通过构建多层次保障体系，可以为个人及家庭提供更加全面、更加精准和更加个性化的保障服务，满足人民群众日益增长的多样化保障需求。多层次保障体系还能够增强个人及家庭的风险抵御能力，使其在面临各种风险时能够更加从容应对。由此可见，构建多层次保障体系具有深远的战略价值，不仅有助于激发市场主体的活力、增强社会力量的凝聚力、提升个人及家庭的保障水平，还可推动社会保障制度的不断完善和发展，确保社会保障体系的可持续健康发展。

（二）多层次医疗保障体系的层次结构及其发展

在多层次保障体系中，医疗保障体系是其中最为重要的一环。2020 年，《中共中央 国务院关于深化医疗保障制度改革的意见》明确提出，我国将全面建成以基本医疗保险为核心的多层次医疗保障体系。这一体系将涵盖基本医疗保险、大病（大额）保险、医疗救助等层次，以满足人民群众多样化的医疗保障需求。当前，我国多层次医疗保障体系可以简化为“3+3”模式。第一个“3”代表医保管理的三层结构，即基本医保、大病（大额）保险和医疗救助，共同构成了我国医疗保障体系的基础框架。基本医保是医疗保障体系的核心层次，旨在为参保人员提供基本的医疗保障服务；大病（大额）保险则是对基本医保的补充和延伸，旨在减轻参保人员因重大疾病或高额医疗费用而产生的经济负担；医疗救助则是针对特殊困难群体的救助制度，旨在保障他们的基本生活需求。第二个“3”则代表外单位管理的三层结构，即惠民保、其他商业健康保险和其他补助。这三个层次同样在医疗保障体系中发挥着重要作用。惠民保是一种由政府主导、社会参与的医疗保险项目，旨在为参保人员提供更加全面、更加优惠的医疗保障服务；其他商业健康保险则是由商业保险机构提供的医疗保障产品，可为参保人员提供更加个性化、更加灵活的保障选择；其他补助则包括慈善捐赠、医疗互助等多种形式的社会救助方式，旨在为特殊困难群体提供更加及时、更加有效的救助支持。未来，我国多层次医疗保障体系将会得到进一步的发展和完善。在此过程中，政府需加强对医疗保障体系的顶层设计和政策引导，推动各项政策措施的落地实施。市场主体和社会力量也应积极参与到医疗保障事业中来，为医疗保障体系提供更多的创新思路和解决方案，以此促进个人及家庭更加积极地参与到医疗保障体系中来，享受到更加全面、更加精准、更加个性化的保障服务。

（三）多层次医疗保障体系的独特性质与中国特色

医疗保障制度的核心在于应对人们的疾病医疗风险。这一风险既具有普遍性，又具有显著的不确定性，[1] 在客观上要求医疗保障体系能够提供更加全面、更加灵活、更加个性化的保障服务。因此，构建多层次医疗保障体系是必然选择。人民健康是中国式现代化的重要标志，完善多层次医疗保障体系是实现健康中国的重要路径。这意味着所有社会成员都应当被纳入医疗保障体系并享有相应的医疗保障服务。同时，还应注重基本服务和基本需求的保障，确保参保人员能够获得基本的医疗保障服务。此外，中国特色的多层次医疗保障体系还应当具备以下独特性质：一是中国的医疗保障体系是在中国特有的历史、文化、经济和社会背景下形成的，其充分考虑了中国的国情和人民的需求，具有鲜明的中国特色。二是中国的医疗保障体系经历了长期的实践和发展历程。在这一过程中，不断总结经验教训、调整政策措施、完善制度设计，助推医疗保障事业不断向前发展。三是在构建多层次医疗保障体系的过程中，注重公平与效率的平衡。通过合理调整政府、市场、社会及个人的责任分担，实现资源的优化配置和高效利用，确保医疗保障制度的公平性和可持续性。四是在中国特色的多层次医疗保障体系中，政府扮演着至关重要的角色。政府不仅要加强对医疗保障事业的投入和支持力度，还要加强对医疗保障体系的监管力度，确保各项政策措施的落地实施和有效执行。由此可见，中国特色的多层次医疗保障体系具有独特的性质和发展特征。未来应不断完善和发展这一体系，优化医疗保障服务，实现多层次医疗保障体系的全面升级，以便人民群众都能享受到量身定制、细致入微的医疗关怀。

---

[1] 郑功成 . 中国式现代化与多层次医疗保障体系建设 [J]. 学术研究，2023（9）：80-86，178.

三、我国构建多层次医疗保障体系的实践基础

构建高质量、公平、可持续、高效的多层次医疗保障体系，是我国实现共同富裕的必经之路。当前，我国已经建立起世界上规模最大、覆盖全民的基本医疗保障网络，以基本医疗保险为主体，医疗救助为托底，补充医疗保险、商业健康保险、慈善捐赠、医疗互助等共同发展的多层次医疗保障制度框架初步形成。这些举措有效地解决了人民群众“基本医疗有保障”的问题，取得了举世瞩目的辉煌成就。基本医疗保险是人民群众享受医保待遇的前提，是实现“病有所医、医有所保”的最基础、最前端、最核心的工作。[1]

（一）我国构建多层次医疗保障体系的自身优势

我国构建多层次医疗保障体系具有显著优势。一是参保公平，基本医疗保险参保覆盖人数甚多。我国全民医保制度在2011年已基本实现城乡居民全覆盖，此后参保覆盖率进入稳步提升阶段。据统计，截至2023年底，我国基本医疗保险参保人数达133386.9万人，参保覆盖面稳定在95%以上，参保质量持续提升[2]。其中，参加职工基本医疗保险人数37093.88万人，参加城乡居民基本医疗保险人数96293.02万人。二是基金收支较为平衡。2023年，我国基本医疗保险基金（含生育保险）总收入、总支出分别为33355.16亿元、28140.33亿元。职工基本医疗保险基金（含生育保险）收入22880.57亿元，其中统筹基金收入16636.07亿元；基金支出17717.80亿元，其中统筹基金支出11620.58亿元。职工基本医疗保险统筹基金（含生育保险）年末累计结存26405.89亿元。城乡居民基本医疗保险基金收入10474.59亿元，支出10422.53亿元。三是异地就医即时结算范围广。截至2023年底，跨省联网定点医药机构55.04万家，其中跨省联网定点医疗机构数量为19.8万家，定点零售药店数量为35.24万家。2023年，门诊费用跨省直接结算1.18亿人次，基金支付185.48亿元，比2022年就诊人次增长2.6倍，基金支

[1] 周琼．我市全面构建共富型多层次医疗保障体系[N]．宁波日报，2023-10-11（8）．

[2] 数据来源于《2022年医疗保障事业发展统计快报》，载国家医疗保障局。

付增长 2.96 倍；住院费用跨省直接结算 1125.48 万人次，基金支付 1351.26 亿元，比 2022 年跨省直接结算住院就诊人次增长 98%，基金支付同比增长 77%。四是医保定点服务机构的数量规模大。参保群众就医的距离大幅缩短，便捷性空前增强。五是基本医保财政补助和享受待遇人人可以享受。在 13 亿以上的参保人口中，享受财政补助的城乡居民约 10 亿人。六是医保药品目录扩容让更多患者及时用上新药。《国家基本医疗保险、工伤保险和生育保险药品目录（2023 年）》收载西药和中成药共 3088 种，西药 1698 种，中成药 1390 种，另含中药饮片 892 种。继续加大对中医药发展的支持力度，目录内中成药从 2017 年的 1238 种增加到 2023 年的 1390 种。20 个省（区、市）开展中医病种付费，对中医病种实行同病同质同价，病种数量为 20 ~ 200，医保对中医药发展的支持举措进一步落实。

（二）我国构建多层次医疗保障体系的成效

我国构建多层次医疗保障体系取得了明显成效。一是多层次医疗保障体系促进医疗保障的“全覆盖”。中华人民共和国成立后，在医保制度日益健全的条件下，我国人民的医疗服务需求得到了大幅释放，全民健康水平逐步提升。从 1998 年出台《国务院关于建立城镇职工基本医疗保险制度的决定》到 2016 年整合建立举世瞩目的最大医保体系“城乡居民医保”实现全民覆盖，再到 2018 年，这短短二十年，取得了许多国家经历几十年甚至更长时间才能实现的成就。党的十八大以来，伴随医保改革的不断深化和政府财政投入力度的不断增强，医疗保障事业步入全面发展的快车道，社会医疗保险制度覆盖 13 亿多人口，全民医保的目标基本实现。国家医保制度体系和制度架构不断完善，建立起较为完善的多层次医疗保障体系，实现了医疗保障全民覆盖的目标。二是保障范围不断优化调整，让老百姓买得起“救命药”。老百姓用上“救命药”的背后，是国家医保部门多年来通过多种手段稳步提升保障水平的努力。2000 年版《国家基本医疗保险药品目录》共纳入药品 1488 种，经过 4 次更新，2019 年版《国家基本医疗保险、工伤保险和生育保险药品目录》收录的药品已达 2709 种，基本医疗保险对癌症、罕见病、慢性疾病用药以及儿童用药的保障范围明显扩大。同时，国家医保部门通过医保药品准入谈判和药品集中采购，发挥“战略购买者”作用进一步降低药价。2019 年 8 月启动的医保药品准入谈判，是我国建立医保制度以来规模最大的一轮国家医保药品目录调整谈判。经过医保谈判专家与企业面对面的谈判，最终有 70 个新药“入围”。2018 年，11 个试点城市开展药品集中采购，25 个中选药品中选价平均降幅达 52%，最大降幅超过 90%。2019 年 9 月试点扩至全国，25 个药品中选价再度降低。三是创新模式、优化流程，为老百姓看病“减负”。通过开展“一站式”结算、先诊疗后付费、跨省异地就医住院费用直接结算等工作，提高了基本医保、医疗救助、大病保险等制度在费用补偿和待遇支付方面的协同性，减少群众跑腿、垫资负担，切实方便了参保人受益。

（三）我国构建多层次医疗保障体系的有效实践

随着习近平新时代中国特色社会主义思想的深入贯彻与实践，其主题教育成果在医保领域得到显著体现，推动医保改革与发展迈上新台阶，切实将惠民政策落到实处，为构建多层次医疗保障体系奠定了坚实的基础。2023 年医保工作取得了如下进展：一是参保质量的提升与基础保障的强化。在医保工作推进的过程中，注重参保质量的提升，确保每一位公民都能享受到全面而有效的医疗保障。在有效治理超过 1600 万重复参保现象的同时，重点关注农村低收入人口和脱贫人口的参保情况，确保其参保率稳定在 99.9% 以上，实现广泛的医保覆盖。通过实施三重制度保障，成功惠及超过 1.5 亿人次的门诊、住院就医需求，为患者减轻超过 1700 亿元的经济负担，极大地提升了医疗保障的公平性和可及性。二是门诊保障待遇的完善与优化。为进一步提升门诊保障水平，积极推进职工医保普通门诊统筹制度的建立，当前已覆盖超过 40 万家医药机构。这一制度的实施，极大地提高了职工就医的便捷性和满意度。同时，持续优化居民医保“两病”门诊用药保障机制，确保患者能够用上安全、有效的药品。据统计，年内门诊报销人次超过 25 亿，报销金额超过 2000 亿元，充分体现了门诊保障待遇的完善与优化成果。三是药耗集采的持续推进与降价成效显著。为降低药品和耗材的价格，减轻患者经济负担，持续推进药耗集采工作，一年内成功开展了两批 80 种药品的国家集采工作，平均降价幅度达到 57%。与此同时，开展人工晶体类和运动医学类耗材的集采工作，平均降价幅度更是高达 70%。这些举措的实施，不仅有效地降低了患者的就医成本，也促进了医药产业的健康发展。四是医保目录的优化与药品新增。为满足患者日益增长的用药需求，我国相关部门不断优化医保目录，增加药品品种。新版目录内药品新增 126 种，总数达到 3088 种。这些新增药品的纳入，使患者能够享受到更多安全、有效、经济的药品治疗。同时，2023 年协议期内谈判药惠及群众购药超过 2.1 亿人次，叠加降价和医保报销，为患者减负超

2000 亿元。[1]

四、我国多层次医疗保障体系的建设情况

根据《中共中央 国务院关于深化医疗保障制度改革的意见》，2030 年要全面建成中国特色的医疗保障制度。建设多层次医疗保障体系是现阶段医保制度建设的重要目标之一，目前正处于建设的关键窗口期，需要各方发力，共同推进。这一目标设定事实上决定了多层次医疗保障体系建设进入了倒计时的关键性阶段。

（一）我国多层次医疗保障体系建设行动指向

党的十八大以来，我国医疗保障事业获得了全面发展，特别是 2018 年机构改革实现医疗保障集中统一管理体制以来，更是在各个方面取得了积极进展，但这一制度距离解除全体人民疾病医疗后顾之忧、不断提升人民健康素质的重大使命还有不少差距[2]。需要继续加快深化改革的步伐，而同步建设好法定医疗保障制度、发展好商业健康保险与慈善医疗在现阶段具有特别重要的意义。法定医疗保障制度肩负着满足全体人民基本医疗保障需求的使命，是多层次医疗保障体系的主体性制度安排。商业健康保险肩负着满足社会成员超过法定医疗保障之上的医疗保障与健康提升需求的使命，是人民群众特别是高收入阶层获得更全面健康服务的有效途径。慈善医疗是助力低收入困难群体解决疾病医疗问题的社会补充机制。在政府的坚定领导下，基本医疗保险已实现广泛而稳定的覆盖，惠及超过 95% 的人口，成为首个实现普惠性和共享性的社会保障制度安排。这一伟大成就无疑让亿万人民直接受益，显著提升他们的生活质量。尽管法定医保制度已经取得了长足进步，但它仍然无法完全消除全体人民在疾病医疗方面的后顾之忧。重大疾病仍然是影响城乡居民家庭生计的重要因素，成为制约人民生活品质提升和迈向共同富裕的瓶颈。因此，我国必须加快多层次医疗保障体系的建设步伐。在

---

[1] 李丹青 . 国家和省级集采药品数将至少达 500 个 [N]. 工人日报，2024-01-11（4）.

[2] 郑功成，赵明月 . 面向未来的高质量医疗保障制度建设 [J]. 中共中央党校（国家行政学院）学报，2022，26（6）：108-117.

这一体系中，深化基本医疗保险制度的改革尤为重要。不仅要修正现有的制度性缺陷，还需持续提升其保障能力，从根本上解除全体人民在疾病医疗方面的后顾之忧。同时，还应注重商业健康保险与慈善医疗的同步发展，以满足不同层次的医疗保障需求。为此，完善顶层设计、厘清不同医保制度的边界与功能成为当务之急。通过激发市场活力和调动社会力量，可使医保制度的物质基础更加雄厚，确保不同层次的需求都能得到满足。这将为健康中国建设和实现共同富裕提供坚实的支撑，最终造福全体人民。

（二）我国多层次医疗保障体系建设不足之处

当前，我国基本医疗保险仍存在发展不平衡、保障不充分的问题。发展不平衡体现在制度、区域、人群之间仍存在较为明显的保障待遇差距。2018 年职工医保的筹资和支出水平是居民医保的 5 倍左右；2020 年北京市职工医保和居民医保的人均筹资水平分别是安徽省的 2.3 倍和 3.4 倍。同时，除了京津沪等地，其他地区基本门诊的保障水平普遍较低。医保改革偏重技术效率，对系统整体配置效率重视不够。突出表现：对能够提高单病种专业和医疗机构服务效率的供方支付方式改革高度重视，但对引导就医流向和门诊、住院服务资源配置的补偿政策调整关注不足。不同层次医疗保障制度之间存在功能紊乱现象。由于商业健康保险整体发展严重滞后，为规避市场乱象，政府参与指导与规范确有必要，但政府应当从直接背书的深度参与转向以制定规则、监督管理为主，通过市场竞争来实现商业保险的可持续运营。若不同层次医疗保障制度之间存在的功能紊乱现象不能得到及时有效的解决，那么真正意义上的商业健康保险就不可能得到发展，多层次医疗保障体系建设也不会得到强大市场主体的有力支撑。不同层次医疗保障之间缺乏有序衔接，就会弱化多层次医疗保障体系的综合效能。中国健康服务进入“全民需求时代”，优化完善健康治理成为回答人民之问的重要内容之一。商业健康保险需要重新审视功能定位、潜在机遇和发展模式，在“三医”协同联动的格局下完成供给端的自我转型，锚定商业健康保险作为基本医保有益“补充”的功能定位，积极探索“主体明确、一体推进、专业运作”的多层次医疗保障有序衔接的发展道路。深化医药卫生体制改革必须以人民健康为中心，促进“三医”协同发展和治理，关键是要深化以公益性为导向的公立医院改革，构建有序的就医和诊疗新格局，尤其要减轻人民群众的自付费用负担。因此，以基本医疗保险为主体，医疗救助为托底，补充医疗保险、商业健康保险、慈善捐赠、医疗互助等方式共同发展的医疗保障制度体系的建设和完善迫在眉睫。[1]

（三）我国建立多层次医疗保障体系的政府责任

我国医疗保障体系从制度分立逐渐走向制度整合，已整合的城乡居民基本医疗保险制度内部仍有分割，但进一步整合是大势所趋，政府、市场、社会的边界也将变得更加清晰。当前，作为整个医疗保障制度实施依据的主要是从中央到地方各级政府或主管部门的政策性文件。2020 年 2 月发布的《中共中央 国务院关于深化医疗保障制度改革的意见》（以下简称《意见》）属于指导性政策文件，是新时代深化医保制度改革的顶层设计，为全面深化医保改革提供了行动指南。与此同时，由国务院发布的一系列政策性文件为医疗保障制度改革试点及实际运行提供了政策依据。《意见》的出台及有序付诸实施，标志着我国医保改革从长期试验性改革状态步入了以全面建成高质量、可持续的中国特色医疗保障制度为目标的新发展阶段。[2]2021 年 2 月，国务院颁布《医疗保障基金使用监督管理条例》。这是我国医保领域首部行政法规，为监管医保基金使用和确保基金安全提供了法律依据，可视为医保制度开始走向法治化的重要标志。“惠民保”的发展为多层次医保体系建设提供了新的突破口。2020 年以来，随着医保行政部门的直接介入，“惠民保”在各地广受欢迎，为商业健康保险的发展注入了新的活力。此外，国家医保局自成立伊始，就将规范化、标准化、信息化建设作为推进医保治理现代化的重要抓手。站在时代的潮头，我们要以习近平新时代中国特色社会主义思想为指导，深入贯彻习近平总书记关于中国特色医疗保障制度的重要指示批示精神，强化顶层设计、优化服务流程、助力精细化管理，努力促进医保治理能力和治理水平迈上新台阶，更好地满足新时代人民群众对医疗保障工作的新期待。

党的二十大报告提出要加快发展数字经济，促进数字经济和实体经济深度融合。习近平总书记在多个场合都强调了大数据在保障和改善民生方面的重要作用。2021 年，习近平总书记在十九届中央政治局第二十八次集体学习讲话中指出，要充分利用互联网、大数据、云计算等信息技术创新服务模式，深入推进社保经办数字化转型。这对医疗保障制度的运行及治理能力提出了新的要求。建设智慧医

---

[1] 国家医疗保障局对十三届全国人大四次会议第 3983 号建议的答复医保函〔2021〕103 号 [J]. 中国医疗保险，2022（3）：6.

[2] 郑功成 . 全面深化医保改革：进展、挑战与纵深推进 [J]. 行政管理改革，2021，10（1）：12-25.

保正是回应这一要求的重大战略举措，其目标是通过技术替代实现医保制度运行的智能化，最终体现为医保基金运行和管理效率的提升，为建立多层次医疗保障体系提供有效技术抓手。

五、我国多层次医疗保障体系的经验借鉴与自我革新

建立多层次医疗保障体系的最大好处是使社会全体成员，都能从实际出发，享受适宜的、不同种类和不同水平的医疗保障。国际医疗保障体系萌芽、建立、发展、改革的过程就是多层次发展模式的形成过程。国际医疗保障体系主要经历了三个阶段，即医疗救助阶段（17 世纪初到 19 世纪中下叶）、主体医疗保障制度阶段（19 世纪末到 20 世纪 70 年代）、商业健康保险深度参与阶段（20 世纪 70 年代至今）。近年来，各国卫生费用呈现明显上涨趋势，提升医疗保障体系效率是遏制卫生费用不合理增长的有效手段，各国不同程度地采取了各项措施优化医疗保障制度，如实施医保支付方式改革、病患身份标准化、数据共享与交换等措施优化管理模式，建立更加完善的医疗保障体系。纵观国际医疗保障体系的建立、发展，不同国家呈现不同特点，体现了多主体多层次特征。美国医疗保障体系是典型的以市场为主体的多支柱型保障体系，以商业健康保险为主体层，公共医疗保障为保底层，市场运作为主，政府保障为辅。美国医疗保障体系建立了对低收入人群的连续保障衔接机制。美国公共医疗保障体系对收入在联邦政府贫困线 100% ~ 400% 的中低收入个人 / 家庭的保费实行分段补贴。美国医疗保障体系用过渡机制解决职工医保的纵向衔接问题。美国商业医疗保险由职工个人（10%）和雇主（90%）共同购买，当职工更换雇主时，可以由原雇主提供最长 18 个月的过渡政策，避免出现医疗保障“真空区”。美国医疗保障体系促进了主体与保底层的合作共赢。美国政府根据商业健康保险运营能力，对保险公司实施税收优惠、委托管理等服务，提高政府投入的保障效能和效率，同时促使商业健康保险公司加快技术开发与更新换代，进一步为保底层提供技术支撑。美国医疗保障体系建立良好的信用体系和医疗信息沟通机制。美国商业医疗保险注重对参保人员的信息收集、隐私保护以及高效的信息共享，进一步降低了保险风险，提

高了服务效率。[1] 美国医疗保障体系建设中的这些经验值得我国在多层次医疗保障体系建设中参考和借鉴。

根据国家总体部署，目前我国已经进入加快完成医疗保障高质量建制任务的倒计时阶段，必须坚持目标导向，创新发展理念，最终全面建成高质量的中国特色医保制度并为扎实推进共同富裕提供有力且有效的制度支撑。[2] 我国多层次医疗保障体系建设要做到“主体要实、补充要足、衔接有序、保障有效”。具体而言：一是做实基本医疗保险制度，以结果为导向，降低居民医疗费用自付率；二是让补充医疗保障更加多元化，使不同收入水平的居民有更多的选择；三是医疗保障体系的三个层次应当有序衔接，富裕与落后地区都应实现三者的衔接；四是上述三个方面的落实才能使整个医疗保障体系保障有效。只有不断深化改革，才能逐步解决人民群众看病难、看病贵的问题，才能逐步解决医疗保障领域发展不平衡、不充分的问题。[3]2020 年 2 月，《中共中央 国务院关于深化医疗保障制度改革的意见》提出，到 2030 年要全面建成中国特色医保制度。为此，可将我国建成高质量医保制度的持续发展进程划分为三个阶段：

一是全面深化改革的关键时期（2021—2025 年），这一时期需要进一步厘清医保制度的改革与发展思路，明确未来医保制度发展的目标及其与现实制度发展状况间的差距，在此基础上找准、找全缩小差距的发力点，同时矫正现行制度安排中的制度性缺陷，合理控制制度发展试错成本，进一步完善相关体制机制。

二是中国特色医保制度定型时期（2026—2030 年），这一时期的核心任务是巩固优化基本医保制度并使之具备从根本上解除全民疾病后顾之忧的能力，其他层次医保制度可以全面发挥作用，法定医保制度的可持续性明显增强。

三是整个医保制度全面步入高质量发展阶段（2031—2035 年），这一时期医保制度全面定型并遵循理性与法治轨道持续发展，保障能力足以达到让全体人民再无疾病医疗之忧、健康素质不断提升的水平。[4]

---

[1] 郑功成 . 多层次社会保障体系建设：现状评估与政策思路 [J]. 社会保障评论，2019，3（3）：3-29.

[2] 郑功成，赵明月 . 面向未来的高质量医疗保障制度建设 [J]. 中共中央党校（国家行政学院）学报，2022，26（6）：108-117.

[3] 冉芳 . 基层医保监管工作团队建设的重要性分析 [J]. 人才资源开发，2022（4）：51-52.

[4] 同注释 [2]。

（一）借鉴国际多层次医疗保障体系建设的有益经验

我国多层次医疗保障体系要实现高质量发展应采取下列可行性策略。一是抓住社会变革机遇，顺应时代发展要求。近年来，我国人口老龄化问题日渐突出，2019 年末 65 岁以上老年人占比达 12.6%，慢性病、重大疾病发病率与患病率明显升高，不同人群对多层次健康保障的需求激增，亟须调整完善我国多层次医疗保障体系，扩大保障范围与保障水平。同时，随着我国经济水平不断提升，国民消费预期升级，居民在消费能力范围内追求更好的治疗方案成为趋势，因此需充分重视作为补充层的商业健康保险体系建设，提供更加优质的个性化保险服务。在我国科技不断进步的时代背景下，应激发医保对服务与产品实施战略性购买，发挥医保的价值导向，提升整个服务与保障体系的运行效率。二是医疗救助体系精准化，实现底层保障。目前，我国医疗救助体系以避免疾病造成灾难性影响为主要目标，定位于基本医疗需求。要实现底层保障，需进一步对医疗救助体系实施精细化管理。从救助对象来说，建立健全家庭生计调查制度，科学界定医疗救助对象，并根据社会经济状况和特定人群健康状况，动态调整救助范围，有条件的地区可针对边缘群众和流动人群制定特定救助计划；救助思路方面，实行综合医疗救助，提前干预，防止或减少疾病的发生与迁延，减轻疾病经济负担；救助标准方面，定位于基本医疗，巩固底线思维，保障贫困人口的基本医疗需求，扩大有限的医疗救助资金覆盖面，提高资金使用效率，真正实现底层保障。三是基本医疗保障一体化，巩固主体层发展。基本医疗保障作为我国医疗保障体系的主体，要巩固优化体系发展，进一步推进体系内部一体化。理顺和优化相关部门职能职责，实现基本医疗保障内部制度的有序衔接，避免引发新的不公；出台规范化、标准化和制度化政策，形成一体化管理模式；改革医保支付方式，充分发挥医保的价值导向，进一步提高医保基金使用效率，保障基金安全；此外，还应充分利用人工智能、云计算、大数据等现代信息技术，建立起有效的层次内部与不同层次之间医保信息共享交流机制，构建统一的医保信息管理平台，提高医保管理水平。四是商业健康保险专业化，形成多层次互补。在实现底层保障、巩固主体层发展的基础上，进一步鼓励商业健康保险发展主线业务，增强其专业性，满足多样化的医疗保障需求，为公共医疗保障提供更多的管理和技术支撑，形成多层次医疗保障体系。具体来说，商业健康保险要以疾病、医疗、护理、失能收入损失保险业务为主线，融合健康管理服务，拓展发展空间；探索与医疗服务提供机构的直接合作，或直接经营医疗机构，为参保人提供更加优质与便捷的“保险+医疗”服务；此外，可充分利用其管理优势、市场化运行机制以及高水平技术，为社会医疗保险提供专业化的经办管理服务，优化市场竞争。

（二）完善多层次医疗保障制度

我国医保制度的根本目的是切实解除全体人民的疾病医疗后顾之忧，避免疾病特别是重大疾病导致城乡居民的灾难性后果，同时促使人民健康素质不断提升。[1]建设高质量医保制度必须确立满足人民群众需要的新发展理念，核心是实现医保基金从“以收定支”向“以支定收”的转化。我国是追求并正在往共同富裕发展目标迈进的社会主义国家，应当在医保制度造福人民方面做得更好。医疗保障是减轻群众就医负担、增进民生福祉、维护社会和谐稳定的重大制度安排，也是中国特色社会保障制度的核心组成部分，党的二十大也对完善社会保障制度提出了更高要求，[2]强调建设多层次医疗保障体系应做到夯实医疗救助托底保障功能，规范统一医疗救助制度，落实、完善低收入人群医保帮扶政策；鼓励支持商业健康保险、慈善捐赠、医疗互助等协调发展，既要促进商业健康保险健康发展，也要促进医疗互助与基本医疗保险的有效协同；推进长期护理保险制度建设，包括加快构建长护险制度政策体系、探索建立长期护理保险支付管理机制、明确基本服务项目目录及定点机构管理办法等相关要求。

（三）准确把握推动医疗保障事业高质量发展的时代主题

推动医疗保障事业高质量发展是医保事业迎变局、开新局、育先机的必然要求，也是我国多层次医疗保障体系实现有效变革的切实举措。党的十九届五中全会站在实现“两个一百年”奋斗目标的历史交汇点，为未来5年乃至15年的发展擘画了宏伟蓝图，提供了根本遵循，给出了行动指南[3]。医疗保障事业的高质量发展，就是民生领域从“有没有”到“好不好”的发展过程，是持续奋斗、渐

[1] 郑功成.从政策性文件主导走向法治化：中国特色医疗保障制度建设的必由之路[J].学术研究，2021（6）：80-88，177.

[2] 张璐莹，胡敏，陈文.以健康价值为导向，推进基本医疗保险制度高质量发展[J].中国卫生资源，2020，23（4）：313-316.

[3] 甄占民，陈理，江小涓，等.加快构建中国特色哲学社会科学[N].人民日报，2021-05-18（14）.

进实现共同富裕、共享医保改革成果的过程，是实现更加公平、更有效率、更加可持续、更加安全、更加便捷的发展过程，是健全覆盖全民、统筹城乡、公平统一、可持续的多层次社会保障体系的过程。基本内涵可概括为“五个更”：一是更加公平，强调促进共同富裕，让全体人民共享发展成果，群众人人有医保，城乡间、区域间基本制度政策统一，待遇和公共服务均衡，权力与义务对等，既对困难群众实施适度倾斜保障，又防范福利主义。二是更有效率，强调提高医保基金使用效益，重视投入产出比，同样资金投入购买更好、更优质的医药服务，让购买的服务更具成本价值、更加经济、更加适宜。三是更加可持续，强调持续稳定的保障人民群众基本健康权益，制度和基金中长期能够维持自身平衡，没有明显短板，医疗保障与经济社会协调发展，政府、企业、个人责任均衡，合理筹资与适度待遇相匹配。四是更加安全，强调社会保障的基本制度定位，维护最广大人民群众的根本利益，协同推进医疗保障与医疗发展，确保基金安全运行、待遇及时给付，不发生系统性、全局性的风险，不出现冲击社会道德底线的事件。[1] 五是更加便捷，强调减少群众业务办理等待时间和成本，服务流程简化、方便可及和办理的无感化，传统服务与智能服务有机融合，更人性化、更适应老年人等特殊人群需求，坚定不移地推动医保高质量发展，为“十四五”开好局、起好步。

准确把握推动医疗保障事业高质量发展的时代主题，首先要从“治国安邦”的政治高度持续深化对医保高质量发展的认识。一方面，要认清我国能在短短 20 年时间建成世界上最大规模的全民医疗保障网，是发挥中国共产党集中统一领导和社会主义制度的显著优势，实现经济社会持续发展的结果，城乡居民医保制度的建立和不断完善，其决定因素是财政资助参保年年增加。另一方面，要认清治国安邦是有实际内容和具体行动的，医疗保障同就业和其他社保制度一样是民生之本，是治国安邦的重大制度安排，这就要求医保工作者，包括决策者、管理者、服务者、理论工作者要坚持以人民为中心的发展思想，使每一项实际工作都成为治国安邦的能量源泉。[2] 其次要充分发挥医疗保障作为社会再分配的政策调节作用。在国家层面，普惠式资助城乡居民参加基本医保，对特困人员、低收入群体等的个人缴费部分实施差异化的参保补助政策，这就是发挥再分配功能的体现，

---

[1] 王琬 . 国家医疗保障风险调剂金的制度理性与现实选择 [J]. 社会保障评论，2022，6（6）：68-84.

[2] 郑功成 . 从共同富裕视角推动医疗保障高质量发展 [J]. 中国医疗保险，2022（3）：I0008-I0010.

这类再分配还应该在优化结构、精准施策的基础上继续坚持下去。在待遇保障环节，大病保险对特困群体中的重大疾病患者实施了倾斜政策，医疗救助在精准识别对象的基础上也实施了向因病致贫、因病返贫边缘户倾斜的政策，这也发挥了再分配的功能作用。在参保扩面环节，我们一直以实现应保尽保为目标，每年都开展一轮集中式参保扩面工作，更加强化了互助共济功能。要认清对困难群体的分类资助参保、对特困人群中的重大疾病患者实施倾斜保障政策、对城乡居民和新业态从业人员实施全民参保计划等工作，是医保高质量发展的内在要求，贯穿于建设高质量医保的全过程。因此，研究医疗保障加大再分配的力度、强化互助共济功能，需要根据经济社会发展和医保制度建设实际，长期坚持下去。再次要坚持实事求是，既尽力而为又量力而行的原则。健全覆盖全民、统筹城乡、公平统一、安全规范、可持续的多层次医疗保障体系是一项长期的系统工程。实事求是，就是要把保障和改善医保待遇建立在经济发展和财力可持续增长的基础上，在高质量发展中持续提高保障质量。[1] 尽力而为，体现了中国共产党的初心使命和以人民为中心的发展理念。量力而行，则体现了尊重国情、尊重规律、从实际出发的理念。坚持实事求是，既尽力而为又量力而行的原则，是我国建成全民医保制度的成功经验总结，是适应我国仍处于并将长期处于社会主义初级阶段基本国情的科学发展原则，应当成为新发展阶段推动医疗保障高质量可持续发展的科学原则。坚持这一原则，应当坚定不移地遵循习近平同志指引的发展目标和根本路径，“坚持制度引领，围绕全覆盖、保基本、多层次、可持续等目标加强社会保障体系建设”。旗帜鲜明地反对泛福利化和“免费医疗”，守牢“保基本”“可持续”底线。同时，还要不断提高医保基金使用效率，持续深化改革、持续完善管理、持续改进服务，最大限度地提升参保群众的获得感、幸福感、安全感。

（郭笑雨）

[1] 李建伟 . 正确认识和把握经济增长与收入分配的深层次关系 [J]. 学术前沿，2022（16）：20-36.

三医协同

党的十八大以来，新医改的实施取得了显著成效，中国特色医疗改革方案逐渐获得国际社会的认可，这不仅体现了中国医改对世界医改发展的独特贡献，更标志着我国医疗卫生事业正逐步与中国社会发展和人民健康需求相契合。在适应社会发展层面，新医改的推进可视为一个“渐进式”的探索过程，即“摸着石头过河”。在此过程中，不断结合社会实际，通过实践积累经验。这些实践经验将进一步成为指导未来医改方向的重要理论支撑。中国的医改正是在这种“实践—认识—再实践”的循环模式下持续深化，实现从单一领域的改革向医疗、医保和医药“三医联动”方向的协同推进。对于适应人民群众健康需求方面，需要新医改的统筹推进考虑到医疗卫生事业发展的全局，认清我国医改的焦点、难点和痛点，从而构建一个系统联动的医疗卫生体制[1]。因此，在新一轮医疗改革推进的大背景下，实现“三医联动”的改革显得尤为迫切和必要。

我国在本世纪初正式启动了新一轮医疗卫生体制改革（以

[1] 胡善联．中国医改的焦点、难点和痛点 [J]. 卫生经济研究，2015，32（12）：3-7.

下简称新医改）[1]。此次改革的推行，标志着由以往以市场为导向的自由化医疗体系向政府主导与调控的医疗改革机制的根本性转变。这一转变不仅体现在对公立医院机制体制的深入改革与完善，更在于政府通过资源再分配与重心调整，实现城乡基本医疗卫生服务的均衡化发展。改革的最终目标在于推动医疗、医保和医药三者间的联动发展（即“三医联动”），以回归并强化医疗改革的公益性质。

自 2009 年启动以来，新医改已历经由制度建立、资源投入和服务拓展的增量改革阶段，进入到需对深层次利益关系进行根本性调整的存量改革阶段，面临更加复杂的改革挑战与深层次的制度难题[2]。十多年的医改实践表明，统筹推进医疗、医保和医药“三医”领域的联动改革，是深化医改的关键所在，也是实现医改实质突破和有效成果的必由之路。党的二十大报告进一步强调了深化医药卫生体制改革，促进医保、医疗、医药协同发展与治理的重要性。从“三医联动”到“三医协同”不仅是改革策略的升级，更是对“三医”治理能力提出的新要求，也回应了医改实践的现实需求，标志着“三医”改革在联动基础上迈向更高层次[3]。

尽管政策层面多次强调“三医协同”的重要性，但在实际操作中，各方对于“三医协同”的内涵、意义及实现路径等核心问题仍然缺乏清晰的认识和一致共识[4-8]，从而导致相关改革面临“动而不联”“貌合神离”的困境。本书旨在从“三医联动”到“三医协同”的转变出发，遵循“是什么—为什么—怎么办”的逻辑框架，对“三医协同”的内涵演变、冲突困境以及实现路径进行深入分析，以期为中国式健康现代化等相关讨论提供启示和参考。

---

[1] 国务院《关于深化医药卫生体制改革的意见》（中发〔2009〕6 号）文件的颁布标志着新医改的开始。

[2] 国务院 . 关于印发“十三五”深化医药卫生体制改革规划的通知 [EB/OL].（2017-01-09）[2024-05-01].

[3] 许树强 .“三医”从联动改革走向协同发展 [J]. 中国卫生，2023（9）：38-39.

[4] 仇雨临 . 医保与“三医”联动：纽带、杠杆和调控阀 [J]. 探索，2017（5）：65-71.

[5] 赵云 .“三医”联动改革的历史进程和发展动态 [J]. 中国卫生事业管理，2017，34（12）：881-883，920.

[6] 翟绍果 .“三医”联动的逻辑、机制与路径 [J]. 探索，2017（5）：78-83.

[7] 丁少群，王信 . 统筹推进“三医联动”综合改革 [J]. 中国保险，2015（9）：20-23.

[8] 王震 .“三医”联动的治理结构特征与实践模式 [J]. 探索，2017（5）：72-77.

一、“三医协同”内涵的演进过程

在讨论三医协同策略之前，我们首先对“三医”的概念进行明确的学术界定。在当前医疗卫生体制改革的现实语境下，“三医”是指医疗保障、医疗服务和医药产业三个核心领域。具体而言，“医疗保障”是指医疗保障制度体系，这一体系涵盖了基本医保、医疗救助以及各类补充保险，共同构成了一个综合性的医疗保障网络。而“医疗服务”一词，在此处并非仅指狭义的医疗服务，而是指围绕人民健康修复、维护和增进目标所组织起来的完整体系，包括各级各类的医疗卫生机构、医疗人员、床位、设备等资源，以及基于这些资源所提供的公共卫生服务和医疗服务[1]。“医药产业”是指药品、耗材、器械等有形产品，这些产品专门用于医疗卫生目的，其生产、流通、配送和保障体系共同构成了医药产业的完整链条。对“三医”的深入理解和准确界定，将为后续探讨三医协同策略提供坚实的理论基础。

（一）“三医联动”的概念

三医联动是指通过统筹推进医疗、医保、医药领域的改革，使“三医”领域的运行机制和参与主体的行动策略协调统一、相互支持，从而共同促进改革目标达成的过程。鉴于“三医”之间的紧密联系与相互依存性，三医联动并非简单地同步推进，而是围绕医改总体目标，通过顶层设计与整体规划，确保各领域改革措施相互促进、相互支持。作为一种改革方法论，三医联动经历了从实践中的自发探索到理论上的自觉总结，最终确立为深化医改的总体原则[2]。2009 年，中共中央、国务院发布的《关于深化医药卫生体制改革的意见》虽未直接提及三医联动，但其中提出“建设覆盖城乡居民的公共卫生服务体系、医疗服务体系、医疗保障体系、药品供应保障体系，形成四位一体的基本医疗卫生制度，四大体系相辅相成，配套建设，协调发展”的要求，实际上已经蕴含了“三医联动”的改革理念。2015 年，党的十八届五中全会明确提出“深化医药卫生体制改革，实行医疗、医

[1] 赵云．“三医”联动改革的历史进程和发展动态 [J]. 中国卫生事业管理，2017，34（12）：881-883，920.

[2] 赵东辉，付晓光．健康治理视角下的“三医”联动：内涵、目标与实现路径分析 [J]. 中国卫生政策研究，2021，14（1）：10-16.

保、医药联动”，标志着三医联动成为医改的重要方向。随后颁布的《“十三五”深化医药卫生体制改革规划》及历年医改年度重点工作任务等政策文件均强调推动、坚持和深化三医联动改革，为医改提供了坚实的政策支撑。

“三医联动”是具有中国特色、中国智慧的医改方略。自20世纪末国家开展职工医疗制度改革试点，启动城镇职工医疗保障制度改革开始，“三医联动”改革即被提出并不断发展。进入新世纪，“三医联动”改革大致经历了三个时期：一是2000—2008年。这个时期的“三医联动”改革特点是以城镇职工基本医疗保险制度改革为重点，同步推进医疗机构和药品生产流通体制改革。二是2009—2017年。2009年3月，中共中央、国务院印发《关于深化医药卫生体制改革的意见》，要求公共卫生体系、医疗服务体系、医疗保障体系、药品供应保障体系四大体系相辅相成、配套建设、协调发展。党的十八大以来，以习近平同志为核心的党中央把保障人民健康放在优先发展的战略位置，将深化医改纳入全面深化改革统筹推进，实行医保、医疗、医药联动改革。2017年，全国公立医院全部取消药品加成，从财政补偿、医疗服务收入、药品耗材加成三个渠道转变为财政补偿、医疗服务收入两个渠道。这个时期的“三医联动”改革特点是以破除公立医院“以药补医”机制为重点，强调医保、医药改革与之衔接。三是2018年至今。2018年11月，习近平总书记主持召开中央全面深化改革委员会第五次会议，审议通过了《国家组织药品集中采购试点方案》，在“4+7”个城市开展药品集中采购试点，并逐步发展为常态化制度化开展，密切衔接医疗服务价格调整、医保资金结余留用等联动举措。2019年11月，国务院医改领导小组印发《关于以药品集中采购和使用为突破口进一步深化医药卫生体制改革若干政策措施的通知》，更加强调改革系统集成、协同高效。这个时期的“三医联动”改革特点是以降药价为重点，为调整医疗服务价格提供空间，使公立医院收入结构趋向合理，推动公立医院建立新的运行机制[1]。

医改实践已经证明，“动而不联”“貌合神离”的三医改革难以实现综合性的医改目标，当“三医”中某一领域的运行规则与其他领域存在冲突，或改革措施缺乏其他领域改革措施的支持时将导致规则扭曲或改革失败。因此，三医联动改革的核心在于“联”，即通过统筹规划与协同推进，实现“三医”内部不同主体的协同治理，进而推动深化医改的实质性进展。

---

[1] 许树强．“三医”从联动改革走向协同发展[J].中国卫生，2023（9）：38-39.

（二）“三医协同”的概念

在探讨“三医协同”的概念时，需认识到健康和健康权的实现是一个跨领域、多维度的复杂问题。单一的治理方式往往难以全面、有效地实现治理目标，因此，采取多形式、多主体的协同治理模式显得尤为关键。对于“协同”这一概念，联合国全球治理委员会给出的定义为：“协同治理是公共或私人个体及机构在处理共同事务时，所采取的共同行动及调和不同利益相关方的持续过程。”[1] 这一治理方式的特点包括治理主体的多元化、各方主体的主动协作、治理过程的动态调整，以及治理功能的互补提升，是应对涉及多方主体或多个领域复杂公共问题的有效策略[2]。

在“三医协同”的框架中，协同治理不仅涵盖了三医系统与外部环境（如政府、社会公众和企业等）的关系，也深入到了“三医”各自系统内部之间的治理关系（如医保与医疗、医保与医药、医药与医疗之间的相互关系）。可以说，“三医协同”是对“三医联动”内涵的深化、拓展与提升，旨在通过更加全面、系统的视角，实现“三医”领域的协同发展。近年来，我国出台的一系列改革举措，如药品集中带量采购、医保支付机制改革等，均充分体现了“三医协同”的理念。这些改革的成功实施，进一步验证了只有坚持“三医联动”、实现协同治理，才能将制度优势更好地转化为治理效能，真正让人民群众受益，增强人民群众的获得感、幸福感和安全感[3]。

党的二十大报告对“三医联动”提出了新的要求，明确指出：“深化医药卫生体制改革，促进医保、医疗、医药协同发展和治理。”这一表述不仅是对我国医药卫生事业发展和改革的理论总结，也为未来推进健康中国战略提供了政策指导。值得注意的是，这一表述首次将医保置于“三医”的首位，凸显了医保在“三医”协同治理中的核心地位。2023 年 7 月，国家卫生健康委、国家发展改革委等六部门联合发布了《深化医药卫生体制改革 2023 年下半年重点工作任务》，再次强调了促进医保、医疗和医药协同发展和治理的重要性，旨在推动医药卫生事

---

[1] The UN Commission on Global Governance，Our Global Neighborhood[M]. Oxford Hill：Oxford University Press，1995.

[2] 姚怡帆，叶中华. 社会治理创新的逻辑转向：基于协同治理理论 [J]. 领导科学论坛，2020（23）：43-54.

[3] 王东进. 学习好领悟好实施好“十四五”医保规划“三医联动”协同治理推进医保高质量发展 [J]. 中国医疗保险，2021（12）：12-15.

业的高质量发展，以健康中国建设的新成效不断增强人民群众的获得感、幸福感和安全感。因此，“三医”协同治理不仅是党的二十大提出的重大命题，也是医药卫生领域在新发展阶段贯彻新发展理念、实现高质量发展的必由之路。

（三）从“三医联动”到“三医协同”的优化

“三医联动”强调各方各尽其责、各归其位、齐头并进，而“三医协同”则更强调相关主体的共同参与、平等交往、互惠互利。习近平总书记反复强调，全面深化改革要坚持科学方法论，注重改革的系统性、整体性、协同性。系统性要求按照医疗保障体系和大健康体系的内在逻辑和运行规律，将问题导向与目标导向相结合，补短板与建机制相结合，循序渐进地推进改革，避免零打碎敲、杂乱无章的做法。整体性要求将医疗卫生体系的相关领域，特别是医疗、医保、医药，与健康中国的五大要素（健康生活、健康服务、健康保障、健康环境、健康产业）以及一个战略重点（将健康融入所有政策）视为一个不可分割的整体，进行统一的规划、部署、推进、检查和考核，以避免各自为政、分散行动的现象。协同性则强调相关领域、制度和部门之间应相互配合、通力协作，在共同实现核心目标的同时，发挥各自的优势，实现共商、共建、共赢、共享的局面，而非简单的捆绑或一方独大[1]。

“三医协同”治理是对医保、医疗、医药等领域的运行机制和参与主体的行动策略进行协调统一、相互支持，从而共同促进深化医改目标达成的过程。党的二十大报告提出“促进医保、医疗、医药协同发展和治理”，体现了对治理能力提升的更高要求。“三医协同”揭示了医保、医疗、医药之间“你中有我、我中有你”，相互依存、相互促进的命运共同体关系。改革实践充分证明，“协同”才可能高效，孤军深入、单兵突进必然低效甚至无效。因此，在增强改革系统性、整体性、协同性的前提下，构建“三医协同”治理格局，是实现共享共治、协同发展的必由之路。

从“三医联动”改革到“三医协同”发展和治理，不仅是“三医联动”方略与时俱进的必然趋势，也是新时代推进中国医药卫生事业高质量发展、全面建成中国特色医药卫生体系、实现健康中国战略目标的必然要求。协同发展强调在追求共同目标的过程中，各方都能得到相应的、更好更快的发展，实现协同效应。

---

[1] 王东进．从三医联动改革到融合创新协同发展 [J]. 中国医疗保险，2020（2）：1-3.

在目标理念上，“三医协同”治理应更加突出以人民健康为中心，加快转变思想和工作模式，促进全民健康制度体系的完善。在参与主体上，应构建一系列制度和规则，保障与医疗、医保、医药相关的行政部门、医疗卫生机构、医药企业、群众等健康利益相关方的权益和参与，调动各方积极性。在治理手段上，应强调系统集成、协同高效，明晰改革内在逻辑、实现路径和主次顺序，综合运用多种机制和方法，提升改革质量效果。在成效评判上，应更加突出提升人民群众的获得感，确保改革成果惠及广大人民群众[1]。将“三医联动”提升至协同发展的高度，由“三医联动”走向“三医协同”，必将推动医改向纵深发展。

二、“三医协同”的必要性

“三医协同”是中国医药卫生体制改革的基本方略，坚持不懈地推进“三医协同”是新阶段构建医改新格局、实现“三医”互利共赢、融合发展的关键环节。“三医协同”之道，不仅是中国医保改革的基本方略，同样是全面建成中国特色医疗保障体系，全面推进卫生健康事业和健康产业持续高质量发展，实现健康中国战略目标的关键环节。

（一）新医改的要求

新医改具有以下三个重要特质：一是新医改具有整体性、系统性、协同性的特质，不同于初期试验性改革，可以单项突破，而新阶段医改任何一项改革，如果“孤军深入”，都难以“独善其身”。二是新医改的着力点是由“制”到“治”，只有系统集成、协同推进，才能形成综合治理合力、构建共建共治共享的治理新格局。三是新医改的路径选择和工作要求，是将改革的“总体框架”具体化、实操化、标准化、机制化，将党中央决策部署抓实抓细抓落地。如果“三医”不协同联动，就会形成盲点和堵点，深化医改就会受到阻力和约束，再好的改革举措也难以落实落地，也难以实现改革目标。

[1] 许树强．“三医”从联动改革走向协同发展 [J]. 中国卫生，2023（9）：38-39.

（二）“三医”之间独立又相互依存的特性所决定

作为相对独立的专业领域，医疗、医保和医药各有其参与主体和内部的运行规则，不同领域存在较大差异。然而，“三医”又紧密联系、相互依存，具有明显的互嵌性[1]。其中，医保是主导，是医疗和医药的重要筹资来源和补偿渠道，能够通过支付方式改革和采购政策等对其他两者的运行规则和行为模式产生重大影响，同时也需要从医疗和医药领域购买具体的服务和要素以满足参保人的需求；医疗是基础，是直接面向公众尤其是医保制度的参保者，提供各类医疗卫生服务、影响其健康状况的主体，同时也是医药等要素产品得以销售和使用的平台；医药是保障，是医疗领域提供医疗卫生服务所需的各项物质要素或技术支持的来源，同时也需要从医保和个人使用者那里获得资金补偿，以完成产品要素的再生产和利润的实现[2]。这种相对独立又相互依存的特性是“三医”能够协同治理的基础，也是“三医”必须协同改革的原因所在。

（三）医改实践的需求

自2018年起实施的药品集采改革的最大亮点，就是某个部门不再“单打独斗”，而是在医保部门的牵头组织下，相关部门协同配合、通力合作。医保局、药监局、卫健委、工信部等部门积极跟进，根据各自的职能尽职尽责地为同一个中心任务通力合作。例如，医保局和卫健委联合发文要求做好中选药品临床使用工作，卫健委明确将医疗机构使用中选药品的情况纳入绩效考核、评比范畴，并与基金总额管理、收入分配挂钩，确保药品集采、使用顺畅贯通[3]。

三、“三医协同”目前存在的冲突与困境

“三医协同”是我国现阶段推行医疗改革的重要手段，同时也是实现我国医疗服务体系建立以及“人人享有基本医疗”保障的必要之举，通过对医保、医疗

[1] 翟绍果．“三医”联动的逻辑、机制与路径 [J]. 探索，2017（5）：78-83.

[2] 丁少群，王信．统筹推进“三医联动”综合改革 [J]. 中国保险，2015（9）：20-23.

[3] 王东进．协同推进“三医联动” 构建融合发展新格局：药品集中带量采购改革的主要成效和深刻启示 [J]. 中国医疗保险，2021（8）：19-21.

和医药三个领域的协同治理，促进我国医疗体系现代化的构建。党的十八大以来，我国的医疗改革进入深水区的攻坚阶段，面临最突出的挑战是医保改革、医疗改革以及医药改革三个领域各自为政，虽有关系却不能实现灵活联动，三者之间相互进行利益博弈。顾名思义，“三医协同”针对的问题就是“三医”不协同，表现形式就是医疗保险、医疗服务供给和医药领域之间的相互掣肘、相互冲突，从而导致各种扭曲现象的出现[1]。这种“不协同”“不联动”看似复杂，但基本上可以从政策、行政体制、利益冲突以及信息化等四个层面进行分析。

（一）政策不协同

政策是指在制度、体制不变的情况下，可以在短期内调整的一组参数。比政策更浅层次的是管理，管理可以在政策框架内实施，而政策可以在一定的制度安排下进行调整。比如，医疗保险的支付政策、医保报销比例、起付线、医保目录、医疗服务和药品的价格政策、药品的加成政策、药品流通的“两票制”政策等。政策之间的不协调、不联动是医药领域各种扭曲现象和突出问题的直接原因。比如，以药养医，直接的政策原因就是医疗服务定价过低与药品加成两个政策。医疗服务定价低，不能补偿医院的成本以及医生的合理报酬，需要有其他的收入渠道；而药品加成政策则提供了这个渠道。以此逻辑推论，“以药养医”几乎是必然的。此外，研究显示，“三医”各个领域都有较清晰、集中的政策目标和工具，但是跨领域联动环节的政策工具不足，协同性仍需提升[2]。

（二）行政体制不协同

政策不协同的背后是医药卫生领域行政管理部门分割带来的不协同。医改是一项系统工程，每一次改革，每向前一步，都需要多个部门的协同和支持。“三医”协同联动的效果，直接决定了医改的成败。但是在现实工作中，“三医协同”的效果尚不尽如人意，其中一个重要原因就是部门间的纵向管理造成了不同部门协调联动存在阻力[3]。

---

[1] 郑媚，王前强．以医疗为发力点协同推进三医联动改革：由负向联动到正向联动的探索 [J]. 卫生经济研究，2019，36（7）：24-26.

[2] 喻月慧，李珍．三医协同治理视角下我国儿童健康保障政策量化分析 [J]. 中国卫生政策研究，2023，16（9）：8-14.

[3] 冯占春，于富军，曹庄．“三医”协同的逻辑和路径 [J]. 中国卫生，2023（10）：26-28.

医药卫生领域的政府干预色彩浓厚，医疗服务的供给主要依靠公立机构， 医疗保险虽是社会化的，也是政府办、政府管，即使已经市场化的医药生产和流通，受到的行政管制和干预也比较多。在现实中，“三医”的行政主管部门并不统一：医疗服务的主管部门是卫生健康部门，医疗保险的主管部门是医疗保障局和人社部门，医药生产和流通的政策管理部门是药品监督管理局。不仅如此，“三医”的各个方面都分属不同行政主管部门，比如公立医院的医生编制要受到编制部门的管制，医生薪酬要受人事部门管理，医疗服务和药品定价要受发改委价格部门管理。“九龙治水”是对这一现象的形象化表述。这种行政主管部门的不统一，以及由此导致的“三医不协同”比政策“不协同”的层次更深，起到的负作用更大。不同的行政主管部门制定政策的出发点不同、使用的政策工具不同、政策目标也不尽相同，产生政策冲突几乎也是必然的。在医改推进过程中，几乎在各个需要改革的问题上，比如公立医院改革、医药分开改革、人事薪酬制度改革、医保支付方式改革等，都存在行政管理部门之间的相互冲突和掣肘[1]。

我国在这一方面进行了诸多的实践探索。研究发现，福建省三明市的相关改革探索和政策创新值得借鉴。习近平总书记多次对总结推广三明医改经验作出重要指示，2021 年 3 月在三明市沙县区总医院考察调研时说，人民健康是社会主义现代化的重要标志，三明医改体现了人民至上、敢为人先，其经验值得各地因地制宜借鉴。2019 年 11 月，国务院深化医药卫生体制改革领导小组印发《关于进一步推广福建省和三明市深化医药卫生体制改革经验的通知》，为三明医改经验的全国推广提供了顶层支持。2021 年 3 月 23 日，习近平总书记亲赴三明市，为深化医改寻求解题之道。同年 10 月，国务院深化医药卫生体制改革领导小组出台《关于深入推广福建省三明市经验，深化医药卫生体制改革的实施意见》进一步加大力度推广三明医改经验。三明市在综合推进公立医院改革的初始阶段，便明确了公立医院改革是政府主导的改革，换言之，就是“改政府”的基本定位。除了将多位政府领导分管的格局调整为由一位政府领导统管，三明市还通过创新组织机制，通过职能重组组建新的政府部门，将多部门管理模式转为单部门管理，从而发挥统筹协调作用。这些举措有效地避免了此前的政出多门、行政碎片化、难以协调和统筹等体制机制性难题[2]。

三明医改权力的整合不仅表现在一个副市长整合了原来四个副市长的权力，

---

[1] 王震．“三医”联动的治理结构特征与实践模式 [J]. 探索，2017（5）：72-77.

[2] 詹积富．三明医改的过程、经验和成果 [J]. 福建党史月刊，2018（7）：29-31.

还在于医改相关政府主管部门的整合，成立“三明市医疗保障基金管理中心”，在此基础上进一步组建了“三明市医疗保障管理局”。这个局“权力很大”，整合了多个政府主管部门的职能，不仅管医疗保险的经办业务，还管药品采购的价格谈判和医疗服务的价格制定。此外，值得一提的是，2018 年 3 月，十三届全国人大一次会议表决通过了关于国务院机构改革方案的决定，组建了国家医疗保障局，作为国务院的直属机构。新成立的国家医疗保障局整合了人力资源和社会保障部的城镇职工和城镇居民基本医疗保险、生育保险职责，原国家卫生健康委员会的新型农村合作医疗职责，国家发展和改革委员会的药品和医疗服务价格管理职责，民政部的医疗救助职责。这个举措生动地体现了地方改革创新实践对国家行政体制改革和医药卫生体制改革的影响，是在国家层面对“三明医改”创新医保体制机制的肯定[1]。

政府部门是医疗、医保和医药联动的推手和动力。在部门分割和多头管理的体制下，各部门观念、利益、权力的差异性必然会阻碍“三医联动”的进程，甚至扭曲“三医联动”的方向。总而言之，行政部门权力整合对“三医协同”改革的意义在于：不仅降低了“三医协同”的交易成本，同时增大了“三医协同”的力度，最终得以提升改革的强度。

（三）利益不协同

利益相关者理论最早出现并应用于企业，其核心观点为：组织不应仅仅保证股东自身财富的积累，更应努力使各利益相关者的利益要求达到平衡。如今利益相关者理论早已不再局限于企业，其适用面十分广泛。这一理论同样适应于“三医协同”相关问题的分析：存在一个具有主导权的“股东”（政府）和其他利益相关者（医院、药企、医保、医生和患者等），满足各利益相关者的利益诉求才能使各方利益关系趋向平衡，从而增加整体福利[2]。

根据上述理论可知，“三医协同”领域的“股东”是政府，其中最主要的部门是政府卫生健康部门和医保部门。其他利益相关者中，公立医院是医疗卫生体制改革的主体，药企则是药品流通体制改革的主体。政府（卫生健康部门、医保

---

[1] 田孟．“三医联动”：中国“新医改”的三明路径——基于对福建三明市尤溪县的实地调研 [J]. 武汉科技大学学报（社会科学版），2024，26（1）：35-46.

[2] 岳林琳，王波，刘文凤．三医联动视阈下药品带量采购高质量发展研究 [J]. 中国现代应用药学，2023，40（1）：119-215.

部门）、制药企业和公立医院都有各自主要的利益诉求。实践中，他们往往会采取最直接、最简便的行动来满足自身的利益诉求。然而，这三大利益主体在实现自身利益的过程中也会产生利益冲突。因此，首先应明确各方主体利益冲突点之所在，而后有针对性地进行协商和协调，在最大限度兼顾各方主体利益的情况下，实现患者利益最大化（以人民为中心）的终极目标。这三大主体间利益格局的调整和均衡，决定着“三医协同”的成效，也决定着医药卫生事业高质量发展的成效。因此，“三医协同”的利益格局均衡是中国医药卫生事业高质量发展首先要确立的目标导向。

（四）信息化不协同

我国“三医协同”过程中涉及主体较多，就医疗机构一方而言，数量众多，各医疗机构信息系统各异，标准不统一，信息孤岛问题难以得到根本解决，而且想要获取各环节全流程信息成本较高，难度极大。因此，信息化在“三医协同”高质量发展和治理方面尚存在诸多不足。

一方面表现在信息质量有待提升，信息完整性不足。一是医药信息产生在生产、流通、平台、医疗机构、医保卫健药监等环节，各自掌握业务需要的信息，未进行有效统一，缺乏全生命周期的信息集成。二是可追溯难。由于医药行业不同环节需求不一致，业务差异性大，分别有不同的产品编码规则，不同系统间缺乏接口规范，信息难流动。三是缺乏信息集成平台。医药、医疗和医保之间，以及“三医”与相关金融、商业保险业之间，缺乏能够通过业务进行直接联动的机构，无法有效集成各方面信息进行应用。

另一方面表现在信息共治共享不够。医药卫生信息专业性强，涉及研发、生产、流通、交易、使用、监管等环节，既包括药械研发企业的研发信息、生产企业生产信息、流通企业、流通信息，医疗机构的诊疗数据，也包括管理部门的医保信息和公共卫生信息等。信息共享方面主要存在以下问题：一是这些信息往往存在于各机构的数据库，未有效建立政、产、研等多元协同的大数据共治共享机制；二是信息涉及主体众多，如何确立信息资源管理权，建立明确的责权利机制，探索出一条既能保护信息相关合法权益，又能最大化实现信息要素化利用和社会价值的路径尚有待时日；三是有序开放问题，作为准公共资源信息，如何根据工作需要，通过政府大数据管理部门实现部门之间信息共享，并建立相应的基础管理制度，以及技术支持、法律法规体系是一大难点[1]。

我国海南省率先为信息化协同提供了先进的思路。海南省创新建立“三医协同一张网”的顶层架构，围绕惠民、助医、辅政、促研四类业务，确保全省“三医”信息汇聚在同一平台，建立“三医”业务矩阵模型，以信息联动、业务协同推动“三医”行业治理，有效化解医改“深水区”难题，推动海南卫生健康事业高质量发展。海南省升级完善8家省属医院信息化系统，按照互联互通三级和电子病历四级水平，建设了涵盖全省29家二级医院的统一云HIS，打造集院内常规门急诊、住院、体检、医技等面向患者的相关医疗服务和助医、管理、服务于一体的数字医院，夯实和提升公立医院高质量发展的信息支撑基础。以数据赋能，辅助诊疗为目标，建立基本公卫督导板块，在22家基层医疗卫生机构建立慢性病综合管理试点，创新基本公共卫生服务绩效评价方式，支撑省级基本公共卫生服务项目质控中心加强日常监测和定期绩效评价。2020年12月31日正式启动了“三医联动一张网”项目建设。2022年6月30日，该项目在全省卫生健康、医保、药监等部门和试点医院投入使用，自项目实施以来取得了积极效果。截至2022年底，已实现65家二级以上公立医院数据采集，数据合计约19亿条，为1000多万名海南居民建立了“三医”健康档案，包括电子健康档案、电子病历档案、电子医保档案。基于大数据和AI等技术手段，积极开展电子健康档案信息向居民个人开放，居民通过授权查看健康档案，并与医生互动，提升健康自我管理能力；通过电子病历数据共享，开展跨机构就医检查检验结果互认，减少患者负担，降低医疗费用[2]。海南省通过“三医联动”信息平台的建设，着重解决了目前三医体系内数据共享和业务协同的难题，整合信息“孤岛”，融合数据“鸿沟”，实现三医体系的融合协同。实现了资源复用度的提升，降低三医领域信息化投资；驱动服务流程优化，降低行政管理成本；信息平台数据统一，减少系统运维成本；提高医保基金持续保障能力；培育新型卫生健康产业链，扩大信息化投资效应，促进医院降本增效；优化卫生健康资源配置，增强医疗卫生信息整合度，提升居民健康生活获得感；推进三医“放管服”改革，培育发展新动能[3]。

---

[1] 朱刚令.药械交易数据赋能医药服务供给的实践与思考：以重庆为例 [J]. 中国医疗保险，2023（8）：106-115.

[2] 海南：创新“三医”联动一张网 打造协同治理一平台 [J]. 中国卫生，2023（1）：28-29.

[3] 刘阳，陈光焰，刘谦.海南省三医联动信息平台设计与实践 [J]. 中国卫生信息管理杂志，2021，18（6）：743-747，753.

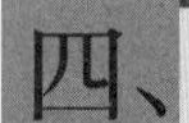

四、“三医协同”治理的实现路径

党的二十大报告强调要深化医药卫生体制改革，促进医保、医疗、医药协同发展和治理，这是当前和今后做好医改工作的根本遵循。针对“三医协同”目前存在的诸多冲突、困境，我们应在改革的制度设计上下功夫，既要遵循系统协同的内在逻辑，也要秉承具体落地的执行机制，形成一个有分工、有合作的治理格局；并通过信息化系统建设和大数据手段实现监管的科学化、精细化，提高治理水平。具体而言，“三医协同”治理的实现路径包含健全党委领导推进机制、保持政策一致性、完善跨部门医改议事协调机制、协调利益多方共赢、夯实信息化支撑手段、加强监督管理六个方面。

（一）健全党委领导推进机制

地方各级党委应加强组织领导，落实党委责任，在本单位发挥把方向、管大局、保落实的领导作用，推动党的主张和重大决策转化为法律法规、政策政令和社会共识，确保党的理论和路线方针政策在本单位贯彻落实，坚决贯彻执行党中央关于深化医改的决策部署，全力推进医保、医疗、医药协同发展和治理工作。在三明医改中，三明市专门成立了“市医改工作协调小组”和“市医药卫生体制改革专项工作小组”，并由市委书记亲自挂帅[1]。调查显示，三明市领导组织人员开会，限定了落实责任的时限，不能及时足额投入的，就地免职。“就地免职”的说法体现了三明医改的决心和彻底性，是一个非常明确的信号，为推动市内各区县真正落实政府办医责任注入了强大的压力或动力[2]。

各级党委政府要学习推广三明医改为民务实、勇于创新的精神，优化形成了各级党政“一把手”挂帅、一位政府领导统一分管“三医”的医改推进机制，并将医改重点任务纳入党委、政府的绩效考核体系，强化“三医协同”的体制机制保障[3]。各级医改领导小组应由党委主要负责同志担任组长，一位政府领导分管

[1] 詹积富 . 三明市公立医院综合改革 [M]. 福州：福州人民出版社，2014.

[2] 田孟 .“三医联动”：中国“新医改”的三明路径——基于对福建三明市尤溪县的实地调研 [J]. 武汉科技大学学报（社会科学版），2024，26（1）：35-46.

[3] 杨闽红 . 推进“三医”协同发展和治理 不断巩固扩大医改惠民成果 [J]. 中国卫生，2023（9）：76-77.

“医保、医疗、医药”工作，高位推动医改工作，上下协同推进的局面进一步巩固。同时，强化统筹推动。各成员单位各司其职，协同发力，通过调研督导、召开现场会、巡回指导等方式，推动重点任务落实。卫生健康委、医保局可签署医保医疗协同治理机制协议，定期会商，研究解决医保、医疗和医药协同治理重点事项。此外，坚持和加强党对公立医院的全面领导，全面执行和落实党委领导下的院长负责制，积极助力医保、医疗和医药的协同发展和治理。

（二）保持政策一致性

“三医协同”治理要落实到政策实践上，需要协调“三医”之间的政策以及医保内部政策以实现政策的一致性。在之前的医药卫生体制改革中，“三医”之间的政策协同与一致性缺少共同遵循的原则，从而出现了一些冲突与矛盾，导致有些改革效果不佳。党的二十大报告提出医保、医疗、医药协同发展与治理，实际上是明确了“三医”协同的工作要求。具体到政策实践中，需要实现医保引导下的政策一致性。

医保引导“三医协同”治理，首先要求“三医”的政策逻辑要依据医保的战略购买政策内涵实现一致性。从目前情况来看，“三医”之间仍然存在政策冲突。站在医保的角度，要以参保人的实际需求为出发点来购买服务，以提高基金使用效率作为战略购买的准则，体现价值医疗。在医疗服务的供给侧，目前的管理体制仍然是基于成本补偿的制度框架，要求对成本进行补偿。在这一框架背景下，医疗机构的“动力”还是要不断扩大规模、提升成本，并要求医保进行足够补偿。但从医保的角度，价值医疗要求按照医疗服务为参保人带来的实际价值进行购买，对于没有价值或价值较低的服务，医保基金则不必买单。其次，对住院服务实行按病种打包付费也势必要求医疗机构的管理模式要从之前基于按项目付费管理转变为适应打包付费的管理模式。在按项目付费条件下，医院管理模式的主要特征是“分解”，将收入目标层层分解到科室、团队乃至医生个人；但按病种付费条件下，支付是打包进行的，按项目的“分解”并不适合，甚至会导致各种冲突和扭曲加剧。

除了“三医”之间的政策一致性，“三医”内部的各项政策之间也要实现一致性。首先，就医保来看，医保目前全面推开的按病种付费体现的是打包付费逻辑，这本身就是一种定价机制，即按照一个病组统一进行打包定价，不再对包内的各个项目进行定价。但医保在医疗服务上仍然有价格管理，仍会按照服务项目进行定价，因此，医疗服务价格调整需要与按病种付费进行协调。其次，医保基金监管体系的建设仍然是以按项目监管为主，主要的监管指标还是按项目付费时期的指标。这固然与当前协同治理的整体推进程度有关，但也反映出医保内部的相关政策仍需进一步协调和优化。

（三）完善跨部门医改议事协调机制

“三医协同”改革是系统性、整体性和协同性改革，只有在政府层面建立高级别的组织领导和协调机构，形成跨部门的决策协调机制，才能突破部门利益，破解“动而不联”“各自为政”“貌合神离”等难题，为“三医协同”提供组织保障。各主管部门实现整合，从多头管理变成一头管理。例如，德国于 2002 年将卫生部与劳动和社会政策部的社会保障职能合二为一，并重新组建成一个独立的卫生和社会保障部门，其主要职责囊括医疗、医保、医药各方面[1]。同样，三明模式的特点是由市委、市政府把原先分散在卫生部门以外诸多部门的卫生行政管理权集中到市医改领导小组，建立集医疗服务、医疗保障、医药供给于一身的管理体制，结束了以前由众多部门分权分治的“九龙治水”局面。“市医改领导小组”不再是在众多主管部门之间协调关系的虚设机构，而是通过“市医改领导小组办公室”这个实际操盘手统筹医疗、医保、医药的一揽子改革方案，顺理成章地走上“三医协同”之路。完善跨部门医改议事协调机制，对主管部门进行整合，既提升了管理效率，又提升了监督效率，还推动了“三医协同”改革。

（四）协调利益　多方共赢

“三医”协同涉及多方主体，利益关系错综复杂。如果缺乏清晰的分析框架，就会陷入无从下手的境地，或囿于具体的利益纠葛而难以有所突破。在现实改革中，不管先动哪一方的“奶酪”，都必将引起利益集团的博弈，迫使改革受阻。因此，关键是理顺“三医”主体之间千丝万缕的关系，以核心主体为突破口，打破“单兵突进”的格局，积极协调各方利益，从而形成“三医”正向协同机制，实现多方共赢。同时，完善平等主体的谈判协商机制。“三医”领域不同参与主体之间、参与主体与政府职能部门乃至各级政府之间也存在地位平等的互动关系，

---

[1] 托马斯·格林格尔，苏健 . 德国医疗改革的范式转变及其影响 [J]. 江海学刊，2011（6）：21-27.

应当采取谈判协商等社会化治理手段加以处理。要完善与谈判协商相关的法律法规，落实医院协会、医师协会等行业协会代表会员利益开展谈判协商的角色定位和能力，通过平等的谈判协商使不同主体之间的互动关系和互动模式更加具有利益兼容性、稳定性和长期可持续性[1]。

此外，为了避免医疗机构与医药企业之间的利益冲突，许多西方发达国家做出几乎一致的安排，即医疗与医药在利益上的分开。在利益上将医疗与医药分开，主要分为“医药分开”和“医药分业”两种形式。医药分开（Medical Separation）主要应用在门诊服务机构或领域，集中体现为患者在医疗机构看病然后到社会药房买药[2]；医药分业（Separation of Dispensing from Prescription，SDP）主要应用在住院服务机构或领域，集中体现为医生处方权力与药师审核权力的相互制约[3]。医药分开和医药分业均是为了切断医疗和医药的利益链条，防范医方的道德风险，维护患者的医疗权利。同时，许多西方国家的医保多采取医疗和医药分别支付的制度，这是医保对医疗和医药的笼统支付极易导致医疗机构与医药企业的合谋，最终危及医保基金安全和参保患者权益[4]。

只有在深入系统研究这些深层次的矛盾和问题，达成广泛共识的基础上，不断提高理性推动“三医协同”自觉性、主动性、积极性，进一步增强“三医协同”的整体性、系统性、协同性，坚持不懈地推进“三医协同”，实现“三医”融合发展，才能从根本上解决“三医”冲突，才能保障人民群众在全面深化医改中获得高质量、有效率、能负担的医药服务和更多实实在在的利益，才能满足人民群众日益增长的美好生活和健康保障需要。

（五）夯实信息化支撑手段

信息化建设是统筹整合医保、医疗、医药领域信息的有效手段和可行途径，可以为政府公共决策和“三医协同”改革的开展提供精准、科学的信息支撑。应

---

[1] 赵东辉，付晓光. 健康治理视角下的“三医”联动：内涵、目标与实现路径分析 [J]. 中国卫生政策研究，2021，14（1）：10-16.

[2] PWC.An evaluation of the reimbursement system for NHS-funded care[M]. Report for monitor. London：PWC，2012.

[3] LIAW S T，PETERSON G. Doctor and pharmacist-back to the apothecary [J]. Australian Health Review，2009，33（2）：268-278.

[4] 赵云. 西方发达国家“三医”联动改革的探索与实践 [J]. 中国卫生事业管理，2018，35（1）：3-5，53.

高起点推动信息化建设，以国家标准为基础，结合决策、监测、评估等需求对数据内容、采集方式和管理办法等进行统一设计和规划，尽早建成“三医协同”信息平台，为“三医协同”改革的决策、执行和评估等提供数据支撑。政府应牵头建立统一的全民健康信息平台、医疗服务监管平台和医保基金监测平台。通过建立统一的数据标准，实现平台与平台之间、各省和各地区之间数据的互联互通，有利于更好地进行日常监管和数据分析。例如，可以利用医疗服务监管平台中的相关数据，将其转换为度量医院效益的可比指标，促进考核评价工作；可以利用医院诊疗行为标准、医保资金使用规范数据库，利用医保基金监测平台对诊疗行为进行科学比对，规范医务人员行为；信息化也可以用于就医流程的改善，为患者就诊提供更为便捷的诊疗服务，提升整体医疗机构的服务效率。

统一信息化标准和接口，实现信息共享。居民健康档案和病历是健康数据的重要来源，医疗机构作为健康数据的产生地，信息共享必须从这里开始。目前，我国医疗机构数据信息资源碎片化情况十分严重，已成为推进医疗信息化和实现信息共享的体制性障碍。应通过三大措施推进改革：首先，由有关政府部门构建居民健康大数据平台和多部门信息共享机制，将家庭医生签约情况（包括续约率、代际同签情况、签约服务绩效等）实现信息共享；其次，由国家进行顶层设计，多部门联合制定医疗机构信息标准，待医疗机构实现数据集成后，各部门再抓取相关信息实施管理、服务和监督，消除医疗机构各自为政的局面；最后，由国家制定法律法规，省级建立招采平台，建立第三方服务商准入和退出机制，抑制和禁止不正当竞争行为对医疗机构信息化造成的伤害，实现多方共赢。

运用大数据技术赋能“三医”协同发展和治理。一是赋能医药价格治理，打造智能化大数据治理平台。通过汇集全国医保、医疗、医药的生产、配送、结算、诊疗、用药等全流程数据，构建医药价格治理大数据模型。定期形成药品采购价格指数、药品集中采购情况、短缺药品、抗癌药、国谈及仿制药、器械流向等分析报告。通过追踪医药价格形成的全链条和全要素，探索科学合理的医药价格形成机制和管理模式。二是赋能医保基金监管，打造智能化大数据监管平台。联通医院、医药企业库存、物流系统，运用溯源技术，构建数据共享、全国联动的医药大数据平台，通过掌握流通各环节药品价格、参保人处方信息、购药信息、门店销售信息，结合参保人的用药周期、临床路径等诊断信息，辅助医保部门开展过程规范治理与有效评估，加强对费用高、用量大的药品的重点监控，同时有效防止过度报销的发生，确保医保基金安全。三是赋能医疗机构高质量发展，打造智能化大数据遴选采购平台。提供各类医药交易信息、价格参考、产品保障、企业履约情况等信息，帮助医疗机构更好地进行医药产品的遴选采购。针对政府部门对医疗机构的有关考核标准，对医疗机构药品采购、集中带量采购、用药占比、货款支付等方面定制采购报表，开展定制化统计、提醒等功能，协助医疗机构实施高效采购管理和考核指标管理。四是赋能“三医协同”治理效能，打造智能化大数据共享服务平台。建立“三医”数据的归集、治理、流通、交易、分析服务的产业链条，打通医保、医药、医疗、商保的数据共享和服务渠道，实现互联互通、共享共赢[1]。

（六）加强监督管理

建立监测评价和激励约束机制。不同政策措施的监测评价办法是约束和引导有关主体行为的“指挥棒”，对主体行为具有重要影响。进一步推进综合监管制度建设，健全机构自治、行业自律、政府监管、社会监督相结合的多元化医疗卫生行业综合监管体系。在“三医”协同过程中，需要梳理并统筹协调具有关联性的各项政策措施的监测评价办法，确保不同改革措施的监测评价指标及结果具有在价值取向上和目标定位上的一致性。在医保基金监管方面，要求通过实施跨部门协同监管、积极引入第三方监管力量，强化社会监督；建立健全医疗保障信用管理体系，建立监督检查常态机制，实施大数据实时动态智能监控；完善医保基金监管相关法律法规，规范监管权限、程序、处罚标准等，推进依法行政。同时，建立相关部门推进联动改革的考核奖惩机制，对联动改革落实不力、改革滞后导致相关领域改革无法推进或难以取得实效的部门进行处罚，对积极推进“三医联动”改革、主动为“三医联动”创造条件的部门予以奖励，从而为“三医协同”的决策和政策落实提供保障。

（冯倩）

[1] 朱刚令 . 药械交易数据赋能医药服务供给的实践与思考：以重庆为例 [J]. 中国医疗保险，2023（8）：106-115.

以公益性为导向的公立医院改革

以公益性为导向的公立医院改革是当前我国医疗卫生体系改革的核心内容之一。在迈向第二个百年奋斗目标，以中国式现代化全面推进中华民族伟大复兴的新征程上，党的二十大报告强调“深化以公益性为导向的公立医院改革”。这一改革不仅关系到广大民众的健康权益，也是推动医疗行业可持续发展的关键举措。

一、公立医院公益性的内涵

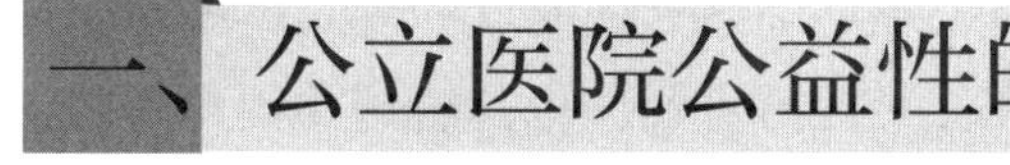

（一）公立医院

公立医院在我国的医疗服务体系中起主导作用，是维护医疗卫生事业公益性的主力军[1]。其主要表现为：第一，公立医院不仅为人民群众提供医疗卫生服务，同时还承担着医学教学、科研、医疗救助和医疗应急等任务。任何一个国家都

[1] 李玲，陈秋霖，张维，等. 公立医院的公益性及其保障措施 [J]. 中国卫生政策研究，2010，3（5）：7-11.

必须建立这样一支队伍，作为守护人民健康的“安全网”。第二，公立医院有利于控制医疗费用、提高医疗服务的公平性和可及性。国际经验表明，对于经济发展水平较低、区域差异较大的发展中国家，政府通过举办公立机构提供服务是低成本而有效的医疗保障方式。第三，公立医院有利于有效利用资源，创立中国特色的医疗卫生服务模式。统一完整的公立医疗体系，不仅具有规模经济与范围经济效应，而且为利用现代信息技术和管理手段提供基础[1]。公立医院的内涵体现了其作为政府公共服务体系的重要组成部分，以人民健康为中心，坚持公益性原则，提供全面、优质的医疗服务，并在国家卫生政策和医疗体系中发挥核心作用。

（二）公益性

公益性是指为了社会福祉和共同利益而进行的活动或服务。这些活动通常不以营利为目的，而是为了解决社会问题、改善社会环境或帮助弱势群体。公益性活动可能涉及教育、环保、医疗、社会福利、文化传承等领域。公益性活动的目的在于为社会创造更多的公共价值和福利，促进社会的可持续发展和人类福祉的提升。下面，编者从管理学和经济学的角度分析公益性的内涵[2]。

1. 管理学角度

从管理学角度，特别是在公共管理学领域，公益性的内涵涉及对效率、质量和适宜性的关注。其中包括追求服务提供的效率以满足公众的需求、保证服务质量以符合民众的期望与需求，以及确保服务的适宜性即服务对特定个体或群体是正确和合适的。此外，公平性与可及性也是管理学视角下公益性的关注点，强调在管理和组织过程中要考虑公平与社会成员共同利益之间的关系。

2. 经济学角度

经济学中的公共产品理论和福利经济学为公益性的内涵提供了不同的解读。公共产品理论强调公共产品（如公立医疗机构提供的医疗卫生服务）的特性，如非排他性和非竞争性，指出这些产品的供给应考虑其社会伦理道德的期待以及资源的有效利用。福利经济学则从社会福利最大化的角度审视公平与效率的关系，强调在资源分配和服务提供中实现横向公平和纵向公平的重要性。

---

[1] 李玲 . 让公立医院回归社会公益的轨道 [J]. 求是，2008（7）：56-58.

[2] 柯雄，陈英耀，赵列宾 . 公立医疗机构公益性内涵的多学科理论分析 [J]. 科技管理研究，2014，34（9）：202-207.

由此可见，公益性的内涵不仅包括医疗服务的公平性、适宜性及可行性，还涉及质量与效率的保障。这就需要从多个学科的角度出发深入分析，以进一步夯实对公益性内涵的认知。公益性体现了一个社会或组织对公民基本权益的尊重和保障，以及推动社会正义和公共福祉的承诺。在现代社会，公益性已成为评价政府、企业乃至个人行为的重要标准之一，反映了一个社会的文明程度和道德水准。

（三）公立医院公益性

1. 公立医院公益性的内涵

公立医院是指政府举办的纳入财政预算管理的医院，是体现公共医疗卫生公益性、提供基本医疗、缓解人民群众看病就医困难的主体[1]。公立医院作为面向全体社会成员并为其提供医疗和公共卫生服务的公益性社会组织，坚持公立医院公益性的目的在于响应坚持我国卫生事业正确发展方向的要求[2]。

公益性是我国医疗机构的基本属性。《中华人民共和国基本医疗卫生与健康促进法》第三条明确规定：“医疗卫生与健康事业应当坚持以人民为中心，为人民健康服务。医疗卫生事业应当坚持公益性原则。”公立医院的公益性是由其公共部门的社会属性所决定的，它是卫生事业社会公益性的体现。公立医院公益性是一种概念存在，并通过具体形式表现出来，从而影响人们对公立医院公益性的认知。当前，对“公立医院公益性”的内涵可作如下概括[3]：

第一，非营利性。公立医院不以营利为目的，其经营和服务的宗旨是为了提供高质量的医疗服务，而非追求经济利润。这意味着公立医院的经营理念主要以满足患者需求和提高医疗水平为导向，而不是为了谋求商业利益。由于不以营利为目的，公立医院通常会提供更为平价的医疗服务，以确保贫困人群也能够获得必要的医疗照顾。

第二，以促进公众福祉为宗旨。作为公益性机构，公立医院的使命之一是增进公共福祉。它们致力于为社会大众提供全面、平等、可及的医疗服务，无论患者的经济状况如何。公立医院通常会采用参与应对公共卫生事件、开展健康教育

[1] 陈凯，沈晓．对我国公立医院与卫生事业公益性的思考 [J]. 卫生经济研究，2015，32（9）：21-23.

[2] 刘丽英，陈晶．公立医院公益性的回归 [J]. 中国卫生经济，2015，34（3）：47-49.

[3] 吴敬琏．公立医院公益性问题研究 [J]. 经济社会体制比较，2012（4）：13-20.

活动、提供预防性医疗服务等方式，提高社会整体健康水平。这些举措有助于保障人民的健康权益，促进社会的全面发展和进步。

此外，公立医院公益性的内涵还具有时间差异、空间差异和人群差异等特点。从公益性概念框架的视角对公益性各种表现形式进行归纳整理，呈现出一个系统、清晰的公益性概念表现形式，这一表现形式提示公立医院的公益性是一个多维度、动态发展的概念[1]。

2. 公立医院公益性的特征

（1）政府法定职责。公立医院并非孤立的机构，它的出资人是政府，其实质是政府功能的延伸，是政府为了实现人人享有基本医疗卫生服务而设置的机构。由此可见，公立医院的公益性和政府行为是密不可分的。公立医院本身并不足以构成公益性的主体，其公益性要靠政府对公立医院公益性的保障措施来实现[2]。公立医院的建立和运营通常是法律法规赋予政府的责任。政府对公立医院的设立、管理和监督负有法定职责，以确保其正常运作和服务质量[3]。公立医院作为政府设立的机构，承担着为社会提供医疗服务的法定职责。这一点体现在公立医院在国家医疗卫生体系中的核心地位及其服务的性质上。

（2）坚守人民立场。“让人民满意”是衡量医疗卫生事业最基本也是最终极的标准，医疗卫生事业的人民性意味着医疗卫生事业要以人民的获得感、幸福感、安全感为最终目标[4]。公立医院以服务人民群众的利益为宗旨，坚持以患者为中心，提供全面、优质的医疗服务。其运营和管理决策都应当符合人民群众的利益和期待，而不是为了追求经济利益。我国的医疗卫生体系应当注重构建兜底性的、覆盖全民的服务体系，追求全体人民的共同利益，而非满足特定群体的医疗需求[5]。

---

[1] 谢世堂，沈慧，曹桂. 我国公立医院公益性内涵发展的思考 [J]. 中国医院管理，2017，37（9）：1-3，6.

[2] 李玲，陈秋霖，张维，等. 公立医院的公益性及其保障措施 [J]. 中国卫生政策研究，2010，3(5)：7-11.

[3] 罗亚敏. 公共管理视角下公立医院公益性的内含及相关问题分析 [J]. 医学与社会，2018，31（1）：21-23.

[4] 祝佳兴，刘占祥. 党性与人民性相统一的演进逻辑和当代审视 [J]. 广西社会科学，2020（12）：35-40.

[5] 韩克庆，魏达. 我国医疗卫生公益性的基本内涵和理论维度 [J]. 中共中央党校（国家行政学院）学报，2022，26（3）：73-80.

（3）提供公共产品。新医改方案提出：从改革方案设计、卫生制度建立到服务体系建设，都要遵循公益性的原则，把基本医疗卫生制度作为公共产品向全民提供[1]。公立医院提供的医疗服务被视为公共产品，其目的在于满足社会大众的基本医疗需求，而非追求个别利益。由于医疗服务产品的特殊性，特别是基本医疗卫生服务，具有较强的正外部效应，因此，我国将越来越多的基本医疗卫生服务作为公共服务产品或准公共产品来提供[2]。公立医院本质上是一种提供纯公共产品或准公共产品的机构，其经营则应当以公益性为主，商业性为辅[3]，通常提供包括基础医疗、急救服务、预防保健等在内的全面医疗服务。

（4）服务普惠可及。普惠性医疗服务就是不论患者的经济状况如何，公立医院都应当对所有需要医疗帮助的人提供服务，保障医疗资源的公平分配，确保医疗服务的普及性和可及性[4]。公立医院致力于为全社会提供普惠可及的医疗服务。普惠可及性体现在三个方面：一是提供卫生服务的可及性，实现“人人享有基本卫生保健”；二是提供卫生服务的适宜性，即适宜技术、适宜药品、适宜成本；三是卫生服务兼顾质量和效率[5]。

公立医院特有的公益性主要是指公立医院与政府目标一致、在政府财政补贴保障下提供一系列保障性服务，例如突发公共卫生事件的处置、科研教学等[6]任务。因此，在推动公立医院改革的过程中，必须重视并强化其公益性特征，确保公立医院能够在满足人民群众日益增长的健康需求的同时，保持其非营利性和对公共福祉的促进作用。这要求政府、医院管理者、医务人员以及社会各界共同努力，形成有效的政策支持和管理机制，以保障和促进公立医院公益性的持续发展。

---

[1] 王屹亭，火煜雯，凤博．论卫生服务的分类 [J]. 中国卫生经济，2015，34（7）：8-11.

[2] 郭振友，黄照权，马明霞，等．基于政府购买服务视角下的公立医院公益性的实现困境与对策分析 [J]. 中国卫生事业管理，2018，35（10）：721-722，736.

[3] 姚有华，冯学山．关于改善我国卫生服务公平性的思考 [J]. 中国卫生资源，2004，7（1）：3-5.

[4] 张义丹，胡豫，彭义香，等．以公益性为导向的公立医院改革内涵认识与实践 [J]. 中华医院管理杂志，2023，39（7）：493-498.

[5] 陈英耀．确保公立医疗机构公益性的政策研究 [J]. 中国卫生政策研究，2006，3（5）：123-125.

[6] 汤金燕，吴广益，应晓华．权责对等视角下公立医院公益性内涵及评价工具探索 [J]. 中国医院管理，2023，43（3）：38-42.

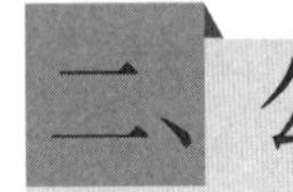

二、公益性之于公立医院改革和发展的重大意义

习近平总书记强调："无论社会发展到什么程度，我们都要毫不动摇把公益性写在医疗卫生事业的旗帜上，不能走全盘市场化、商业化的路子。"[1]公立医院公益性之于公立医院的改革和发展具有重大意义，因为它是公立医院存在和发展的基础，决定了公立医院的功能定位、目标任务和组织机构建设。公立医院的公益性不仅体现在为公众提供医疗服务的基本职责上，也体现在其对社会健康水平提升的贡献上。公立医院改革的核心目标是实现由逐利性向公益性的根本转变，优化医患关系，控制医疗费用，提高医疗服务质量与效率。

（一）推进公立医院高质量发展的必然要求

1. 确保发展方向

从整个医疗体系的角度来看，公益性医院的存在保障了医疗资源的公平分配和医疗服务的普及。公立医院作为医疗服务的重要组成部分，承担着为社会提供基本医疗保障的责任，尤其是为贫困和弱势群体提供医疗救助。公益性医院的发展和改革意味着整个医疗体系更加健康、平衡，能够更好地满足社会公众对医疗服务的需求，促进全民健康和社会稳定发展。坚持公立医院的公益性，是我国卫生事业健康发展的保障。坚持公立医院的公益性，不仅是其神圣的社会职责的需要，也是公民享受医疗卫生服务平等权的重要体现[2]。公立医院需要明确自身的发展方向，坚持以提升医疗质量和服务水平为中心，根据当地的医疗需求和资源情况，合理规划医疗资源配置、科室设置、技术引进等方面的发展策略。这样可以确保公立医院的发展方向与社会需求和患者期望保持一致，避免盲目跟风或脱离实际情况的发展。

---

[1] 中共中央党史和文献研究院．十八大以来重要文献选编（下）[M]. 北京：中央文献出版社，2018.

[2] 刘丽英，陈晶．公立医院公益性的回归 [J]. 中国卫生经济，2015，34（3）：47-49.

2. 强化科学管理

在公立医院的运营层面，公益性意味着医院的决策更加注重社会责任和公共利益，而非短期经济利益。这有助于公立医院更加稳健地规划发展，避免盲目扩张或投机行为。公立医院需要建立科学、规范的管理体系，包括人力资源管理、财务管理、信息化管理等方面。通过引入先进的管理理念和技术手段，提升公立医院的管理水平和管理效率，确保公立医院资源的合理利用和医疗服务的优质提供。同时，加强对医务人员的培训和管理，提升他们的专业水平和服务意识，进一步提升公立医院的整体运营水平。此外，公益性也促进了公立医院与社会各界的合作与共赢，形成了良性循环。

3. 构建和谐医患关系

坚持公立医院的公益性，是构建和谐医患关系的基础，是钝化和解决日益紧张的医患矛盾的需要，也是构建和谐社会的重要基石[1]。对于患者和医院内部管理来说，公益性确保了公立医院更多地关注患者的健康需求和医疗安全，而非营利。这意味着公立医院可能会更多地投入资源用于提升医疗质量、引进先进技术、提高医务人员素质，从而改善患者的就医体验和治疗效果。公立医院需要重视医患关系的构建和维护，建立起互信、尊重、合作的良好关系。公立医院还可以通过加强医患沟通、提升服务态度、改善医疗环境等方式，增进医患之间的相互理解和信任，化解医疗纠纷和医患矛盾。同时，公立医院也应建立健全投诉处理机制和医疗纠纷调解机制，及时解决医患之间的问题，维护医患关系的和谐稳定。

（二）增强我国医疗卫生事业公益性的关键内容

1. 完善医疗卫生服务体系

健康事业事关民生福祉，完善医疗卫生服务体系是护佑人民生命健康的坚实盾牌。通过加强基层医疗卫生服务体系建设，提升基层医疗机构的服务能力和覆盖范围，让更多的人能够享受到基本医疗保障。提高卫生服务能力是解决人民群众“看病难”“看病贵”的根本保障，是实现健康共富的坚实基础。因此，需要加强医疗资源的配置和医疗服务网络的建设，实现医疗资源的均衡分布，让医疗服务更加普惠。

---

[1] 刘丽英，陈晶 . 公立医院公益性的回归 [J]. 中国卫生经济，2015，34（3）：47-49.

2. 深化医药卫生体制改革

随着医疗卫生服务的公平性和可及性持续提高，群众看病难问题得到有效缓解。改革医疗卫生体制、建立健全医疗卫生管理体制和运行机制，包括推进公立医院的改革，明确医院的公益属性，加强医院的治理和管理，提高医疗服务的效率和质量，同时，还要加强医疗保险制度建设，实现医保、医疗救助等制度的全覆盖，确保人民群众享有基本的医疗保障。

3. 促进医疗资源公平分配

新医改强调医疗卫生的公益性，力求在营利与非营利、公平与效率之间找到恰当的支点，使有限的医疗卫生资源最大限度地满足社会成员的需求，从而使各类社会群体都得到公平的照顾[1]。通过改革医疗资源配置机制，推动医疗资源向基层医疗机构倾斜，提高基层医疗机构的服务能力，缓解大医院看病难、看病贵的问题。同时，还要加强对医疗卫生人才的培养和流动机制的建设，确保医疗卫生人才的合理配置和有效利用。

4. 加强医疗卫生事业的公益性宣传

加强对医疗卫生事业公益性的宣传教育，引导社会舆论关注医疗卫生事业的公益性质，提高社会各界对医疗卫生事业的认同度和支持度。加大健康科普力度，引导公众树立健康理念、提升健康素养水平、养成健康生活方式，是持续改善公众生活质量和促进公众健康的根本、经济及有效的举措，也是推动我国卫生健康事业从“以治病为中心”向“以人民健康为中心”转变的必然选择，更是建设健康中国的重要支撑[2]。同时，还要加强对医务人员的职业道德建设，强化医务人员的社会责任感和公益意识，确保医疗卫生事业始终服务于人民群众的利益。

（三）体现中国特色社会主义卫生健康事业发展的独特优势

1. 全面覆盖、普惠性服务

医疗服务既非不讲成本的“纯福利产品”，也非自由竞争的“市场化产品”，

---

[1] 李迎生，张瑞凯，乜琪．公益・公平・多元・整合：“新医改”的社会政策内涵 [J]. 江海学刊，2009（5）：108-115.

[2] 李一陵．以公益性为导向深化公立医院改革 [J]. 中国卫生人才，2023（9）：8-9.

而是强调效率与效益相统一的公共产品[1]。“公益性”追求的是一种社会的公平和正义，它在追求每一位社会个体的公平正义的同时，更加侧重于兜底性，使全体人民共享社会发展的成果。普惠性医疗就是不以营利为目的，要让老百姓既看得上病又看得好病，还要在经济上可负担，体现医疗服务的公平可及[2]。正如习近平总书记一再强调：我们讲促进社会公平正义，就要从最广大人民根本利益出发，多从社会发展水平、从社会大局、从全体人民的角度看待和处理这个问题[3]。注重全民健康，致力于实现医疗卫生资源的均衡配置和全面覆盖。通过建立健全医疗保障制度，推动基本医疗保险、大病保险等覆盖面的扩大，实现医疗卫生服务的普惠性，让更多的人能够享受到优质的医疗卫生服务。因此，我国的医疗卫生体系应当注重构建兜底性的、覆盖全民的服务体系，追求全体人民的共同利益，而非满足特定群体的医疗需求[4]。

2. 综合治理、系统观念

以公益性为导向的公立医院改革，不应局限于提升自身医疗健康保障能力，而应发挥辐射带动作用，促进医防协同、融合、中西医并重，推动构建优质高效的医疗卫生服务体系。一方面要处理好整体和局部的关系。共同富裕是中国特色社会主义的本质要求，具体到卫生健康领域而言，就是要努力实现人民群众公平获得优质医疗服务的机会[5]。我国幅员辽阔，基础条件差异较大，医疗资源发展不平衡问题较为突出。综合实力较强的大型公立医院，要积极勇担公益职责，对接落实优质医疗资源扩容和区域均衡布局规划部署，力争让老百姓在家门口就能够享受到优质医疗服务。另一方面要处理好当前和长远的关系。预防是最经济最有效的健康策略。中华人民共和国成立初期，我国就将“预防为主”列为卫生工作四大原则之一。健康中国战略进一步提出要加快从“以治病为中心”转向“以人民健康为中心”。公立医院既要不断地提升治病救人的技术本领，还要关口前移，

[1] 沈群红，薛澜，戴傲，等．基于新制度主义的我国公立医院属性定位及其产权制度安排原则探讨[J]. 中华医院管理杂志，2016，32（10）：737-740.

[2] 张义丹，胡豫，彭义香，等．以公益性为导向的公立医院改革内涵认识与实践[J]. 中华医院管理杂志，2023，9（7）：493-498.

[3] 习近平．习近平谈治国理政：第一卷[M]. 北京：外文出版社，2014.

[4] 韩克庆，魏达．我国医疗卫生公益性的基本内涵和理论维度[J]. 中共中央党校（国家行政学院）学报，2022，26（3）：73-80.

[5] 胡慧美，林杰，陈定湾，等．浙江省卫生健康共同富裕评价指标体系的构建[J]. 中华医院管理杂志，2022，38（12）：891-895.

落实健康宣教、慢性病管理，努力推动人民群众少得病、晚得病[1]。突发公共卫生事件的不确定性决定了其对人民群众健康的威胁将长期存在，作为医疗服务的骨干力量，公立医院需要强化平急结合部署，加强急诊、感染、呼吸、重症等管控力量与技能储备，持续提升防范化解重大疫情和突发公共卫生风险的能力[2]。中西医各具特色、各有优势，要坚持中西医并重，进一步扩大中医药使用范围，传承中医国粹，增强民族自信。

3. 创新驱动、科技支撑

不断加强临床医学、公共卫生和医药器械研发体系与能力建设，依托高水平医疗机构建设国家临床医学研究中心，强化科研攻关在重大公共卫生事件应对中的重要支撑作用，加快补齐高端医疗装备短板。注重科技创新，通过加强医疗技术的研发和应用，推动医疗卫生事业的发展。积极推进医疗卫生信息化建设，发展远程医疗、互联网医疗等新型医疗服务模式，提升医疗服务的效率和质量。其中，在加强信息化支撑方面，加强健康医疗大数据共享交换与保障体系建设。“互联网＋医疗健康”服务蓬勃发展，助推全方位、全周期保障人民健康。积极有序地推进“互联网＋医疗健康”服务建设，有助于我国加快形成卫生健康行业机构数字化、资源网络化、服务智能化、监管一体化的全民健康信息服务体系[3]。建立跨部门、跨机构公共卫生数据共享调度机制和智慧化预警多点触发机制，强化数据安全监测和预警。

4. 社会共治、多元参与

我国在城市建立了以市、区级医院和社区卫生所为主的医疗服务递送体系，在农村则建立了包括县级医疗卫生机构、乡镇卫生院、村卫生室在内的三级医疗服务递送体系。医疗服务递送的重要目标是提高居民健康水平，使得医疗服务覆盖全体人民[4]。通过建立多层次、多元化的医疗卫生服务体系，发挥各方力量的作用，共同推动医疗卫生事业的发展。不断完善分级诊疗制度，促进优质医疗资

---

[1] 蔡正坤，方鹏骞，白雪．武汉市公立医院医防融合建设的探讨 [J]. 中华医院管理杂志，2022，38（2）：147-150.

[2] 刘杨正，熊占路，程范军，等．平战结合状态下综合医院应对新发传染病思考 [J]. 中华医院管理杂志，2020，36（11）：881-885.

[3] 袁飞．积极发展“互联网＋医疗健康”服务 [N]. 重庆日报（思想周刊），2022-12-26（16）.

[4] 韩克庆，魏达．我国医疗卫生公益性的基本内涵和理论维度 [J]. 中共中央党校（国家行政学院）学报，2022，26（3）：73-80.

源均衡布局和扩容下沉，持续推进国家医学中心和国家区域医疗中心建设。

医疗卫生所追求的公共利益，不能仅仅为社会利益的最大化，更不能缺少兜底性，而是在保障每一位社会成员基本医疗需求的基础上，追求社会利益总量的提升。实现医疗卫生的公益性，不仅是保障全体社会成员基本健康权的应然之义，也是体现中国特色社会主义卫生健康事业发展的独特优势，是我国经济社会实现高质量发展、实现共同富裕的现实要求。

三、以公益性为导向的公立医院改革历程

纵观我国公立医院在不同历史时期的变革与演进历程，中国共产党始终是我国医疗卫生事业的领导核心。踏上新征程，站在新起点，回顾公立医院发展史，从历史中汲取医疗卫生事业发展的奋进力量，有助于增强党领导下的医疗卫生政策与制度自信，为公立医院持续保障人民的生命安全、身体健康并实现健康中国战略目标打下坚实基础，注入新的改革发展动力。

（一）计划经济时代：公益性的形成

在计划经济时期，公益性的形成主要由政府主导和规划。在这个时期，政府通过计划经济的方式对社会资源进行配置和管理，包括医疗卫生资源。现将计划经济时代公益性形成的几个关键因素归纳如下。

1. 政府主导医疗资源的配置

政府对医疗卫生资源的配置和管理起主导作用。政府制定和实施医疗卫生计划，通过国家计划和指导方针，对医疗资源的分配和使用进行统一规划，确保医疗资源的公平分配和合理利用。

2. 公立医院体系的建立

公立医院体系得到了发展和完善。政府主导下的公立医院主要承担医疗卫生服务的提供和管理，以服务社会大众的健康需求为宗旨，强调公益性和普惠性。

3. 医疗服务普及化

政府通过大力发展医疗卫生事业，推动医疗服务的普及化。政府投入大量

资源用于建设和发展医疗卫生设施，提高医疗服务水平，保障人民群众基本医疗需求。

4. 强调医疗服务的公益性质

强调医疗服务的公益性质，即以人民利益为导向，不以营利为目的。公立医院主要通过政府拨款和医疗保险等渠道获得资金支持，以保证医疗服务的公益性质。

5. 医疗卫生体系的整体规划

政府对医疗卫生体系进行整体规划和管理，包括医疗资源的配置、医疗服务的提供、医疗保障制度的建立等方面，以确保医疗卫生事业的公益性和可持续发展。

这一阶段，公立医院作为政府或企业职能的一部分，成为我国初级医疗卫生服务体系的主体，解决了人民群众防病看病的基本需求，遏制了传染病的发病率，减少了婴幼儿与孕产妇的死亡率，极大地提高了人均寿命[1]。可以看到，计划经济时代公益性的形成主要是在政府主导下，通过国家计划和政策引导，建立和发展了以公立医院为主体的医疗卫生服务体系，以满足人民群众基本的医疗需求，推动医疗卫生事业的公益性发展。

（二）从自主办医到市场化：公益性的争议

1. 服务定位转变

公立医院更多地以公益性为导向，服务于人民群众的基本医疗需求，医疗服务的定价和提供受到政府的严格控制。但是随着市场化的推进，医院可能更倾向于追求经济效益，将医疗服务视为商品，服务定位可能发生变化，继而导致医疗服务的定价和质量受到市场因素的影响，引发人们对公益性的争议。

2. 医疗资源分配不均

医院可能更倾向于发展高端医疗服务和专科医疗，而忽视基层医疗服务和社区医疗机构的建设，导致医疗资源分配不均，加剧了医疗服务的不公平现象。这

[1] 许树强，张铁山，张丹，等．中国医院 4.0：从改革视角看我国医院发展 [J]. 中国卫生经济，2024，43（4）：1-5.

可能会引发社会公众对医疗资源公平分配的质疑和争议。

3. 社会救助体系不完善

现实中存在部分人群因为经济原因无法承担高额的医疗费用，但是由于社会救助体系不完善，他们无法获得及时的医疗救助，医疗服务的公益性受到挑战。这也可能引发公众对医疗卫生事业公益性的质疑和关注。

4. 医患关系紧张

医患关系可能变得更加复杂和紧张。如果医院过于注重经济效益，却忽视了医务人员应有的职业道德和服务态度，则会导致医患之间的信任危机，加剧医患矛盾。这可能会影响医疗服务的公益性和社会稳定性。

这一时期，中国公立医院的改革和发展，主要解决了医疗资源从少到多和资源使用效率从低下到显著提升的问题。通过改革开放，人民群众获得了更多的适宜医疗技术解决疾病痛苦的机会，有更加多元的医疗服务供给，医疗服务资源配置的可及性、公平性显著提升，但个人医疗负担成为新的焦点问题之一[1]。因此，从自主办医到市场化的转变可能引发公益性方面的争议，需要政府、医疗机构和社会各界的共同努力，通过建立健全医疗卫生管理体系和社会救助体系，保障医疗服务的公益性，促进医疗卫生事业的健康发展。

（三）新医改时期：公益性改革导向的明确

1. 明确政策导向

政府出台了一系列政策文件和规划，明确了医疗卫生事业的公益性质，强调了医疗服务的公益属性和普惠性。政府将人民健康置于优先位置，明确了医疗卫生事业要服务于人民群众的基本医疗需求，坚持公益性原则，保障人民群众的健康权益。

2. 公立医院改革

政府着力推动公立医院改革，明确了公立医院的公益属性，加强了医院的监管，推动医院向对社会公众负责、向服务社会公众的方向转变。同时，加强了对

[1] 许树强，张铁山，张丹，等 . 中国医院 4.0：从改革视角看我国医院发展 [J]. 中国卫生经济，2024，43（4）：1-5.

医院经营行为的监管，防止医院因过度追求经济利益而损害医疗服务的公益性。

3. 完善医疗保障制度

政府不断完善医疗保障制度，扩大了医保覆盖面，提高了医保待遇水平，加强了医疗救助和医疗补助政策，确保了贫困人口和特殊群体的医疗需求得到满足，提升了医疗服务的公益性。

4. 优化配置医疗资源

政府加大了对医疗资源的优化配置力度，加强了基层医疗服务体系建设，提升了基层医疗机构的服务能力和覆盖范围，促进了医疗资源的均衡分布，增强了医疗服务的公益性。

5. 改善医患关系

政府加强了对医患关系的管理和调节，推动了医患沟通机制的建立，加强了医务人员的职业道德和服务意识培养，改善了医患关系，增强了医疗服务的公益性和社会稳定性。

这一阶段的医院改革发展，主要解决了医院发展从无序到有序的问题。在发展的基础上，逐步调整和规范公立医院的运行机制，加强公立医院的运行保障，让人民群众既看得起病，又看得好病，医疗服务的公益性进一步得到强化[1]。新医改时期，公益性改革的导向得到进一步明确，政府加强了对医疗卫生事业的监管，推动了医疗卫生事业向公益性、普惠性的方向发展，促进了医疗卫生事业的健康发展。

（四）从健康中国到健康强国：公益性的强化

从“健康中国”到“健康强国”的转变，标志着我国医疗卫生事业发展的全面进步和提升，也意味着公益性的进一步强化。

1. 强化政策导向

随着健康中国战略的提出，政府将人民健康置于更加突出的位置，将实现全民健康作为国家发展的重要目标。在这一背景下，政府密集出台了一系列相关政

[1] 许树强，张铁山，张丹，等 . 中国医院 4.0：从改革视角看我国医院发展 [J]. 中国卫生经济，2024，43（4）：1-5.

策和文件，明确了医疗卫生事业的公益性质，强调了医疗服务的公益属性和普惠性。

2. 进一步深化公立医院改革

为了更好地服务健康中国战略，政府加大了对公立医院改革的力度。通过深化公立医院的改革，明确了医院的公益属性，加强了医院的监管，推动医院向对社会公众负责、向服务社会公众的方向转变。

3. 进一步完善医疗保障体系

政府不断地完善医疗保障制度，扩大了医保覆盖面，提高了医保待遇水平，加强了医疗救助和医疗补助政策，确保了贫困人口和特殊群体的医疗需求得到满足，进一步提升了医疗服务的公益性。

4. 进一步优化配置医疗资源

为了建设健康中国，政府加大了对医疗资源的优化配置力度，加强了基层医疗服务体系建设，提升了基层医疗机构的服务能力和覆盖范围，促进了医疗资源的均衡分布，增强了医疗服务的公益性。

5. 全面提升医疗卫生服务水平

为了实现健康中国战略，政府加大了对医疗卫生服务的投入和支持，推动医疗技术的创新和应用，提升医疗服务的水平和质量，使医疗卫生服务更加普惠、优质，更好地服务于人民群众的健康需求。

综上所述，从“健康中国”到“健康强国”的转变，公益性的强化体现在政策导向的强化、公立医院改革的深化、医疗保障体系的完善、医疗资源的优化配置和医疗卫生服务水平的全面提升等方面，促进了医疗卫生事业的健康发展，推动了国家医疗卫生事业的公益性和普惠性。

四、以公益性为导向的公立医院改革的关键举措

公立医院是我国医疗卫生服务体系的主体，以公益性为导向的公立医院改革

是深化医改的重要内容。

（一）公益性有待增强的问题分析

公益性淡化是目前我国医院存在的突出问题，也是医疗卫生事业发展的重要障碍。公立医院是国家为实现医疗卫生事业的公益性目标而设立的机构，但是在不合理的机制下，大部分公立医院并未承担起公益性职能。虽然国家历来都把医疗卫生事业定位为“政府实行一定福利政策的社会公益事业”，但在实施过程中，一些部门和地方还是套用一般竞争性行业的规律来指导具有特殊性的医疗卫生体制改革，导致医疗卫生事业发展经费的不足和体制机制的扭曲[1]。

1. 政府投入不足，医院内部鼓励创收

改革开放以来，国家允许公立医院自主经营管理、自谋发展，以弥补财政投入的不足。对公立医院的财务收支、剩余留取、人事制度、经营管理等方面的监管不到位，甚至处于空白状态，致使公立医院的外部管理体制和内部治理机制都不完全符合公益性的要求。医疗服务支付方式长期按项目付费，技术劳务性费用较低，技术劳务价值几乎得不到体现，继而让医务人员产生了诱导需求的倾向，并将财政资金、人才、技术等要素向放射科、肿瘤科、外科等高收益科室倾斜。有研究者指出，当前公立医院采用“收入－支出＝结余 × 提成比例”的分配办法，或在实际工作中改按工作量核算，即“工作量 × 单价”，实际结果仍然是收入，淡化了公益性质[2]。

2. 公立医院自身管理不善，经营成本过高

医疗市场化改革策略刺激了公立医院的营利动机，扭曲了医疗服务的价格机制，导致供给诱导需求和药品价格虚高等问题，从而使有限的医疗资源向购买力强的地区集中、向获利多的高端技术和设备集中，进一步加剧了医疗服务的不公平性[3]。例如，在法人治理机制方面，公立医院放权过度、约束不足，对医院院长的任职资格、选拔任用、岗位职责、绩效考核、问责奖惩等缺乏规范，院长权

[1] 李玲．让公立医院回归社会公益的轨道 [J]. 求是，2008（7）：56-58.

[2] 郑峰斌，郑炜，陈慧娟．城市公立医院改革“路在何方”[J]. 经济师，2016（1）：69-71.

[3] 同注释 [1]。

责不一致，这些问题严重制约了公立医院社会功能的发挥[1]。在运行机制方面，科学成本核算制度尚未建立，人事制度与后勤服务社会化改革仍然滞后，人浮于事的现象并未得到根本改善[2]。

3. 医院竞争方式不合理，缺乏规范化的竞争环境和激励机制

虽然我国以公立医院为主，但公立医院之间并非利益共同体，它们之间也存在激烈竞争，问题在于竞争方式不规范、不合理。医院为了吸引患者，竞相配备高新技术和高端设备，由此导致过度医疗等不规范行为及医疗费用不断攀升。公立医院在不同程度上存在通过规模扩张、强化经济激励措施等手段，无序竞争病源，抢夺医疗市场，提高本院市场占有率和经济收益的现象。另外，公立医院往往享受着民营医院无法企及的优惠政策，还可能借此形成垄断地位获取垄断利益，逐渐背离初心、宗旨和目的，民营医院根本无法与之竞争。

（二）未来改革的关键举措

2021 年 6 月，《国务院办公厅关于推动公立医院高质量发展的意见》发布，指出公立医院高质量发展的目标、方向、举措，是新阶段公立医院改革发展的根本遵循。落实公立医院的公益属性，需要公立医院在强化理念认同的基础上，将落实公益性要求贯穿于改革发展的全过程。

1. 加强公立医院党委统领功能建设

把牢公益性方向，充分发挥党建引领作用，公立医院改革必须始终坚持党旗领航，牢牢把握社会主义办院方向。2018 年，中共中央办公厅印发《关于加强公立医院党的建设工作的意见》，为我国新时期公立医院党的建设和医院发展提出了新的要求，设定了更高的目标及方向，对公立医院坚持公益性、加强公立医院党委的领导作用、明确公立医院党委职责等方面作了进一步细化[3]。公立医院的党建工作与公益性建设相结合，有利于加强党对公立医院的领导，健全现代医院

---

[1] 袁红梅，何克春，李明，等 . 新医改背景下对公立医院产权制度改革的思考 [J]. 中国卫生经济，2013，32（10）：57-59.

[2] 王锦瑜 . 公立医疗机构公益性实现途径之管见 [J]. 卫生经济研究，2006，23（5）：21-22.

[3] 张新元 . 党的建设和医院发展同向而行 [J]. 中国卫生，2019（4）：99-100.

管理制度，推动实施健康中国战略[1]。公立医院党委在医院治理中发挥重要作用，需要加强其在医院发展中的统领和协调作用。强化党委在医院管理中的领导地位，加强党建工作，确保医院的发展方向符合党和国家的政策要求，保障医院的公益性。

2. 落实政府投入责任，夯实公益性基础

政府投入是医疗卫生事业发展的重要保障，需要确保政府在医疗卫生领域的投入力度和效率。加大政府投入力度，特别是加大对基层医疗服务和农村医疗卫生事业的投入，以确保医疗资源的均衡配置和覆盖。转变政府职能是我国当前公立医院改革的核心任务，政府职能的转变意味着政府的管理权与公立医院经营决策权的分离，即实现“管办分开”[2]。政府在推进公立医院市场化的进程中，应加强对公立医院的监管，逐步形成由政府、卫生行政机构、卫生监督机构、医疗行业、医疗保险机构以及患者共同组成的多方监管体系[3]。此外，在探索公益性机制的同时，政府应继续主导构建公立医院低耗高效运行模式。唯有减少浪费，提升效率，才能促进经济运营、保持稳健，实现可持续发展[4]。

3. 推动医疗服务价格改革和规范化管理

医疗服务价格改革是医改的重要内容之一，合理的医疗服务价格是保证公立医院公益性的关键。通过改革医疗服务价格体系，建立科学的定价机制和价格调节机制，推动医疗服务价格透明化、规范化。既能反映医疗服务的价值，义能控制医疗费用的过快增长。强化医疗服务价格管理，加强对医疗服务价格的监督和审查，严格控制医疗服务价格的涨幅，保障人民群众的合法权益。进一步完善医保制度，扩大保障范围，减轻患者的经济负担，特别是对于重大疾病和长期慢性病患者的保障。探索将医保结算支付与分级绩效考核挂钩机制，适度拉开不同级别医院的报销比例，用经济杠杆促使分级诊疗结构等规划目标的实现，引导医院

---

[1] 焦岳龙，范理宏，余飞. 公立医院党的建设视角下公益性评价体系构建研究 [J]. 中国医院管理，2020，40（5）：47-50.

[2] 邓大松，徐芳. 自利性与公益性：公立医院改革的困境与突破：基于相关文献的内容分析 [J]. 江汉论坛，2012（9）：64-70.

[3] 郭振友，黄照权，马明霞，等. 基于政府购买服务视角下的公立医院公益性的实现困境与对策分析 [J]. 中国卫生事业管理，2018，35（10）：721-722，736.

[4] 张明，胡豫，戴丹云，等. 供应链视角下三级公立医院高质量发展影响因素探析 [J]. 中华医院管理杂志，2022，38（8）：561-565.

主动控费，激发公立医院降低成本、合理医疗的内在动力，节省社会医疗资源总支出，满足更广大人民群众不断增长的医疗健康需要[1]。

4. 深化人事薪酬制度改革，调动医务人员的积极性

贯彻公立医院的公益性，要通过医务人员的诊疗行为来实现。医院应充分发挥薪酬制度在维护公立医院公益性中的引导作用[2]。为增强公立医院的公益性，应提高公立医院医护人员的固定工资占比，降低绩效工资占比，引导医护人员趋向公益性价值实现[3]。人事薪酬制度改革是激励医务人员积极性和提高服务质量的重要举措，需要建立合理的人事薪酬激励机制，激发医务人员的工作热情和创造力。加强医务人员的职业培训和技术培训，提升其专业水平和服务意识，确保医疗服务的质量和安全。

5. 强化以公益性为导向的绩效考核机制

绩效考核是医疗卫生事业管理的重要手段，需要确保绩效考核的目标与公益性保障相一致，鼓励医疗机构和医务人员注重医疗服务的公益性和普惠性。设立合理的绩效考核指标和评价体系，对医疗服务的质量进行定期评估和监控，确保医疗服务的安全性和有效性。强化对医疗服务质量、安全和效率等方面的考核，推动医疗机构和医务人员不断提升服务水平，保障人民群众的健康需求。同时，鼓励社会各界参与对公立医院的监督，通过公开透明的信息披露机制，让公立医院接受社会公众的监督，促进公立医院持续改进服务质量。

面向未来，改革激发创新活力，创新为发展增添动力。坚持改革的方法和创新的精神，中国公立医院的发展将充满韧性、充满活力，持续为全体人民群众的医疗健康提供保障。

（袁飞）

---

[1] 陈巍，封国生，梁金凤 . 公立医院高质量发展下公益性补偿机制探讨 [J]. 中国医院，2022，26（1）：20-22.

[2] 许栋，齐磊，胡豫，等 . 公立医院内部薪酬制度改革顶层设计及实践探析 [J]. 中华医院管理杂志，2022，38（6）：433-438.

[3] 同注释 [1]。

整合型
医疗卫生服务体系

整合型医疗卫生服务体系是健康中国战略的核心支柱，其本质在于通过系统化的资源整合与机制创新，构建覆盖全人群、全生命周期的连续性健康服务网络，汲取了中华传统文化“治未病”的智慧，强调从碎片化医疗向协同化健康管理的范式转变。随着我国人口老龄化加剧与慢性病负担攀升，传统医疗模式难以满足多元化健康需求，亟须以体系整合破解资源配置不均、服务断层等难题。党的十八大以来，国家相继出台了《关于进一步完善医疗卫生服务体系的意见》等政策，推动优质资源下沉与基层服务能力提升，实现从“以治病为中心”向“以健康为中心”的转型。构建整合型体系不仅是应对公共卫生挑战的关键举措，更是中国式健康现代化的重要实践，为全球卫生治理贡献了以人民为中心、以公平为底色的制度创新样本。

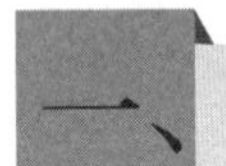

一、整合型医疗卫生服务体系的内涵与意义

（一）整合型医疗卫生服务体系的内涵

1. 整合医疗概念的出现与发展

医疗领域的“资源整合”概念的提出最早可以追溯至20世纪中期，为了加强烈性传染病的预防，医学界开始尝试通过整合各级医疗卫生机构的服务来提高医疗资源分配效率。1996年，世界卫生组织发布《整合医疗的提供》报告文本，其中提到要构建整合型医疗卫生服务体系[1]，并将“整合型医疗卫生服务”定义为“对体系内卫生服务所涵盖的各项资源进行组织和管理，使人们在需要的时候能够通过‘友好’的方式获得其应得的系统性卫生服务，从而得到其想要的（健康）结果并产生经济价值。”[2]

随着医疗技术和信息系统的极大进步，整合型医疗卫生服务体系在越来越多的国家得以实践，演化出管理式保健、病历管理、慢性病管理、医疗资源整合、医院集团化等多种整合模式[3]。同时，发展中国家面临着人口老龄化、慢性病的发病率和死亡率上升等新型健康问题，人们开始反思当下碎片化治疗模式的弊端，对卫生服务体系提出了新的要求。

2015年，为了探求新健康问题视域下的新对策，世界卫生组织发布了《WHO以人为本的整合型医疗卫生服务全球战略报告》[4]。该报告指出，以医院、疾病为基础的“分割式”治疗模式损害了卫生系统提供普遍、公平、高质量的服务供给能力，必须要建立“以人为本的整合型医疗服务体系”[5]，并将“医疗卫生服

---

[1] World Health Organization.Integration of Health Care Delivery：Report of a WHO Study Group[J]. World Health Organization Technical Report Series，1996（861）：1-68.

[2] 王俊，王雪瑶 . 中国整合型医疗卫生服务体系研究：政策演变与理论机制 [J]. 公共管理学报，2021，18（3）：152-167，176.

[3] 王书平，黄二丹 . 面向未来的我国整合型医疗卫生服务体系蓝图 [J]. 卫生经济研究，2023，40（7）：1-4，8.

[4] NURIA T.WHO Global Strategy on People-Centred and Integrated Health Services-Interim Report[J]. International Journal of Integrated Care，2015（15）：1-48.

[5] 王红波，龚曦 . 国外整合型医疗研究：演变、进展与启示 [J]. 卫生经济研究，2022，39（9）：15-19.

务整合”定义为“以患者为中心，将包括健康促进、疾病预防、治疗和临终等在内的各种医疗卫生服务的管理和服务提供整合在一起，根据健康需要，协调各级各类医疗机构为人群提供终身连续的服务。”[1]该报告在医学界引起了强烈反响，使推广整合型医疗卫生服务成为全球普遍认可的共识性战略。2016年，世界银行、世界卫生组织和中国财政部、国家卫生计生委、人力资源和社会保障部（即“三方五家”）联合研究并发布《深化中国医药卫生体制改革，建设基于价值的优质服务提供体系》的研究报告，提出构建以人为本的整合型服务（People-Centered Integrated Care，PCIC）及其一揽子建议，即围绕居民及其家庭的健康需要，通过强有力的基层卫生保健体系，组织提供一体化医疗卫生服务的模式。该报告还提出了八大核心行动领域及实施策略，其体现的整体医疗理念与观点对中国医改政策的制定产生了重大影响。

“以人为本”是面对新时期健康问题提出的一剂强有力的对策药方，在国际医学界获得广泛认可的同时也与中国的健康理念一拍即合。“以人为本”的核心就是满足不同类型居民的健康需要，将健康教育、预防、疾病治疗、康复和临终关怀等各种类型的医疗卫生服务整合在一起，协调各级医疗机构，积极为患者及其家属提供参与诊疗过程的途径，使服务提供方能够根据患者需求和偏好更好地为居民提供人性化的、连贯的、终身的一体化医疗卫生服务。不难看出，“以人为本的整合型服务”在过程和结果环节都更加强调“人”的主体性，满足新时代群众对医疗服务体系的需求。

2. 医疗卫生服务的整合形式与整合内容

医疗卫生服务的整合需要将各级医疗卫生服务机构、服务提供者、医疗保险等都纳入一个整体系统，而如何将不同类别的要素整合在同一个系统，并使其发挥最大的功效正是当前学界所关注的焦点。虽然整合型医疗卫生服务体系的具体内涵与实践模式会因为不同国家和地区之间的医疗卫生服务的环境和背景不同而产生差异，但在整合形式与整合内容上也存在相似的思路。

国际上，常见的整合形式包括横向整合、纵向整合、虚拟整合与实体整合[2]。其中，横向整合与纵向整合在医学界的适用语境更为广泛。横向整合是指

---

[1] 武海波，梁锦峰．健康中国背景下的整合型医疗服务研究概述[J]．卫生软科学，2021，35（11）：73-77.

[2] Pan American Health Organization，“Integrated Health Service Delivery Networks”，2011.

整合同类或者同级的医疗服务机构，将负责不同专业领域的医疗卫生机构进行协调分工，有利于提升专科疾病的治疗水平，发展社区卫生服务体系，形成保卫居民健康的第一道“防火墙”[1]，不过，由于同级医疗卫生服务机构的功能存在差异性，提供医疗服务的标准难以达成一致，造成服务水平参差不齐；纵向整合是指具备不同级别的服务能力以及不同领域的服务功能的医疗卫生机构之间，厘清各自的责权并在此基础上进行协同合作，有利于医疗技术下沉，加强基层医疗机构的服务能力，促进城乡医疗水平均衡发展，但是因为涉及跨级权责管理，这可能导致医疗机构之间的内部管理混乱[2]。

整合的内容主要集中在服务提供、治理机制、组织管理以及筹资支付[2]等方面。整合服务提供是指通过规划合理的服务区域和人群，以初级卫生保健服务为核心，提供包括健康促进、疾病预防、诊断治疗、疾病管理、康复等综合、一体化、连续的医疗卫生服务，同时满足精神、情绪和社会价值等方面的需求，充分发挥“守门人”的作用。整合治理机制的目标是保证医疗卫生服务体系具有统一的治理机制（包括治理结构和力度），完善内部机构和社会力量参与的渠道与具体措施，为多方参与的共同协作提供机制助力。整合组织管理要求不仅是体系内各级各类医疗机构，还要对临床、行政和后勤支持部门进行统一管理，要求体系同时具备标准化的信息系统和充足且有资质的人力资源储备。整合筹资支付是保证医疗服务体系在有充足资金来源的前提下，通过建立资源分配机制和筹资激励机制促进整合[3]，使体系内部的成员机构和社会各界的其他机构形成利益共享格局，加强交流合作的内生动力。

3. 整合型医疗卫生服务体系的特征

（1）以人为中心的医疗服务。“以人为中心”强调有意识地从个人、家庭和社区的需要出发，将其视为服务提供的参与者和受益人，根据其需要和偏好提供服务。首先要识别、界定并深入了解服务人群（包括人口社会学特征、疾病特征、文化价值观等信息），明确服务对象的健康需求，实现分类分层管理，并制订具有针对性的服务计划。其次要基于患者需求和偏好提供个性化的医疗服务，

[1] 倪荣 . 社区卫生服务集团化管理研究 [M]. 武汉：华中科技大学出版社，2013.

[2] 张晓阳 . 关于医疗资源纵向整合的有关问题探讨 [J]. 江苏卫生事业管理，2014，25（6）：19-21.

[3] 代涛，陈瑶，韦潇 . 医疗卫生服务体系整合：国际视角与中国实践 [J]. 中国卫生政策研究，2012，5（9）：1-9.

在提供服务前对患者进行全面评估，了解患者既往病史、治疗史、支付历史等，明确其面临的实际问题与需求偏好。不仅要在物质上提供周到的服务，还要在精神上尊重患者的价值观及治疗目标，充分尊重患者的选择权与决定权。最后要注意服务环境应“以人为中心”[1，2]。一方面是为了确保患者及时便利地获取医疗服务，规划医疗机构地理布局时要充分考虑人群分布、地理障碍、交通方式等因素；另一方面是在进行机构内部设计时，充分考虑就诊便利性和临床治疗需要，优化服务流程和路径，减少琐碎繁杂的多余事项。同时，医护工作者应遵守职业道德，对患者尽可能体贴、关怀，保持怜悯之心，尊重患者价值观和隐私，提供正向情绪价值。

（2）整合多种医疗服务功能。首先，整合型医疗卫生服务体系是一个完备的健康管理网络。整合体系采用“牵头医院—基层”的管理运作模式，发挥防治结合、医养融合的功能，对服务区域进行层层深入的医疗服务渗透，在每一个环节提供居民所需的健康服务。同时，这也是一个管理严密的体系，会基于区域整合医疗的服务水平与具体准则对社区卫生服务中心进行严格的绩效考核，采用重视家庭医生签约服务质量的付费机制，多层次控制费用支出，完善“守门人”制度，保障居民健康。

其次，整合型医疗卫生服务体系是一个专业的医疗服务平台。整合体系的参与成员都是具备特定服务功能的医疗机构，在提供疑难重症及罕见病诊疗服务方面，整合型医疗卫生服务体系涵盖了国家、省级和地市级区域医疗中心，保证居民的就医问题甚至就医难题能得到有效解决。另外，整合型医疗卫生服务体系的职责还囊括了区域疾病预防控制、突发公共卫生事件处置及健康相关信息管理等，确保居民的健康生活得到全方位的保障。

最后，整合型医疗卫生服务体系还是一个高水平的公共卫生网络。整合体系中的公共卫生服务机构包括不同级别医疗机构中的公共卫生服务部和公共卫生科，公共卫生服务部的主要任务是分析居民健康问题，对可能发生的公共卫生危机进行预测和干预，发挥医防结合的功能；而公共卫生科则负责开展国家基本公共卫生服务项目，为社区居民提供精准到街区、家庭和个人的健康影响因素识别

---

[1] KIM L C，PUMA S，BIN J，et al.A narrative synthesis of the quality of cancer care and development of an integrated conceptual framework. European Journal of Cancer Care[J]. European Journal of Cancer Care.2018，27（6）：e12881.

[2] CALCIOLARI S，ORTIZ L G，GOODWIN N，et al.Validation of a conceptual framework aimed to standardize and compare care integration initiatives： the project INTEGRATE framework[J].Journal of Interprofessional Care，2022，36（1）：152-160.

和干预服务，两者相辅相成，构筑起一道完整的公共卫生安全防线。

（3）提供连续、协调、综合、个性化的医疗服务。整合型医疗卫生服务体系在服务形式上是连续的、协调的。体系确保当患者需要全科或专科、康复护理、社会支持等医疗卫生服务时，能够及时有效地预约或转诊。同时，整合型医疗卫生服务体系提供的医疗服务应当覆盖患者的全生命周期，这就需要协调和整合各级各类医疗健康服务、长期照护和社会支持服务，由相对固定的团队持续为患者提供从疾病预防、卫生保健、专科医疗、长期护理到临终关怀的一整套医疗健康服务。整合型医疗卫生服务体系在服务内容上兼具综合性与个性化。整合体系提供的医疗服务内容不仅涵盖了各个方面的综合医疗健康服务，还遵循“生物—心理—社会医学”模式[1]，提供个性化服务，满足患者生理、心理、社会等方面的需求。

（4）可及、公平的服务结果。整合型医疗卫生服务体系的可及性既包含在费用上的可承担性，又包含获得的医疗健康服务在形式上的可及性，如消除地理距离、经济状况、文化习俗和语言障碍等，以确保患者可随时公平地获得适宜的医疗健康服务。

整合型医疗卫生服务体系的公平性是指整合体系可以关注整个社区的健康状况并采取改进措施，而不是只对参加医疗保险的人群提供服务。整合体系拓宽了保障范围，由医疗保障制度迈向健康保障，理念由“关注居民疾病治疗”转向“关心居民生命质量”，目标不再局限于为部分人群提供疾病的经济风险保护，而是让全体国民在制度覆盖下公平地享有基本医疗卫生服务。

（二）整合型医疗对于中国医疗卫生服务的意义

1. 提高服务质量

整合型医疗卫生服务体系的构建使医疗服务的质量相较以往有了大幅度提高。从患者角度来说，整合医疗以“提升患者体验”为出发点，完善分级诊疗制度，通过健全预约诊疗、发展远程医疗、加强临床路径管理、推进检查结果共享等具体措施为患者提供一站式、一体化服务。同时，整合体系内的医务人员更加强化服务意识，重视与患者的沟通交流，将人文关怀贯穿于医疗卫生服务的各个环节，为人民群众提供更方便更舒心的服务。

[1] 代涛．“以人为中心”整合型医疗健康服务体系的关键要素研究 [J]. 中国卫生政策研究，2022，15（1）：2-10.

从医师角度来说，整合型医疗卫生服务体系拥有更有效的临床医生和专科医生的招聘和留用能力。临床医生拥有更广泛的医疗服务范围，提供不同层次的医疗服务，提高专科人员和设备的可及性。专科医生为专家会诊和更为广泛的患者转诊网络创造可能，两者共同助力医疗机构的综合发展，推动整个一体化系统的医疗服务质量的提高。

2. 降低健康成本

整合型医疗卫生服务体系在运作方向、提供者动机以及参与者协调等方面都体现并充分发挥了规模经济效应。首先，整合医疗的目标就是合理利用医疗资源，充分发挥医保制度的作用，为居民提供更广泛更优惠更高质量的医疗卫生服务。其次，一体化的医疗机构有更大的资产基数、更充足的收入、更雄厚的借入资本的偿还能力以及对市场资金流动更准确的把握，医疗服务提供方一体化可以更容易、更便利地获得成本，更好的成本可及性和规模经济就能降低运营成本，为患者提供更低的医疗成本。最后，医疗机构不同层级的整合能更好地推动投入成本运作和运营资源利用。与独立的医疗设施相比，整合体系内的医疗机构通过协调的行动可以使系统以较少的资源损耗满足相同水平的服务需求。同时，通过医疗集团的联合行动、较大规模的系统运营还可以提高生产力，减少人员冗杂从而降低单位成本。这些措施都避免了医疗设施和人员的重复使用，改善资源配置，合理控制过剩的医疗能力，补足运行机制的缺陷，提高医疗服务供给水平。

3. 撬动体制改革

推进整合型医疗卫生服务体系建设是我国深化医药卫生体制改革顶层设计的大势所趋。“十三五”以来，我国相继颁布了《“健康中国”2030 规划纲要》及《健康中国行动（2019—2030 年）》，明确提出为居民提供全周期、全流程、全人群的整合型医疗卫生服务的改革目标。整合型医疗卫生服务体系通过建设健康管理平台和区域医疗中心，创新不同层级之间医疗机构的运行机制，健全体系成员之间以及与社会组织间的利益导向，提供全周期、全流程和一体化的高质量医疗卫生服务，为“三医协同”发展和治理提供了体系支持，有利于推进公立医院高质量发展，促进优质医疗资源扩容和区域均衡布局，进一步完善医疗卫生服务体系，为群众提供优质高效、实惠便利的医疗服务。建设整合型医疗卫生服务体系是确保“健康中国”战略及行动落地的重要举措，是我国深化医药卫生体制改革的重要支点。

4. 助力健康优先

健康是促进人的全面发展的必然要求，是经济社会发展的基础条件，也是现代化最重要的指标。党的二十大报告再次重申“把保障人民健康放在优先发展的战略位置”。整合型医疗卫生服务体系的建设目标在于提高整体医疗服务的质量与水平，以提高人民的医疗服务体验为出发点，创新体制机制，通过财政投入、医保支付、医疗服务价格调整、医务人员薪酬改革，建立不同层级医疗机构之间以及与外部社会组织之间的利益机制，不仅确保了整合型医疗卫生服务的有效提供，还加强了与整个社会体系间的有益互动，扩展“健康优先”理念的辐射范围，形成有利于健康的生活方式、生态环境和经济社会发展模式，为推进健康中国建设、实现健康与经济社会良性协调发展提供强大助力。

二、国外整合型医疗卫生服务的发展现状

20 世纪 90 年代以来，全球范围内人口老龄化进程加快、慢性病患病率提高的现象日益凸显，治疗疾病经济负担加重、疾病诊断复杂性提高成为亟须解决的问题。与此同时，世界人民的健康意识增强，全球医疗卫生改革进程中整合医疗的逐步兴起，使得形成全生命周期的一体化医疗卫生服务链成为普遍共识。

世界各国纷纷开始整合型医疗服务的改革实践，其中，美国、英国、德国和日本等国家根据自身医疗体系的特点和本国居民的健康需求，尝试建设了不同模式的整合型医疗卫生服务体系，提升本国的医疗服务水平和卫生治理绩效，为居民提供从健康管理、疾病预防与诊治到康复的全环节、全流程服务。

（一）美国：凯撒医疗集团模式

凯撒医疗集团成立于 1945 年，是美国目前最大的非营利性整合医疗系统和健康维护组织[1]，秉持以健康为中心和以人为本的理念，为服务人群提供包括疾病预防、疾病诊疗和康复护理等在内的多方位、全周期、一体化的综合卫生保健服务。

---

[1] 梁园园，江洁，杨金侠，等 . 美国凯撒医疗集团服务模式对我国医联体建设的启示 [J]. 卫生经济研究，2020，37（11）：30-32.

凯撒医疗集团由凯撒基金健康计划、永久医疗集团和凯撒基金会医院三大实体采取闭环一体化的方式进行管理和运作，通过收取固定的会费，预付给医疗服务提供方，为会员提供一站式全周期的综合医疗卫生保健服务。三个实体具有相互排他性，这是支撑集团持续运作的关键特征，同时集团还注重对公众健康所产生的实际效用和价值，有效遏制了美国医疗费用的高速增长，使得凯撒医疗集团成为美国医疗系统中既能自负盈亏又能保持高水平服务质量的一种整合体系。

凯撒医疗集团模式作为美国整合医疗建设的先驱，突出特点体现在以下方面：一是采取预付款制度，实行按人头付费和总额预付相结合的支付方式，合同期内不再收取额外费用，改变了体系内机构及医师缺乏资金动力的现象；二是注重健康管理，将会员保持健康看作节省医疗费用的重要途径，激励“以治病为中心”转向“以健康管理为中心”，集团每年投入大量资金用于常见病控制，提供健康教育、预防接种、疾病评估等多种服务，对会员进行综合性健康管理；三是强化医疗机构的控费意识。集团内机构和医师收入不与服务量挂钩，而与健康管理结果关联，通过电话转诊减少医院就诊、增加日间手术缩减住院、随访患者及时诊断等方式减少医疗支出，同时整合作为付费方的保险公司和作为经营者的医疗服务机构，解决了因按项目付费导致医疗机构资金缺乏的问题[1]；四是采取规范化、现代化的集团管理[2]。凯撒集团拥有美国最大最完备的民用医疗信息系统，实现了会员的医疗记录无纸化，并通过该系统在服务模式和运营模式方面做到了标准化与精细化，设定了严格的疾病诊疗规范、标准和临床路径，并建立起相应的质量监控体系。同时，对内部人员和医药资源进行专业化、科学化的配置和管理，建立严密的医务人员绩效考核体系，尽量简化冗余的医疗服务流程[3]。

（二）英国：国家医疗服务模式

英国国家医疗服务体系（National Health Service，NHS）始建于1948年，是英国核心的全民医疗保障机制，作为欧洲最大的医疗系统，NHS秉承社会福利原则为全体英国公民提供公费医疗保健。NHS三大核心原则：符合每一个国民的需

---

[1] 马伟杭，张俊华，晏波．美国管理型，整合型医疗卫生保健服务模式初探[J]. 中国卫生人才，2012（1）：78-80.

[2] 叶江峰，姜雪，井淇，等．整合型医疗服务模式的国际比较及其启示[J]. 管理评论，2019，31（6）：199-212.

[3] 张霄艳，陈晨．中国医改的整合之路及思考[J]. 黄河科技学院学报，2022，24（6）：57-65.

求；医疗服务机构全部免费；医疗服务不是依据患者支付能力，而是基于临床需要[1]。

英国采取NHS模式的优点主要体现在两个方面：一方面，通过分级诊疗实现了不同层级医疗资源和服务的整合。其中，一级诊疗服务由全科医生和家庭诊所提供，主要针对常见病和轻微病症人群；二级诊疗服务由地区性综合医院提供，主要针对重、急症患者提供专业的医护和手术服务；三级诊疗服务主要解决专科领域的疑难医疗问题，由专科医院和教学医院提供[2]。分级诊疗制度形成了“社区首诊、双向转诊、分级治疗”的就医格局，有利于为患者提供连续性的医疗服务。另一方面，NHS执行严格的守门人制度，家庭医生作为NHS第一道防线，在首诊阶段对居民的医疗需求进行分类、判断，有针对性地开展健康管理，并将常见病、多发病等简单需求留在基层解决，使得居民对家庭医生的适应性和依从性也较高。同时，居民必须经过全科医生的许可后才可以转诊，这使英国90%的健康问题在基层得到解决，NHS 75%的资金用于初级诊疗，在一定程度上控制了医疗费用的过快增长。

（三）德国：公共合同型医疗体制模式

德国采取了典型的公共合同型医疗体制模式，作为全球第一个建立社会医疗制度的国家，德国的医疗卫生服务体系建设较为完善，且在国际上享有较高声誉。该体系主要分为两个部分：一是以传染病控制为主的公共卫生服务体系（主要指传染病监测与控制体系），分为联邦、州、县三级，是由政府的卫生行政主管部门直接完成的；二是一般医疗服务体系[3]，大致分为开业医生、医院、康复机构、护理机构四个部分[4]，开业医生负责一般的咨询和门诊检查；医院承担各类住院治疗；康复机构承担医院治疗的后期康复；护理类机构承担老年人或者残障人士的护理。患者一般先到开业医生处进行诊断，根据诊断结果确有必要住院才转至医院治疗，治疗结束后则转至康复机构，从而在医疗服务的衔接和传递上形成分

[1] 林斯楠．英国国家医疗服务体系初探[J]. 高校医学教学研究（电子版），2018，8（2）：48-51.

[2] 刘春晓．医疗体制模式的国际比较与借鉴[J]. 求知，2011（2）：42-43.

[3] 周毅．德国医疗保障体制改革经验及启示[J]. 学习与探索，2012（2）：110-112.

[4] 周俊婷，李勇，胡安琪，等．德国医疗服务供给模式对我国的启示[J]. 中国药物经济学，2018，13（4）：101-105.

级诊疗和合理分流格局[1]。

该模式具有以下优势：一是政府主导与市场调节相配合。德国实行强制性的法定医疗保险与自愿性的私人保险的医疗保险双轨制，政府与市场化的保险搭配使德国达到近乎百分百的医保覆盖率[2]。政府在服务供给中发挥主导作用，德国的公共医疗服务直接由联邦政府组织，政府直接规划、建设和投入一般医疗服务体系的布局。同时，政府又积极鼓励多元的市场竞争，投保人有权利在医疗保险经办机构之间自由选择，市场进行优胜劣汰，大大优化了医疗资源的配置。二是有效的控费机制。德国采取医药分业经营，大部分医院没有药房，患者可以自由选择，患者、医院、药房之间没有直接的经济交易，医疗机构可以专注诊疗。德国还实行全国统一的药品参考价格制度[2]，并将其作为医疗保险报销的依据，同时实行药费分担制度、药费支付限额制度、医药平行进口和仿制药制度等控制药品费用，减少不必要的医疗支出。三是精细、规范的医疗管理体系。德国的医疗机构建立了严格的质量保证标准，要通过外部的质量认证，不符合认证要求的医院财政补偿自然会相应减少。在患者信息管理上，德国法定医疗保险基金为慢性病患者设计了疾病管理项目（Disease Management Program，DMP），DMP 会为患者建立信息档案，详细记载诊疗信息，同时，医生也会在信息档案上记录诊疗的情况和具体费用，保证医疗服务的可追溯性和精准付费[3]。

（四）日本：分工协作服务模式

随着日本社会经济的发展和国民健康状况的变化，日本厚生劳动省先后对《医疗法》进行了多次修订，以分级诊疗为目标建立了三级医疗圈：一级医疗圈以市町村为单位，承担常见病的诊治，提供基本的门诊服务；二级医疗圈是根据人口、交通、经济发展、就诊流向等因素人为测算划定的，向患者提供一般的住院服务；三级医疗圈以道府县为单位（除北海道和长野县），即建立区域医疗中心，向居民提供先进高端的医疗服务。目前，日本已经拥有较为成熟的分级诊疗机制、较

[1] 李蕾，李靖宇，刘兵，等．医疗卫生服务模式与资源配置的国际比较 [J]. 管理评论，2017，29（3）：186-196.

[2] 隋学礼．德国医疗保险双轨制的产生、演变及发展趋势 [J]. 德国研究，2012（4）：53-63，126.

[3] 农圣，谈玉平，郑芸，等．德国 DMP 对我国构建整合型医疗服务体系的启示 [J]. 中国卫生经济，2020，39（4）：90-93.

为完善的上下转诊机制及医养协同机制。

日本的整合医疗体系主要有以下几个特点：一是医疗卫生事业的法治化管理。日本政府在《医疗法》中明确规定各级医疗机构的职能和分工，利用医生开介绍信、收取越级费用和越级不予报销等措施落实分级诊疗政策；《医疗法》还明确规定了医疗机构设立的准入、设置、规模，医院内部设备标准、人员配备标准，医师培训及助产护士制度等内容，有助于医疗机构的标准化管理；《医疗法》的第三次修订进一步增加了医疗法人的业务范围，允许从事特定的具有营利性的服务业务，以此补贴医疗机构的运营资金，为推动长期护理保险制度的建立打下基础。二是建立医疗服务职能分工合作模式。日本医疗机构按照医院和功能的分类分为特定功能型医院、地域医疗支援医院、中小型医院、疗养型医院等，大医院和基层医院之间借助信息平台建立联系，及时交流转诊患者情况，相互协作、共同诊治[1]。三是建立健全的家庭医生制度。日本的家庭医生支援制度已经形成了从预防到早期发现、早期治疗和康复在内的医疗保健体系[2]，通过家庭医生与全科医生密切合作，实现疾病就近治疗。家庭医生还要指导养老机构的医疗保健工作，并能够与各个系统的专科医生密切协作和进行适当的会诊，在整合医疗卫生服务体系中发挥着重要作用。

三、中国整合型医疗卫生服务的发展历程

（一）萌芽：自发的“松散型”整合

我国最早的医疗卫生服务体系整合趋势出现在20世纪80年代，由于国家对公立医院经费投入的减少，医院迫于自身发展需要，大医院开始主动与中小医院合作。在20世纪80年代之前，全球多数国家的医疗卫生建设重点都在初级医疗保健上，缺乏进行整合的内在动机与外部助力，导致“治疗疾病”与“维持健康”相脱节，医疗卫生服务体系碎片化的问题日益凸显，各级医疗机构之间割裂严重，

[1] 顾亚明．日本分级诊疗制度及其对我国的启示[J]. 卫生经济研究，2015，32（3）：8-12.

[2] 张莹．日本医疗机构双向转诊补偿制度的经验与启示[J]. 中国卫生经济，2013，32（4）：93-94.

信息孤岛化，难以应对慢性病防控的需求，因此逐步走向医疗整合改革。当时的整合主要依靠市场自发调节，是“危机导向”的短期行为，典型例子就是沈阳市医疗协作联合体[1]。20 世纪 90 年代，逐步推进医疗卫生机构改革，各地开始出现“医院集团”“医院联盟”“连锁经营”等新的医疗整合形式，其中就有 1996 年成立的南京鼓楼区域性医疗集团[2]。总的来说，整合萌芽发展期始于 20 世纪 80 年代市场化的冲击，医疗机构为了自身发展进行的少数松散协作，呈现出“各自为政”的局面。到了 90 年代，随着市场化的深入，各医疗机构出于降低成本、占领市场的需要开始进行横向整合，这一阶段的医疗整合始终以“松散型”为主。

（二）发展：政府参与的“医联体”建设

1. 新医改：政策引导与地方探索

21 世纪初，随着我国经济发展，国家开始关注医疗资源配置的不均衡与医疗卫生服务的碎片化问题。2009 年，中共中央、国务院印发《关于深化医药卫生体制改革的意见》指出，医药卫生体制改革需要“注重预防、治疗、康复三者的结合……探索整合公共卫生服务资源的有效形式”，这说明我国政府已经开始重视加强医疗服务的连续性。文件中还提出医药卫生体制改革需要“结合当地实际，开展多种形式的试点，积极探索有效的实现途径，并及时总结经验，逐步推开”，为各地建设整合型医疗卫生服务体系的探索提供了改革方向。

除了新医改的政策意向，基层医疗机构服务能力弱、医保资金外流、医保资金穿底等现实问题也促使地方开始自主探索和实践构建整合型医疗卫生服务体系[3]，城市主要借助信息化手段加强机构、人员之间的业务交流与指导，同时加强同一套管理制度在不同层级机构间的适用性，进而推动更深层次的融合协同；县域则是建设县域医共体或者推进县乡村一体化。随着实践探索的不断深入，构建医疗联合体已成为加强不同层级医疗卫生机构协作水平、促进医疗卫生资源下沉、提升基层医疗卫生服务水平的可行模式，不同地区的建设方案为国家级政策

---

[1] 吴素雄，余潇，杨华．医疗卫生服务体系整合的过程、结构与治理边界：中国实践 [J]. 浙江学刊，2022（3）：54-63.

[2] 关昕．基于区域性医疗集团下的双向转诊模式探讨：以“北京复兴模式”与“大庆模式”为例 [J]. 中国社会医学杂志，2009，26（5）：303-305.

[3] 王俊，王雪瑶．中国整合型医疗卫生服务体系研究：政策演变与理论机制 [J]. 公共管理学报，2021，18（3）：152-167，176.

的制定提供了参考与依据。

2. 医联体：政策确立与推广实践

随着地方经验的积累，2013 年国家正式提出了“医联体”的概念，《国务院办公厅关于推进分级诊疗制度建设的指导意见》中明确表述“通过组建医疗联合体、对口支援、医师多点执业等方式……提高基层服务能力”，并在全国范围内进行深入试点和全面推广。这一时期的医疗卫生服务整合目标和整合逻辑也越来越清晰，整合模式上向紧密型、区域性、专科性等方向发展；服务内容上注重提供贯穿生命全周期的一体化医疗卫生服务；随着信息手段的多元化，基于“互联网 +”的远程医疗模式受到青睐。

2017 年，国务院发布《关于推进医疗联合体建设和发展的指导意见》，提出整合医疗的发展方式应由“以治病为中心”转向“以健康为中心”，并在文件中提出了城市医疗集团、县域医疗共同体、跨区域专科联盟和远程医疗协作网四种医疗卫生服务整合体系建设模式。城市医疗集团是指在市级城市由三级医院或者业务能力较强的医院牵头，联合区域二级医院、康复医院、护理院以及社区医院等多家医疗机构，形成分工协作、资源共享的医疗集团管理模式；县域医疗共同体是以“县医院为龙头，乡镇卫生院为枢纽，村卫生室为基础”，通过对内部人员、财力、物品等资源统一管理组成的紧密型医联体；跨区域组建专科联盟是以一家特色专科医疗机构为核心，通过协议或契约方式与其他同类专科机构建立协作经营关系，加强成员机构间的业务协作，完善分级诊疗；远程医疗协作是指医疗机构通过计算机网络技术，开展异地、交互式的指导、检查、诊断、治疗等诊疗活动。

四种模式体现出统一的“以强带弱”倾向，推动先进医疗技术、资源和管理模式下沉，促进基层医疗服务能力提升，改善居民看病体验。前两种模式主要是基于医疗服务的连续性和医疗机构的多层级进行的纵向整合，后两种模式则跳出了传统的医疗机构等级观，从专业领域和技术媒介着手，倾向于横向服务的整合和拓展。

（三）深化：医疗卫生服务的高质量发展

1. 紧密型县域医共体的发展

（1）内涵与意义。紧密型县域医共体作为“医联体”组织机制的一种变形与拓展，将建设重点落在县域，适应中国行政区域规划，并通过各级各类医疗卫生机构、医务人员以及相关部门之间的合作与协调，实现县域范围内医疗卫生资源共享、疾病诊治互助。为了达成这一目标，紧密型县域医共体建设以县为单位，由县域内的各级各类医疗机构（包括县级医院、乡镇卫生院和社区卫生服务中心等）通过联合办公、共享资源和协同诊治等方式，提高基层医疗服务的质量和水平。横向上加强不同类别医疗卫生机构和不同学科之间的合作与协同，推动资源共享、技术交流和人才培养，提升整个区域的医疗服务水平；纵向上促进基层医疗机构和上级医院之间的互动与合作，实现优质医疗资源的下沉，提高基层医疗服务的能力。综合起来，紧密型县域医共体的意义主要体现在以下方面：

首先，建设紧密型县域医共体有助于医疗资源的统筹使用，通过建立信息共享、资源调配机制，解决医疗卫生服务不均等现实问题。紧密型县域医共体旨在通过建立分级诊疗制度和构建医疗服务共同体，将县域内不同级别、不同类型的医疗机构资源有机链接起来，避免资源过度集中或闲置，提高医疗服务的整体效率和可达性。

其次，紧密型县域医共体也是为了满足目前的医疗服务需求，满足人民群众对全方位、全生命周期健康服务的迫切需要。一方面，紧密型县域医共体满足了患者对综合治疗的需求。很多疾病需要跨学科的综合治疗，紧密型县域医共体的建设能使不同学科的医务人员及时沟通、共同制订诊疗方案，提供全面、连续的治疗，提高疾病治愈率和患者生活质量。另一方面，紧密型县域医共体也能提高患者的良好体验与满意度。紧密型县域医共体要从患者出发，以患者为重，注重患者的需求和体验。通过建立良好的医患沟通关系，增强患者参与感，提供个性化、连续的健康服务，满足患者的期望，提高患者满意度。

最后，建设紧密型县域医共体也是县域医疗卫生机构提供高质量医疗卫生服务的必然要求。微观上，医务人员可以共同研究、讨论疾病诊疗的最佳治疗方案，实施规范的治疗流程和指南，确保患者得到全面、个性化的医疗关怀。宏观上，通过不同层级和不同类型医疗卫生机构的密切协作、建立多学科团队、加强质量管理和评估等方式，提高县域内医疗服务的质量。在这个过程中，信息化网络技术平台发挥着关键作用。只有通过信息共享与决策支持，建立电子病历系统、医疗信息交换平台等信息化工具，不同医疗机构和医务人员之间才可能实现快速、准确的信息共享和沟通。

（2）发展历程。2019 年，国家卫生健康委启动紧密型县域医疗卫生共同体建设试点工作，重点围绕责任共同体、管理共同体、服务共同体、利益共同体开展建设，更好地推动实现资源下沉和县域整体服务能力提升。在经历多年医疗体制改革之后，我国医疗卫生服务能力呈现整体提高趋势，群众健康保障水平也不断提升。但总体来看，还存在优质医疗资源的供给总量不足、结构不合理、质量和效益提升不明显等问题，尤其是部分地区基层医疗服务能力有明显短板，与居民能够就近“看得好病”的期望还存在差距。建设紧密型县域医共体正是面对新时期医疗卫生服务现状的有效答卷。试点工作开展以来，各地区积极探索，在优化县域医疗卫生资源配置、提高县域服务能力、改善群众就医体验、完善管理体制和运行机制等方面取得了不少成果。2020 年以来，中央一号文件连续 4 年对推进紧密型县域医共体建设提出要求，各地区对县域医共体建设的认识逐步统一，重视程度和工作力度明显加强。截至 2021 年 11 月，中国已在试点县建成医共体 535 个[1]。

随着试点工作的不断推进，紧密型县域医共体建设的需求更加清晰，方向更加明确。2023 年 12 月，国家卫生健康委、国家疾控局、国家药监局等十个部门联合印发《关于全面推进紧密型县域医疗卫生共同体建设的指导意见》（以下简称《指导意见》），文件给出了紧密型县域医共体建设的具体目标：“到 2024 年 6 月底前，以省为单位全面推开紧密型县域医共体建设；到 2025 年底，县域医共体建设取得明显进展，力争全国 90% 以上的县（市）基本建成布局合理、人财物统一管理、权责清晰、运行高效、分工协作、服务连续、信息共享的紧密型县域医共体；到 2027 年，紧密型县域医共体基本实现全覆盖。”这也标志着紧密型县域医共体建设由试点阶段进入全面推进阶段，为各地规范稳健开展紧密型县域医共体建设提供了改革方向和政策依据。

在总结前期试点经验的基础上，《指导意见》又在诸多细节方面对紧密型县域医共体建设提出了更具体的政策指导。一是在医共体定义方面，明确指出紧密型县域医共体就是根据地理位置、服务人口、现有医疗卫生机构布局等，组建由县级医院牵头，其他若干家县级医疗卫生机构及乡镇卫生院、社区卫生服务中心等组成的县域医共体；二是在医共体数量方面，组建数量不搞“一刀切”，可由地方结合实际确定，给地方预留了较大的自主空间，对于人口较多或面积较大的县可组建两个以上县域医共体；三是在医共体内部机构定位方面，县域医共体牵头医院一般为二级以上非营利性综合医院或中医医院。同时，根据自愿原则，以

---

[1] 陈迎春，谭华伟 . 中国紧密型县域医共体医保支付的财务脆弱性与风险保护：风险识别、经验镜鉴与政策路径 [J]. 中国卫生政策研究，2022，15（11）：1-10.

业务同质化管理和加强乡村服务为重点，鼓励引导社会力量兴办医疗机构加入县域医共体。

《指导意见》的发布再次展现了建设紧密型县域医共体在医疗体制改革和健康中国战略中的重要意义，其根本出发点和落脚点是让人民群众获得更高质量、更加便捷、更为经济的医疗卫生服务。紧密型县域医共体是对县域内医疗卫生资源的系统重塑，是对卫生健康治理体系的创新，对新时期医疗卫生服务发展提出了全新的要求。

2.“医养结合、医防融合”理念的落地

在推进紧密型县域医共体建设的同时，新时期整合型医疗卫生服务体系还强调“医防融合、医养结合”，这与医疗卫生服务高质量发展息息相关且由来已久。国务院办公厅在《深化医药卫生体制改革 2018 年下半年重点工作任务》中提出：整合型医疗体系应该使预防、医疗和康复相结合，其核心思想也延续且贯穿了整合型医疗卫生服务体系改革，整合医疗强调转变“治疗为中心”的服务模式和运行模式，加强健康促进与预防。“医养结合、医防融合”等内容在党的重要纲领性文献中也有所体现。党的十九大报告指出：“积极应对人口老龄化，构建养老、孝老、敬老政策体系和社会环境，推进医养结合，加快老龄事业和产业发展。”党的二十大报告提出：“创新医防协同、医防融合机制，健全公共卫生体系，提高重大疫情早发现能力，加强重大疫情防控救治体系和应急能力建设，有效遏制重大传染性疾病传播。深入开展健康中国行动和爱国卫生运动，倡导文明健康生活方式。”在新时期医疗卫生服务体系改革中涉及“医防融合、医养结合”的改革也展现出全新的面貌，这一理念的落地渐成现实。下面，编者以“家庭医生签约服务”和“发挥中医药重要作用”为例进行说明。

（1）家庭医生签约服务。通过家庭医生签约服务促进医防融合，加强健康教育、疾病预防，使改变医疗卫生体系只关注疾病治疗的行为模式成为一项重要举措。

在 2016 年，国务院医改办等七部委联合发布《关于印发推进家庭医生签约服务指导意见的通知》，从签约主体、签约服务内涵、付费机制、激励机制和绩效考核等方面，推进家庭医生签约服务，确保基层医疗卫生机构转变服务模式、提升服务能力。2018 年，国家卫生健康委、国家中医药管理局联合发布《关于规范家庭医生签约服务管理的指导意见》，从提供主体、对象及协议、签约内容等方面进一步规范家庭医生签约服务，提升签约服务规范化管理水平，促进签约服务提质增效。2022 年，国家卫生健康委等六部委联合出台《关于推进家庭医生签约服务高质量发展的指导意见》，从增加供给、服务内容、服务方式和保障机制等方面给出相应举措，全面推进和提升家庭医生签约服务质量。

家庭医生团队为患者提供一站式服务，在时间上为居民提供院前、院中和院后的全周期服务；在空间上为居民推荐不同医疗卫生机构的检查、化验、诊断、治疗、护理和康复等全方位服务。建设医防融合的整合型医疗卫生服务体系，鼓励居民主动或初次就诊时与家庭医生签约，由签约家庭医生作为居民健康代理人，根据分类分级管理原则为居民提供相应的医疗卫生服务，从而提高医疗卫生服务体系的服务质量。

（2）发挥中医药重要作用。2016 年，中共中央、国务院联合发布《“健康中国 2030”规划纲要》，指出“推进中医药与养老融合发展，推动医养结合”，这为新时代发展医养结合的健康服务指明了方向。随着积极应对老龄化上升至国家战略高度，健康中国行动推进委员会印发的《健康中国行动（2019—2030 年）》也明确要求，要继续完善医养结合政策，推进医疗卫生与养老服务融合发展，鼓励养老机构与周边的医疗卫生机构开展形式多样的合作来满足老年人的基本公共卫生服务需求，进一步应对人口老龄化趋势。党的二十大报告指出，要继续实施积极应对人口老龄化的国家战略，发展养老事业和养老产业，推进具有中国特色的养老服务体系建设，为实现全体老年人享有基本养老服务而勇毅前行。2022 年，国家卫生健康委印发《医养结合示范项目工作方案》强调，要推广中医药适宜技术产品和服务，增强社区中医药医养结合服务能力，充分发挥中医药在健康养老中的优势和作用；对于全国医养结合示范机构，要注重发挥中医药特色和优势，为老年人提供中医体质辨识、养生保健等健康养老服务。

中医药强调“整体观念、辨证论治”，在疾病防治方面主要以预防、调理为主，融入药膳、刮痧、拔罐、推拿、针灸等手段，具有价格低、副作用小等特点，对老年慢性病的防治有一定效用。我国卫健委、民政部、国家中医药管理局联合印发的《医养结合机构服务指南（试行）》指出，要充分利用中医药技术，为老年人提供常见病、多发病、慢性病的中医诊疗服务，使用按摩、刮痧、拔罐、艾灸、熏洗等中医技术及以中医理论为指导的个性化起居养生、膳食调养、情志调养、传统体育运动等方式进行健康干预；要为老年人提供具有中医特色的康复服务，并与现代康复技术相融合。因此，在医养结合中发挥中医药的作用，建设具有中医药特色的医养结合型社区居家养老模式，是中医药在健康养老服务领域的创新性运用，既能满足老年人的养老需求，又能缓解老龄化社会的经济压力，更能体现我国的文化自信[1]。

四、推进医疗卫生服务现代化的未来展望

（一）我国推进整合型医疗卫生服务体系建设面临的挑战

1. 整合观念有待进一步深化

目前，我国的整合型医疗实践主要聚焦于不同医疗机构之间的组织整合，将建设医联体等组织整合体系等同于建设整合型医疗卫生服务体系。整合型医疗的实质是为居民提供整体性、连续性的医疗卫生服务，除了以医联体建设为主的组织整合，临床整合、专业整合、功能整合等其他维度的整合也应得到重视。组织整合也不应止步于组织结构的整合，尤其要重视观念整合，确保组织结构调整后相关主体能够形成共同的组织使命、价值规范。

整合观念的单一化和简单化，会造成整合的内在动力不足、协同服务的效率不高等问题。仅关注组织结构的调整难以将不同规范视角下相关主体的注意力凝聚到整合型医疗服务供给上来。在整合进程中，基层医疗机构的服务人员可能会产生边缘化的心理落差，上级医院的工作人员可能产生利益剥夺感，消极配合，不利于整合医疗的推进。

2. 分级诊疗制度有待进一步强化

分级诊疗制度是医疗资源整合、促进基本医疗卫生服务均等化的重要举措之一，然而，目前我国的分级诊疗制度还有待强化，在“什么病该由社区转向大医院”“治疗到什么程度该转回到社区医院”等问题上尚无严格的标准和规范。

在流程安排方面，社区首诊仅相当于预约上级医院的门诊，社区医生对上转后病人的诊断和治疗了解很少。在人员配置方面，基层医院也难以留住人才，导致基层医疗机构的卫生人员水平相对较低，患者不信任社区医疗机构的服务能力。

---

[1] 甘为民．充分发挥中医药独特优势构建中国特色的养老服务体系 [J]. 中国人力资源社会保障，2020（1）：50.

目前，中国尚未建立起真正意义上的基层医生、全科医生的整体教育、培训体系和制度，尚不能提供足够数量的全科医生。

此外，基层医院和社区的基本药物品种配备落后于患者的需要，明显滞后于慢性病防治技术的发展。上级医院在治疗过程中偏向于使用具有专利、优质优价的高质量药品，而社区医院无法提供这些大多不在国家基本药物目录中的药品，这就导致用药无法在不同级别的医疗机构之间的有效衔接。这也使得患者从专科医院或者上级医院转诊到基层医院进行诊疗时，基层医院无法提供患者在上级医院诊疗中使用的药品，导致慢性病的治疗脱节，这样不仅使双向转诊失去了意义，甚至可能加重患者的病情[1]。

3. 各级医疗机构协同能力有待增强

整合型医疗卫生服务体系强调不同类型、层级医疗机构的分工、协作与共享，以优化医疗资源与服务的配置，提高医疗体系的整体服务水平。但是，目前体系内部医疗机构之间独立性强，组织形式较松散，各医疗机构间并没有形成较好的协同机制，在信息共享、人员互动和利益分配等方面还未形成真正意义上的合作。

我国在医疗机构的三层分级上与发达国家类似，但在政策执行方面存在象征性执行的问题。构建整合型医疗卫生服务体系涉及不同部门，需要政府机构自发进行职能改革，而跨部门改革存在一定难度，导致部分医疗整合缺乏具体实施方案以及配套措施。此外，目前体系内部医疗机构分工界限还不够明确，大医院既提供重症治疗，又提供普通门诊服务，存在“虹吸患者”的现象。

治理机制上，我国整合医疗改革多通过行政干预手段，导致部分参与机构的责任心不强、积极性较低。同时，利益协调机制上由于体系内部医疗机构大都拥有独立法人地位，经营方式依然以“自谋利益”为出发点，各级机构有各自的利益诉求，甚至存在较明显的利益竞争关系，使得各级各类机构难以协同合作提供连续型、全方位的服务。激励机制上，上级医院帮扶基层的激励不足。部分医联体在经济上给予下派医生的补贴有限，导致内部下派的医生积极性不高，且基层医疗机构在技术上诊疗条件受限，下派的专家难以发挥应有的作用。

4. 整体信息化水平有待提升

信息传递是否高效、通畅将直接影响医疗服务的连续性和传递信息的质量。

---

[1] 章小敏，陈翔，陈将，等 . 分级诊疗制度下不同级别医院间糖尿病基本药物使用现状研究 [J]. 中国全科医学，2021，24（12）：1546-1551.

目前，我国医疗服务机构之间的信息共享程度偏低，大多数地区基层的信息化网络支撑平台不够完善，各层医疗机构间信息水平参差不齐，各医疗机构及相关行政单位间彼此孤立，导致医联体内的信息与数据共享、医保统筹、联网结算等存在问题。首先，医院之间、医院与社区卫生服务机构之间仍然存在通过患者的病历或者患者口述的方式传递患者诊疗信息的现象，导致得到的医疗信息不够准确、完整。其次，即使部分地区已经建立了电子信息系统，但医疗机构对电子信息平台的利用程度较低，使患者在双向转诊、在专科医院和综合性医院之间转诊时会重复大量的检查工作，增加患者的经济压力，同时也造成了不必要的资源浪费。

（二）加强整合型医疗卫生服务体系建设的路径建议

1. 强化形成统一的整合合力

政策上完善顶层设计。整合型医疗卫生服务体系的建设需要政府采取相应的政策引导、措施监管和资金支持，从顶层设计使其规范化和制度化。一是要进一步细化整合体系的具体管理规范，明确其内外部应有的责任及发展方向。二是明确整合服务的监督部门和监督标准，使其有据可依、有证可循。三是建立合理的利益分配与补偿机制。在协调各方利益的基础上，均衡不同级别医疗机构的收益，避免出现整合医疗服务医疗体系内部的利益之争。此外，政府部门还应加强对基层医疗机构检查、治疗、康复等硬件设施的投入，并通过制定优惠政策吸引高素质医务人员到基层就业。

思想上加强宣传教育。对医院工作人员，要引导其树立责任共同体、利益共同体、命运共同体的理念，使不同层级的医务人员之间相互协调，实现医疗服务的连续性、整体性，达到供求双方共赢的结果。对患者和居民，要加强对整合医疗的宣传教育工作。定期组织人员给社区居民普及整合医疗的优势、基层首诊医保报销比例更大、全科医生的医疗水平高、医联体内提供的医疗服务同质化程度高等相关知识，正面增强居民对整合医疗的了解程度和信任程度。

2. 助推分级诊疗制度的有效实施

首先，进一步强化各级医疗机构的功能定位，按照分级诊疗的制度要求，相对明确医疗体系内三级医院、二级医院和社区医院的职责定位。同时，各医联体内部还应制订具体的转诊管理办法，确定转诊原则、转诊标准和转诊流程等，并严格规定上转和下转医院各自的责任和义务，以及相应的惩罚措施，避免出现推诿责任、无法追责的现象，解决上转不积极、下转不联动的问题。

其次，加强市民社区首诊的政策引导。充分发挥医保基金对居民就诊选择的引导功能，扩大在基层首诊的医保报销比例，具体规划不同病种和病情在不同层级的医疗机构就医报销的保险比例，引导患者有序就医，提高医疗资源的利用效率。此外，还可通过多种媒介渠道宣传国家关于整合医疗服务的相关政策，加强分级诊疗理念的引导和舆论宣传，逐步改变居民就医观念。

最后，积极探索区域医联体的总额预付，持续推进按病种、按人头、按服务单元等多元支付方式的改革，改变医联体内部机构各自为战的割据模式，控制医疗费用，解决人民群众“看病贵”的问题。

3. 创新整合体系内的协同机制

首先，优化区域内医疗机构的功能划分。明确综合医院与专科医院之间、同层级医院之间、公立医院与民营医院之间的功能定位和责任边界，成立由各个医疗机构主管部门及相关行政部门、医联体内各医疗机构组成的协同机构（领导小组），全面协调推进区域整合医疗服务。在医联体内建立由多级医院组成的理事机构，用于明确彼此间的分工协作任务以及相应的职责与权力边界。

其次，强化合作机制。在不同层级医疗机构之间建立长期、稳定的人员培训与帮扶制度，提高基层卫生人力技术水平，加强基层机构疾病诊疗能力。探索不同层级机构之间的设备共享、设备租赁等机制，合理整合区域内诊疗设备资源，推动医疗资源均等化。

再次，优化医疗资源配置。逐步建立起统一的服务质量标准、信息化标准、医保支付、医护人员管理等制度，保障权利与资源的合理分配。尝试引入社会化医疗资源，促进整合医疗服务资源的合理流向，灵活补充整合型医疗服务系统。

最后，完善考核机制与评价标准，对医联体内整体医疗的协同服务水平以及分级诊疗、费用控制、管理水平等是否达标进行考核。科学有效、统一的绩效评估体系是指导各级医疗机构开展整合医疗实践的有力举措，有利于推进医联体内部的科学管理，提高医疗服务的质量和医疗资源的利用效率。

4. 健全完善的医疗信息服务网络

信息化的发展为整合型医疗服务体系的内部资源共享提供了战略平台，为实现多层级医疗机构患者档案管理、医疗服务信息共享以及管理财务系统等功能提供了基础性和保障性的作用，是不可或缺的重要环节。

首先，建立整合体系内部医疗信息服务网络。通过互联互通的信息平台，为预约诊疗、远程会诊、专家社区坐诊、结果互认和双向转诊等便捷的优质诊疗服务提供保障，在患者预约诊疗、不同层级的医师了解患者以前的诊疗情况、检查结果互认等环节提供完备的技术支持。完善的电子信息系统可以有效地促进区域内医疗资源优化配置，推动各级医疗机构之间信息数据联动，更好地提供全方位、一体化、连续性的医疗服务。

其次，建设好医疗信息服务网络的基础内容。包括双向转诊中的电子档案、医联体内部资源的统一调配、患者后续的康复和情况反馈，以实现体系内标准的统一化和规范化。同时，在后续的进展中，还要利用电子信息技术重点探索医疗质量的评估、医联体内部的精细化管理、健康产出衡量等领域，协助共享平台的有序运作。

最后，加强与其他外部机构的信息互联。医疗信息服务网络还应将保险机构、社区机构、政府部门等医疗服务机构信息纳入运作系统，多头协作，避免形成内部“信息孤岛”[1]。

（黄先露）

---

[1] 赵锐，高晶磊，肖洁，等．我国医疗联合体建设现状与发展思考[J]. 中国医院管理，2021，41（2）：1-4.

家庭医生签约服务

作为新时代医疗卫生服务体系改革的战略性制度创新，家庭医生签约服务制度承载着实现“健康中国”战略的基础性使命。《“健康中国2030”规划纲要》明确将“完善家庭医生签约服务”列为实现全民健康覆盖的核心路径之一，强调其“强化基层医疗卫生服务网络”的基础性作用。2016年国务院医改办等七部门联合印发《关于推进家庭医生签约服务的指导意见》，将该制度定义为“分级诊疗制度落地的关键载体”，旨在通过契约化服务模式打通医疗资源下沉的“最后一公里”，重塑“基层首诊、双向转诊、急慢分治、上下联动”的诊疗秩序。重构医患互动模式，破解医疗资源“倒三角”配置困境。面对全球规模最大的老龄化进程与慢性病疾病谱转变的双重压力，该制度的有效实施不仅关乎个体健康管理效能的提升，更成为国家应对公共卫生挑战、降低医疗系统运行成本的系统性解决方案。

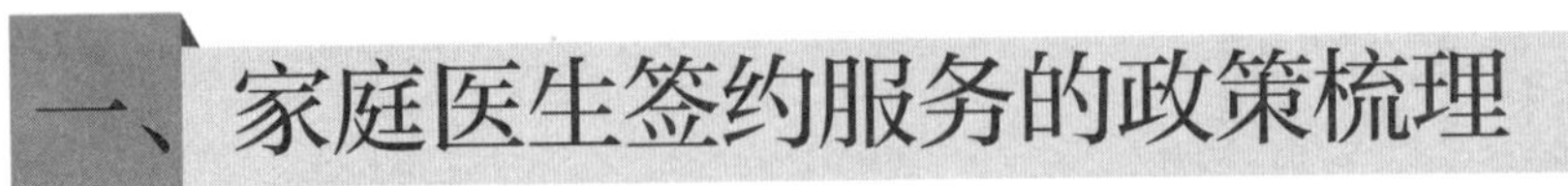

一、家庭医生签约服务的政策梳理

（一）家庭医生的含义：从早期到现代

家庭医生的出现与全科医生的产生和发展密切相关。当代的全科医生（general practitioner）和家庭医生（family practitioner）含义相同，正如 1991 年世界全科医学会组织的声明所言："全科医生"一词与家庭医生完全同义，只是顾及各国家的习惯叫法而不同。[1]

但需要注意的是，早期的全科医生与今天的家庭医生略有区别，往往被称为"通科医生"[2]。较有影响的观点认为，全科医生诞生于 18 世纪的美洲，命名于 19 世纪的欧洲。[3] 但编者更认可全科医生诞生于英国的说法。第一，从事实层面，在 18 世纪乃至之前的英国，同样有从事类似全科工作的医生，但并不被认为是

[1] 张奎力．"家庭医生"来了吗？：农村社区医生和居民契约服务关系研究 [M]. 北京：中国社会科学出版社，2020.

[2] 尽管通科医生与全科医生的英文均为"general practitioners（GPs）"，但是两者的语义微妙有别。有学者建议将 20 世纪 60 年代以前的、与英国皇家有密切联系的国家和地区的 GPs 译成通科医生，而将 20 世纪 60 年代以后，接受过家庭医学住院医师训练的 GPs 译成全科医生，以示两者在本质上的区别。参见吴春容．全科医生的起源 [J]. 中华全科医师杂志，2002，1（2）：45-47. 这一时间划分未必非常准确，但基本反映了早期全科医生与当代全科医生的区别。

[3] 代表性文献是国家卫生健康委员会"十三五"规划教材《全科医学概论》，其认为：在 18 世纪欧洲向北美大陆的"移民"中，部分医生也迁移到了美洲，然而为数甚少的医生无法满足大量移民的医疗需求，医生不得不打破原有的行业界限，从事内科医生、外科医生、药剂师等多种工作，以各种可能的方式服务于病人。此时全科型的医生在 18 世纪的美洲诞生了。19 世纪，英国的《柳叶刀》（*Lacent*）杂志首次将这类具有多种技能的医生称为"全科医生"（general practitioner），医学生毕业后若通过了内科医疗、药物、外科及接生技术的考试，即可获得"全科医生"的开业资格。参见于晓松，路孝琴．全科医学概论 [M]. 5 版．北京：人民卫生出版社，2018.

规范意义上的全科医生。[1]这表明，18 世纪在美洲从事全科工作的医生并不是偶然或独特的。第二，从价值层面，全科医生并非简单的工作分工，而是一种价值认同。“明显来源于十八世纪末的药剂师、外科医生以及外科医生 – 药剂师、男助产士的全科医生，不仅仅是一个时髦的新名词，相对于被贵族医生职业团体排挤的过去，全科医生这个概念首次表达了这一群体的身份认同”。[2]全科医生的命名是医学史中从事该类行业的医生被认可的标志，为医患关系、医疗职业变革奠定了价值基础。第三，从规范层面，全科医生的职责和功能，应该有明确的政策或法律依据。一般认为，英国 1815 年《药剂师法案》[3]和 1858 年《医疗法》[4]的颁布是标志性事件。至此，全科医生正式登上历史舞台，而 1911 年颁布的《国民保险法》则进一步巩固了全科医生的地位[5]。由此可见，争取职业的社会认同和业内认同，是早期全科医生的主要任务。

---

[1] 19 世纪前，官方认可的英国医生职业主要包括内科医生、外科医生和药剂师三个部分。而从 16 世纪后半期开始，随着工业革命的发展和中产阶级的崛起，英国社会的医疗服务需求激增，原本从事药物销售、依附于内科医生的药剂师开始参与大众化医疗行为。17 世纪，伦敦暴发的瘟疫更强化了药剂师参与医疗的正当性和合法性。由于内科医生不满药剂师侵犯了原本属于其特有的诊疗处方权，1703 年，在内科医生诉药剂师威廉・罗斯超越药剂师工作进行非法诊疗的案件中，议会并未采纳内科医生们的意见，而是制定出被称为“罗斯法案”的专门法案，倡议药剂师从医，认为“阻止药剂师提供医疗建议、禁止其医疗实践都是违背习俗常理，不利于公共利益的”，只是不能收取诊疗费，但药剂师则私下将相关费用折算到了药物费用中。这使得药剂师基本具备了“全科医生”的职业功能。参见王广坤 . 全科医生：英国维多利亚时代医生的职业变迁 [M]. 北京：社会科学文献出版社，2018.
COPEMAN W. The Worship Society of Apothecaries of London：A History，1617-1967[M].Oxford：Pergamon Press，1967.

[2] LONDON I. The Concept of the Family Doctor[J].Bulletin of the History of Medicine，1984，58（3）：347-362.

[3] 《药剂师法案》是当时占据了医疗服务主导地位的全科医生群体试图确立其合法地位、打破英国传统医学界职业格局的首次尝试，虽然法案尚未完全实现这一目的，但全科医生开始拥有科学规范的教育体系，学识与医疗技能提升，社会影响力大增。参见 SHRYOCK R H.The Development of Morden Medicine[M]. Madison：University of Wisconsin Press，1979.

[4] 1858 年《医疗法》创新性地设置了中央医学委员会，确立了医生登记制度，只有在该法案设定的全科医疗委员会（General Medical Council）登记的医师，才被视为“有资格的医务人员”。该法案打破了英国传统医学职业等级格局，让全科医生拥有了自己的法律身份，为 20 世纪初级保健领域的发展构筑了框架。参见罗伊・波特 . 剑桥插图医学史 [M]. 张大庆，译 . 济南：山东画报出版社，2007.

[5] 《国民保险法》确立了以全科医生为基础的“健康保险主治医生”机制，规定所有病人可以自由地向全科医生提出看病申请，然后由他们安排随访诊治计划，从立法上让强制医疗制度退出了历史舞台。参见王广坤 . 全科医生：英国维多利亚时代医生的职业变迁 [M]. 北京：社会科学文献出版社，2018.

20 世纪 40 年代之后，全科医生发展进入了新的阶段，形成了现代家庭医生制度的基本框架。英国家庭医生发展与全科医生制度的持续成熟相关，两者的含义逐渐趋同叠加。英国先后制定了《国家卫生服务法案》（*NHS ACT*，1947）、《家庭医生宪章》（*The Family Doctor Charter*，1966）、《为患者服务白皮书》（*The Working for Patients White Paper*，1989）等里程碑式的政策文件。[1]1997 年英国政府尝试引入内部市场改革，创建了全科医生基金持有者（General Practitioner Fund Holder，GPFH），全科医生基金持有者开始成为政府医疗服务的购买者。2002 年，英国政府将全科医生纳入当地初级医疗保健信托（Primary Care Trust，PCT），即 PCT 作为服务购买者，而全科医生回归单纯的服务提供者角色。2012 年，卡梅伦政府主持的医疗改革进一步增加了全科医生在经费使用上的决定权，通过缩减 PCT 机构，成立了主要由全科医生组成的“临床购买委员会”（Clinical Commissioning Group，CCG），将健康资金预算的权力大部分交给全科医生群体。[2]全科医生 / 家庭医生随之成为英国初级保健制度中支柱性的人力资源，为基层民众提供基本医疗服务。[3]

家庭医生在美国的发展略有区别，是以家庭医学学科发展为基础的。1969 年，家庭医学（Family Medicine）作为独立专科在美国诞生，1971 年，“美国全科医学会”更名为“美国家庭医师学会”。至此，“General Practitioner”在美国专门用于指代之前没有获得执业医师资格认证的医生，而家庭医生（Family Physician）成了在美国执业注册门类为家庭医学的执业医师的正式称谓。[4]美国家庭医疗学会对家庭医生的定义为：家庭医生是经过家庭医疗这种范围宽广的医学专业教育训练的医生。家庭医生具有独特的态度、技能和知识，使其具有资格向家庭的每个成员提供连续性和综合性的医疗照顾、健康维持和预防服务，无论其性别、年龄或者健康问题，还是生物医学的、行为的或者社会的。[5]目前，在

[1] STEPHEN G.The Family Doctor Charter： 50 years on[J].British Journal of General Practice， 2017，67（658）：227-228.

[2] 王芳，刘利群 . 家庭医生签约服务理论与实践 [M]. 北京：科学出版社，2018.

[3] 如英国皇家家庭医学院对家庭医生的定义是“在患者家里、诊所或医院里向个人和家庭提供人性化的、基层的、连续性的医疗服务的医生”。参见：杨秉辉 . 家庭医学概论 [M]. 北京：人民卫生出版社，2008.

[4] 王芳，刘利群 . 家庭医生签约服务理论与实践 [M]. 北京：科学出版社，2018.

[5] 张春民，程志英 . 从家庭医生的历史沿革辨析家庭医生概念：以上海为例 [J]. 中国社区医师，2019，35（1）：16-17，21.

美国从事初级医疗卫生保健的初级保健医师（Primary Care Physician，PCP）并非全部是家庭医生，只有注册为家庭医学/全科医学的才是狭义的家庭医生（Family Physician，FP），但一般研究者习惯于将初级保健医师均称为家庭医生，即 PCP 译为家庭医生。[1]

（二）我国家庭医生签约服务的政策发展：从增量到求质

我国家庭医生签约服务的政策自全科医生改革开始，经历了酝酿、试点过程。2000 年，国务院《关于城镇医药卫生体制改革的指导意见》提出建立健全社区卫生服务组织；2001 年，国务院《关于农村卫生改革与发展的指导意见》指出将农村初级保健工作纳入国家社会发展规划；2006 年，国务院《关于发展城市社区卫生服务的指导意见》明确“全科医师”“社区卫生服务机构”在基层医疗中的作用。2009 年，我国医改的里程碑式纲领性文件《中共中央、国务院关于深化医药卫生体制改革的意见》出台，提出加快构建以社区卫生服务中心为主体的城市社区卫生服务网络，转变社区卫生服务模式，逐步承担起居民健康“守门人”的职责。2011 年，作为我国家庭医生制度建设的纲领性文件《关于建立全科医生制度的指导意见》发布，对全科医生的准入、教育、培训、执业方式、绩效等配套措施进行了进一步说明，强调全科医生与居民之间需要维持契约服务关系，同时对签约服务主体、服务内容、收费方式与激励机制进行了阐述。

在上述政策背景下，上海、青岛、北京、深圳、广州等地均开始了从全科医生到家庭医生的试点探索，这些探索为家庭医生签约服务制的开展积累了经验。在此基础上，2015 年 3 月，国务院办公厅印发了《全国医疗卫生服务体系规划纲要（2015—2020 年）》，首次提出“推动全科医生、家庭医生责任制，逐渐实现签约服务”。同年，国务院办公厅下发《关于推进分级诊疗制度建设的指导意见》进一步指出“建立基层签约服务制度”，推进居民或家庭自愿与签约医生团队签订服务协议，对签约主体、签约条件、签约内容、签约形式、签约费用等都进行了细致的规定。

2016 年 5 月，国务院医改办印发了《推进家庭医生签约服务指导意见》，指

[1] 沈晨光 . 世界新型家庭医生服务系统与国民联合健康保障体系构建 [M]. 北京：中国书籍出版社，2018.

出“转变基层医疗卫生服务模式，实行家庭医生签约服务，强化基层医疗卫生服务网络功能，是深化医药卫生体制改革的重要任务”，明确了现阶段家庭医生主要包括基层医疗卫生机构注册全科医生（含助理全科医生和中医类别全科医生），具备能力的乡镇卫生院医师、乡村医生，并从明确签约服务主体、优化签约服务内涵、健全签约服务收付费机制等方面对家庭医生签约服务制度进行了全面的规定，要求在200个公立医院综合改革试点城市开展家庭医生签约服务，到2017年，家庭医生签约服务覆盖率达到30%以上，重点人群签约服务覆盖率达到60%以上。到2020年，力争将签约服务扩大到全人群，形成长期稳定的契约服务关系，基本实现了家庭医生签约服务制度的全覆盖。这些工作要求在一定程度上平息了早期探索中存在的争议，[1]逐渐巩固了“家庭医生签约服务是全科医生服务的优化和升级”的认识。[2]2016年10月，中共中央、国务院印发了《“健康中国2030”规划纲要》，在“提供优质高效的医疗服务”中，指出完善家庭医生签约服务，全面建立成熟完善的分级诊疗制度，形成基层首诊、双向转诊、上下联动、急慢分治的合理就医秩序，健全治疗—康复—长期护理服务链。2018年，国家卫生健康委员会、中医药局颁发了《关于规范家庭医生签约服务管理的指导意见》，旨在进一步规范家庭医生签约服务管理的方式。2019年12月，我国《基本医疗卫生与健康促进法》第三十一条规定：国家推进基层医疗卫生机构实行家庭医生签约服务，建立家庭医生服务团队，与居民签订协议，根据居民健康状况和医疗需求提供基本医疗卫生服务。首次将家庭医生签约服务纳入法治化轨道。

然而，鉴于全社会对家庭医生“签而不约”、重量不重质的问题反映较为强烈，2022年，国家卫生健康委、财政部、人力资源社会保障部等六部委联合发布了《关于推进家庭医生签约服务高质量发展的指导意见》，在扩充家庭医生“既可以是全科医生，又可以是在医疗卫生机构执业的其他类别临床医师（含中医类别）、

[1] 有学者认为，上海家庭医生制度改革曲解了国务院关于全科医生制度文件的精神，人为地将部分全科医生从全科医生中分离出去，置国际上将家庭医生与全科医生作同义语对待的事实于不顾。参见：李学成．全科医生法治化研究：以上海改革试点为中心[M]．北京：中国法制出版社，2018.

[2] 有学者认为，全科医生团队服务的场所主要是社区卫生服务机构，是一种针对社会去层面上的服务，家庭医生服务则从社区细化到家庭，为居民提供个性化、连续性的服务；全科医生团队服务是团队负责制，强调综合服务，而家庭医生承担被签约服务对象的健康责任，强调的是点对点的服务；全科医生团队的组织模式是自上而下的行政指令，家庭医生承担的是自下而上的服务需求。参见：贺小林，梁鸿．推进家庭责任医生制度改革的理论探讨[J]．中国卫生政策研究，2012，5（6）：3-8.

乡村医生及退休临床医师”的基础上，要求在确保服务质量和签约居民获得感、满意度的前提下，循序渐进地积极扩大签约服务覆盖率，逐步建成以家庭医生为健康守门人的家庭医生服务签约制度。2023 年，中共中央办公厅、国务院办公厅印发了《关于进一步完善医疗卫生服务体系的意见》，指出要进一步健全家庭医生服务签约服务，要求“以基层医疗卫生机构为主要平台，建立以全科医生为主体、全科专科有效联动、医防有机融合的家庭医生签约服务模式”。从起初的重视签约数量转为后来的重视签约质量以及实现高质量发展，我国家庭医生签约服务政策逐渐走深走实。

（三）我国推行家庭医生签约服务对深化医药卫生体制改革的重大意义

1. 强化基层健康服务能力，构筑健康守门人

守门人（gatekeeper）的初始意义是政府、保险公司或付费机构为了给居民或参保人支付保险费用时，由家庭医生对居民或参保人的疾病诊治活动及费用进行“把关”。而随着家庭医学服务的深入，守门人由原来的“费用控制”概念延伸到了“健康管理”的内涵，即由原来的“以医疗为主”更多地转向“防治结合，预防为主”的服务内涵，服务对象从“单个”更多地转向“以家庭为单位”的服务，家庭医生成了服务对象个人及家庭的“健康管理者”。[1] 目前，我国的家庭医生主要在基层承担预防保健、常见病多发病诊疗和转诊、病人康复和慢性病管理、健康管理等一体化服务。家庭医生以人为中心、以家庭为单位、以整体健康的维护与促进为方向，提供长期签约式照顾，并将个体与群体健康照顾融为一体。家庭医生的服务能力在很大程度上代表着基层健康服务能力，“优质的家庭医生签约服务能够使家庭医生成为居民健康的守门人、医疗费用的守门人、人文关怀的守门人”。[2]

2. 适应健康服务模式转型，服务全生命周期

目前，我国医药卫生事业面临人口老龄化、城镇化和慢性病高发等诸多挑战，

---

[1] 本刊编辑部 . 全科医生小词典：守门人、健康管理者与健康代理人 [J]. 中国全科医学，2011，17（22）：2659.

[2] 胡浩 . 让家庭医生成为百姓“健康守门人”：国家卫计委有关负责人解读家庭医生签约服务指导意见 [EB/OL].（2016-06-06）[2024-05-01].

以医院和疾病为中心的医疗卫生服务模式难以满足群众对长期、连续健康照顾的需求。而从家庭医生签约服务的内容上看，包括了基本医疗、公共卫生和约定的健康管理服务。基本医疗服务涵盖常见病和多发病的中西医诊治、合理用药、就医路径指导和转诊预约等。公共卫生服务涵盖国家基本公共卫生服务项目和规定的其他公共卫生服务。健康管理服务主要是针对居民健康状况和需求，制定不同类型的个性化签约服务内容，可包括健康评估、康复指导、家庭病床服务、家庭护理、中医药“治未病”服务、远程健康监测等。由此可见，优质的家庭医生签约服务符合当前以慢性病为主要疾病谱的健康照护现状，通过将重点放在了预防疾病、行为干预和健康管理上，为居民维护健康提供生理、心理、行为、社会支持网络等综合性健康服务。

3. 织牢医疗卫生服务网底，推动整合型改革

构建整合型卫生服务体系是当下医药卫生体制改革的重点。所谓卫生服务整合，是指将包括健康促进、疾病预防、治疗、临终关怀等在内的各种医疗服务进行整合，根据健康需求，协调各级、各类医疗服务机构，为患者提供终身连贯的服务。[1]《关于进一步完善医疗卫生服务体系的意见》提出“强化城乡基层医疗卫生服务网底”的要求，这是推动整合型医疗卫生服务体系变革的重要基础，而家庭医生签约服务就是完善医疗卫生服务网底的关键环节。作为初级卫生保健的重要主体，家庭医生签约服务能够作为推动整合型医疗卫生服务体系改革的关键有两个方面的原因：一方面，对长期带病生存的慢性病患者提供连续性、综合性和个性化的社区干预服务；另一方面，借助家庭医生的综合服务能够帮助缺乏专业知识的患者提升合理选择医疗机构就医的行为能力，获得长期、协同的健康照顾。[2]因此，推进家庭医生签约服务，能够起到有效推动整合型医疗卫生服务体系改革的重要作用。

4. 应用健康契约治理方式，探索新激励机制

契约治理是新公共管理的新理论，“新公共管理将真正的契约或准真正的契约这个全新的概念引进公共部门”[3]“签订合同是把竞争机制注入公共服务事业

[1] 代涛，陈瑶，韦潇．医疗卫生服务体系整合：国际视角与中国实践 [J]. 中国卫生政策研究，2012，5（9）：1-9.

[2] 梁鸿．推进分级诊疗制度的关键是建立和完善家庭医生制度 [J]. 中国卫生政策研究，2016，9（8）：1-2.

[3] 简・莱恩．新公共管理 [M]. 赵成根，等译．北京：中国青年出版社，2004.

的另一种常用的方法”[1]。健康契约治理已成为家庭医生签约服务的基础性理论，它有助于“寻求政府、医务工作者与公众等多方的共同利益，即在满足代理方物质、精神和自我发展等需要的基础上，又不违背委托方以最小的付出赢得最大健康利益的目标，实现家庭医生式服务的多方共赢”[2]。《关于推进家庭医生签约服务的指导意见》指出，家庭医生团队为居民提供约定的签约服务，根据签约服务人数按年收取签约服务费，由医保基金、基本公共卫生服务经费和签约居民付费等分担。应综合考虑社会公益目标任务的完成情况，包括签约服务在内的绩效考核情况、事业发展等因素，合理确定基层医疗卫生机构绩效工资总量，使家庭医生通过提供优质签约服务等合理提高收入水平，增强开展签约服务的积极性。《关于推进家庭医生签约服务高质量发展的指导意见》进一步明确指出：要合理测算家庭医生签约服务费结算标准，原则上不低于 70% 的签约服务费用于参与家庭医生签约服务人员的薪酬分配，签约服务费经考核后拨付。明确家庭医生签约服务中基本服务包和个性化服务包的内涵，并相应调整费用结算标准。可见，政策演进的基本逻辑，就是将契约治理作为激励的依据，推进基层医疗卫生服务的高质量发展，这是一个“从身份到契约”的演进历程。

二、家庭医生签约服务的提供现状

（一）国外开展情况及经验借鉴

1. 家庭医生签约服务的基本制度支持

对家庭医生的制度支持主要是指双向转诊和基层首诊的相关规定和要求。从国际视角看，主要分为两类：第一类是强制规定患者必须通过转诊的方式获得医院医疗或专科医疗服务，如英国、澳大利亚、荷兰等。这些国家一般通过立法的形式确认严格的双向转诊制度，同时以医保政策作为重要支撑。如澳大利亚规定仅向经由全科医生正规转诊到专科医生处的患者支付医疗费用补贴，荷兰规定参

[1] 戴维·奥斯本，特德·盖布勒．改革政府 [M]．上海：上海译文出版社，2006.

[2] 耿晴晴，杨金侠，盛吉莉．基于契约理论的家庭医生式服务支付机制设计 [J]．中国卫生事业管理，2015，32（1）：12-14.

保人无论在任何情况下必须通过全科医生转诊才能利用专科服务，否则保险公司不予报销。[1]第二类是没有强制规定患者必须通过转诊的方式获得医院及专科服务，但会通过一些制度加以引导，如美国、德国等。美国根据商业保险的要求决定是否必须经家庭医生首诊和转诊，部分私人医疗保险通过对家庭医生首诊及转诊的规定对二、三级医疗服务卫生经费的增长进行限制。德国则采取功能分离的做法，将门诊从医院中分割开来，医院负责住院部分，门诊由社区诊所负责。患者在非急诊的情况下，大多选择到诊所首诊，社区首诊的功能基本能够得到保障。[2]

2. 家庭医生签约服务的人才培养机制

作为培养家庭医生的全科医学教育，大致分为本科教育、基于医院的基础培训和全科专业培训三个阶段。主要类型包括美国的“4+4+3”、英国的“5+2+3”、澳大利亚的“4+2+3”、荷兰的“4+2+3”模式等。[3]以学时较长的欧洲国家匈牙利为例，在匈牙利全科医学的教育采用的是“6+3+3”模式，即6年的临床医学本科教育，3年的基础训练即“家庭医生规范化培训”，3年的全科临床医学培训。在后面6年的培训期间，一半时间在医院临床，一半时间在家庭医生诊所，即除了在教学医院重要的外科、内科、妇科、儿科、五官科等临床实习，还会每周安排3个半天进到社区诊所，安排1名主治家庭医生进行督导，从实践中进行教学，包括如何接诊社区患者，诊治常见的疾病等。通过6年的学习与培训，需要具备使用基本药物能力、处理常见疾病的能力、社区现场救护能力、提供社区康复医疗服务能力，能够做到沟通心理问题等。此外，匈牙利特别注重家庭医生的持续学习，有严格的政策规定，家庭医生必须保证每个月18个小时的继续医学教育培训。[4]这样的培养机制，使家庭医生具备了较强的服务能力。

3. 家庭医生签约服务的筹资

从世界范围来看，在家庭医生的医疗卫生支出上，政府筹资或强制性医疗健康保险支付的比例均在80%左右。英国政府购买服务约占全科医生收入的60%。美国主要靠管理式保险的推动。保险公司代表投保人向医疗服务提供者购买服务，每位参保人自己选择或被分配1名家庭医生，保险公司则按人数将一定比例的保

[1] 王芳，刘利群．家庭医生签约服务理论与实践[M]. 北京：科学出版社，2018.

[2] 黄国武，吴迪．英美德家庭医生相关制度比较[J]. 中国社会保障，2017（9）：76-79.

[3] 王芳，刘利群．家庭医生签约服务理论与实践[M]. 北京：科学出版社，2018.

[4] 李雪燕．匈牙利家庭医生制度及其对中国的启示[D]. 石河子：石河子大学，2017.

费预付给家庭医生。德国目前正在由政府管制向政府引导的市场化竞争型医疗模式转变，逐步实现以疾病为导向的总报酬模式和与医生绩效挂钩的最低费用总额模式。[1]此外，在欧洲，筹资层面的改革趋势主要表现为捆绑支付和临床授权团队。捆绑支付是指在特定病患诊疗预期费用的基础上对卫生服务提供者给予偿付，包括基于患病支付（包含贯穿于特定疾病的所有服务提供的费用）和捆绑支付（对多重服务提供者的支付合并为一次性支付）两个要素。典型国家如荷兰。临床授权团队是指初级卫生保健者利用其影响力，通过组建或参与团队，满足患者一体化服务要求，从而为患者承担更大筹资责任。2013 年以来，英国正在以临床授权团队逐渐替代初级卫生保健信托。[2]

4. 家庭医生签约服务的费用机制

一类是以预付方式支付费用。如以按照人头付费为主的英国、加拿大、澳大利亚等国在签约过程中均有支付基本签约费。英国依据与家庭医生签约的居民数量和按人头购买服务支付给家庭医生，家庭医生签约费用则与合约方式协同支付。为了增加自身收入，英国家庭医生非常注重预防保健工作，尽可能在社区解决疾病，从而提高服务质量。[3]预付制的薪酬机制更具灵活性，职业含金量高，2013 年英国的全科医生工资均高于医生平均工资，其中受雇于 NHS 的全科医生为平均工资的 1.8 倍，自由执业的全科医生工资为平均工资的 3.2 倍。其中自由执业的全科医生工资高于专科医生工资。[4]另一类是事后从签约服务中直接获取费用。以美国为例，美国家庭医生无基本签约费用，只能从服务中获取报酬的保障。为了能够吸引更多的居民优先选择家庭医生，美国政府采用了调整医疗费用起付线、居民自付与共付份额等经济激励手段，促使人们生病后愿意优先考虑向自己的家庭医生寻求帮助，让其制订治疗方案。但该种薪酬机制的激励效果有待提升，Medscape 发布的 2016 年全美薪资调查显示，美国全科医生薪资普遍低于专科医生，且家庭医生和儿科医生这两类初级医生的工资收入水平在所有类型医生中排在末位。[5]

---

[1] 吴爽，赵燕，曹志辉 . 家庭医生签约服务制度研究 [M]. 北京：中国国际广播出版社，2017.

[2] 张奎力 .“家庭医生”来了吗？：农村社区医生和居民契约服务关系研究 [M]. 北京：中国社会科学出版社，2020.

[3] 常园园 . 国外家庭医生签约服务及其对我国的启示 [J]. 中国卫生政策研究，2020，13（5）：50-53.

[4] 黄国武，吴迪 . 英美德家庭医生相关制度比较 [J]. 中国社会保障，2017（9）：76-69.

[5] 同注释 [4]。

5. 家庭医生签约服务的质量保障

一是建立质量评价方式促进质量建设。以英国为例，NHS 于 2004 年在其与全科医生的合同中引入了“质量与产出框架”（Quality and Outcome Framework，QOF），旨在让全科医生通过提升服务质量，获得更多的收入。自愿加入 QOF 评估体系的全科医生，通过证明其提供的服务达到 QOF 所规定的指标要求后即可获得资金奖励。最新的 QOF 于 2014 年 4 月 1 日开始实施，包括临床领域和公共卫生领域两个方面的内容，临床领域包括 19 个临床项目，69 个指标，总计 435 分，公共卫生领域包括 6 个公共卫生项目，12 个指标，共计 124 分。[1] 此外，英国的临床路径指南的作用也很显著。家庭医生所有的临床路径指南都由国家医疗卓越研究所（National Institution of Clinical Excellence，NICE）制定，按照临床路径指南，英国的家庭医生治疗方式较为高效，服务质量也得到广泛认可。[2] 二是以行业协会管理督促医疗质量提升。行业协会主要通过发布临床实践指南、药物治疗指南等方式，为家庭医生提供帮助，提升医疗质量。如美国家庭医生学会、澳大利亚的皇家全科医生学会、德国的区域或州家庭医生协会等。

（二）我国改革创新的典型范例

1. 上海“1+1+1”模式

自 2015 年开始，上海启动了“1+1+1”医疗机构组合签约试点，即居民在选择社区卫生服务中心家庭医生签约的基础上，再选择一家区级医疗机构、一家市级医疗机构进行签约，形成“1+1+1”的签约组合。这种模式构建了优质医疗资源上下贯通的渠道和机制，提升了签约服务的能力和吸引力。2017 年之后，上海又启动了“1+1+1”的 2.0 版，居民必须在社区签约一位家庭医生，但是一家二级医院和一家三级医院全市任选，签约重点人群是 60 岁以上的老年人、慢性病患者、儿童、妇女和失独家庭。为了使签约对引导患者下沉到社区真正起作用，上海在整个服务便捷性、就诊流程、预约、配药等方面给予很多优惠措施。比如，把大量的专家号直接分配给社区，连通区级医院、市级医院、社区卫生服务中心，

[1] 谢春艳，何江江，胡善联 . 英国初级卫生保健质量与结果框架解析 [J]. 中国医院管理，2015，35（7）：78-80.

[2] 沈晨光 . 世界新型家庭医生服务系统与国民联合健康保障体系构建 [M]. 北京：中国书籍出版社，2018.

三级医院专家号直接在社区预约。同时，规定了社区六大类 141 项政府购买服务，把这些服务转化成标准工作量，与整体预算、绩效挂钩，每个社区的家庭医生根据预算工作量和工作情况、绩效考评，估算整体薪酬，提升基层工作积极性。[1]

2. 厦门市“三师共管”签约服务模式

2016 年 8 月，福建省厦门市医改办等六部门联合印发了《厦门市家庭医生基层签约服务实施方案（试行）》，构建“1+1+N”三师共管家庭医生签约服务厦门模式。在“1+1+N”三师共管签约模式服务过程中，以家庭医生作为签约服务与管理的核心主体，由家庭医生根据每个签约对象健康及疾病个性化需要，决定是否联系、预约三级医院专科医师，专科医师主要针对签约对象提供技术指导，不同的签约对象按需预约不同的适宜的专科医生；家庭医生根据签约对象的病情、服药情况及自我健康管理能力调配合适的健康管理师，打破了不同层级医疗机构的服务界限，实现上下联动及转诊服务、业务协同和信息共享，更好地整合了服务资源。为了更好地激励新模式的运行，厦门市明确基层医疗卫生机构在完成基本公共卫生服务和医疗服务任务并通过考核后，其收入的结余部分可用于在职人员激励。签约服务费主要用于激励“三师共管”签约服务团队，不纳入绩效工资总额。[2]“三师共管”签约服务的主要创新在于：一是三师共管慢性病患者这种契约化管理方式，利用专科医师的品牌效应，使慢性病患者对为其服务的团队的信任度大大提高，从而促进了基层卫生服务利用率的提高。二是慢性病防控“关口前移”。逐步形成了从慢性病入手，上下联动，推动建立分级诊疗体系的思路。三是科学分级诊疗“服务连续”。签约入网管理的慢性病患者由“三师团队”提供诊疗照护与健康管理，职责明确，防治与康复有机融合。[3]

3. 杭州市“医养护一体化”签约服务模式

2014 年，杭州开始探索“医养护一体化签约服务”。2017 年起全市把签约服务工作统一规范到“医养护一体化家庭医生签约服务包”的工作基准上，建立了政府基本型签约服务包：家庭医生要为签约居民提供优质的诊疗服务和精准转诊服务，要配备满足签约居民需求的常用药品，提高签约居民社区就诊率，成为

---

[1] 邬惊雷．“1+1+1”签约，分级诊疗上海之路 [J]. 中国卫生，2017（7）：38-39.

[2] 姚冠华．福建厦门“三师共管” 多快好省 [J]. 中国卫生，2021（6）：22-23.

[3] 刘远立．重心下沉、分级诊疗：厦门市的三师共管模式 [J]. 现代医院管理，2016，14（4）：14-15.

分级诊疗的引路人；要及时为签约居民提供医疗保健咨询服务，提供医养结合服务，根据需求开展家庭病床和康复护理服务，成为养老服务的重要核心人；要提供健康管理服务，成为签约居民的健康管家，同时根据签约居民的特殊需要，积极鼓励开展个性化的签约服务。[1]为促进签约实效，杭州市采取了一系列激励措施：明确签约服务补助经费为每人每年 120 元，其中个人、市级财政和区财政分别承担 10%、25% 和 65%，签约服务经费不纳入绩效工资总额；对选择社区首诊的签约参保人员减免 300 元门诊起付标准，签约居民享受医保报销比例增加 3% 和 16 种慢病长期处方优惠政策。科学核定家庭病床收费标准，建床费 80 元 / 次，巡诊费 40 元 / 次，副高职称及以上、中级及以下出诊费分别为 60 元 / 次、40 元 / 次，均纳入医保报销范围。全市推出个性化签约服务包共 68 种，积极推进慢病长处方、智慧“云药房”以及夜间门（急）诊服务，满足辖区百姓夜间常见病、慢性病的就医配药及转诊服务需求。[2]

4. 安徽省定远等县实行“按人头总额预付”模式

安徽省定远等县以家庭医生签约服务为抓手，依托县域医共体建设，实现以疾病治疗为中心向以健康管理为中心转变，形成了“按人头总额预付”家庭医生签约服务模式，构建起县、乡、村三级医疗机构服务共同体、责任共同体、利益共同体、管理共同体“四位一体”的县域共同体。以定远县为例，将新农合基金按人头总额预付给医共体牵头单位定远县总医院，实行“按人头总额预付”，其中 10% 为风险金，剩余资金中 5% 作为调节基金，95% 预算给医共体总体调配，“超支不补，结余全部留用”。医共体内部结余资金在成员单位根据考核结果按照 6 ∶ 3 ∶ 1 在县乡村实行奖励分配。这种支付方式推动了县级优质医疗资源下沉基层，不仅使群众看病便宜了，也实现了新农合资金结余。[3]在 2022 年 12 月的《定远县家庭医生签约服务工作实施方案》中提出，从建立健全以全科医生为核心的签约服务团队、建立健全签约绩效评价机制、建立健全医共体协同工作机制等方面，继续深化医共体按人头付费下家庭医生签约服务“定远模式”，探索将基本医疗和健康管理的医保及政府专项补偿经费进行打包，对医疗机构实行考核和补

[1] 王芳，刘利群．家庭医生签约服务理论与实践 [M]. 北京：科学出版社，2018.

[2] 孙雍容．浙江杭州：护航医养护一体化签约服务 [J]. 中国卫生，2021（6）：20-21.

[3] 滁州卫计委．定远打造“按人头总额预付”家庭医生签约服务模式 [N]. 滁州日报，2019-03-26（1）.

偿。[1]

5. 江苏盐城大丰区“基础包 + 个性包”签约服务模式

江苏盐城大丰区家庭医生签约服务起始于 2013 年，主要特征为通过“基础包 + 个性包”引导居民签约，多方付费开展签约服务。服务包总价明显优惠于单项价格之和，由签约居民、基本公共卫生服务经费、医保资金共同负担。其中，签约居民的医保资金支付标准为 50 ~ 500 元。基础包包含基本医疗、基本公卫的内容，人人都可以享受。个性包中服务项目将非国家购买服务项目分为初级包、中级包和高级包，并根据基层疾病谱的特点及家庭成员对健康的需求，又细分为若干型，如慢阻肺包、高血压包、糖尿病包、妇女儿童包、残疾人包、慢性肿瘤包、居家养老包等。服务包实行家庭服务与个体服务相结合（体现全科理念）、劳务服务与检查项目相结合（体现劳务价值）、病情监测与并发症监测项目相结合（体现健康管理）理念，由服务对象按“知情、自愿、自费”的原则自行选择，让老百姓在接受基本医疗、基本公卫的基础上根据自身需要选择更高层次的个性包。[2]2020 年以后，大丰区在推行签约服务的同时，还积极探索科学合理的考核方法。考核内容更加强调结果导向，除基本公共卫生服务项目确定的指标外，将体现健康管理水平的指标纳入其中，并将基层绩效工资总量提高到本区其他事业单位绩效工资基准线的 150%，家庭医生签约服务费纳入绩效考核计算，同时对基层骨干试行协议工资制。[3]

6. 北京市丰台区的智慧家庭医生优化协同改革

北京市丰台区自 2010 年开始，率先在北京市试点探索家庭医生式服务，不断优化家庭医生签约服务与全科医生预约就诊服务模式，特别是充分发挥信息技术的作用，建立起以人工智能、电子数据和互联网为支撑，为签约居民提供治疗、养护、康复、居家护理等协同一体化的健康照护新模式。丰台区推进的智慧家庭医生优化协同模式（Intelligence Family doctors Optimized Coordination，IFOC），即以人为中心、信息技术为支撑的基于智慧健康照护的家庭医生协同一体化服务，这一新模式是社区全科医生与辖区户籍居民自愿签订协议后，围绕居民个人及家

[1] 定远县家庭医生签约服务工作实施方案 [EB/OL].（2022-12-12）[2024-05-01].

[2] 陈俊，沈杨 . 盐城市大丰区家庭医生开展签约服务 实现多方共赢 [J]. 江苏卫生事业管理，2018，29（4）：375-377.

[3] 杨维平 . 盐城大丰：突出结果导向，助家医勇往直前 [J]. 中国卫生，2021（6）：30.

庭健康需求组织服务，以人工智能、电子数据和互联网为支撑，为签约居民提供协同一体化服务的模式，具体服务内涵为“一固定、三协同、五智慧”，即医患固定；医护协同、医医协同、医社协同；智慧诊疗、智慧档案、智慧 APP、智慧上门、智慧绩效。在“五智慧”方面，主要包括：充分利用信息化系统进行监测评价及个性化指导；充分利用网站、有线电视等建立健康自助管理平台、查询平台；充分利用手机 APP 进行健康档案查询、慢性病随访规划、在线预约与咨询等服务；充分利用现代信息技术进行移动监测、配送药物上门、健康状况定位；充分利用家庭医生服务管理平台对服务数量和质量进行实时监测和绩效管理。[1]

需要说明的是，尽管以创新亮点作为上述家庭医生签约服务创新典型范例介绍的主要内容，但每个地区、每种典型范例之所以取得一定的成效，都不可能仅仅是一种措施或路径实施的结果，而是综合施策的结果，一般均包括政府在分级诊疗上的顶层设计、医联体或医共体的协同、信息化平台或技术的加持、医保在筹资方面的支持、评价体系及绩效考核等方面的改革、人才培养和选拔政策的助力、签约服务内容个性化和特色化的增强等，可以说，家庭医生签约服务的成效，可以成为某地区在基层医疗卫生服务改革和创新的缩影。

三、家庭医生签约服务面临的挑战和发展策略

（一）面临的挑战

1. 制度支持有待加强

一是顶层设计有待加强。尽管我国《基本医疗卫生与健康促进法》第三十一条将家庭医生签约服务纳入法治化，但规定仍显粗疏。例如，从全世界来看，以医保政策作为经济杠杆和激励办法撬动基层首诊制是普遍做法，但我国目前尚未从立法层面对此加以明确规定。二是配套制度有待完善。家庭医生签约服务是一项系统工程，涉及卫生行政部门、财政、人社、医保、物价等多部门的协同参与，

---

[1] 王芳，刘利群. 家庭医生签约服务理论与实践 [M]. 北京：科学出版社，2018.

特别是在筹资机制、激励机制和绩效考核等核心制度内容上，需要加强各项配套制度的建设，增强各个部门、各个领域的协同能力。三是筹资机制有待落实。尽管在国家政策文件中，均提出签约服务费由医保基金、基本公共卫生服务经费和签约居民付费等共同分担。但由于我国医保资金归属、资金风险控制等问题，医保基金对家庭医生签约服务的支持力度常常不足。鉴于各地财政能力不一，政府财政部门对家庭医生签约支持经费不能保持持续性[1]。

2. 服务能力有待提升

一是家庭医生数量不足。2011 年国务院《关于建立全科医生制度的指导意见》提出：随着全科医生制度的完善，逐步将每名全科医生的签约服务人数控制在 2000 人左右，其中老年人、慢性病患者、残疾人等特殊人群要有一定比例。《中国卫生统计年鉴》数据显示，截至 2022 年底，每万人全科医生数 3.28 人，距离每名全科医生 2000 人的目标尚有差距，家庭医生呈现数量规模不足的情形。二是家庭医生服务能力有限。现阶段我国家庭医生签约服务的主体主要是基层医疗卫生机构注册的全科医生、具备能力的乡镇卫生院医师、乡村医生和独立执业注册为全科医学专业的临床医师，接受的教育主要是“5+3”模式培养的全科医生，学历和能力结构相比美国“4+4+3”、英国“5+2+3”等精英模式培养有巨大差距，与接受更系统、长期训练的专科医生有一定差距。三是各地区服务能力不均衡。从我国家庭医生签约服务发展的历程来看，家庭医生签约服务是从沿海发达城市向中西部欠发达城市推进，从城市社区向农村发展，从上海试点到全国多点开花。可以做出的基本判断是家庭医生签约服务较成熟的地区主要是发达地区、大中型城市，地区之间的服务能力差距毋庸置疑。2017 年 12 月 22 日，在国家卫生计生委召开的例行新闻发布会上，中国医师协会全科医生分会会长杜雪平表示，从全国来看，家庭医生签约服务工作发展还很不平衡，可能东部地区稍好一点，中西部地区也逐渐在开展。[2]

3. 服务内容有待优化

一是签约服务的内容有待落实。2011 年国务院《关于建立全科医生制度的指导意见》指出，家庭医生团队为居民提供基本医疗、公共卫生和约定的健康管理

---

[1] 王芳，刘利群 . 家庭医生签约服务理论与实践 [M]. 北京：科学出版社，2018.

[2] 鄢光哲 . 国家卫生计生委：家庭医生不等于私人医生 签约服务发展很不平衡 [J]. 中国青年报，2017-12-29（5）.

服务。基本医疗服务涵盖常见病和多发病的中西医诊治、合理用药、就医路径指导和转诊预约等。公共卫生服务涵盖国家基本公共卫生服务项目和规定的其他公共卫生服务。健康管理服务主要是针对居民健康状况和需求，制定不同类型的个性化签约服务内容，可包括健康评估、康复指导、家庭病床服务、家庭护理、中医药“治未病”服务、远程健康监测等。但有研究指出，目前家庭医生签约服务仅为多种不同形式医疗卫生服务的简单叠加，缺乏深层次融合。[1] 部分地区在开展签约服务中，家庭医生只落实了西医诊治、就医指导、开具长处方等基本医疗服务，健康教育、健康管理等提升签约对象自身健康意识与能力的服务内容直接被忽视。[2] 个性化健康需求未得到充分满足，家庭医生服务在全人群中基本没有差别，还未构建起群体细分、内容精准的服务体系，不能满足不同人群多元化的健康需求。[3] 二是签约服务的技术支撑有待加强。目前，各地均开展了一定程度的家庭医生签约服务信息化建设，但目前各地信息系统很多模块独立存在，缺乏整体的顶层设计和高效的互联互通，数据不能共享，不能实现健康档案、公共卫生服务和基本医疗的信息互联互通和电子健康档案的动态实时更新和利用。[4] 有学者将其形象地称为卫生信息服务“孤岛”现象。[5]

4. 激励机制有待健全

一是家庭医生的薪酬水平有待提高。有调查研究表明，即便在较为发达的地区，基层全科医生的薪酬明显少于平级的临床专科医生，更远不及二、三级医院的医生，其福利待遇的匮乏，使全科医生降低了职业吸引力，很多优秀的人才选择了更大的医院而非基层，以保证优厚的薪资福利待遇。[6] 相较薪资水平明显高

---

[1] 孙华君，陈平，黄登敏，等 . 家庭医生签约服务现状及对策 [J]. 卫生经济研究，2018，35（11）：50-53.

[2] 徐榕，何得桂，蔡杨 .“健康中国”视域下家庭医生签约服务制度安排与实践思考 [J]. 卫生经济研究，2020，37（8）：45-49.

[3] 叶俊，陈佳豪，李翩翩，等 . 后疫情时代家庭医生签约服务内容和方式变化研究 [J]. 卫生经济研究，2022，39（5）：82-85，90.

[4] 刘锐，杨旦红，吴欢云，等 . 通向健康中国的家庭医生签约服务模式比较研究 [J]. 中国全科医学，2020，23（25）：3139-3145.

[5] 宋徽江，庄康璐，薛岚 . 全科医生移动签约服务平台的构建与探索 [J]. 中国全科医学，2016，19（7）：771-776.

[6] 朱仁显，李欣 . 家庭医生签约服务制度的建构与完善对策：厦门市经验的研析 [J]. 东南学术，2018（6）：64-72.

于社会平均工作的发达国家全科医师，[1] 我国家庭医生的薪酬水平相较其劳动付出明显不成比例。[2] 二是考核评价体系有待完善。一方面，对家庭医生基本职能的考核监督严重形式化，对家庭医生签约服务盲目追求“重数量轻质量”，导致签约服务形式大于内容。卫生行政部门多侧重于考核便于统计的签约率指标，而对签约居民疾病预防和健康管理的质量（如健康评估率、连续服务率、健康生活指导率、居民患病下降率、疾病预防措施的有效使用情况等）缺乏精细化的考核指标，考核结果与家庭医生的收入多少关系不大。另一方面，普遍把家庭医生纳入基层卫生机构的全科医生考核体系，实行严格的经济考核指标，如患者门诊人次、病床使用率、人次消费等，家庭医生的收入和职位晋升等都与考核结果密切挂钩。这种考核监督制度必然导致家庭医生的基本功能被彻底虚化和异化。[3]

需要说明的是，一些研究将家庭医生制度宣传力度不足、居民健康素养不足等作为家庭医生签约服务利用率低的原因。但这些原因并非家庭医生签约服务需要克服的主要问题，而是因为制度建设不够、服务能力不足、服务内容有待优化等产生的次生问题。毕竟，口碑是最好的宣传，效果是最好的教育。

（二）发展策略

1. 加强制度保障

一是建立健全制约签约服务工作的关键性政策。主要包括服务定价、医保支

---

[1] 美国、英国和德国家庭医生 / 全科医生的收入达到社会平均工资的 3 ~ 4 倍，荷兰和澳大利亚也在 2.3 倍左右。参见：王芳，刘利群 . 家庭医生签约服务理论与实践 [M]. 北京：科学出版社，2018.

[2] 我国各省规定，家庭医生原则上采取团队服务形式。理论上，一名家庭医生签约居民 2500 人左右。但实际中，当家庭医生签约 800 人左右时，开展个性化疾病干预与管理带来的工作负荷就已较大。一项以北京德胜中心门诊为例的研究显示，2015 年门急诊人次为 175860 人，8 支全科医生团队平均每名全科医生每日接诊 63 人，还需完成繁重的公共卫生任务，如签约患者的初次体检、评估和年度体检等；还有诸多临时公共卫生项目，如脑卒中筛查、肿瘤筛查、随访等；同时承担着基本医疗服务和签约服务。作为基本医疗和公共卫生服务的双重“网底”，家庭医生工作不堪重负。另一项关于上海全科医生的调查显示：全科医生认为，推行家庭医生制对自身产生的最大压力居前两位的分别是：服务量增大（78.6%）、付出与收益不对等（75.2%）。参见：徐榕，何得桂，蔡杨 .“健康中国”域下家庭医生签约服务制度安排与实践思考 [J]. 卫生经济研究，2020，37（8）：45-49.
张一飞，汤真清，武桂英，等 . 上海市闸北区全科医生对家庭医生制认知和接受度调查 [J]. 中国全科医学，2014，17（25）：3001-3004.

[3] 廖柳智，黄顺康 . 新型家庭医生制度构建与机制设计 [J]. 甘肃社会科学，2021（4）：30-36.

付及报销等制度，推动基层首诊和分级诊疗的有序形成。在医疗服务价格动态调整中，优先考虑体现分级诊疗、技术劳务价值高的医疗服务项目，促进就近就医。推进基层医疗卫生机构门诊就医按人头付费，引导群众主动在基层就诊，促进签约居民更多地利用基层医疗卫生服务。医保部门加强协议管理，完善结算办法，确保参保人获得高质量医疗服务，加强绩效评价，完善结余留用的激励政策。继续对不同层级医疗机构实行差别化支付政策，合理设置基层医疗卫生机构同二级及以上医疗机构间报销水平差距。二是增强政策实施的协同能力。各地应结合实际及时出台具体实施方案，细化工作目标和措施。要切实加强统筹协调，建立健全家庭医生签约服务保障制度，形成政府主导、部门协作、基层医疗卫生机构为平台、多种社会资源参与的工作机制，确保各项任务落实到位，签约服务覆盖面持续扩大，签约服务质量和满意度持续提升。

2. 提升服务能力

一是要加强人力资源配置。合理测算基层医疗卫生机构家庭医生人力资源的缺口，以服务人数为依据的同时，综合考量基层医疗机构辖区内居民的卫生服务需求，对家庭医生工作强度、时间进行统一核算，合理测算人力资源配置数量。鼓励各类医生到基层医疗卫生机构提供不同形式的签约服务，积极引导符合条件的二、三级医院医师加入家庭医生队伍，以基层医疗卫生机构为平台开展签约服务。二是要改革全科医生教育培养机制。在现有条件下，加强全科住院医师规范化培训、助理全科医生培训、转岗培训、农村订单定向医学生免费培养，推进乡村全科执业助理医师考试，积极扩充家庭医生队伍。优化家庭医生的临床诊疗服务能力和全科理念、知识、技能培训体系，重点加强针对性、操作性强的实用技能培训。未来，可参考发达国家全科医生培养机制，建立健全全科医学（家庭医学）教育体系。三是优化服务方式。通过推广弹性化服务协议、加强全专结合、医防融合、鼓励组合式签约等方式优化服务方式，提升服务利用率和满意度。

3. 丰富服务内容

一是要丰富诊疗服务内容。提升家庭医生开展常见病、多发病诊疗及慢性病管理能力，鼓励乡镇卫生院和社区卫生服务中心根据服务能力和群众需求，按照相关诊疗规范开展符合相应资质要求的服务项目，拓展康复、医养结合、安宁疗护、智能辅助诊疗等服务功能。二是要丰富健康服务内容。积极提供预防保健等公共卫生服务，对签约居民落实基本公共卫生服务项目和其他公共卫生服务，加强对慢性病的预防指导。根据签约居民健康状况和服务需求，提供优质健康教育服务和优化健康管理服务，提供包括健康评估、健康指导、健康宣教、疾病预防、就诊指导、心理疏导在内的针对性健康咨询服务。三是要丰富服务信息化内容。基于区域全民健康信息平台，搭建或完善家庭医生服务和管理信息系统，实现线上为居民提供签订协议、健康咨询、慢病随访、双向转诊等服务。加强区域健康信息互通共享，打通家庭医生服务和管理信息系统同医疗机构诊疗系统、基本公共卫生系统等数据通道，积极推广应用人工智能等新技术。

4. 优化激励措施

一是要优化家庭医生薪酬支付机制。合理测算家庭医生签约服务费结算标准，原则上将不低于 70% 的签约服务费用于参与家庭医生签约服务人员的薪酬分配，签约服务费在考核后拨付。二级以上医疗机构要在绩效工资分配上向参与签约服务的医师倾斜。明确家庭医生签约服务中基本服务包和个性化服务包的内涵，并相应调整费用结算标准，根据居民需要提供多样化的个性化服务包。二是要建立符合家庭医生签约服务的考核机制。考核要质量、数量兼顾，重点倾斜服务质量。加强家庭医生签约服务质量考核和监督力度，将签约服务人数、重点人群占比、续签率、健康管理效果、服务质量以及签约居民满意度等作为评价指标。利用信息化手段和居民回访等方式，定期对基层医疗卫生机构和家庭医生开展监督评价，考核结果同经费拨付、绩效分配等挂钩。

（冯磊）

送医下乡

没有全民健康，就没有全面小康。实现全民健康是健康中国建设的根本目的，也是实现中国式现代化的基础。长期以来，由于乡村经济的相对落后，以及现代医疗资源的匮乏，大部分农民失去了求医问药的能力。健康中国建设重点和难点在乡村，改善广大乡村居民卫生健康是重中之重。进入新时代，党和国家在全面建成小康社会的过程中积极开展健康扶贫，掀起了大规模的乡村医疗卫生事业建设热潮，极大地改变了乡村缺医少药的状况。乡村居民的健康不仅是乡村振兴的重要保障，同时也是建设健康中国的必然要求。送医下乡不仅有助于改变长期以来城乡医疗卫生资源分布不平衡和农村缺医少药的现状，而且能有效地解决农民看病难、看病贵等突出问题，在促进乡村振兴和推动中国式现代化建设过程中无疑具有重要意义。

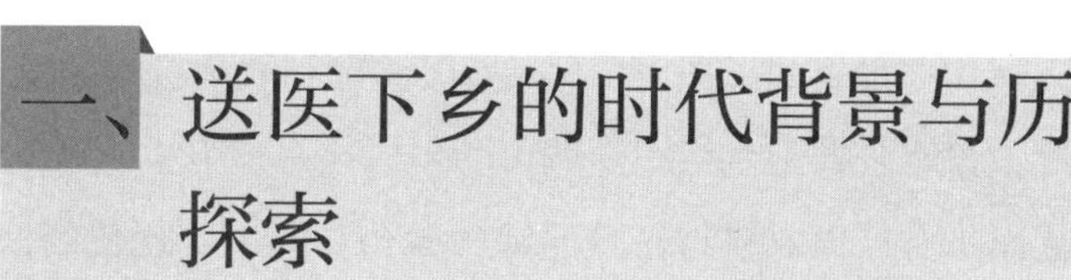

一、送医下乡的时代背景与历史探索

中国是一个传统的农业国家，大多数人居住在农村并从事农业生产。目前，我国农业人口约有9亿人，占全国总人口的60%以上。这个庞大群体的生命健康直接影响着我国经济社会的发展。送医下乡是指国家向缺医少药的广大农村地区输送医药、技术与服务，同时建立基本卫生防疫体系以保护国民健康的过程[1]。作为一种国家行为，送医下乡从来就不是一个对病弱的救治和对健康的保护这样一个简单问题，它成为国家的一种管道，同时还输送着国家的理念和各种要求并进而成为国家建设的工具。

由于长期以来存在的城乡二元结构以及市场对医疗资源配置起重要作用的客观现实，医疗卫生资源主要集中在城市，以致农村卫生状况极为糟糕，普遍存在缺医少药问题。这非常突出地表现在农村生活环境恶劣，缺乏卫生意识，医药匮乏和封建迷信思想盛行等诸多方面。由于封建迷信思想严重，生病后不求医问诊、不吃药，延误了最佳治疗时期，从而小病拖成大病，大病更加严重，最后导致死亡。农村地区长期以来也是我国各种传染病、寄生虫病、地方病肆虐的区域，病区广泛，患病率、死亡率极高。农民既面临着经济上的贫困，又无力承担高昂的医疗费用。在此种情形下，国家需要健全农村医疗卫生服务体系。在城市和农村卫生资源分布不均衡、医疗服务能力和水平差距较大等现实情况下，要设置一种制度或制定相关政策，在城市和农村之间进行卫生资源的再分配再调整，使城市能够大力支持农村医疗卫生工作的开展。送医下乡行动在此背景下应运而生。

（一）奠定期（1840—1949年）：近代乡村医疗建设

1840年，鸦片战争爆发。中国的大门被西方列强打开，现代医学观念与技术传入中国。1905年，清末新政期间，清政府在巡警部警保司下设立卫生科，是我国近代管理卫生的第一个政府机关。1906年，巡警部改为民政部，下设卫生司。此类机构交由警察管理，并且缺乏专业的卫生医务人员。20世纪20年代，中国还未出现建立国家级、省级或市级公共卫生机构的意识。即使开展与卫生相关的工作，也由警察当局执行，并且将主要精力放在街道清洁上。要不断地改善民众的健康状况，有必要建立一个永久的卫生机构。20世纪30年代，中央、省、市卫生行政机构与设施的出现以及医院、门诊部和教学机构的发展主要集中在城市，农村实际上没有公共卫生组织。城市和乡村在医疗卫生领域的差距进一步加大。

近代以来，广大农村地区普遍缺医少药。既缺少现代的医疗资源，又没有现

[1] 胡宜 . 疾病、政治与国家建设 [D]. 武汉：华中师范大学，2007.

代的卫生知识。导致疾病的原因多是不卫生而又艰苦的生活条件和缺乏卫生知识。民众比较迷信，比较依赖传统的巫医、走访医，而他们大多又缺乏科学训练。1924 年哈佛医学博士、协和医院院长刘瑞恒派人调查通州某乡村新生儿频繁死亡的原因，发现是产后破伤风所致，经过简单的卫生教育就可解决。他深受触动，认为只要资源配置得当，只需要很少的投入就可以为民众带来很大的利益。次年，他和美国公共卫生专家约翰·本·兰安生在北京建立了第一卫生事务所，作为一个社区卫生保健地区化体系的组织中心。这个卫生所坚持防治结合，并相当重视疾病的预防，而且社区也参与卫生改善行动。结果其辖区内的死亡率和发病率明显下降，这个示范为后来的农村卫生实验指明了方向。

1. 陈志潜的定县模式

20 世纪 20 ~ 30 年代，中国掀起了一场乡村建设热潮。据统计，参加这一运动的学术团体和教育机构达 600 多个，建立各种试验区 1000 多个[1]。这些乡村建设运动的“倡导者”，在重视对农民进行文化教育的同时，还十分关注农民的健康与卫生问题，积极与医疗机构或卫生当局合作，试办许多乡村卫生实验区，其中影响最大的是陈志潜的定县模式。陈志潜通过开展医疗卫生调查提出了解决农村医疗卫生问题的四条原则[2]，即卫生保健要立足于当地实际需要和条件可能的基础上；设计当地能够供养得起的卫生保健系统，包括尽量培养当地保健员，减轻农民的经济负担；在城乡之间架起一座桥梁，把城市中已广泛应用的现代医学传送到农村；社区对该系统的运转和持续有效性负有责任。以此为基础，在当时“贫、愚、私、弱”的定县探索出了一种使广大民众在现有条件下能获得基本保健和现代医疗的“县、区、村”三级医疗卫生保健制度。定县三级医疗卫生保健制度建设为我国的农村医疗卫生保健事业作出了开创性贡献。

1937 年，日本全面侵华，定县模式过早夭折。定县模式在限制传染病传播和解决农民迫切需要的现代医学方面卓有成效。晏阳初说：“如此县有保健院，区有保健所，村有保健员，互相衔接，那么它的结果使定县动员了民众自动参加了保健活动。3 年的时间，扑灭了四六疯与天花的死亡，这全是不需要多用钱，而可以收大效的办法。此种制度的建立，全县有 4 万元的经费，已经足用。以每人

---

[1] 晏阳初 . 晏阳初全集 [M]. 长沙：湖南教育出版社，1992.

[2] 郭栉懿，郭开瑜 . 农村三级医学保健网的先驱：陈志潜教授 [J]. 现代预防医学，2003，30（5）：605-607.

为单位，所费不过一角钱。这种设施，就是在适合人力与财力的原则下研究出来的，这就是我所说的又简单，又经济，又普遍的办法”[1]。定县模式引起了国内和国际社会的广泛关注。定县卫生实验所取得的经验得到南京国民政府的肯定并在全国大多数地区推广应用。国际联盟派官员到定县参观并实地考察，聘请陈志潜赴美讲学，介绍定县经验。中华人民共和国成立后，1958 年采纳了定县模式，建立了全国性的农村卫生保健系统，并不断发展、改革至今。陈志潜对基层卫生保健的认识比 1977 年世界卫生组织提出的“2000 年人人享有卫生保健”的计划早 40 多年。他所创立的定县农村卫生保健网，以及定县模式蕴含着“以民为本”“预防为主”“经济实用”“自下而上、与教育相结合”等卫生思想，对今日农村医疗卫生建设仍具启发意义。

2. 中国共产党领导的陕甘宁边区等地的“医药合作社”

一般认为，中国合作医疗的起源最早可追溯到抗日战争时期在陕甘宁边区开展的“医药合作社”探索尝试[2]。1938 年，陕甘宁边区创办了第一个保健药社，但其“主要任务是负责干部保健，与后来勃然兴起、面向群众的保健药社在组织和性质上并不相同”[3]。这个最早成立的保健药社，属于边区政府领导的一个医药并举机构，由边区政府民政厅主管，经费由西北保健委员会和民政厅投资[4]。从服务对象和经费来源看，这所保健药社并不具备合作医疗的基本特征。1939 年，边区医药合作社正式挂牌在安寨成立，其性质为药品销售合作社，一切团体和个人均可入股为股东。它也可以生产中、西药品和卫生材料，开展医疗业务。1940 年，边区民政厅决定在延安市南关设立陕甘宁边区保健药社总社，并在各乡设立分社，共有 26 处，分布在延安、延川、清涧、绥德、吴堡等 20 个市、县，推动了边区医疗卫生事业的发展。保健药社由中医应诊并兼卖中药，病人随到随诊，无挂号手续。医生出诊，并不另取报酬，而且药价较低，对贫苦农民免费医疗和赠送药品，抗日军人及家属九折优待，并实行医生轮流下乡的制度，深受群众欢迎。边区政府还借助保健药社，大力推广牛痘接种。保健药社的大量涌现，不仅使边

---

[1] 晏阳初：《平民教育运动的回顾与前瞻》，第八讲“定县的实验”。

[2] 张自宽，朱子会，王书城 . 关于我国农村合作医疗保健制度的回顾性研究 [J]. 中国农村卫生事业管理，1994，14（6）：4-9.

[3] 欧阳竞 . 中国人民解放军后勤部政治部宣传部・革命卫生工作回忆录 [M]. 北京：人民卫生出版社，1986.

[4] 刘亚利 . 延安文史资料：第 2 辑 [M]. 北京：文化艺术出版社，1991.

区农村缺医少药的问题得到了缓解，也推动了卫生知识的普及和疫病的预防。

1944 年，延安地区出现传染病疫情。农民求医问药十分困难，巫医盛行，于是群众纷纷要求建立小型医疗机构。陕甘宁边区政府、延安市政府应群众要求，委托大众合作社（当时商业销售机构）设立医疗机构，由大众合作社与保健药社投资，并吸收民众团体及私人股金，成立了卫生合作社，并将其性质定位为“民办公助的卫生合作社”[1]。随着卫生合作社的发展壮大，边区各分区纷纷成立分社。据统计，1944 年整个边区共有卫生合作社 51 个。卫生合作社成为解决农民小伤小病和常见病防治的基本形式。有学者认为这种由群众集股、合作举办卫生机构，解决农村居民缺医少药的方式，是我国合作医疗的开端。这种合作社性质的卫生医疗机构一直延续到中华人民共和国成立初期。从地域分布上看，包括陕北、山东、山西和东北等地区。从保健药社发展到卫生合作社，基本上实现了对边区卫生资源的整合，有利于边区药材资源的开发与利用，有利于保障人民群众的生命健康，保证抗日战争的胜利。

（二）变革期（1949—1978 年）：社会主义革命和建设时期的乡村医疗建设

中华人民共和国成立后，毛泽东一直很重视农村群众的医疗问题[2]。他对医疗卫生问题的关注主要表现在现实的医疗资源应如何整合和配置，才能有效地建构起最大限度覆盖全社会特别是基层社会的医疗卫生服务体系，改变基层社会历史上缺医少药的状况并分享现代医疗的成果。1958 年，国家采纳了陈志潜的定县经验，建立起全国性的乡村卫生保健系统，采用了以乡村为基础的赤脚医生作为基层保健的提供者。1965 年 6 月 26 日，关于医疗卫生工作的谈话（即“六·二六”指示）后，毛泽东十分明确地提出了“切实把医疗卫生工作的重点放到农村去”的号召。我国医疗卫生工作的重点遂向农村倾斜。1976 年，农村合作医疗制度、“赤脚医生”队伍、县社队三级医疗预防保健网，构成了我国农村医疗卫生工作的“三大支柱”。这种具有中国特色的低收入、高产出、穷国办大卫生的农村卫生发展模式既受到农民群众的欢迎，也赢得国际社会的赞许。一场大规模的“送医下乡”运动在全国各地通过各种不同方式迅速展开。

---

[1] 欧阳竞 . 回忆陕甘宁边区的卫生工作（上）[J]. 中国医院管理，1984，4（2）：49-51，55.

[2] 毛泽东 . 毛泽东选集 [M]. 北京：人民出版社，1991.

1. 农村巡回医疗的深入开展

巡回医疗是我国医疗卫生事业发展过程中的一种重要工作方式。中华人民共和国成立以后，在严峻的卫生国情和广大农村缺医少药的现实面前，国家一方面加强了现代医疗建设的步伐，同时也不断地组织和发动了各种形式的巡回医疗，开展了一次次“送医下乡”活动。毛泽东“六・二六”指示发布后，各地进一步掀起了巡回医疗的热潮。城市医疗单位组织了大批“六・二六”医疗队，奔赴农村和边远地区进行巡回医疗，克服重重困难，进一步满足了农民对医疗服务的需求。例如，天津市卫生系统也组织巡回医疗队到内蒙古自治区进行巡回医疗，在荒漠戈壁坚持为农牧民送医送药，还在蒙古包、土房和土炕上进行手术。广州某部队某部卫生队组成的医疗组活跃在南海前哨岩石岛，他们深入海岛渔村，为当地农民和渔民治病，并为岛上居民培训“赤脚医生”。中央卫生部直属单位和北京市部分卫生部门的革命医务人员，组成 7 支北京医疗队，分赴西藏、甘肃、云南、黑龙江等边远农村开展巡回医疗。自 1966 年起至 1977 年，北京先后组织了 300 多批、15000 多人次的医务人员，奔赴云南、西藏、甘肃、陕西、江西等省、自治区和北京市郊区广大农村开展巡回医疗，成为巡回医疗服务的典范。

2. 农村医疗合作制度的建立和推广

合作医疗的起源最早可追溯到抗日战争时期陕甘宁边区的医药合作社。作为一种制度的合作医疗，随着 20 世纪 50 年代开始的农业合作化运动的发展得以确立。1955 年，山西和河南等省农村地区出现了一批由农业生产合作社举办的保健站，采取由社员交保健费和生产合作社公益金补助相结合的办法。1959 年 12 月，卫生部下发了《关于全国农村卫生工作山西稷山现场会议情况的报告》及其附件《关于人民卫生工作几个问题的意见》，指出人民公社目前主要有两种医疗制度：一种是谁看病谁出钱，另一种是实行人民公社社员集体保健医疗制度。1960 年，中共中央转发了卫生部关于全国农村卫生工作会议的报告及其附件并要求各地参照执行[1]，从此合作医疗成为农村医疗卫生工作的一项基本制度。我国农村合作医疗真正获得较为普遍的制度化发展应该在 1968 年以后[2]。1968 年，毛泽东亲自批发了湖北长阳县乐园公社办合作医疗的经验并发表了“合作医疗好”的指示。从 1969 年开始，全国兴起了大办农村合作医疗的热潮。到 1976 年，全国 85% 以

---

[1] 张自宽 . 对合作医疗早期历史情况的回顾 [J]. 中国卫生经济，1992（6）：21-23.

[2] 胡宜 . 疾病、政治与国家建设 [D]. 武汉：华中师范大学，2007.

上的农村都成立了合作医疗组织，从而形成了较为完善的三级预防保健网。到 20 世纪 70 年代末，我国已成为世界上拥有最全面医疗保障体系的国家之一。这是一场意义十分重大的“卫生革命”[1]，被世界卫生组织誉为“低收入发展中国家举世无双的成就”，为不发达国家提高医疗卫生水平提供了样板，有力地促进了“中国卫生状况的显著改善和居民期望寿命的显著增加”。健康专家们也把当时中国政府优先支持预防、基本医疗服务和低成本卫生技术推广的政策视为最理性的选择。1983 年，世界卫生组织召开世界合作医疗研习会议，还特地选择了当时被誉为“以落后国家的经济水平取得先进国家卫生水平”的中国作为会议的研习对象。

3. 大规模赤脚医生的组建

赤脚医生可以追溯到陈志潜在河北定县为农村培训保健员时期。1965 年，卫生部多次发出关于认真组织城市巡回医疗队下农村的通知，强调培训与巩固不脱产卫生员是城市巡回医疗队下农村的一项中心任务，并提出今后的任务是多快好省地为农村培养大量不脱产、半脱产的卫生人员和半农半医的农村医生，建立一支群众性的农村卫生队伍。1965 年，毛主席作出“把医疗卫生工作重点放到农村去”的指示后，多位国家领导人在和卫生部官员谈话时，也一再强调要为农村生产队培养半农半医能解决常见病的医生，生产队要有一个不脱产的卫生员[2]。为落实毛泽东“六・二六”指示，全国各地开始加快半农半医卫生员的培养速度和规模。赤脚医生和卫生员的选拔要遵照毛泽东“医生一定要政治好”的教导，注意选拔培养政治思想好，思想觉悟高，热爱卫生工作，有一定文化水平的贫下中农子女担任赤脚医生和卫生员[3]。当时，阶级成分是特别重要的条件，所以，在选拔赤脚医生时首先强调从贫下中农子弟中选择。赤脚医生的出现，解决了农村缺少卫生人员的困境，缓解了严峻的农村卫生状况，在很大程度上改变了历史上农村缺医少药的状况。赤脚医生的本地化极大地方便了农民看病。因为赤脚医生能实现“小病不出村，大病不出乡”[4]的目标。此外，赤脚医生在消灭传染病方面作出了很大的贡献，尤其是儿童的免疫接种。

---

[1] 世界银行 . 中国卫生模式转变中的长远问题与对策 [M]. 北京：中国财政经济出版社，1994.

[2] 《当代中国》卫生卷编委会 . 当代中国卫生事业大事记 [M]. 北京：人民卫生出版社，1993.

[3] 中共菏泽县委：《认真学习无产阶级专政理论巩固发展农村合作医疗制度》（1975 年 9 月 18 日），山东省档案馆档案，A034-04-073-021。

[4] 张开宁，温益群，梁苹 . 从赤脚医生到乡村医生 [M]. 昆明：云南人民出版社，2002.

（三）困境期（1978—2002年）：改革开放至新世纪的乡村医疗建设

改革开放以来，我国的基础医疗设施得到了快速发展，各大中型医院的医疗技术和医疗水平得到了显著提高。同时，农村的改水改厕工作、传染病、地方病的防治工作也取得了一定成绩。但是，随着农村经济体制改革和人民公社的解体，农村合作医疗也出现了大面积解体，90%的农民成为毫无医疗保障的自费医疗群体。伴随着医疗卫生体制的逐步市场化，农民看病难、看病贵成为突出严重的社会问题。农民因病致贫、因病返贫的现象十分普遍，制约着农村经济社会的发展。由于农村公共卫生防御体系的脆弱和不受重视，一些被控制或消灭的传染病再度死灰复燃。过去已有效控制的结核病出现回潮，现患病人数达到500万，占全球肺结核病例的四分之一，其中中国农民占80%；乙型肝炎依然在我国严重流行，全国现患病人数和病毒携带者达1.2亿，占世界总数的三分之一；艾滋病感染率已呈逐年大幅上升趋势，估计感染者已接近100万人，大骨节病、地方性氟中毒病、血吸虫病等重点地方病分布很广，危害仍很大，大都集中在中西部的老、少、边、穷地区，现患病人数5100万。在农村，特别是贫困地区，农村居民主要健康指标的改善幅度明显减缓或停滞，城乡居民健康差距进一步加大。1994年，农村孕产妇死亡率和婴儿死亡率分别是城市的1.9倍和2.9倍；至2000年，已分别上升到3倍和3.4倍[1]。随着合作医疗解体又重新回到“谁生病，谁出钱”自费医疗状态的广大农民群体，在市场化的医疗面前，呈现出难以支付庞大医疗费用的无奈、无力。

（四）重构期（2003—2012年）：新世纪的乡村医疗建设

改革开放以来，农民看病难、看病贵，因病致贫、因病返贫等问题日渐突出。各级政府和卫生主管部门认识到改善农村地区的医疗卫生状况，提高农民健康水平，对全面建设小康社会的重要性。2002年10月29日，中共中央、国务院在《关于进一步加强农村卫生工作的决定》中明确指出“建立和完善农村合作医疗制度和医疗救助制度”“各级政府要积极组织引导农民建立以大病统筹为主的新型农

[1] 《卫生部长张文康在全国农村卫生工作会议的讲话》，2002年10月29日。

村合作医疗制度，重点解决农民因患传染病、地方病而出现的因病致贫、返贫问题”“对农村贫困家庭实行医疗救助”“到2010年，新型农村合作医疗制度要基本覆盖农村居民。”随即，《国务院办公厅转发卫生部、财政部、农业部〈关于建立新型农村合作医疗制度的意见〉的通知》（以下简称《通知》）要求，从2003年起，各省、自治区、直辖市至少选择2～3个县市先行试点，取得经验后逐步推开。《通知》同时指出，新型农村合作医疗制度要遵循自愿参加，多方筹资，以收定支，保障适度，先行试点，逐步推广的原则。《通知》还规定，农民以家庭为单位自愿参加，乡镇、村集体要给予资金扶持，中央和地方各级财政每年要安排一定专项资金予以支持。关于筹资标准，《通知》要求农民个人每年的缴费标准不应低于10元，地方财政每年对参加新型农村合作医疗农民的资助不低于人均10元。从2003年起，中央财政每年通过专项转移支付对中西部地区除市区以外的参加新型农村合作医疗的农民按人均10元安排补助资金。2004年春，党中央提出了以城乡统筹发展、经济社会统筹发展为核心的新发展观。在这样的宏观背景下，新合作医疗制度开始得到地方各级政府的重视，并相继进入试点推广的具体操作中。2003年以来，各级政府加大了对农村医疗卫生和公共卫生的投入，新型农村合作医疗取得了突破性进展。2007年，党的十七大将人人享有基本的医疗卫生服务作为全面建设小康社会的一项重要目标，要求全面推进新型农村合作医疗制度建设。截至2009年底，新型农村合作医疗制度覆盖了2716个县（市、区），参加新型农村合作医疗人口超过8亿，参合率达94%[1]。经过半个世纪的探索和改革，我国终于建立起了符合我国国情的新型农村医疗保障制度，农民正式进入病有所医、病有所保的时代。

二、新时代的送医下乡

改革开放以来，在市场经济对医疗卫生资源配置起主要作用的背景下，县、乡、村三级医疗卫生网出现断裂。三级医疗卫生体系的人、财、物各由不同层级的行政部门管辖，没有业务往来，难以形成合力，甚至形成无序竞争。进入新时代，国家开始重构三级医疗卫生网。2017年4月，国务院办公厅印发《关于推进医疗

[1] 肖爱树．农村医疗卫生事业的发展[M]. 江苏：江苏大学出版社，2010.

联合体建设和发展的指导意见》提出，在县域主要组建医疗共同体，重点探索以县级医院为龙头、乡镇卫生院为枢纽、村卫生室为基础的县乡一体化管理，与乡村一体化管理有效衔接。2023年，中共中央办公厅、国务院办公厅联合下发了《关于进一步深化改革促进乡村医疗卫生体系健康发展的意见》再次提出加快构建紧密型县域医共体，加快乡村医疗卫生体系建设。构建县域医共体是医疗卫生体系的一次创新性重大体制改革，实施提升“互联网 + 基层医疗服务”和全面落实县域家庭医生签约制度等成为新时代送医下乡的主要内容。

（一）乡村医疗制度构建

乡村医疗卫生改革发展管理要以县域为基本单元。这是因为乡村卫生管理与县域行政区划及行政管理体系、县域农村社会经济发展状况和县域三级卫生服务网内在关系密切相关。打造县域医共体是关键，充分发挥县医院的城乡纽带作用和县域龙头作用，形成县乡村医疗卫生机构分工协作机制，重点开展以“县医院为龙头，乡镇卫生院为枢纽，村卫生室为基础”的县乡一体化管理，并与乡村一体化管理有效衔接，构建县乡村三级联动的县域医疗服务体系。推动县域医共体内部专家资源、公卫服务、医疗技术、药品保障、补偿政策、双向转诊等方面的上下贯通和共建共享，不断激发医共体内生动力与运行活力，逐步建立各类医疗卫生机构合理分工、密切协作的基本医疗卫生服务体系。县域医共体利用一体化的机制，统筹县、乡、村的医疗资源，促进县、乡、村医疗水平的均衡发展与提升，形成蝴蝶效应。

实施提升“互联网 + 基层医疗服务”和全面落实县域家庭医生签约制度同样是乡村医疗制度建设中的重要内容。实施提升“互联网 + 基层医疗服务能力提升”工程，为村医配备全科医生助手机器人和诊疗辅助系统，与县级医院、乡镇卫生院建立远程视频会诊系统，全面提升基层医疗服务能力，推动医疗服务高质量发展，逐步缩小城乡、地区、不同人群间健康水平的差异，保证健康领域基本医疗服务均等化，让群众更快更多地获得全民普惠，促进社会公平正义。家庭医生担负着签约家庭及个人的全生命周期的保健、预防、康复等保障性服务。县域全面推广家庭医生签约制度，让人人享有公共卫生保健及家庭医生服务。以家庭医生签约服务为载体，推进常见病、多发病和慢性病基层首诊、双向转诊。与家庭医生签约的参保对象选择基层医疗卫生机构首诊，并通过签约家庭医生在县域内转诊。统一制定包含优先就诊、预约转诊、慢病长处方管理、合理用药和就医路径指导、入出院跟踪随访等内容的基础性签约服务包，引导签约居民首诊家庭医生、首选基层医疗卫生机构。推动二级以上医院全科医生作为家庭医生或加入基层家庭医生团队，在基层医疗卫生机构提供签约、诊疗等服务。人事部门针对县、乡、村医生人才断层、紧缺、空岗等现状，给予特殊政策。通过家庭医生签约制度推动乡村医疗卫生事业的高质量发展。

（二）乡村医疗人才队伍建设

健康问题不仅事关基层民众的福祉，更是影响农村经济发展与社会稳定大局的重要基础。为此，多年来党和政府一直非常重视乡村医疗卫生人才培养工作，先后出台了《关于进一步加强农村卫生工作的决定》《关于加强农村卫生人才培养和队伍建设的意见》《关于开展农村订单定向医学生免费培养工作的实施意见》等文件。在国家卫计委等多个部门的共同努力下，乡村医疗卫生事业获得了较快发展。然而，也有研究表明，当前基层医疗服务仍然存在总体能力薄弱、城乡差距显著、人力资源匮乏、卫生资源密度偏低等问题[1]。因此，进一步完善乡村医疗卫生服务、构建健康乡村，依旧是新时期乡村振兴战略的重要目标，关键环节是推进实现乡村医药人才振兴。2021 年 2 月，中共中央办公厅印发《关于加快推进乡村人才振兴的意见》提出“加强乡村卫生健康人才队伍建设”的战略规划，主要措施包括调整乡镇卫生院人员编制、完善乡村基础卫生健康人才激励机制、定向培养大学生乡村医生等。2022 年，党的二十大把“全面推进乡村振兴”写进政府工作报告，并提出“扎实推动乡村产业、人才、文化、生态、组织振兴”的明确目标和要求。乡村全面振兴的重要支撑在于人才。2023 年 2 月，中共中央办公厅、国务院办公厅印发了《关于进一步深化改革促进乡村医疗卫生体系健康发展的意见》（以下简称《意见》），把乡村医疗卫生工作摆在了乡村振兴的重要位置，成为全面推进健康中国建设的重要一环。同时明确要求，要把人才队伍建设摆在重要位置，立足在岗乡村医生现状，加强适宜人才培养和引进，打造一支专业化、规范化的乡村医生队伍。

人才是乡村最稀缺的资源之一。长期以来，人才不足成为阻碍乡村振兴的重要掣肘。新时期加强乡村医疗卫生人才队伍建设，需要定向培养乡村医疗卫生本土人才，充分给予乡村医生物质精神保障并给予帮扶与指导。2010 年，国家开

---

[1] 何云飞，黄莉. 医改 10 年我国西部农村卫生资源配置状况分析 [J]. 医学与社会，2021，34（2）：31-35.

始实施《关于开展农村订单定向医学生免费培养工作的实施意见》。国家和政府在大学生中设置乡村医生专项计划，通过免除从事乡村医生职业人员的学费等措施积极解决乡村医疗人才断层问题。国家在现有工资水平和福利基础上，继续提升乡村教师、乡村医生的工资水平，提升福利待遇，确保每个地区乡村教师和医生的数量，减少其流失数量。国家规定，要将不少于基本公共卫生服务经费 40% 的项目下沉到村卫生室，经考核后将相应的经费拨付给村卫生室。政府要加大资金使用监管力度和惩戒力度，强化村卫生室一体化管理，给予乡村医生基本经费保障。医联体的建设形成以大医院为重心，带动其他成员单位可持续发展的格局，促进医疗人力资源双向流动[1]。医联体单位通过“送下去，请上来”制度能够有效地提高基层卫生人才队伍的整体素质。“送下去”不仅要输送医疗、护理、医技方面的骨干人员，还应增派管理方面的骨干下沉到医联体单位中，对其制度、流程层面进行梳理，定期组织不同专业、不同岗位人员的警示案例进行学习分享，将不良事件的管理理念分享至基层医疗卫生机构的各个层级，在执行过程中善于抓住“关键人物”和“重点人物”，通过业务骨干推动机构整体医疗质量管理的效能提升。“请上来”是邀请医联体单位管理方面的骨干参与医院的日常管理中，免费参加各项学术讲座，同时提供免费进修的机会。

（三）健康扶贫

健康扶贫在我国并不是近几年才开展的扶贫工作。自中华人民共和国成立以来，党和政府集中精力攻克贫困难关，在多方力量的共同努力下，贫困人口数量得到了有效控制。在改革开放的背景下，中国从站起来到富起来的伟大飞跃，全民温饱问题也得以解决。1982 年 12 月，国家经委、民政部等关于认真做好扶助农村贫困户的工作拉开帷幕。此阶段通过了《国家八七扶贫攻坚计划》，提出到 1994 年起必须全方位开展、全员参与，集聚各方力量解决人民贫困问题。尤其是在医疗方面将“地方病”“残疾”等特殊对象作为解决贫困问题的主要帮扶对象。强调在贫困地区必须加快构建各级医疗保健网，改善农村地区的医疗人才队伍作为主要配套措施。值得注意的是，在 1982—2014 年间，各类疾病救治是政策实施的重心。我国健康扶贫政策在经历初期阶段后，进入稳固期和巩固发展阶段。2016 年 6 月，《关于实施健康扶贫工程的指导意见》（以下简称《意见》）首次

---

[1] 朱玉峰，祁明 . 医联体基层医疗机构人才培养 SWOT 分析 [J]. 中国继续医学教育，2020，12（13）：7-9.

正式提出“健康扶贫”这一专有名词。健康扶贫主要面向农村贫困人口，尤其指因重大疾病、慢性病而发生贫困现象的家庭及家庭成员。健康扶贫工作秉持“应治尽治”的原则，对救治对象进行甄别，从而提升医疗卫生水平、增强医疗服务与诊治能力、完善公共卫生政策体系。实施该《意见》有助于在健康扶贫领域实现质的飞跃，同时为促进健康中国目标的实现，为遏制因病致贫、因病返贫的情况出现，为提高贫困地区的医疗水平也提供了强有力的保障。2019 年 7 月 10 日，国家卫生健康委、财政部、国家医保局等联合制定了《解决贫困人口基本医疗有保障突出问题工作方案》，确保在后期工作中将继续保持精准实施、统筹兼顾的扶贫原则，推动健康扶贫工作取得持久性的进展。2020 年 12 月 16 日颁布了《关于实现巩固拓展脱贫攻坚成果同乡村振兴有效衔接的意见》。它表明在打赢脱贫攻坚战之后，就必须采取措施进一步稳固脱贫攻坚战成效，进而实现脱贫攻坚成果同乡村振兴的高效衔接。尤其在过渡期内，保持原有的健康扶持政策的有效性，大力推行大病专项救治政策。同时，也应提升县级医院的诊疗水平和服务水平。在政策密集阶段，在精准扶贫思路下，我国农村地区公共卫生环境得到了极大改善。通过精准定位、精准帮扶，大大提高了农村地区医疗人才建设、医疗技术、医疗环境及医疗保障资金等资源建设。配套各类软服务措施，提高农村地区人口健康意识及疾病预防观念，力争大面积、高速度解决贫困地区人口因病致贫、返贫现象，从根源上阻断疾病不确定性给人们带来的生存风险、生活风险。不断提升硬件设施设备与软性服务环境建设，制定政策逐步补齐医疗保障领域短板，各部门合力解决贫困地区人口医疗卫生问题，在职责明晰、各司其职的同时，不断调整政策方针，联动攻克难题，促进医疗保障体系的不断完善，从而增强贫困地区群众抵抗疾病风险的能力。

三、送医下乡的未来展望

人民健康是社会文明进步的基础，是民族昌盛和国家富强的重要标志。实现全民健康是健康中国建设的必然要求，也是实现中国梦的生命健康基础。因此，我们要加强乡村医疗卫生事业的建设，为推进中国式现代化筑牢健康根基。党的十八大以来，1000 万户因病致贫家庭成功摆脱贫困，脱贫攻坚取得新成效。在医保资助、大病专项救治、公共卫生服务及妇幼保健、提升村卫生室服务能力及乡镇医疗卫生机构服务能力等方面作了大量工作，用实力、实效，实现从“输血”到“造血”的关键性转变，健康扶贫取得新成效、促进农村经济发展、助力乡村振兴发展。这与扶贫政策的不断推进与完善，形成了较为成熟的帮扶模式密切相关。2021 年 2 月，国家卫生健康委联合多部门发布了《关于巩固拓展健康扶贫成果同乡村振兴有效衔接的实施意见》，提出巩固拓展健康扶贫成果同乡村振兴有效衔接是支持脱贫地区接续推进乡村振兴的重点工作，对于开展乡村振兴，实现共同富裕具有重要意义。构建乡村振兴背景下健康扶贫政策接续发展路径需要：优化完善健康扶贫政策，分类优化健康扶贫措施和发展整合型医疗服务体系；增强政策主体合力，建立健康减贫协作机制和完善乡村公共健康治理。因此，在未来的“送医下乡”建设过程中，编者认为应重点做好以下几项重点工作。

（一）健全各部门、多层级间的协同机制

从中央到省、市、区（县）多个层级，从扶贫办到民政、医疗等相关部门都需要参与其中。从调研结果可见，当前健康扶贫的实施还存在一些不完善之处：跨部门沟通不畅、协同效率不高，这就需要尽快健全各部门及不同层级间的协同机制。首先，要强化各部门间的协同，需要加强部门间的沟通，明确各部门的权责，并对各部门的健康保障政策进行整合，针对不同区域类型的贫困人口，建立精准的兜底保障机制，同时与慈善机构、社会救助组织通力合作，提升帮扶效率，实现政策性救助与社会力量帮扶的互联互补。其次，在各部门互联互通的基础上，提升识别对象的精准性。由于经济条件、生活习惯以及居住环境、贫困人口的疾病种类等不同因素的影响，贫困人口间存在差异，健康扶贫政策的设计也应该分类施策，还应当统筹兼顾低收入家庭、五保户等弱势群体的受助政策，避免出现“福利叠加”现象。在乡村医疗建设过程中，应建立健康减贫协作机制。形成良好有序的组织领导与多部门的协调分工是实现长效健康减贫的基础。充分发挥卫生健康部门职责，自上而下成立各级卫生健康委乡村振兴工作领导小组。加强组织领导和统筹协调，凝聚工作合力，以保障健康减贫各项工作的有序开展。为增强健康扶贫效果的可持续性，满足乡村潜在的医疗服务需求，需要完善乡村公共健康治理，控制健康风险，增强乡村居民抵御健康风险的能力，逐步实现人人享有健康的目标。

（二）引导社会力量参与乡村医疗建设

当前全球经济增速放缓，而我国人口老龄化问题日趋严重已成为不争的事实，社会经济发展到现阶段，人们的生活水平较之过去有了大幅度提高，在追求高质量的物质生活以外，也开始重视身体健康和未来长远的考虑，对自身健康也提出了更高要求。可以预见未来医疗费用将持续增长，根据我国的现实国情，在今后很长一段时间内，以上现象都将是一个持续性的趋势，这将直接加剧社会医疗保险制度方面的压力，还有可能引发债务危机。从农户医疗费用补偿构成可知，当前社会医疗保险体系存在失衡，城乡居民基本医保资金压力大，其他医疗保险补偿作用不明显。医保筹资能力不足，将限制其作用的发挥，因此推进可持续健康扶贫，务必提升医保筹资能力。当前医保的筹资途径过于单一，可以考虑建立一个以政府为主体，包含社会团体、慈善机构以及企业的多元化体系，鼓励社会资金参与健康保障的建设和运营。健康保障工作是政府应尽的责任，但是仅靠政府单一主体也是不够的，因此应当引导社会组织参与完善筹资机制，发挥社会力量的优势，提高医疗救助水平。

（三）完善乡村医疗保障制度

城乡居民基本医保是农村地区实施最早、覆盖范围最广的医疗保障制度，也是“五道医疗保障体系”中的第一道保障，可以说是农村居民最重要的医疗保险制度。应该继续健全和完善城乡居民基本医保制度的保障措施，这对降低贫困农户因病致贫、因病返贫的风险意义重大。具体来说，要增加城乡居民基本医保制度的保障范围，提高对大病家庭的保障力度，充分发挥风险抵御能力，尤其是大病患者，治疗周期长，需要长期的药物治疗，更多地选择门诊就医。但是，通过调查分析，城乡居民基本医保对门诊和住院费用的补偿作用存在较大差异，门诊买药和检查费用有很大一部分不在报销范围内，这些费用积少成多，同样会对贫困患者造成经济负担，因此有必要扩大城乡居民基本医保保障范围，以满足更多贫困患病群众的医疗需求。其次还应利用多层次的医疗救助体系，提升整体的补偿作用。大病保险作为第二道保障，可以发挥二次补偿作用。但是大病保险要综合考虑病种和医疗费用，对重大疾病进行合理界定。重大疾病的界定不应只以病种或医疗支出作为单一标准，而应将两者结合进行判断。只考虑病种，会忽略对一些医疗支出较高的疾病；只考虑医疗支出，可能会诱导患者产生过度医疗行为，浪费宝贵的医疗资源。所以，对贫困患者的保障不仅要考虑医疗费用的高低，还要就病种进行分类筛选，才能提高政策与受助对象的匹配度，优化政策效果。另外，民政部门和计生部门开展的医疗救助主要是针对家庭困难的低保户、五保户等群体，或是身患重病、大病的群体，这是健康扶贫医疗保障体系中的第三个层次。应在保证基本医疗保障的基础上，开展精准的医疗救助。大病患者和慢性病患者因其不同状况应当建立专项救助机制，因人施策。同时也要兼顾那些处于贫困线边缘的农户，尽可能地将其纳入保障范围，避免因病致贫。将低保户和五保户的救助政策与健康扶贫政策整合，严防“福利叠加”和“保障失真”现象。其次还要建立贫困线的动态监测和“准入”。

（四）分类优化健康扶贫措施

《关于巩固拓展健康扶贫成果同乡村振兴有效衔接的实施意见》提出要“保持健康扶贫主要政策总体稳定，调整优化支持政策。”我国的健康扶贫取得了巨大成就，健康扶贫政策支撑了我国脱贫攻坚目标的实现，其中的多项健康扶贫措施在化解因病致贫、因病返贫方面发挥了关键作用，为健康扶贫提供了宝贵的政策经验，但同时也有部分举措已无法适应乡村振兴时期的发展要求，需要退出或优化。因此，对健康扶贫政策进行分类并进一步优化是健康扶贫政策接续发展的重要一步。延续部分健康扶贫政策，逐渐将经典型健康扶贫举措转变为普惠型健康扶贫政策，发展远程医疗和“互联网 + 医疗健康”、地方病综合防治、孕产妇和儿童基本公共卫生服务、全民健康生活行动、农村改水改厕等，这部分举措的效果是长期的、可持续的，对于乡村健康素养的提升与健康环境的营造具有重要意义，应建立相应的考核监督机制以确保这些政策得到贯彻落实。

（五）发展乡村整合型医疗服务体系

发展乡村整合型医疗服务体系首先应提升县级医院医疗服务水平。县级医院的主要服务对象是农村居民，县级医院的医疗水平与服务能力直接决定着农村居民的医疗保障水平。要想解决农村居民看病难与看病贵的问题，就必须提高县域的医疗技术水平与医疗服务能力。发展乡村整合型医疗服务体系还要对基层医疗资源进行优化整合。加快对县乡村三级医疗资源的医疗服务共同体建设，不断加大医疗资源下沉的推进工作，对基层医疗薄弱环节进行针对性的补充增强，实现

“以县带乡”“以乡促村”，通过建立县乡村一体的医疗管理体系，带动乡村医疗服务的发展，形成合理的乡村医疗资源配置。此外，发展乡村整合型医疗服务体系还需建立可持续的三级医院与乡村医共体的多元化医联体合作关系，完善分级诊疗机制以及转诊机制，使农村能够在基层医疗机构获得优质的医疗卫生服务。

（辛艳）

数字医疗

近年来，在数字经济不断推进的背景下，以 5G、云计算、大数据、远程医疗和人工智能等为代表的数字技术发展迅速，并与多种应用场景深度融合，逐渐成为推动经济创新发展的重要技术力量。医疗作为社会经济和人民生活联系最密切的场景之一，数字化与医疗应用场景之间的联系愈发紧密，数字医疗越来越引起重视，数字化在医疗场景中的价值日益凸显，数字医疗产业也迎来蓬勃发展。大视野研究（Grand View Research）数据显示，2022 年全球数字医疗市场规模为 2110 亿美元，2023—2030 年将以 18.6% 的年均复合增长率增至 8092 亿美元，[1] 全球医疗数字化转型已成大趋势。

在数字经济迅猛发展的背景下，各国相继出台相关政策布局数字医疗产业，使之加速发展。我国在 2020 年出台《关于促进“互联网 + 医疗健康”发展的意见》，并于 2022 年出台《“十四五”数字经济发展规划》；日本在 2022 年出台《数字医疗健康服务产业培育战略》；欧盟在 2022 年出台《健康数据空间计划》；法国在 2021 年出台《法国卫生健康创新 2030 计划》，等等。

---

[1] 前瞻产业研究院：《2023—2027 全球数字医疗产业经济发展蓝皮书》。

从技术上看，数字医疗凭借其技术优势，有助于解决医患之间的信息不对称问题，简化就医流程、降低就医费用、改善就医体验、提高疾病诊断及患者管理效率。前瞻产业研究院发布的《2023—2027 全球数字医疗产业经济发展蓝皮书》（以下简称《蓝皮书》）显示，大数据、人工智能等创新技术的发展促使数字医疗产业加速发展，推动医疗护理服务愈加个性化和智能化。《蓝皮书》指出，2021 年，中国数字医疗产业技术市场规模为 115 亿美元，2030 年有望达到 788 亿美元左右。从我国数字健康在医疗健康支出的占比来看，2018 年以前渗透率不足 3%，2021 年则增长至 5% 左右。[1]

一、数字化时代数字医疗的内涵与价值

（一）数字医疗的内涵

数字医疗是一种新型的现代化医疗方式，它利用现代计算机技术和信息技术，将整个医疗过程数字化，以实现更高效、更准确、更便捷的医疗服务。

数字医疗的概念可以从狭义和广义两个范畴来理解。狭义的数字医疗主要是指医疗设备的数字化，例如各种数字化医疗设备在诊疗过程中的使用，如 B 超、CT、达芬奇机器人等。广义的数字医疗则涉及医疗体系的数字化，包括卫生行政部门、医疗机构（以三甲医院为代表的核心医疗机构和以社区医院为代表的基层医疗机构）、需要医疗健康服务的社会公众和医疗健康产业链上下游所涉及的相关企业这四大主体。

数字医疗通过实现产业数字化和数字产业化，全面推动医疗变革。其中，产业数字化是指全面建成支撑整个医疗体系运作的信息化基础设施和信息化应用系统，如院内局域网、无线网络（Wi-Fi）和医院信息系统（Hospital Information System，HIS）等。数字产业化是指通过医疗健康大数据全面推动医疗变革，包括管理、运营类数据、诊疗类数据以及其他相关数据，如居民健康档案、医疗保险信息和通信运营商数据等。

数字医疗通过大数据资源数据库为共享平台，实现医疗产业链条资源合理科

[1] 前瞻产业研究院：《2023—2027 全球数字医疗产业经济发展蓝皮书》。

学配置，在充分应用大数据平台、移动互联设备、云计算算法、区块链等加密技术的基础上，对患者的医疗情况实行实时监测、分析、治疗、管理，为人民群众建立起可视化的数字医疗档案，并通过数字信息化医疗资源共享平台，将医疗设备、医药研发、生物科学技术进行整合运筹，实现研发机构、医疗设备制造商、医疗机构等的实时共享和有效互动。

数字医疗是一种新型的现代化医疗方式，旨在提高医疗服务的质量和效率，同时为患者提供更加便捷的医疗服务。随着技术的不断进步和应用范围的扩大，数字医疗的前景将更加广阔。

（二）数字医疗的价值

数字医疗的价值主要体现在以下六个方面：

1. 提高医疗效率

数字医疗通过电子医疗记录、电子处方和电子预约等方式，实现医疗过程的自动化和高效化，减少人工操作和纸质文件的使用，提高医院和医疗机构的运行效率，缩短患者排队时间，提高就诊效率。

2. 改善医患关系

数字医疗提供了便捷的在线咨询和远程问诊平台，使医生和患者能够随时随地进行交流和沟通，加强医患之间的联系。同时，通过数字化医疗平台共享医学知识和健康信息，增进患者对自身健康的了解和管理，促进医患合作，改善医疗体验。

3. 创新产业形态

数字医疗不仅涉及传统的医疗设备、药品等产品的数字化，还涵盖了医疗服务、健康管理、医疗大数据等领域，推动医疗健康产业的转型升级和创新发展。

4. 提升医疗服务可及性和公平性

数字医疗可以使医疗服务跨越地理、经济和社会等障碍，为患者提供更加便捷和可及的医疗服务。同时，数字化医疗平台也可以为欠发达地区的医疗机构提供支持，促进医疗资源的均衡分配，提高医疗服务的公平性。

5. 加强疾病防控和公共卫生管理

数字医疗可以利用大数据、人工智能等技术手段，对疾病流行趋势、公共卫生事件等进行监测和分析，为政府决策提供科学依据，加强疾病防控和公共卫生管理。

6. 推动医学研究和创新

数字医疗可以为医学研究提供大量的数据支持和计算能力，有助于发现新的疾病治疗方法、药物等，推动医学研究和创新。

总之，数字医疗的价值主要体现在以下两个方面：一是推动价值医疗的构建，提升医疗服务质量和可及性，降低服务成本。数字医疗和数字健康加速了医疗和健康资源的流动，医疗服务可以延伸至社区、家庭等。这将促进集医疗、保健、康复于一体的连续性服务，契合于以患者为中心的精准医疗、以人为本的大健康观。二是优化升级医疗组织形式与治理方式，提高医疗效率。跨区域、不同层级的医生汇聚于大数据仪器设备平台，在 5G、物联网等技术的支撑下，可连接到单个医生实施在线检查、在线手术。由此带来医疗组织形式的巨大变革，医院的边界逐渐模糊化，院长—职能管理—医疗服务的传统管理方式将被重新设计，核心管理层和合作服务将以“互联网 +”平台为基础形成新的组织关系。

二、数字医疗技术的应用

目前，数字医疗已在全球范围内得到了广泛应用。其中，电子病历、电子处方、远程医疗、移动医疗应用等是数字医疗的代表性应用。这些应用通过物联网、大数据、云计算、人工智能等技术手段，实现了医疗过程的数字化和智能化，提高了医疗服务的质量和效率。

（一）物联网技术和医疗信息的收集

数字医疗中的物联网是指通过计算机网络与医疗 IT 系统通信的医疗工具和软件的组合。物联网通过支持 Wi-Fi 的医疗设备实现机器对机器的连接，为无缝数据共享和分析系统奠定基础。

医疗物联网在 20 世纪 90 年代首次亮相，引入了基本的远程医疗和远程患者监控技术。可穿戴健康设备和智能医疗设备源于 21 世纪初的小型化和数据分析进步。[1] 物联网使个性化治疗、实时数据驱动的决策和远程患者监控成为可能，目前物联网正在彻底改变医疗行业。

虽然医疗行业采用物联网技术的时间比其他行业长，但医疗物联网现在已经成为数字医疗生态系统的核心。这个生态系统包括患者和医疗团队、医疗设备（如诊断和成像）、手术机器人、可穿戴设备、智能设备和无线传感器，所有这些都共享机密的患者数据。

当普通的便携式医疗设备连接到互联网时，可以收集能够挽救生命的重要数据，也有助于提供对任何特定生理甚至心理障碍的症状和趋势的额外洞察。此外，可穿戴设备正在重塑患者接受医疗护理的方式，帮助收集并向医生传输如心率、血氧水平、血压、体重、心电图和血糖水平等重要信息。

从行业角度来看，所有这些数据可以帮助医院、制药公司和生命科学研究机构做出更好决策，并获得竞争优势。2023 年，约 65% 的患者通过数字连接获得了医疗服务。到 2024 年底，数据激增将使 60% 的医疗机构的 IT 基础设施建立在数据平台上，该平台将使用人工智能来改善流程自动化和决策制定。[2] 与人工智能和机器学习相结合，物联网可以帮助医疗机构找到潜在的治愈和治疗疾病的方法。具体来说，物联网技术在医疗中的应用主要包括以下领域：

1. 监控和警报

物联网通过连接的智能设备持续跟踪患者的生命体征和健康参数。智能传感器可以监控各种参数，包括血压和血糖水平。该技术会自动通知护理人员或医疗专业人员任何异常情况，以便他们能够迅速采取行动。医疗物联网进一步降低了重大健康问题的可能性，并增强了患者疾病管理。

2. 远程协助

借助在线咨询和与连接设备的通信，物联网使远程医疗支持成为可能。医生和患者可以在不见面的情况下就医疗问题进行沟通和咨询。行动不便的人或生活在农村的人可以从中受益。

---

[1] Review of IoT applications in healthcare[J]. Neurocomputing，2024，565（1）：127017.

[2] ABDERAHMAN R， KARIM R， HORST T.The Internet of Things（IoT） in healthcare：Taking stock and moving forward[J].Internet of Things，2023（22）：100721.

3. 终端连接

得益于物联网，医疗保健系统实现了无缝交互。医院、医生办公室和智能医疗设备会自动交流患者数据。这一优势提高了诊断、治疗和患者监测的速度和准确性。全面的连接性还减少了错误，消除了重复的数据输入，并使医疗工作者更加有效。

4. 数据分析

医疗物联网的自动数据收集技术提供了有用的信息。通过分析数据，医学专家可以发现各种健康指标之间的趋势和联系。基于这些见解，他们可以更准确地决定如何治疗和控制病情。统计数据还促进了尖端医疗保健战略和医学研究的发展。

5. 预防性保健

医疗物联网系统可以发现疾病的早期预警症状，并发出即时通知。因此，为患者和护理人员提供及早采取行动防治疾病发展并改善总体生活质量的有利机会。

6. 效率提升

物联网在医疗中的应用可以优化资源使用并简化医疗流程。物联网可以通过管理库存、跟踪资产和优化患者流程来减少浪费和节省时间。

未来，物联网在医疗领域的潜力将更加突出。先进的人工智能和机器学习算法将分析大量的患者数据，实现早期疾病检测和个性化治疗计划。通过物联网与5G和区块链等尖端技术的无缝集成，数据传输和安全性将得到极大改善。物联网驱动的卫生研究和人口管理也将重塑公共卫生政策，进一步改善医疗成效。

但在医疗中使用物联网也有无法避免的缺陷——物联网设备通常无法集中管理、修补、更新或保护。它们简单实用，容易被网络犯罪分子利用，因为它们中的绝大多数在设计时都没有考虑安全性。医疗设备上的零日漏洞可能被犯罪分子利用而不被发现，这种可能性是真实存在的。

因此，数据入侵和丢失以及控制设备的可能性应该是医疗IT团队的首要考虑。每种互联医疗设备都有其自身的复杂性，需要在产品设计时加以保护。每个设备都有一个应用程序编程接口（Application Programming Interface，API）、一个用户接口、一个URL，通常还有用于HDMI、蓝牙或Wi-Fi的接口，如果设备制造商和用户没有正确保护，所有这些接口都可能被利用。

出于对上述潜在危险的担忧，美国食品药品监督管理局（Food and Drug Administration，FDA）在2019年发布了指导意见，通过确定物联网设备制造商在设计和开发产品时应考虑网络安全相关问题。意见要求医疗器械网络安全管理行业在上市前提交的内容符合美国国家标准与技术研究院（National Institute of Standards and Technology，NIST）的网络安全框架，并建议医疗器械制造商考虑检测、识别和记录，如有可能，快速纠正安全漏洞。根据这些基本功能，FDA建议设备制造商应考虑保护医疗设备的安全措施包括：在适当情况下，使用加密技术，确保设备的数据传输安全；向最终用户提供信息，说明在检测到网络安全事件时应采取的适当措施；利用与设备相关的网络安全风险相关的危害分析、缓解和设计考虑因素；在设备的整个生命周期中，根据需要制定经过验证的软件更新和补丁计划，以继续确保其安全性和效率。[1]

由于医疗设备的网络安全风险在不断演变，FDA无法完全缓解这些风险。这就使有效的网络安全风险管理、保护和监控医疗机构的物联网设备、传统操作系统和健康记录成为首要问题，而这些问题应当属于医疗设备制造商和医院等利益相关者共同承担的责任。

（二）大数据分析在医疗中的应用

大数据是指从各种来源生成的极其庞大和复杂的数据集，包括医学成像、基因测序和其他来源。近年来，数字医疗领域的大数据市场规模一直在快速增长，这是由医疗领域对数据驱动型决策的需求不断增长所推动的。根据市场研究，2022年全球数字医疗市场的大数据价值约为397亿美元，预计2022年至2032年的复合年均增长率为19.2%。[2]然而，大数据在医学中的使用也引发了对隐私、安全以及数据收集和分析的道德问题的担忧。重要的是如何解决这些问题，并确保大数据的优势最大化，同时将风险降至最低。大数据通过提供推动创新和改善患者结果所需的大量信息，在数字医疗中发挥着关键作用。

1. 电子健康档案数据分析

大数据用于数字医疗的主要方式之一是通过分析电子病历和其他与医疗相关

---

[1] HOMERO R，THOMAS B.Digital health：from assumptions to implementations[M]. Springer，2023.

[2] SHARON W，ARLEN M.Digital Health Entrepreneurship[M].Springer International Publishing，2020.

的数据源。电子病历包含大量的患者信息，包括人口统计数据、病史、实验室结果和其他信息。通过分析这些数据，医疗工作者可以深入了解患者群体，并确定有助于决策和改善患者护理的趋势和模式。

2. 大型可穿戴设备数据分析

通过分析可穿戴设备和其他分布式哈希表（Distributed Hash Table，DHT）生成的数据，将大数据用于数字健康。这些设备会产生大量的数据，包括关于身体活动、睡眠模式和其他健康相关指标的信息。这些数据可用于跟踪患者健康状况、监控疾病进展和通知治疗计划。

3. 双组学数据分析

大数据用于医学的另一种方式是分析遗传数据。基因测序技术的进步能够快速、经济高效地生成大量基因数据，这些数据可用于确定疾病的遗传基础，并为个性化医学的发展提供信息。

4. 图像数据分析

大数据还被用于医学成像，以改善诊断和治疗。例如，可以使用高级算法来分析医学图像，以识别可能表明疾病的模式和异常。然后，该信息可以用于通知诊断和治疗计划。

5. 预测分析

大数据还被用于开发可以改善健康结果的预测模型和算法。例如，可以在大型数据集上训练机器学习算法，以识别可以通知决策和改善疾病管理的模式和关系。

总之，大数据在医疗领域的应用潜力巨大，但仍有一些障碍需要克服，如碎片化、高成本以及数据所有权等问题。设想大数据在数字医疗环境中的未来角色意味着需要平衡改善患者结果的好处与由实施不力导致复杂性增加而增加医生倦怠的潜在隐患。肿瘤学是大数据收集和利用的一个领域，它以癌症基因组图谱（The Cancer Genome Atlas，TCGA）数据库和抗癌登月计划（Cancer Moonshot）等项目开始，美国、英国等西方国家在患者护理中实施大数据监测，就其集中化和数据监管方法而言，可为我们提供一定的启示。通过借鉴全球方法，可为我们提供医疗数据使用的指导原则和法规建议，重点是创建一个唯一的全球患者 ID，该 ID 可以集成来自各种医疗领域供应商的数据。此外，还可以通过讨论大数据的潜在陷阱来扩展该主题，例如大数据研究中缺乏多样性，以及机器学习算法带来的安全和透明风险。[1]

（三）人工智能在医疗中的应用

智力可以被定义为学习、理解、处理新情况或运用知识或技能来控制环境的能力。这些定义对人工智能具有重要影响。人工智能是指任何可以模拟人类思维或行为的平台，包括解决问题、识别图像或单词或根据数据模式得出结论。[2] 被称为“人工智能之父”的美国科学家马文·明斯基（Marvin Minsky）认为，人工智能是让机器做一些如果由人类来做则需要智力的事情的科学[3]。1956 年，在数学家和科学家们聚集的达特茅斯会议上，斯坦福大学计算机科学家约翰·麦卡锡（John McCarthy）创造了“人工智能”这一概念。

人工智能及其在医学中的应用最初始于 20 世纪 60 年代，主要集中在诊断和治疗上。人工智能在医学领域最早的应用是斯坦福大学医生和生物医学信息学家爱德华·肖特利弗（Edward Shortliffe）的创新启发式编程项目 MYCIN。这项开创性的工作是一个基于 if-then 规则的专家系统（用 Lisp 编程语言编写），这些规则产生了模仿人类专业知识的确定性值（例如针对各种传染病的抗生素推荐选择）。知识被输入到一个知识库中，这个知识库又连接到一个推理机，并由非专家用户查询耦合到推理引擎的用户界面。然后建议通过这个界面提供给用户。

1. 当前的人工智能新发展

最近出现的人工智能“三位一体”包括：越来越多的可用数据需要新的计算方法；计算能力不断升级和云计算；机器学习和深度学习及其变体的出现，三者共同宣告了人工智能的新图景。

（1）算法。

复杂而有效的算法不仅可用于计算和数据处理，而且可用于自动推理，这些

---

[1] AGRAWAL A, PRABAKARAN S. Big data in digital healthcare: lessons learnt and recommendations for general practice[J]. The Genetics Society, 2020, 124（4）: 525-534.

[2] HASHIMOTO D A, WITKOWSKI E, GAO L, et al.Artificial intelligence in anesthesiology: current techniques, clinical applications, and limitations[J].Anesthesiology, 2020, 132（2）: 370-394.

[3] ARLEN M.Digital Health Entrepreneurship[M].Springer International Publishing, 2023.

算法的出现提高了机器的智能化程度。目前正在使用的复杂算法的例子包括皮克斯在虚拟空间中为 3D 角色着色（渲染算法）和美国国家航空航天局在国际空间站上操作太阳能电池板（优化算法）。

（2）认知计算。

认知计算使用机器学习、模式识别和自然语言处理（Natural Language Processing，NLP）以及其他人工智能工具来模拟人脑及其自学能力。2011 年与人类冠军的对抗预示着认知计算时代的到来，它具有强大的 NLP、知识表示和推理能力以及机器学习能力。这台超级计算机能在 15 秒内扫描 4000 万份文件。[1]

人工智能和认知计算之间有时会出现可以理解的混淆。虽然人工智能没有有意模仿人类的思维过程，但源于认知科学的认知计算确实试图通过人工智能工具，如机器学习、神经网络、自然语言处理以及情感分析和上下文感知，在计算机化的模型中模拟人类解决问题的过程。虽然现在的虚拟助手是预编程的反应集合，但在不久的将来，认知系统可以产生更有思想的“人类”反应。

（3）机器学习。

机器学习（及其特定领域深度学习）不是人工智能的同义词，而是人工智能方法的类型。然而，人工智能确实与数据科学和数据挖掘以及大数据有重叠。其他人工智能方法包括认知计算和自然语言处理。认知计算（以 IBM 的沃森认知计算平台为例）可以涉及无数模拟人类思维过程的人工智能工具，而自然语言处理则涉及将人类语言与计算机编程理解联系起来。机器学习是人工智能中越来越受欢迎的子学科，专注于大数据。在机器学习中，计算机使用算法来寻找数据中的模式。复杂的算法用于利用分类器（在称为特征提取的过程中用于对对象进行分类的特征或属性）来解释数据（来自“训练集”），以便进行预测（首先来自初始“测试集”，然后是新数据集）。

换句话说，这些特征是带有标记结果的预测变量。简言之，机器学习的四个步骤是：数据预处理—特征提取—机器学习算法—预测模型。

机器学习通常分为三种类型的学习：

第一，监督学习获取原始数据，并使用一种算法来预测结果，这种预测基于一组已标记的先前训练数据。这些监督学习方法导致了分类和回归。分类导致输出变量的分类，而回归导致输出变量的数字表示。这些监督学习方法包括：支持

---

[1] CHEN Y，ARGENTINIS E，WEBER G，et al.how cognitive computing can be applied to big data challenges in life and science research[J].ClinTher，2016，38（4）：688-701.

向量机（SVM）、朴素贝叶斯分类器、k- 最近邻（k-NN）、线性和逻辑回归，以及决策树方法（如随机森林）。

第二，无监督学习获取未标记的数据，并使用算法来预测原始数据集中的模式或分组。这些无监督的学习方法导致聚类或关联。无监督学习可以回答的其他问题包括分割和降维。

第三，机器学习是强化学习。在这种类型的学习中，模型试图找到最佳方法来实现最理想的结果，类似于人类试图在游戏中获得最高分。换句话说，算法的确有正反馈，所以强化学习非常适合决策过程。强化学习是 AlphaGo 在击败人类围棋冠军时使用的方法，可能是生物医学的一项资产，因为它旨在在不确定的环境中做出决策。

机器学习也有局限性。机器学习的一个常见问题在于其“黑箱”特征——对于那些不是数据科学家的人来说，很难理解机器学习过程中的数据科学。一些预测精度较高的机器学习方法（如深度学习、随机森林、支持向量机等）具有最少的可解释性，而其他方法（如贝叶斯信念网、决策树等）则具有更多的可解释性（但预测精度较低）。人们正在努力以“可解释的人工智能或 XAI”的形式提升可解释性，同时用一套新技术保持（甚至提高）预测的准确性[1]。

（4）深度学习。

2012 年，来自多伦多大学的团队在一次计算机视觉挑战中，使用了一种具有 65 万个神经元和 5 个卷积层的深度学习算法，将错误率降低了一半[2]。斯坦福大学的吴恩达和谷歌等通过增加层和神经元的数量来合成巨大的神经网络，以使大型数据集能够被训练来传播深度学习。[3]

传统的机器学习流程是在机器学习算法产生输出之前进行特征提取，而深度学习流程则涉及一个人工神经网络，它可以将特征提取与分类结合为一个步骤。与深度学习相比，机器学习相对容易训练和测试，但其性能取决于特征，即使随

[1] 参见 Gunning D.Talk at DARPA. 2016.

[2] KRIZHEVSKY A， SUTUTSKEVER I， HINTO G E，ImageNet classification with Deep convolutional neural networks[J].COMMUNICATIONS OF THE ACM，2017，60（6）：84-90.

[3] LECUN Y， BENGIO Y， HINTON G.Deep learning[J].Nature， 2015，521：436-444.
PORTER J.Deep learning： fundamentals， methods， and applications[M]. New York：Nova Science Publishers， 2016.
AREL I， ROSE D C， KANOWSKI T P.Deep machine learning—a new frontier in artificial intelligence research[J]. IEEE Comput Intell Mag， 2010， 5（13-8）：1556-603X.

着数据量的增加也是有限的。另一方面，尽管深度学习可以学习高级特征表示，但它确实需要大量数据进行训练，并且从计算使用的角度来看可能是昂贵的。此外，深度学习更难理解，因为算法在很大程度上是自我导向的。

人工智能技术中的所有上述工具对于提供“基于智能的医学”是必不可少的，因为这些工具将缩小知识差距。

2. 人工智能在医疗领域的新发展

杰罗姆·格罗普曼（Jerome Groopman）在《医生如何思考》（*How Doctors Think*）[1]一书中总结了医生思考方式的几个缺陷，如确认偏差是医生倾向于寻找信息来确认一个人预先存在的假设。认知错误的另一个例子是可用性启发或智力捷径，在评估状况时依赖即时回忆。在决策过程中，无数的人类偏见和启发可能会被人工智能支持的策略所抵消。

诺贝尔奖得主丹尼尔·卡内曼（Daniel Kahneman）描述了系统 1 和系统 2 思维（分别是快速和经验思维与缓慢和分析思维）[2]。这种二分法方便地描述了临床医生（倾向于系统 1 思维）和数据科学家（具有系统 2 思维的亲和力）之间的一些关键差异。例如，医生通常依赖于快速的基于直觉的“系统 1”思维，这种思维是基于经验和积累的判断。另外，数据科学家更频繁地用更慢、更符合逻辑的渐进思维来处理问题，这种思维是基于理性的“系统 2”思维。理想的医学也许应该结合这两种类型的思维，并根据每种类型的适当程度来个性化决定。这一策略将最大限度地减少由临床医生固有的启发和偏见所导致的诊断和治疗中的陷阱[3]。

（1）医疗数据难题。

当前医疗数据中的混乱突出表现在非结构化、异构医疗数据量的不断增加，这些数据几乎没有嵌入预测分析或机器学习[4]。医疗数据的复杂组合不仅包括电子医疗记录（如患者就诊、生命体征、实验室结果、处方等），还包括高级成像

---

[1] GROOPMAN J.How doctors think[M].Boston：Houghton Mifflin，2007.

[2] KAHNEMAN D.Thinking，fast and slow[M]. New York：Farrar，Straus，and Giroux，2011.

[3] KLEIN J G，Five pitfalls in decisions about diagnosis and prescribing[J]. BMJ-British Medical Journal，2005，330（7494）：781-783.

[4] ROSKI J，BO L，GEORGE W，et al.Creating value in health care through big data：opportunities and policy implications[J]. Health Aff，2014，33（7）：1115-1122.

研究（如 MRI、CT 扫描、超声心电图和血管造影）[1]。此外，据估计，大约 80% 的医疗数据属于非结构化数据 [2]。

尽管生物医学中的数据量大、种类多、速度快，但从医疗大数据中获得的信息却很少 [1]。但是，客观上存在利用医疗大数据降低成本的机会：高成本患者、再入院、分诊、代偿失调、不良事件和治疗优化 [4]。随着数据“海啸”的到来，这种情况将很快变得更加复杂和令人生畏：基因组数据（高通量下一代测序的结果）[5] 和生理数据（来自家庭监测和可穿戴设备）[6]。

（2）数字医疗中的人工智能。

医生们正面临着“完美风暴”（perfect storm）：呈指数级增长的医学知识，越来越多的患者，具有更高复杂程度的慢性病，越来越多的数据，以及来自绩效考核和工作量的沉重负担所带来的高度压力和倦怠。有无数的理由表明，任何亚专业的医生都可能从人工智能融入实践中受益。首先，医学知识的数量呈指数级增长，然而医生没有足够的时间来阅读和保持他们的知识能力。AI 可以成为有用的知识“伙伴”。其次，人工智能有助于促进许多患者的慢性病护理，特别是因为他们从不同来源获得了更多相关数据，如基因组测序和可穿戴技术。最后，医生目前有很大的压力，许多人正面临职业倦怠。使用人工智能可以减轻这种负担，简化他们的工作量。

数字医疗预示着技术进步的时代，如应用程序、可穿戴技术和远程监控、远

---

[1] WEIL A R.Big data in health: a new era for research and patient care[J].Health Aff, 2014, 33（7）: 1110.

[2] Healthcare Content Management White Paper, Unstructured data in electronic health record（HER）[M]. systems: challenges and solutions, 2013.

[1] JEE K, KYOUNG Y, GANG H. Potentiality of big data in the medical sector: focus on how to reshape the healthcare system[J]. Healthcare Informatics Research, 2013, 19(2): 79-85.
SCHNEEWEISS S.Learning from big health care data[J].New England Journal of Medicine, 2014, 370（23）: 2161-2163.

[4] BATES D W, SARIA S, OHNO M L. Big data in health care: using analytics to identify and manage high-risk and high-cost patients[J]. Health Affairs, 2014, 33（7）: 1123-1131.

[5] FEERO W G, GUTTMACHER A E, COLLINS F S. Review article: genomic medicine—an updated primer[J]. N Engl J Med, 2010, 362（21）: 2001-2011.

[6] CHAN M, ESTÈVE D, FOURNIOLS J Y. Smart wearable systems: current status and future challenges[J].Artif Intell Med, 2012, 56（3）: 137-156.

程医疗和通信工具以及其他诊断设备，以影响更优化的护理质量以及对任何情况的更及时响应[1]。数字医疗和可穿戴设备的一个重要作用是对输入数据进行数据挖掘，以进行异常检测、预测和诊断或决策。可穿戴设备的数据挖掘过程包括用于建模或学习的特征提取或选择过程，以便为临床医生提供检测、预测和决策支持。专家知识和元数据可以影响建模和学习。

持续跟踪生理参数的可穿戴设备和传感器的出现可以提供患者的整体护理策略，这将改善心力衰竭等心脏疾病患者的生存质量并降低医疗成本[2]。这种心血管疾病管理的新模式也可以改善医患关系。机器学习算法还被应用于帕金森病等神经疾病的大规模可穿戴传感器数据，以显著改善临床诊断和管理[3]。这种基于传感器的、定量的、客观的、易于使用的评估帕金森病的系统有可能取代传统的定性和人为解释的主观评级。

使用人工智能的数字医疗的首要主题是编排、存储和解释来自设备的大量数据，以通过人工智能支持的数据采集和解释来促进急性和慢性疾病的诊断和管理。这种策略既能提高在适当时的主动干预能力，又能在决定相对简单时减轻病人和护理者的负担。目前，数字医疗和人工智能方面的研究报告快速发展，这些报告不仅清楚地展示了将人工智能应用于应用程序或设备的可行性，还展示了临床的益处。事实上，《柳叶刀》之前的一篇社论对人工智能在数字医疗中的使用发出了警告，并强烈建议对数字医疗干预的临床效果和经济影响进行持续评估[4]。

近期对数字医疗技术和人工智能的最新评论强调，未来将是关于机器学习的个性化风险评估[5]。这一领域的另一篇综述是关于数字医疗中的医疗物联网概念，

---

[1] BANAEE H， AHMED M U， LOUTFI A.Data mining for wearable sensors in health monitoring systems： a review of recent trends and challenges[J].Sensors （Basel），2013， 13（12）：17472-17500.

[2] STEINHUBL S R， TOPOL E J.Moving from digitalization to digitization in cardiovascular care： why is it important， and why could it mean for patients and providers?[J]. J Am Coll Cardiol， 2015， 66（13）：1489-1496.

[3] KUBOTA K J， CHEN J A， LITTLE M A.Machine learning for large-scale wearable sensor data in Parkinson’s disease： concepts， promises， pitfalls， and features[J]. Mov Disord， 2016， 31（9）：1314-1326.

[4] Is digital medicine different? [J].Lancet， 2018， 392（10142）：95.

[5] JAVAID A， ZGHYER F， KIM C， et al. Medicine 2032： the future of cardiovascular disease prevention with machine learning and digital health technology[J]. Am J Prev Cardiol， 2022， 29（12）：100379.

其中充满了人工智能相关工具[1]。为了降低慢性病预防和管理的总成本，需要使用设备来执行这一策略：监控健康生物特征，自动管理治疗，以及在治疗期间跟踪实时健康数据。除了这些设备，还有用于访问医疗记录的移动应用程序，以及用于这种医疗物联网新模式的远程医疗和远程保健工具。所有这些设备都需要一个以人工智能为中心的数据集成和解释策略，以提供最佳的医疗建议和指导。虽然糖尿病等慢性疾病可以从协调高效的战略中受益匪浅，但包括人工智能在内的技术的使用目前仍然支离破碎，原因在于：缺乏支持性政策和监管，不可持续的报销，低效的商业模式，以及对数据安全和隐私的担忧[2]。

3. 人工智能在数字医疗中的应用前景

在不久的将来，还会有其他人工智能技术应用到数字医疗领域。甚至在微处理器层面，将人工智能从“外围”推向设备的工作令人兴奋。这种医疗物联网人工智能，为慢性病管理以及人口健康战略的未来提供了一系列“智能”设备。

借助 edge AI，物联网将成为万物互联的基础，这对于未来的慢性病管理和人口健康具有不可估量的价值。已经有关于神经网络如何定位在微处理器（美国麻省理工学院研究人员称为“tiny AI”）上的讨论[3]。

人工智能在医疗领域的未来发展有两个方向：走向集中的云分析，同时走向将人工智能嵌入许多设备和传感器的外围网络。这是相当于大脑和周围神经系统的人工智能。此外，当前状态下现有电子医疗记录的局限性和细微差别需要未来的颠覆性技术。其中，很有前途的一项技术是图形数据库与知识图相结合，在电子病历的结构和管理方面实现范式转变。当联合学习作为一种收集和共享数据的方法变得更加普遍时，IoE 和图形数据库都将特别有用。联合学习由具有本地数据的边缘设备组成，这些设备可以从中央服务器训练它们自己的模型副本，并且只有来自这些模型的参数 / 权重（而不是数据）被发送到全局模型[4]。

多模态人工智能，例如结合机器的感知和语言能力，可以增强人工智能处理

---

[1] DIMITROV D.Medical internet of things and big data in healthcare[J].Healthc Inform Res，2016，22（3）：156-163.

[2] FATEHI F，MENON A，BIRD D.Diabetes care in the digital era：a synoptic overview[J]. Curr Diab Rep.，2018，18（7）：38-47.

[3] LIN J，ZHU L G，CHEN W M，et al. Tiny Machine Learning：Progress and Futures[J]. IEEE Circuits and Systems Magazine，2023,23(3):8.

[4] RIEKE N，HANCOX J，LI W，et al. The future of digital health with federated learning[J].NPJ Digital Health，2020（3）：119.

复杂医疗的潜力[1]。GPT-4 的出现已成为更复杂的人工智能产品，它可以更好地理解和适应世界。在医学教育和临床培训领域，不仅人工智能本身，而且与增强现实相结合，在教育和培训方面都非常有效。随着临床医学和医疗的数字化，人工智能可以渗透到患者和卫生系统的数字孪生概念中。因此，这一概念可能是未来数字医疗的核心[2]。

总之，新冠疫情为我们提供了如何利用数字工具和机器学习提高人口健康的新见解。人工智能在数字医疗中的未来非常值得期待，有无数先进的人工智能，如数字双胞胎、健康学习系统和深度强化学习系统，这些都需要与临床医生协同工作，使数据成为生物医学和医疗领域新知识和智能的推动者。所有医疗数据都需要毫无障碍地解放和共享，以便人工智能可以在未来的医疗领域无处不在，并从所有数据和信息来源中发现新知识。此外，需要在拥有数据的临床医生和拥有分析能力的计算机科学家之间建立一个接口，以确保从数据到信息的连续性，并最终实现知识到智能的转化。而且，我们需要通过临床医生和数据科学家的协作来实现人机协同，而不是傲慢地将未来的医疗和医学推向最高梯队。

随着人工智能在数字医疗中的应用，这不是人类与机器的对抗，而是人类和机器在数字健康新世界中的合作。

（四）云计算在医疗数据存储和处理中的应用

“云计算”（或简称为“云”）是一种支持“效用计算”的范式，即实时租赁计算资源（计算能力、存储和相关网络资源），与提供者的互动最少。通过这种方式，云简化了操作，因为它不需要仔细确定规模和预测所需的资源，允许在短期内按使用付费，无须用户预先承诺。此外，云客户可以按需利用看似无限的资源，并且能够利用或交付一切即服务：最常见的服务被描述为基础架构、平台或软件即服务（分别为 IaaS、PaaS 和 SaaS）[3]。

---

[1] ĆOSIĆ K， POPOVIĆ S， ŠARLIJA M ，et al.AI-based prediction and prevention of psychological and behavioral changes in ex COVID-19 patients[J].Front Psychol，2021，28（12）：782866.

[2] ARMENI P，POLAT I，DE ROSSI L M，et al. Digital twins in healthcare：Is it the beginning of a new era of evidence-based medicine? A critical review[J]. Journal of Personalized Medicine，2022，12（8）：1255.

[3] Lingkiswaran Devadass， Sugalia Santhira Sekaran and Rajermani Thinakaran， Cloud computing in healthcare[J]. International Journal of Students’ Research In Technology & Management，2017，5（1）：25-31.

云计算在医疗领域的应用是指通过互联网上的远程服务器存储和访问医疗数据和应用程序，而不是使用现场基础设施或个人计算机。这种方法为医疗机构提供了安全存储和管理大量数据的灵活性，同时确保授权用户可以远程访问。医疗行业的云存储选项各不相同，电子病历要求进一步推动基于云的解决方案的采用，同时还要求强调数据的安全性和合规性。

全球医疗领域的云计算市场一直在经历显著增长，云计算在医疗领域日益普及。新冠疫情加快了云技术在医疗领域的应用，促使更多的机构做出必要的改变，以提高便利性、质量和成本效益。

1. 云计算的主要优势

从整体上为患者、医生和医疗机构提供了广泛的便利。其主要优势包括：

（1）改进医疗数据的分析和监控。基于云的解决方案能够更高效地分析和监控医疗数据，促进各种疾病的诊断和治疗。凭借存储和处理大量数据的能力，医疗机构可以利用高级分析工具获得有价值的见解，从而改善患者护理和结果。

（2）电子健康记录和图像的大存储容量。医疗机构会生成大量数字数据，包括电子健康记录和放射图像。云存储提供无限容量，无须投资额外的现场存储基础架构。这种可扩展性能确保医疗机构可以高效地管理和访问患者记录，而不受物理存储限制的约束。

①即时访问计算服务。云计算为医疗机构提供了对计算服务的按需访问，消除了对大量内部 IT 基础架构的需求。这种资源的即时可用性使医疗机构能够快速高效地扩展其运营，减少与传统内部计算相关的时间和成本。

②增强数据的安全性和保密性。鉴于患者信息的敏感性，数据安全性是医疗机构面临的关键问题。云计算提供了强大的安全措施，包括加密和访问控制，以保护患者数据免受未经授权的访问或破坏。云服务提供商要遵守行业法规和标准，确保医疗机构在利用云技术优势的同时保持合规性。

③简化的协作和兼容性。云计算促进了医疗专业人员之间的无缝协作和兼容性。通过将电子病历存储在云中，医生可以实时访问患者信息，从而实现更准确、更协调的治疗。同时，医生可以轻松地与同事共享信息，降低重复工作的风险，并改善整体患者护理。

（3）成本节约和效率提升。医疗领域的云计算可以显著节约成本。通过消除对内部基础设施的需求并减少对内部 IT 团队的依赖，医疗机构可以降低资本支出和运营成本。云服务基于订阅模式运行，允许医疗机构只为他们使用的资源付费。这种成本效益使医疗机构能够更有效地分配预算，并投资于患者护理和创新的其他领域。

（4）敏捷性和弹性。医疗中的云计算为医疗机构提供了敏捷性和弹性，尤其是在危机时期。新冠疫情期间展示了云技术在确保不间断医疗服务中的重要性。已经采用云或快速过渡到基于云的运营的医疗机构能够以最小的中断为基础继续提供服务。云技术允许医疗机构快速适应不断变化的环境，并在需要时快速部署新的解决方案。

2. 云计算的应用领域

云计算广泛应用于医疗的以下领域：

（1）电子医疗和远程医疗服务。云计算在实现电子医疗和远程医疗服务方面发挥着至关重要的作用。通过基于云的平台，医生可以进行协作并提供远程医疗服务，而不受地理位置的限制。远程医疗解决方案利用云计算来促进患者医疗数据的实时共享，最大限度地减少了不必要的医院访问，并改善医疗服务的获取。

（2）医疗信息系统。基于云的医疗信息系统通过提供改进的查询服务、计费、财务和人力资源管理来增强患者护理。这些系统使医疗机构能够更有效地开发、测试和部署应用程序，提高速度、协作以及与其他医疗系统的集成。

（3）个人健康记录。基于云的个人健康记录解决方案使个人能够轻松地访问、管理和共享个人健康数据。这些程序提供了先进的共享功能，并让用户控制他们的分布式数据。通过利用云技术，个人健康记录变得更加可访问和可定制，从而促进患者参与并实现更明智的医疗决策。

医疗保健中的云计算允许电子健康记录系统中更大的定制性和灵活性。以前，实施定制方案需要大量的编程和 IT 专业知识。借助基于云的解决方案，医疗机构可以从一系列可定制的选项和预建的护理计划中进行选择，根据他们的特定需求定制系统。这种灵活性提高了医疗工作流程的整体效率和有效性。

（4）高数据存储容量。云计算在医疗领域的一个显著优势是它能够提供高容量的数据存储。医院和医疗实践每天都会产生大量的数字数据，包括医疗文件、处方和实验室结果。现场存储这些记录需要额外的存储容量，这可能会成为一项巨大的持续成本。云存储为存储和管理大量数据提供了无限的空间，提供了可扩展性并消除了对昂贵的内部存储基础架构的需求。

（5）经济高效的解决方案。医疗中的云计算为医疗机构提供了经济高效的解决方案。通过利用基于云的服务，医疗机构可以减少与传统内部基础架构相关的资本支出。云解决方案采用按需付费模式，允许某一组织只为自身使用的资源付费。这种灵活性使医疗机构能够更有效地分配预算，并投资于其他关键领域，如患者护理和创新。

（6）药物研发。云计算在药物研发中发挥着重要作用。药物研发过程需要强大的计算能力来分析大量数据，并发现潜在有用的分子以供进一步研究。云提供商提供的基础设施即服务（Infrastructure as a Service，IaaS）促进了这种计算能力，使研究人员能够加快药物研发过程并推动医疗领域的创新。[1]

总之，云计算已经改变了医疗行业，为患者、医生和医疗机构带来了诸多好处。从改进医疗数据的分析和监控到节约成本和增强患者护理，云计算已经成为现代医疗的一个重要工具。尽管存在挑战，但在当前的数字化时代，采用云技术对于医疗机构保持竞争力和提供高质量的护理至关重要。通过采用云计算并利用其功能，医疗机构可以释放更多新的机会，推动创新，并最终改善患者的体验。

三、数字医疗的挑战

数字医疗是一个令人兴奋的快速发展的领域，但它也同样面临着挑战。随着技术的进步和越来越多的医疗机构转向数字解决方案，必须克服许多障碍，以确保数字医疗解决方案的实用性和安全性。

数字医疗面临的挑战主要包括以下 6 个方面：

（一）数据安全和隐私保护

数字医疗涉及大量的个人隐私数据，如患者病历、检查报告和医生的处方等。这些数据的安全性和保密性需要得到保障，以防止数据泄露和滥用。目前，数字医疗领域面临以下隐私和安全问题：

一是数据泄露和滥用。数字医疗系统中存储着大量的个人健康信息，包括病历、诊断结果、药物处方等。这些数据一旦被未经授权的人或机构非法获取和滥用，可能导致个人隐私权的侵犯，甚至引发身份盗窃、社会排斥和歧视等问题。

---

[1] SUNDARAVADIVEL P，KOUGINOS E，MOHANTY S P，et al. Everything You Wanted to Know about Smart Healthcare[J].IEEE Consumer Electronics Magazine，2018，7(1)：18-28.

二是非法访问和篡改。如果数字医疗系统的安全性不足，黑客或内部人员可能会非法访问系统，篡改或删除患者的健康数据，从而对患者的隐私和健康造成损害。

三是缺乏透明度和告知。在数字医疗系统中，患者通常无法了解自己的数据如何被使用和共享，也无法要求删除或更正错误的数据。这可能导致患者对数字医疗系统的信任度降低。

为了解决数字医疗的隐私和安全问题，需要采取以下措施：

第一，加强数据安全保护。医疗机构和数字化医疗系统需要建立完善的数据安全保障体系，包括数据加密、访问控制、审计追踪等措施，确保数据的安全性和保密性。

第二，遵守法律法规和伦理规范。医疗机构和数字化医疗系统需要遵守相关的法律法规和伦理规范，确保数据的合法性和合规性。同时，需要加强患者的知情权和同意权保护，确保患者能够了解自己的数据如何被使用和共享。

第三，加强技术研发和创新。随着技术的不断进步，需要加强技术研发和创新，提高数字医疗系统的安全性和可靠性。例如，可以采用区块链技术、人工智能等技术手段来加强数据的安全性和隐私保护。

数字医疗的隐私和安全问题是一个非常重要的挑战，需要采取多种措施来加强数据的安全性和隐私保护，确保数字医疗系统的可靠性和可信度。

（二）数据规范化和标准化

数字化医疗需要将医疗过程中的各类数据进行录入和处理，但很多数据都存在非结构化、低质量、不规范等问题。这些问题使得数据难以管理、利用和共享，从而影响数字化医疗的应用效果。因此，需要通过制定国家标准和规范，促进医疗数据的规范化和统一。

（三）人工智能和大数据技术的应用

数字医疗技术包括电子病历、电子处方、远程医疗、健康管理、人工智能辅助诊断等。人工智能和大数据技术的应用可以提高医疗效率和质量，但同时也存在一些问题，如算法的准确性、数据集的质量、患者隐私保护等。

（四）跨界协作和沟通

数字医疗需要跨越医疗、信息技术、法律等多个领域进行协同。如何做好各方面的沟通和协作，共同推动数字医疗的发展也是一个挑战。

（五）技术和基础设施的更新和维护

随着技术的不断进步，数字医疗技术和基础设施需要不断更新和维护，以适应新的需求和技术发展。

（六）法律和伦理

数字医疗面临四个方面的法律和伦理挑战。

一是数据所有权和使用权问题。在数字医疗中，医疗数据归属于患者还是医疗机构存在争议。患者通常认为自己的医疗数据应该归自己所有，有权决定其使用和共享。而医疗机构则认为，医疗数据是医疗机构在提供医疗服务过程中产生的，应该归医疗机构所有。因此，需要明确医疗数据的所有权和使用权，确保患者的权益得到保障。

二是隐私保护和数据安全问题。数字医疗涉及大量的个人健康信息和隐私数据，如何保护患者的隐私，避免个人医疗数据被滥用或泄露是一个重要的法律和伦理问题。医疗机构需要建立完善的数据安全保障体系，加强网络安全、密码学方面的技术支持，确保数据隐私的安全性。

三是患者权益保护问题。数字医疗的广泛应用可能会对患者权益保护造成影响。例如，在远程医疗中，患者可能无法直接了解自己的病情和治疗方案，导致医疗过程不透明。因此，需要加强患者权益保护，确保患者能够了解自己的病情和治疗方案，并有权要求医疗机构提供准确、完整、及时的医疗信息。

四是法律责任和监管问题。数字医疗的发展需要法律和监管的支持。目前，数字医疗的法律和监管框架还不够完善，需要加强相关法律法规的制定和完善，明确数字医疗的法律责任和监管要求。

为了解决数字医疗的法律和伦理问题，需要采取以下措施：

第一，加强相关法律法规的制定和完善。政府需要加强相关法律法规的制定和完善，明确数字医疗的法律责任和监管要求，为数字医疗的发展提供法律保障。

第二，加强伦理规范的建设。医疗机构和数字化医疗系统需要建立完善的伦理规范，确保患者的权益得到保障，同时遵守相关的法律法规和伦理规范。

第三，加强技术研发和创新。随着技术的不断进步，需要加强技术研发和创新，提高数字医疗系统的安全性和可靠性。例如，可以采用区块链技术、人工智能等技术手段来加强数据的安全性和隐私保护。

数字医疗的法律和伦理问题是一个非常重要的挑战，需要采取多种措施来加强法律和伦理规范的建设，确保数字医疗的发展符合法律和伦理要求。

以上只是数字医疗面临的一些突出挑战，但在设计和实施数字医疗解决方案时，它们都是必须考虑的因素。尽管存在挑战，但通过正确的策略，数字医疗可以彻底改变医疗行业，并为患者和医疗专业人员提供更好的体验。

四、数字医疗的未来发展趋势

展望未来，数字医疗大致包括五个方面的发展趋势：

（一）数字医疗的普及和广泛应用

随着技术的不断进步和普及，数字医疗的应用将越来越广泛，从医院到社区，从城市到农村，都将享受到数字医疗带来的便利。

（二）个性化、精准化的诊疗方式

通过大数据、人工智能等新兴技术，数字医疗将实现更加个性化、精准化的诊疗方式，为患者提供更加精准、高效的治疗方案。

（三）智能化、自动化的医疗服务

数字医疗将实现智能化、自动化的医疗服务，包括智能诊断、智能治疗、智能护理等方面，将大大提高医疗效率和质量。

（四）跨学科、跨领域的合作

数字医疗的发展需要跨学科、跨领域的合作，包括医学、信息技术、生物技术等领域的协同。通过这种跨学科、跨领域的合作，可以共同推动数字医疗的跨越式发展。

（五）智能化、网络化的医疗设备

随着技术的不断发展，智能化、网络化的医疗设备将成为未来智慧医疗的重要趋势，包括智能医疗机器人、远程诊疗设备等。

普华永道展望了数字医疗可扩展性的三个主要因素：

一是采取平台方法。当数字健康的价值集中于一个产品组合而不是单一设备或服务时，它会更成功。

二是准备后端。有效的后端流程必须支持这些技术，以实现规模化运营。

三是增强市场能力。在全球发展和获得在当地市场投放的正确方法之间需要有一个平衡，这样技术才能得到用户的青睐。

总之，利用数字化、人工智能和大数据更好地连接医疗行业相关方并提供更广泛的医疗信息以改进决策流程是一个重要的战略主题。发展重点应该放在为未来构建合适的数据基础设施上，同时了解如何最大限度地应用当前较少的数据为决策提供支撑并改善患者的临床结果。数字医疗研究需要不断地克服现有的局限性，加强技术、伦理和隐私保护等方面的研究，为推动数字医疗的发展提供更可靠的技术支持和更完善的伦理保障。

（曹亮亮）

医患关系

《“健康中国 2030”规划纲要》中明确提出要为人民提供优质高效的医疗服务，并指出：“加强医疗服务人文关怀，构建和谐医患关系。要严厉依法打击涉医违法犯罪行为特别是伤害医务人员的暴力犯罪行为，保护医务人员安全。”可见，和谐医患关系的构建对于健康中国的建设十分重要。全民健康是建设健康中国的根本目的，要立足全人群和全生命周期两个着眼点，而一个人从胎儿期到生命终点的全程健康服务和健康保障离不开医务人员和整个医疗系统的保驾护航。因此，编者通过分析医患关系的内涵、特征、模式及历史发展等，旨在探寻在新时代中国的健康现代化背景下医患关系的新发展，从而寻求构建和谐医患关系的有效路径。

一、医患关系的内涵与特征

著名医学史家西格里斯特曾说：“医学以两种人为先决条件：寻求帮助的病人和施予帮助的医生。医学所研究的就是这两种人之间多种多样的关系。”[1]医患关系的实质是“利益共同体”。因为“医”和“患”不仅有着“战胜病魔、早日康复”的共同目标，而且战胜病魔既要靠医生精湛的医术，又要靠患者战胜疾病的信心和积极配合。由此可见，医患关系的两个重要角色便是医方与患方，是二者在医疗实践（诊断、治疗和护理等）过程中建立的相互关系，是医疗活动中最基本、最重要的一种人际关系。

（一）医患关系的内涵

1. 医患关系的广义与狭义之分

我们通常理解的传统意义上的医与患分别是指医生与患者。狭义的医患关系是指在医疗过程中医生与病人之间所结成的一种特定的人际关系。随着时代的发展，医疗卫生机构的功能更加完备，医务人员的服务更加全面，逐渐从治病救人等医疗实践活动拓展至健康体检、疫苗接种等健康保健领域，“医”的主体就此进一步扩展，由狭义的“医”逐渐扩展为包括临床医生、护士、药师、检验人员、管理人员、后勤保障人员、护工等医务人员、医学实习生，以及那些虽未直接参与医疗实践活动的，但间接地参与为民众提供医疗卫生保健服务工作的医学研究人员、药品和医疗器械的生产商与供应商等人和组织的广义的“医”。

与此同时，“患”的主体也在不断扩展，从最初意义上的因罹患疾病需要到医疗卫生机构接受医务人员诊疗服务的患者，逐步扩展为包括因病求医的人以及其他身体健康但有求医行为的人，如健康体检者、入职体检者、婚前检查者、产前诊断者、疫苗接种者、整形美容者等，以及他们的亲属、监护人员、代理人等个人和工作单位等群体[2]。可以看出，医患关系的“主体”在不断拓展，医患关系的“内涵”也在不断延伸。因此，广义的医患关系，是指以医生为中心的群体（医方）与以患者为中心的群体（患方）在医疗过程中建立起来的相互关系。

2. 医患关系范围的延伸

当前，人工智能技术不断渗透到社会各行各业，在医疗卫生事业方面尤其显著。人工智能以数据、算法和算力为核心，以海量医疗数据、成熟深度学习算法

[1] 亨利・E. 西格里斯特 . 人与医学：西医文化史 [M]. 朱晓，译 . 北京：中国友谊出版公司，2019.

[2] 何绵锦 . 伦理学视角下当代中国医患关系问题研究 [D]. 上海：上海师范大学，2019.

和 GPU 算力为支撑，推动了多病种的突破性进展[1]。其在医疗领域的应用已经从初始阶段的知识驱动（如辅助内科疾病诊断系统）发展到当前的数据驱动的研究和应用阶段（如深度神经网络以其优越的数据整合能力推动了电子病历、生理信号以及医学影像的发展）[2]。这极大地提高了医务人员开展临床诊疗的决策效率和准确度，同时在预警、监测、防控救治和智能病房管理等方面发挥着重要作用。随着人工智能应用技术越来越深入地参与医务人员的工作中，人工智能甚至可以在有的岗位上完全取代医务工作者，一种新型的医—机—患关系开始出现在医患关系范围中。有鉴于此，编者认为，从未来发展趋势看，医患关系已不可忽视人工智能医疗应用技术的存在。

（二）医患关系的特征

1. 共同利益性

医患关系在整个医疗关系中最重要的内容就是医疗服务环节。在整个医疗服务过程中，医患双方都具有明确的主体意识，在根本利益上保持高度的一致性：医方用尽自身的一切诊断能力与医疗技术确保患者的健康，患方希望通过医生的治疗和帮助战胜病魔、恢复健康。因此，尽管医患双方在交往过程中可能会存在形式的变化、内容的多样以及时间的不同，具体利益需求也会因此有一定的不同，但双方交往的根本利益是相同的。

2. 天然不对等性

由于医患双方存在一定的信息不对称，造成他们之间具有天然不对等关系。医方和患方不能够完全掌握对方所拥有的信息，并且有可能无法或不愿意向对方分享自己所掌握的部分内容，从而导致医患双方信息不对等。一方面，医生拥有多年医学专业知识学习和实践的经历，掌握着优势的信息，往往处于主导地位；患者面对专业性较强的医学知识知之甚少，始终处于不利或弱势地位，因此，医患双方信息处于不均衡状态。另一方面，患者与医生接触时可能会因为某些特殊原因具有隐瞒信息的倾向，例如向医生隐瞒自己过往病史或者对医疗服务的过高

---

[1] RONG G，MENDEZ A，ASSIE B，et al.Artificial intelligence in healthcare：review and prediction case studies[J].Engineering，2020，6（3）：291-301.

[2] 王远旭，刘梦伟.人工智能医疗背景下医患关系面临的伦理挑战及对策建议[J].中国医学伦理学，2022，35（7）：764-768，789.

期待等，导致医生对患者的症状、病情和治疗方法判断不准确，延误对患者的治疗，甚至因此威胁到医方自身的安全。

3. 不纯粹契约性

当患者走进诊室的那一刻，就已经把自己的健康和生命托付给了医生，这种托付隐含着患者对医生的高度信任；当医生接待患者开始为其提供医疗服务时，医患双方就形成了一种契约关系，这种契约关系本应该建立在平等、自愿的基础上，且双方当事人应当相互尊重、相互信任、诚实相待。然而，医患之间的契约关系不同于经济社会当中的合同关系，它仅仅是通过医患之间某个行为的达成而确定的，因此，这种契约关系是不纯粹的，并且由于医疗服务和结果的不确定性，它是具有较大风险性的契约关系[1]。

4. 深刻社会伦理性

医疗活动的对象是人，其目的是满足人的身体健康和生命质量的提高，医学本身是为了表达善，表达对生命的绝对尊重。一方面，医务人员承担着保护人民健康的重大使命，奋战在治病救人的第一线，充满人道主义精神，医生对患者的帮助充分体现出社会互助精神。另一方面，医务人员在救死扶伤之时必须严格遵守医学伦理的基本准则，将本行业的伦理规范作为自我约束的机制和社会评价的标准，自觉承担相应的义务。

二、医患关系模式与我国的医患关系

随着医学模式由生物医学模式向生物—心理—社会医学模式的转变，只强调技术性、忽视主体性的医患关系已不适应医学发展[2]。医学的发展不应该只是纯技术的发展，同时还应该是医学人文价值的发展。医患关系必须向以人为本复归，医生不能仅从生物学的角度考虑疾病诊疗的需要，还必须考虑患者的社会与心理特点，使患者得到应有的尊严。而医患关系模式与医疗服务模式也在随之变化。

---

[1] 郭宁月．伦理学视角下和谐医患关系的构建研究 [J]. 医学研究与教育，2015，32（5）：102-108.

[2] 郑文清，周宏菊．医学伦理学 [M]. 武汉：武汉大学出版社，2021.

（一）医患关系模式

1. 基本模式

目前广为人知的医患关系模式是美国学者萨斯和荷伦德根据医患双方在诊疗决策中的能动性大小提出的三种最具代表性的医患关系模式，即主动—被动型、指导—合作型及共同参与型[1]。

主动—被动型。这是一种具有悠久历史的医患关系模式，医生是完全主动的，病人是完全被动的，医生的权威性不会受到病人的怀疑，病人不会提出任何异议。这种模式在现代医学实践中普遍存在，例如外科、麻醉、抗菌等方面的治疗。这一模式特别适用于急诊治疗、病人严重创伤、大出血或休克昏迷。该模式相当于生活中父母与婴儿的关系。婴儿完全没有表达独立意志的可能性，一切都听命于父母。这种医患关系的要点和特征是“为病人做什么”。

指导—合作型。这是一种现代医疗实践中的医患关系模式。医患间存在相互作用，医生是主动的，病人也有一定的主动性。但医生仍然是权威的，医生的意见得到病人的尊重，不过病人可以提出疑问，可以寻求解释。病人因某些症状而痛苦，如急性感染，于是主动寻求医生的帮助，医生告诉病人做什么，并期望病人对指令性的治疗服从、合作。医生不喜欢病人提问题或表示异议或不履行应该接受的医嘱。在这种关系中，虽然病人有了一定的地位和主动性，但从总体上看，医患之间的权利义务是不平等的，该模式相当于生活中父母与少年或青少年的关系。少年有一定的理解力和主动性，但他们在各个方面远不如父母那样成熟、有力，因此，父母充当引导者，少年接受父母的引导。这种医患关系的要点和特征是“告诉病人做什么”。

共同参与型。这是医患关系的一种发展模式，在这一模式中，医生和病人有近乎相等的权力和地位。医生帮助病人治疗，改变了患者处于被动的地位。几乎所有的心理治疗均属于这种模式，大多数慢性病患者也适用这种模式，因为慢性病治疗措施主要是由病人完成。这种模式就参与者双方而言，比上述两种模式需要更为复杂的心理要求，因此，这一模式相当于成人与成人之间的关系。成年人都成熟了，都有决定权和主动性。这种医患关系的要点和特征是“帮助病人治疗”。

---

[1] SZASZT, HOLLENDERM A. Contribution to the philosophy of medicine: The basic models of the doctor-patient relationship[J]. Archives of Internal Medicine, 1956, 97(5): 585-592.

总体来说，从技术方面来看医生与病人的关系，乃是“专家”与“外行”的关系，医生拥有医学专业的知识和技能，病人是没有受过医学专业训练的外行，需要求助于医生的专门知识和技能[1]。可以说，这是上述三种医患关系模式的共同基础。在第三种类型中，医生与病人的专家与外行的差距缩小了，病人对自己的病况已有相当了解，因此，其独立性和主动性也就增强了，但他毕竟还不是医生，还需要医生进行检查（或开特殊检查的送诊单）、开具处方等，医生的帮助仍然重要。

2. 医患关系模式新形态

20 世纪 70 年代“人工智能”首次进入临床。此后，人工智能在医疗领域出现井喷式发展，其在辅助诊断、医学影像识别、健康管理、自然语言理解以及疾病监测等方面的表现令人瞩目。在我国，“人工智能”于 2017 年写入国务院工作报告，同年 7 月，国务院发布了《新一代人工智能发展规划》，提出了面向 2030 年我国新一代人工智能发展的战略部署，其中“医疗 + 人工智能”作为重点任务之一被提上日程，要大力推广应用人工智能治疗新模式新手段，建立快速精准的医疗人工智能体系。2018 年《关于促进“互联网 + 医疗健康”发展的意见》进一步提出促进人工智能与医疗健康融合发展的一系列政策措施[2]。人工智能的加入冲击了医生的主导地位，使得医生和患者之间的主从关系变成了由医生、人工智能和患者组成的三角关系。与此同时，传统的医患模式逐渐产生了新的变化，医疗人工智能使医方的内涵和范围有了延伸和扩展，可以发现，现有医患关系已逐渐演变成“医—机—患”的新型模式。

在此种模式下，医方与医疗人工智能之间既可能会出现“主导—应用支持”的关系，也有可能会出现“被动—决策依赖”的关系。在“主导—应用支持”关系中，医生可以通过人工智能技术对医学资源进行收集、挖掘和利用，做出更为科学的临床诊疗决策，为临床诊疗提供高准确率和高效率的帮助；医院也可以通过人工智能技术建立自己的智能医疗体系，例如，医院业务管理系统、电子病历系统、手术机器人、慢性病管理系统等[3]。这些均是将医疗人工智能作为一种应用支持技术为己所用，而医生自身的学术权威始终占据主导地位。而“被动—决

---

[1] 郑文清，周宏菊 . 医学伦理学 [M]. 武汉：武汉大学出版社，2021.

[2] 候雄，刘玉秀，钱蕾，等 . 医疗人工智能发展的伦理问题及疏解 [J]. 医学研究生学报，2019，32（10）：1080-1083.

[3] 谭璐，刘小红 .“人—机”医疗模式下的伦理学问题及应对策略 [J]. 中国医学伦理学，2019，32（9）：1127-1131.

策依赖”关系可能更多地出现在经验较浅的医生身上，通过长时间应用医疗人工智能技术可能会减少医务人员与患者直接接触的时间与机会，忽略医患间语言和肢体上的沟通，更加相信人工智能的角色和判断，进而导致医务人员实践能力的弱化，对医疗人工智能产生过度依赖。于患方而言，在此种模式下，医务人员与患者的接触点不可避免会变少，在诊疗过程中形成了“医—机—患”的间接联系，妨碍了患者希望医务人员深入了解自己的心理和社会支持等隐性需求。毋庸置疑，比起冰冷的机器人，患者更希望为自己提供诊疗服务的是更温暖的人类医护人员。

（二）我国现代医患关系的阶段划分

从我国的健康现代化角度来探讨和谐医患关系的构建，有必要回顾中华人民共和国成立后我国医患关系发展至今的情况，可以分为三个阶段。

1. 从 1949 年到改革开放前——医患关系整体和谐发展

1949 年，中华人民共和国成立。新生中国的卫生事业以全面卫生保健为核心，使每个人在事实上都进入了公费医疗体系当中，虽然每个人能够真正享受到的医疗服务水平普遍不高且有差距等，但与中华人民共和国成立前相比已经有了很大的进步，人们对医疗卫生保健服务的提供保持着较高的满意度[1]。此段时间，即便医疗能力和技术水平尚不发达，医患关系仍呈现出平稳发展状态，典型例子便是 20 世纪 50 年代诞生的“赤脚医生”制度体现出的医患关系状态。

1965 年，毛泽东主席指示“把医疗卫生的重点放到农村去”，极大地推动了农村合作医疗的推广，而合作医疗刚刚萌芽时，农村地区急需专业人才来实践这一制度，“赤脚医生”及时弥补了这一空缺。之所以称为“赤脚医生”，是因为他们是一些掌握基础医学知识和实践技能的农民，作为农村不脱产的卫生工作者，既要进行防病治病工作，还要进行卫生政策的宣传和农村卫生文化建设等工作。他们无论风雨、不分昼夜，只要有人求医，就会及时出现在患者面前。于是，那个身背药箱，头戴草帽，打着赤脚的“赤脚医生”形象在当时既形成了一道风景，更树立了一面旗帜，一直飘扬在为农村群众解决缺医少药的前沿阵地。由于赤脚医生良好的服务态度和清正廉洁的形象，他们受到了普遍的欢迎和尊重[2]。调研发现，在医疗环境相对艰苦的赤脚医生时期，虽然赤脚医生医技水平有限，但是

[1] 尹秀云 . 从历史演变看医患关系恶化的症结 [J]. 中国医学伦理学，2007，20（4）：54-59.

[2] 李德成 . 合作医疗与赤脚医生研究（1955—1983 年）[D]. 杭州：浙江大学，2007.

他们却以良好的服务态度和医疗作风赢得了村民们的认可，医患之间表现出平等性、相互性、可信性，形成了比较和谐的医患关系[1]。

这一阶段之所以能够形成如此和谐的医患关系，主要是因为：一方面，于医方而言缺少利益诱惑且注重医德，比如，赤脚医生不以看病人数的多少来发补贴。他们的工作目的大多是希望医术逐步提高，同时做一个受群众欢迎的医生，以得到大家的尊重和尊敬。在医德教育上要求赤脚医生要医心赤诚、医言亲切、医行端庄、医术求精、医风廉洁，要热心为群众服务，要学习白求恩“毫不利己、专门利人”的崇高思想品德，学习张思德“全心全意为人民服务”的精神等。另一方面，无论是在城市还是农村，医生和患者的关系基本上都是熟人社会关系，熟人社会环境促生平等关系，医生是本土本乡人，与病人有共同的语言、相同的地位，患者愿意主动与医生合作，主动参与医生的诊治活动，提供各种情况，帮助医生作出正确诊断。医生在诊疗过程中也能认真听取患者的意见，采取其中合理的部分，医患间有近似同等的权利和地位[2]。

2. 改革开放到 2009 年新医改前夕——医患关系出现紧张态势

随着改革开放的推进，我国医疗卫生领域的改革同步开展，医疗服务市场化开始试水。1988 年 5 月的《卫生部关于部属医院试行承包责任制的意见（试行）》、1989 年 11 月的《卫生部、财政部、人事部、国家物价局、国家税务局关于扩大医疗卫生服务有关问题的意见》都指出：“积极推行各种形式的承包责任制。……单位可以根据国家有关规定，自行管理、自主经营、自主支配财务收支，并决定本单位集体福利和奖励基金分配形式。”2000 年，中共中央、国务院《关于城镇医药卫生体制改革的指导意见》出台，明确提出了医疗卫生改革的具体目标首先是“建立适应社会主义市场经济要求的医药卫生体制”。然而，过度市场化的改革引发的争议也是巨大的，看病难和看病贵等社会问题逐渐凸显，红包现象等不良风气屡禁不止，反映了患者对医疗服务提供者的不信任，他们试图用红包来增强自己对医生的信任感，获得更多健康利益。

在医患关系领域，医疗服务场所的暴力事件屡有发生。部分患者甚至通过扰乱医疗场所的运行秩序，抑或直接对医务人员暴力相向，以维护自身的权益，或

[1] 梁立智，吕兆丰，王晓燕，等 . 赤脚医生时期北京村落医患关系内容及特点调查研究 [J]. 中国医学伦理学，2012，25（1）：50-53.

[2] 李德成 . 合作医疗与赤脚医生研究（1955—1983 年）[D]. 杭州：浙江大学，2007.

者发泄心中的怨恨与不满，从而导致医患关系恶化。1986 年 10 月 30 日，卫生部与公安部联合发布《关于维护医院秩序的联合通告》，规定："禁止任何人利用任何手段扰乱医院的医疗秩序，侵犯医务人员的人身安全，损坏国家财产。""患者要严格按照医嘱进行检查、治疗，不得在自己的要求未满足时寻衅滋事"。而医方为了避免卷入医疗纠纷甚至遭遇暴力伤害，开始采用过度或保守诊疗等策略来保护自己，被称为"防御性医疗行为"[1]。

一些研究认为，这段时间医患关系"一路下滑"的原因主要有：首先，中国开启了现代化和城市化的进程，传统的熟人关系格局被逐渐打破，人际关系主要体现为因职缘关系或趣缘关系联结在一起的类型，主导人际关系的是"陌生人伦理"[2]。医患关系同样也会受到这种社会变迁的影响。其次，医疗市场化改革引发了医疗机构的逐利意愿。医疗机构开始被国家逐步推向市场，变成自负盈亏的事业单位。面对如此大的转变，医院方面做出及时调整，对医疗费用进行上调，很多医院的药品费用价格昂贵[3]。医务人员因其对医疗服务机构的依附关系而被迫或自愿地与医疗机构宗旨保持一致，也出现了对利益的追求。医疗机构和医务人员对利益的追求重新诱发患者对医疗行为的不信任感，在早期医患关系中逐步建立起来的医生权威遭遇新的危机。最后，处于改革中的医药卫生体制尚没有建立完善的医疗保障制度。在医疗服务成本不断增加的情况下，大量缺乏医疗保障的社会弱势群体遭遇"因病致贫，因病返贫"的窘境。这使得医患之间的利益冲突急剧恶化，呈现一定的紧张态势。

3. 2009 年新医改至今——医患关系主流和谐，局部有待完善

2009 年 3 月，中共中央、国务院发布《关于深化医药卫生体制改革的意见》，我国开启了新一轮医药卫生体制改革（以下简称"新医改"）的征程。新医改旨在着力解决普遍存在的群众"看病难、看病贵"问题，落实医疗公共卫生事业的公益性质，实现人人享有基本医疗卫生服务的目标。新医改摒弃了空洞抽象地谈论看病难和看病贵的问题，其方案亮点纷呈，颇受民众拥戴。最关键的是新医改回归公益性，摒弃市场化[4]。并以此破题给出了诸多方略，如基本医疗卫生制度

---

[1] 姚泽麟．改革开放以来医疗服务的责任私人化与医患关系的恶化 [J]. 东南大学学报（哲学社会科学版），2017，19（1）：24-32.

[2] 陈默．医患关系发展的历史逻辑与共同体建构 [J]. 医学与社会，2020，33（12）：42-47.

[3] 宋田．社会转型背景下医患关系的变迁 [J]. 理论界，2010（5）：197-198.

[4] 黄斌．新医改视域下的医患关系研究 [D]. 南宁：广西医科大学，2010.

成为公共产品、医保覆盖全民缓解看病贵顽疾、统一提供基本公共卫生服务、建立基本药物制度遏制高药价、增设药事服务费、推行医药分开、管办分开、转变政府职能、医师多点执业改革破冰。这些方略处处彰显着医疗卫生作为公共产品的公益性。这些措施逐渐缓解了“看病难”“看病贵”问题，不断调整医患关系，为构建健康和谐医患关系奠定了重要基础。新医改为医药卫生事业发展及健康和谐医患关系的构建带来了蓬勃生机，美好前景令人振奋，但也是一项难度很大的社会系统工程，需要经过长期奋斗才能实现，这也意味着医患关系实现完全和谐还需要一个较长的过程。但从总体上看，当前我国医患关系和谐是主流。以我国的医疗损害案件的审判数量为例，2023 年，医疗损害责任纠纷案件总计 2219 件，比 2022 年减少了 2855 件，值得关注的是，案件数量自 2021 年以来，已连续三年出现大幅下降[1]；我国还陆续出台了《医疗纠纷预防和处理条例》《关于维护医疗秩序打击涉医违法犯罪专项行动方案》《关于依法惩处涉医违法犯罪维护正常医疗秩序的意见》《关于加强医疗纠纷人民调解工作的意见》等政策法规，为预防和化解医患纠纷提供了坚实保障。

局部医患不和谐的状况仍然存在。除逐利行为、不规范行为导致的医患冲突外，在当今社会，随着民众普遍的知识水平和综合素质的提升，大众对健康的重视程度越来越高，对身心健康的要求也越来越高，对自身疾病的认知越来越多，对自我权利的保护意识越来越强，一旦患方的自我认知和医方的诊疗结果出现偏差，就容易引发不同程度的误解甚至冲突。因此，在个别条件下，医患矛盾可能出现激化现象。

（三）当前医患关系存在的问题

从整体上看，当前我国医患关系的总体形势是好的。绝大多数医务人员能够遵循救死扶伤、治病救人的宗旨，尽职尽责地为患者服务，广大患者对医务人员的辛勤劳动也能够给予充分的肯定、信任、理解和尊重。但建构良性健康的医患关系，需要对以下问题予以关注。

1. 医患间信息不对称触发信任危机

医患间信息不对称主要体现在以下方面：一是绝大多数患者对自身疾病、疾病程度、疾病发展等无法清晰认知，对如何治疗、治疗效果怎样等无法准确判断；

[1] 刘敏 . 医疗损害纠纷情势渐变 [J]. 中国医院院长，2024，20（8）：27-29.

二是患者对医生的诊疗方案、诊疗意见无法做出选择，对医学的有限性和高风险性认识不足；三是对诊疗价格缺乏了解，虽然医院对价格进行了公开，但是患者对诊疗项目的必要性、高利润药品和器械等了解较少。信息的不对称会使医患双方互相埋下不信任的种子，医生对患者的不信任，表现为在诊疗过程中过多地依赖检查和检验，过分强调医疗风险的不可避免性，不是以患者权益为中心，而是以免除责任为行为依据；患者对医生的不信任，表现在公开主动参与医疗事务的积极性较差，但私下猜疑医方行为正当性的揣测较多。医患之间缺乏正向积极的沟通，但是在发生医疗纠纷之后，以缺乏相关的医学知识、势单力薄自居的患者，采用医闹和极端行为等形式的“变相协商”，要求医方满足其求偿愿望，加剧医患冲突[1]。

2. 优质医疗资源供应不均衡降低就医体验感

从根本上看，医患矛盾的本质就是患方医疗需求的日益增长与医方的医疗服务相对不能满足这种需求之间的矛盾[2]。随着医疗水平的进步，包括器械和技术在内的高端医疗资源大量涌向高层次医院，优质医疗资源大多集中在大城市的大型医院，资源分布并不均衡。基层医疗卫生体系发展不平衡、不充分问题依然突出，基层诊疗能力、服务水平、便捷性与人民群众需求相比还有很大的提升空间，需要下大力气补短板、强弱项。随着基层医疗体系不断完善和民营医疗资本的引入，就医难问题有所改善，但获得优质医疗资源依然困难。我国分级诊疗制度、医师多点执业制度虽已实施一段时间，但制度执行的效果尚不理想。患者为了享受优质医疗资源还是会涌向大医院，就诊过程往往是等候和检查花费数小时甚至一两天，最终与医生的交流仅短短几分钟，甚至都没有时间问清自己想要了解的疾病以及提出自己的诊疗建议。囿于精力和时间分配，医生也无法耐心地倾听患者对疾病的详细叙述，病患难以细致与医生沟通病情细节，更难以体会到来自医务工作者的人文关怀。部分医生“工厂式”出处方单，有时并不能针对病人具体病情调整治疗细节，部分病人需要数次往返医院才能得到明确诊断和治疗，就医过程令病人身心俱疲，这又会引起患者的不满情绪，降低就医体验感。

---

[1] 冯倩，冯磊，李珞畅 . 从医疗质量安全到患者安全：医疗风险治理的观念更新与政策优化 [J]. 中国全科医学，2019，22（31）：3805-3809.

[2] 徐志杰，王经杰，戚麟 . 现代医患关系的困境与发展趋势 [J]. 医学与社会，2016，29（4）：50-52.

3. 患者安全制度不健全降低医疗质量

2007 年《中国医疗质量与患者安全》报告中将患者安全阐述为患者在住院期间或者在医院驻留期间，免除由于医疗过程中和医院环境中发生医疗或非医疗的不可容许的风险，不使患者的机体、精神受损害乃至生命处于危险的状态，现阶段主要体现在避免和预防患者在接受医疗服务过程中受到任何损害[1]。患者安全制度主要是通过防止医疗系统中不安全的规程、操作从而使患者避免医疗过程中不必要的伤害，将与之相关的不必要伤害风险降低至可以接受的最低水平。完整的患者安全包括维护患者及家属的基本权利、提供安全可靠的医疗设备、减少患者医疗过程中的风险[2]。所以，患者安全保障既涵盖了医疗技术风险因素可能会导致的患者安全问题，同时也包括非医疗技术风险因素可能导致的患者安全问题。当前，我国相关法律、规章和制度不健全，部分医护人员有关患者安全的知识、患者安全意识和责任心不够强，导致医疗事故或差错时有发生；对高新技术及新材料的临床应用缺乏有效的规范化管理和准入制度，存在着不合理用药等方面可能对患者安全造成损害；没有形成医疗安全文化的氛围，医院管理者和医护人员对医疗安全文化理念缺乏足够的认识，自愿报告不良事件的行为还比较鲜见[3]。患者安全制度的不健全影响了医疗质量的提升，容易引发医患纠纷。

4. 医疗人工智能给医患关系带来的风险和挑战

人工智能应用给医患关系带来的风险和挑战主要包括以下 4 个方面。

首先，医务人员的主体地位受到影响。人工智能具有深度学习和进化的特征，因此从发展趋势看，人工智能的主体资格将来很可能在一定程度上对医务人员的主体地位产生威胁。在实践应用中已经出现了医生对人工智能技术依赖的现象。“维也纳医科大学皮肤科探究了医师如何采纳人工智能系统提供的诊断建议，得到如下结论：经验越少的医师越容易相信人工智能诊断结果而非医师的诊断（即使医师的诊断是正确的）；专家在信心充分时不易根据人工智能结果改变自己的判断；不同经验水平的医师在缺乏信心时均易接受人工智能的诊断建议；若医师过度依赖人工智能系统的诊断结果，可能导致因人工智能系统的误诊而改变自己

[1] 曹荣桂．中国医疗质量与患者安全 [J]. 中国医院，2007，11（11）：1-4.

[2] 赵宁志，宁兰文，曾学云，等．建立安全管理机制落实患者安全目标 [J]. 江苏卫生事业管理，2013，24（3）：46-47.

[3] 同注释 [1]。

正确判断的结果。”[1]

其次，医疗责任认定受到冲击。如果人工智能医疗服务设备在手术过程中出现机器断电、机器故障、错误操作、判断失误等严重问题，可能导致人类受伤或死亡，一旦发生此类事件，谁来为患者负责？是做手术的机器人、设计人工智能的研究人员，还是使用人工智能进行辅助治疗和诊断的相关医护人员？我国人工智能医学应用越来越多，但是我国《民法典》中尚无对人工智能医学应用的侵权责任的明确界定[2]。

再次，医患间的交流可能被削弱。一方面，随着人工智能在医疗领域的广泛使用，医务人员可以通过智能系统看到患者的电子健康记录和数据反馈，这可能会减少医患交流的时间和机会，难以通过对心理和态度变化等主观情绪的解析，深入了解患者病情及心理变化。另一方面，患者可能会花更多的时间与医疗人工智能进行沟通，发布指令，这种冰冷的去情感化的医疗模式减少了医务人员对患者在情感上的分忧和共情的关怀，使医患关系失去了原本的人文特性[3]。

最后，患者隐私有可能受到侵犯。患者的个人隐私在治疗过程中均会储存于智能医疗系统中，在很大程度上存在泄露风险。一旦被医护员工或商业公司用于商业牟利，则患者本身安全及就业权利等将受到损害。

5. 全社会尚未能协同参与构建和谐医患关系

构建和谐医患关系需要全社会的参与。当我们对近年来社会上发生的一些医患纠纷进行解析时，不难发现：这些事件背后不仅仅是单纯的医患间的问题，而且是较为复杂的社会问题。比如媒体的不当炒作行为。为了在新闻中获得经济效益以赚取舆情“红利”，媒体需要通过独家新闻吸引受众，然后将受众的注意力售卖给广告商从中获取利益。一些网络媒体为博关注，或先于法律判决对医患事件过度解读；或强调冲突性，将新闻进行戏剧化处理；或情绪化叙事、渲染故事情节；或制造舆论爆点，激化医患矛盾等[4]。2016 年刘永伟“右肾失踪”事件以及 2016 年山东潍坊的产妇“纱布门”事件均属典型案例。政府部门、社会组织、

---

[1] 陶林 . 论医学人工智能的运用、伦理风险与规制 [J]. 青岛科技大学学报（社会科学版），2022，38（2）：63-69.

[2] 王姗姗，翟晓梅 . 人工智能医学应用的伦理问题 [J]. 中国医学伦理学，2019，32（8）：972-976.

[3] 同注释 [1]。

[4] 郑靖雯 . 医患事件的网络舆情演变研究 [D]. 长春：长春理工大学，2019.

医疗机构、患者自身均有必要为和谐医患关系的构建协同发力。

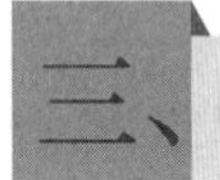

三、健康现代化背景下和谐医患关系的构建路径

和谐医患关系是实现健康中国的重要基础。2017 年政府工作报告指出：“推进健康中国建设，保护和调动医务人员积极性，构建和谐医患关系。”[1] 当前，应在健康现代化背景下进一步构建和谐医患关系，以此提升医疗服务质量，推动健康中国建设。

（一）降低信息不对称，重塑医患信任

在构建和谐医患关系时，要在全社会范围加强基本医疗知识和信息的普及，提高患者实现自我健康管理和科学就医的意识和能力，逐渐降低医患间的信息不对称，进而为有效缓和医患紧张关系提供一定保障。医生应主动了解和倾听患者的心声，明确患者的心理诉求与医疗期望，拉近医生与患者的心理距离，患者要主动向医生反映自身诉求与疾病信息，缩小自身与医生的沟通差距，不断建立高效的话语沟通体系，提升医患之间的信任度[2]。尤其是当患者面临大病、重病时，要不断建立医生与患者的话语沟通体系，逐渐减少信息不对称程度，进而有效缓和医患紧张关系。政府要建立健全有效的医患协调机制，如行政调解、监督、医疗纠纷调解机制等，将医患信任从初始信任转向持续性信任，同时对已经受损的医患关系进行信任重构，进而不断重建医患双方的合作信心，为最终构建和谐医患关系奠定坚实基础。

（二）推动优质医疗资源下沉，改善群众就医需求

2023 年 3 月，中共中央办公厅、国务院办公厅印发《关于进一步完善医疗卫生服务体系的意见》，要求促进优质医疗资源扩容和区域均衡布局，建设中国特

---

[1] 李克强 .2017 年政府工作报告 [M]. 北京：人民出版社，2017.

[2] 李超然，刘举胜，宋美，等 . 演化博弈视角下的医患关系分析及对策研究 [J]. 复杂系统与复杂性科学，2022，19（3）：44-45.

色优质高效的医疗卫生服务体系，不断增强人民群众获得感、幸福感、安全感。依据 2024 年 4 月 28 日《关于进一步健全机制推动城市医疗资源向县级医院和城乡基层下沉的通知》要求，应进一步提高县级医院和城乡基层医疗卫生机构服务能力，更好地满足人民群众看病就医需求。

首先，要深化城市医院支援县级医院工作。按照“统筹布局、分区包片”的原则，确定省内支援关系，国家和省级区域医疗中心要充分发挥辐射带动作用，积极开展支援工作。在深入推进三级医院对口帮扶县级医院、医疗人才“组团式”支援帮扶等工作的基础上，采取“一对一”为主，“一对多”为辅的形式进行支援帮扶。通过城市医院的帮扶，县级医院要不断提高医院管理水平，优化管理架构，完善管理规章制度，制定中长期发展规划，健全绩效评价与薪酬分配体系，提高医院管理科学化、信息化、规范化、精细化水平；要不断提升服务能力，制定临床专科发展规划，进一步健全诊疗科目，加强县域常见病、多发病诊疗能力，急危重症患者抢救能力和传染病防控等公共卫生服务能力；要加快培养专业人才梯队，通过城市医院师带徒、跟岗、住院医师规范化培训等形式，为县级医院培育一批骨干人才；要完善畅通双向转诊机制，畅通城市医院和县级医院之间的转诊通道，确保及时转运救治急危重症患者。

其次，要组织城市医院支援社区卫生服务中心。市级及以上地方卫生健康行政部门、中医药主管部门、疾控主管部门以网格化布局的紧密型城市医疗集团和专科联盟为载体；安排城市二级及以上医院选派医务人员支援社区卫生服务中心。开展巡诊带教培训，通过集中授课、教学查房、病例讨论等方式带动提升能力水平。引导城市医院的全科医师通过多机构执业方式到社区卫生服务中心提供家庭医生签约服务。在支援重点工作上：一是推进资源下沉共享。通过建立常态化联合门诊、联合病房、专家工作室等方式，促进人才、技术、服务可持续下沉共享，引导三级医院普通门诊患者选择基层首诊。结合社区卫生服务能力基础和群众需求，推动城市医院医疗适宜技术向基层下沉，加强基层常见病、多发病相关特色科室建设。二是建立联系机制。城市二级及以上医院要积极开展面向社区卫生服务中心及辖区居民的远程医疗服务和互联网诊疗服务，畅通双向转诊渠道。要根据社区居民的就诊需求，将门诊号源和住院床位向社区卫生服务中心下沉。三是支持家庭医生签约服务。支持城市二级及以上医院医师通过对口支援、多机构执业、购买服务等形式，以社区卫生服务中心为平台开展签约服务。

再次，要部署县级以上医院支援乡镇卫生院和村卫生室。市级及以上地方卫生健康行政部门、中医药主管部门、疾控主管部门以紧密型县域医共体建设为载体，组织城市二级医院和县级医院支援乡镇卫生院。分梯次对乡镇卫生院进行支援帮扶。在支援帮扶重点工作上：一是加强人员派驻。对医疗服务需求较大的行政村，乡镇卫生院应根据医疗需求增强派驻力量，增加服务时长。二是创新联合工作模式。乡镇卫生院与上级支援医院、村卫生室建立纵向贯通的协同工作机制，通过远程医疗、互联网诊疗等，提高基层医疗卫生机构日常疾病诊疗水平，对于病情可能转重的患者，及时识别转诊。三是支持基层全科医学科和特色科室建设。加强乡镇卫生院全科医学科以及常见病、多发病相关特色科室建设，县级综合医院加强县域内乡镇卫生院全科医生以及相关人员培训，建立全科医生定期轮岗交流机制。

最后，要开展县乡村巡回医疗。由城市三级医院到县、乡定期开展巡回医疗，县（区）级医院到乡、村定期开展巡回医疗，乡镇卫生院负责村级巡诊服务，增加对农村居民基本医疗卫生服务供给。可开展疾病诊疗、健康宣教等服务，提高当地医务人员疾病规范化诊疗意识和临床技术水平。开展包括对常见病、多发病的中西医诊疗服务、基本公共卫生服务等村级巡诊服务。

（三）完善患者安全制度，提升医疗质量

2023 年 9 月 27 日《国家卫生健康委办公厅关于印发患者安全专项行动方案（2023—2025 年）的通知》要求，应做到进一步健全患者安全管理体系，完善制度建设，畅通工作机制，及时消除医疗过程中以及医院环境中的各类风险，尽可能减少患者在医院期间受到不必要的伤害，保障患者安全。

首先，要确保医疗服务要素安全。一是应加强药品耗材安全管理。要加强药品耗材采购、储存、调配、使用全程管理，及时清理过期药品耗材。严格防止假冒伪劣、过期药品耗材流入临床，及时清除超使用寿命、性能不达标的耗材。二是排查医疗设备设施安全隐患。对本机构使用的医疗设备设施进行全面排查，及时发现异常情况并予以有效干预。对事关生命安全的重点领域进行事前审查、事后检测、定期巡检，防止出现因设备设施失检、失修导致的安全问题。三是规范医务人员管理。加强医务人员规范管理，明晰各个岗位职责，压实科主任、护士长、医疗团队负责人、值班人员等关键岗位人员的医疗安全责任，做好风险把控。

其次，要保障医疗服务过程安全。一是应强化检查检验安全管理。严格把握各类检查检验项目的适应证、禁忌证，全过程关注患者检查、检验状态，及时发

现并处理意外情况。二是应严格强化诊疗行为安全管理。在各项诊疗服务过程中，严格把握禁忌证和适应证，严格执行查对制度，防止诊疗对象、部位、措施发生错误。积极开展用药全过程管理，防止发生药物使用禁忌、配伍禁忌、药物渗漏等情况。三是落实患者日常安全管理。严格落实医疗质量安全核心制度，加强住院患者评估观察，关注患者精神心理状态，及时发现患者病情变化并予以处理。加强门（急）诊候诊患者管理，建立识别高危患者并予以优先接诊的措施。四是提高急诊急救能力。建立医疗安全应急响应机制，制定应对群死群伤、突发传染病等突发公共卫生事件的预案并加强演练。五是保障诊疗信息安全。提高对信息安全的重视程度，防止数据泄露、毁损、丢失，严禁任何人擅自向他人或其他机构提供患者诊疗信息。

再次，要优化患者安全管理机制。一是健全常态化管理体系。进一步建立健全患者安全管理相关组织架构，明确部门及其岗位职责，建立工作制度，完善工作流程并严格落实。探索建立长效数据动态监测平台，合理应用质量管理工具，开展回顾性分析、横断面监测、前瞻性预警，及时识别风险，及早干预，减少不良事件发生。同时，加强医院投诉管理，建立患者诉求快速响应机制，强化投诉信息闭环管理，实现“一个诉求解决一类问题”。二是完善不良事件报告处理机制。按照医疗质量（安全）不良事件（以下简称“不良事件”）分类标准，向国家医疗质量安全不良事件报告与学习平台上报不良事件信息。加强强制上报类事件管理，倡导主动上报与积极处置并重的处理模式，形成非惩罚性报告机制和激励机制。鼓励医疗机构建立机构内部不良事件信息报告平台，重点关注医疗质量隐患问题或未造成严重不良后果的负性事件，对不良事件反映出的安全隐患重点整改，采取有针对性的措施预防不良事件的发生。三是提升全员安全意识。围绕相关法律法规、医疗质量安全核心制度、年度国家医疗质量安全改进目标、质量管理工具等内容，建立患者安全培训课程。按年度制定医院患者安全管理培训计划，实施以提升患者安全为核心的全员教育培训，加强对非医务人员和第三方服务人员的培训，特别是加强对直接服务于患者的后勤人员、护理员的培训。在每年世界患者安全日前后组织开展患者安全集中宣传活动，不断提升全员安全意识与管理水平。四是构建良好患者安全文化。充分发挥文化建设在患者安全管理工作中的导向作用。将构建患者安全文化纳入医院发展建设总体目标，统筹规划，营造人人重视安全，人人落实安全，主动报告，有效沟通，从错误中学习的非惩罚性患者安全管理文化氛围，引导全员积极参与患者安全管理。积极开展覆盖患者诊疗全过程的健康教育，引导患者及家属参与患者安全管理，探索为患方提供不良事件上报途径。

最后，完善患者安全的制度体系。一是应完善与患者安全相关的政策法规和行业准则。患者安全立法需从国家层面总体规划，构建“政府主导、社会协调、公众参与”的患者安全工作格局，健全患者安全相关管理制度体系，制定切实可行的方案和措施。国务院应制定患者安全专门的行政法规，比如《患者安全法规》，将患者安全相关的法律法规统一整合。此外，加强伦理委员会的监督功能，在日常考核中增加对医师或医疗机构伦理的考察机制。二是设立医师道歉制度。医疗事故发生后，受害者不仅经济利益受到损害，精神层面同样也受到伤害，但是我国似乎多把金钱赔偿当作救济手段，而作为受害者及其家属大多数的主张不仅仅是为了钱，也需要情感慰藉。我国应借鉴美国医师道歉制度，让医生敢于道歉和披露过失，从医疗差错中汲取经验，更好地保障患者安全。三是设立患者安全组织和患者安全数据库。患者安全的法定职能应包括：患者安全组织应独立、自主地履行其职能；向公众普及基本的健康知识，告知患者享有的权利和如何落实权利；代表患者参与制定有关患者权益的法律法规、规章及强制性标准，更好地平衡各方主体间的利益；参与有关部门对医疗服务和质量的监督、检查；就有关患者合法权益的问题，向有关部门反映、查询、提出建议；当医患纠纷发生时，为患者提供各式处理途径，包括与医疗机构调解协商、委托具备资格的鉴定人鉴定和支持患者提起诉讼，低费用或免费为患者提供帮助；对损害患者合法权益的行为，应通过大众传媒予以揭露和批评；为患者提供心理咨询服务。在此基础上，我国应借助信息化的发展，建立患者安全数据库[1]。患者安全数据库应由患者安全组织负责，对数据进行分析，医院、政府、组织三者信息共享。数据主要来源于医疗机构对医疗差错的上报，每年患者安全组织应制作一份年度报告，向卫生健康委、医疗机构及公众公布。

（四）规制伦理风险，保障“医—机—患”模式和谐开展

时代的发展使人工智能应用于医疗成为不可阻挡的时代洪流，我们应减少对

---

[1] 冯倩，冯磊，李珞畅．从医疗质量安全到患者安全：医疗风险治理的观念更新与政策优化 [J]. 中国全科医学，2019，22（31）：3805-3809.

人工智能的抵触，致力于出台相应的保障措施，促进“医—机—患”模式和谐开展。

首先，应成立专门的伦理组织进行相关伦理认定。目前，欧盟、德国、新加坡等相继成立了人工智能伦理委员会，对人工智能的伦理风险问题进行审查。“为了确保安全，设立委员会来审查资源和评估项目至关重要。”[1]可借鉴国外经验，建立全国和全省统一的伦理审查委员会。伦理审查委员会组成人员包含相关学科学者、政府部门官员、相关企业代表、相关社会组织成员。伦理审查委员会针对医学人工智能涉及的各种风险难题，如决策算法、就业、隐私侵犯、责任认定、创新原则等重大问题进行定期论证，通过加强与相关社会组织、各类学科专家学者的对话与协商寻找协同治理的最佳方案。

其次，明确医务人员主体地位。人工智能的介入，使得医生在医患关系中的主体地位受到威胁。从马克思主义的科技哲学思想来看，人与机器的关系应该是辩证统一的，机器的发明和使用是为人类造福，机器是工具，人才是目的；从医学技术自身看，治理诊断患者不仅需要专业的医学知识积累，还需要长期的临床实践，医生和护士的医疗技术不仅仅是显性知识，还包括隐性知识，医学人工智能只能是医生或者护士的助手[2]。所以，在“医—机—患”模式中要明确医务人员的主体地位，医务人员应不断增强自身的实践能力，避免对人工智能的过度依赖。一方面，医务人员可以在临床实践中通过分享人工智能算法有效性的证据与患者进行交流，掌握人工智能算法的使用，强化自己的实践技能，丰富临床工作经验；另一方面，医务人员要认识到，在人工智能面前，医务人员是人工智能的使用者，而不是人工智能的替代者，坚持自身在医患关系中的主体性。

最后，持续加强对患者的人文关怀。在医疗人工智能的应用过程中，医务人员可通过干预和让患者参与共享决策，从而加强对患者的人文关怀。比如，临床医生通过向患者解释人工智能的算法和训练，预测并告知患者输出结果对患者的特定价值，引导患者在有人工智能参与诊疗的情况下做出符合其目标和价值观的决策[3]。医务人员在患者的治疗过程中，不仅要关心患者的临床表现，也要关心患者的心理变化，及时对患者进行心理疏导，减少患者的负面情绪，增强患者对

---

[1] 崔伟奇，程倩春．论科技研究伦理政策建设的价值基础 [J]. 自然辩证法研究，2019，35（12）：45-51.

[2] 陶林．论医学人工智能的运用、伦理风险与规制 [J]. 青岛科技大学学报（社会科学版），2022，38（2）：63-69.

[3] 王远旭，刘梦伟．人工智能医疗背景下医患关系面临的伦理挑战及对策建议 [J]. 中国医学伦理学，2022，35（7）：764-768，789.

医务人员的信任度，巩固医务人员在患者心中的主体地位。

（五）全社会全员协同发力，改善医患关系

首先，政府应肩负起监督职能，加强对医疗卫生行业的有效监管，在规范医疗行为、净化医疗卫生事业方面发挥主导作用[1]。同时在如今复杂多变的市场环境中，对于管理手段的应用也应采取更多元的监督手段，兼顾部门间联动协调，做好数据的信息化监控，有效约束医疗机构，通过外部力量加强患者的信任度和信心，促进医患间良性互动。

其次，社会力量应积极参与，促进调解、仲裁、诉讼等各类纠纷化解方式的联动，加强人民调解、行政调解、司法调解的衔接，强化行政、经济、法律、教育等各种手段的综合运用，建立联席会议、联络员、联动调解和共同检查考核等制度，切实提高保调对接、诉调对接、访调对接等协同化解水平[2]。完善专家学者、律师、心理学家、公证员、鉴定员、志愿者等第三方参与化解机制，形成诉讼、非诉讼、保险和信访等平台既独立运作又互通融合的一体化工作格局。

再次，医务人员必须坚持依法行医，严格执行诊疗常规、操作规范，确保医疗质量不断提高；要加强服务水平和技能的再培训，提高服务标准，优化服务流程；要加强医德医风建设，坚持合理用药、合理检查、合理收费；要加强基础设施建设和信息建设，为患者创造舒适、方便、快捷的就医环境，提高患者就医舒适度。

最后，患者应当以积极合作的态度参与诊疗过程。在医院的诊疗中，医生是通过对患者的详细检查和医学判断进行治疗的，具有专业性，如果患者仅凭个人经验、网络检索和片面解读就去质疑甚至否定医生的诊断，不配合医生的治疗，那么很可能达不到就医的效果。所以，患者应努力做到充分信任、理性沟通、积极遵医、共同担责，加强医患之间互动合作。

（胡颖）

---

[1] 韦雯漪．构建和谐医患关系提升公共卫生治理能力现代化》[J]. 现代医院，2016，16（9）：1324-1326.

[2] 徐永伟．医患纠纷多元化解创新研究 [J]. 中国卫生法制，2020，28（2）：84-87.

公共卫生应急管理体系

新冠疫情是中华人民共和国成立以来在我国传播速度最快、感染范围最广、防控难度最大的公共卫生事件。2020 年，全国两会期间，习近平总书记参加湖北代表团审议时，用“事关国家安全和发展，事关社会政治大局稳定”两个“事关”点明防范化解重大疫情和突发公共卫生风险的重要性，并就完善公共卫生体系提出了“整体谋划、系统重塑、全面提升”的 12 字总体要求[1]。经此一“疫”，我们愈发意识到：健全国家公共卫生应急管理体系，有效预防、控制、化解、消除重大急性传染病等公共卫生事件，是切实履行法定职责的必然要求，是巩固完善国家应急管理体系的基础工程，意义重大，任务艰巨。

党的二十大报告指出：创新医防协同、医防融合机制，健全公共卫生体系，提高重大疫情早发现能力，加强重大疫情防控救治体系和应急能力建设，有效遏制重大传染性疾病传播。[2] 可见，在推进健康中国的建设进程中，应对重大突发疫

[1] 习近平 . 习近平在参加湖北代表团审议时强调：整体谋划系统重塑全面提升织牢织密公共卫生防护网 [N]. 人民日报，2020-05-25（1）.

[2] 习近平 . 高举中国特色社会主义伟大旗帜为全面建设社会主义现代化国家而团结奋斗：在中国共产党第二十次全国代表大会上的报告 [N]. 人民日报，2022-10-26（1）.

情事件的公共卫生应急管理体系建设意义重大。下面，编者从我国公共卫生应急管理体系现有状况及存在的问题出发，借鉴国外相关经验和模式，进一步探寻在新时代加强公共卫生应急管理体系建设的基本路径。

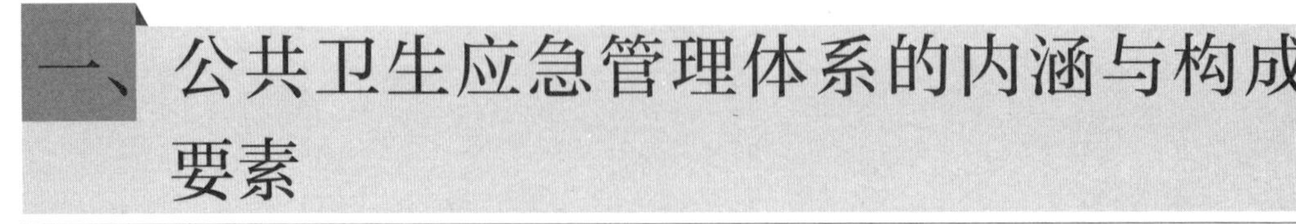

一、公共卫生应急管理体系的内涵与构成要素

（一）公共卫生的内涵

公共卫生是指由政府、社会或社区采取的旨在通过改善社会条件来促进人群健康，预防和控制疾病在人群中流行的干预措施。这一定义包括三个基本要点：一是公共卫生的工作不是直接去治疗疾病，而是去改善影响健康的社会条件；二是意味着政府和社区等集体对人民的健康负有不可推卸的责任；三是其工作方法与临床医学迥然不同，重在预防。提出公共卫生的口号应该是“我们拯救的生命加在一起可能包括你自己的”[1]。公共卫生作为一项社会公共事业，其使命在于：预防疾病的发生和传播；保护环境免受破坏；预防意外伤害；促进和鼓励健康行为；对灾难做出应急反应，并帮助社会从灾难中恢复；保证卫生服务的有效性和可及性。其职能在于：监测、评价和分析卫生状况；实施对公众健康有危险和威胁的公共卫生控制；健康促进；社会公众对卫生的参与，加强公共卫生立法和执法能力；评估和促进公平地获得必要的卫生服务；公共卫生人力资源的开发和培训；保障个体和群体卫生服务的质量：公共卫生研究；减轻突发事件和灾难对健康的影响[2]。

在新时代的今天，公共卫生的内涵和外延开始变得更加广泛。公共卫生的各种宽泛界定主要来自权威学者的理论和较为著名的卫生机构和卫生组织的报告。公共卫生的宽泛界定既关注“上游问题”，即疾病在不同人群中发生的条件，也关注“响应紧急卫生需求的手段”这样的“下游问题”。世界卫生组织将公共卫

---

[1] 邱仁宗．建设公共卫生体系及防控疫病大流行中的伦理问题 [J]. 决策与信息，2021（2）：10-12.

[2] 齐俊斌．医学伦理学 [M]. 北京：人民出版社，2018.

生定义为："旨在为人们提供健康生存的条件的活动，关注人群，而非单个患者或单种疾病。"[1]关于公共卫生是什么的问题有多种说法，涵盖了疾病的预防、医疗与护理服务、影响健康的社会性因素等内容。涉及的行动主体包括个人、社区、社会组织、政府以及企业。所期待达到的目标也是多元化的，包括疾病的预防与控制、营造清洁的生存环境、积极对抗影响健康的不利社会因素、提高群体的健康水平等。可见，对公共卫生的宽泛界定必然包含来自全社会的行为主体、实践与路径，而不再局限于某个政府部门或行政机构的工作，也不限于某一领域人员的相关实践。

（二）应急管理体系的内涵

目前，尽管应急管理体系作为一个正式概念已经提出并在很大范围内被使用，但我国理论界和实务部门尚未对其进行科学权威的界定，已有的为数不多的定义对应急管理体系的内涵与外延的认识也不完全一致。官方文件以及权威会议对应急管理体系的相关表述也不尽相同。例如，党的十九届三中全会审议通过的《中共中央关于深化党和国家机构改革的决定》表述为："构建统一领导、权责一致、权威高效的国家应急能力体系"；《深化党和国家机构改革方案》的表述是："健全公共安全体系……推动形成统一指挥、专常兼备、反应灵敏、上下联动、平战结合的中国特色应急管理体制。"党的十九届四中全会审议通过的《中共中央关于坚持和完善中国特色社会主义制度推进国家治理体系和治理能力现代化若干重大问题的决定》表述为："构建统一指挥、专常兼备、反应灵敏、上下联动的应急管理体制，优化国家应急管理能力体系建设。"在 2020 年 2 月 3 日召开的中共中央政治局常委会会议上，习近平总书记强调："要针对这次疫情应对中暴露出来的短板和不足，健全国家应急管理体系，提高处理急难险重任务能力。"[2]而在 2020 年 4 月 29 日召开的中共中央政治局常委会会议则表述为"加强公共卫生等应急体系建设"[3]。表述虽然不同，但其内涵仍有一致性，均可统一理解为是与"应急管理体系"一致的含义，即在应急管理活动中，具有一定功能的、相

[1] 刘淑婧."公共卫生"的定义分析及其伦理内涵 [J]. 医学与哲学，2023，44（2）：6-10，68.

[2] 习近平. 在中央政治局常委会会议研究应对新型冠状病毒肺炎疫情工作时的讲话 [J]. 求是，2020（4）：4-12.

[3] 钟开斌. 螺旋式上升："国家应急管理体系"概念的演变与发展 [J]. 中国行政管理，2021（5）：122-129.

互间具有有机联系的许多要素或构成部分共同组成的一个整体。基于此，本文借鉴学界共识，将应急管理体系界定为与突发事件应对相关的领导体制、价值目标、制度规范、资源保障、技术方法、运行环境等若干要素相互联系、相互制约而构成的一个整体。

（三）公共卫生应急管理体系的分类

《中华人民共和国突发事件应对法》把突发事件分为自然灾害、事故灾难、公共卫生事件、社会安全事件四大类。根据不同标准，国家应急管理体系包括不同的组成部分。从管理对象来看，包括自然灾害应急管理体系、事故灾难应急管理体系、突发公共卫生事件应急管理体系、社会安全事件应急管理体系；从管理层级来看，包括中央应急管理体系、地方应急管理体系和基层应急管理体系；从管理阶段来看，包括预防与应急准备体系、监测与预警体系、应急处置与救援体系、事后恢复与重建体系[1]。借鉴上述分类的思路，从管理阶段来分类，公共卫生应急管理体系包括公共卫生事件预防与应急准备体系、应急监测与预警体系、应急处置与救援体系、事后恢复与重建体系，从管理层级来看，公共卫生应急管理包括中央公共卫生应急管理体系、地方公共卫生应急管理体系和基层公共卫生应急管理体系。

二、公共卫生应急管理体系的发展历程及构成内容

（一）公共卫生应急管理体系的发展历程

恩格斯说过："没有哪一次巨大的历史灾难不是以历史的进步为补偿的。"[2]突发公共卫生事件会给人类造成巨大的损失，但同时也带给我们重新反思和审视公共卫生应急管理体系的机遇。在历次疫情冲击下，中国现代公共卫生治理机制

[1] 钟开斌．国家应急管理体系：框架构建、演进历程与完善策略 [J]. 改革，2020（6）：5-18.

[2] 恩格斯．马克思恩格斯全集：第 39 卷 [M]. 北京：人民出版社，1974.

建设行稳致远、日臻完善。与此同时，面对人民群众更高的卫生防疫要求和现实中更加复杂的公共卫生事件，中国公共卫生治理机制的建设正从初建、发展逐渐进入到强力补短板、努力缩差距、竭力降损失的新历史阶段[1]。

1. 机制初建

1989 年 2 月，《中华人民共和国传染病防治法》正式颁布实施，自此实现了中国公共卫生治理领域（特别是重大疫情应对方面）的有法可依。1992 年，卫生部下发《全国卫生防疫工作规范（试行）》，提出了促进卫生防疫工作的科学化和规范化建设要求。同年 2 月，卫生防疫司组织制定了卫生防疫站等级评审标准。1997 年，上海市在全国率先对全市各类防疫站（所）进行合并调整，成为全国首个建立省级疾控中心和卫生监督所的城市，间接推动全国公共卫生治理机制建设向纵深发展。2001 年 4 月，卫生部发布《关于疾病预防控制体制改革的指导意见》，为 21 世纪初中国公共卫生领域改革提出了具体目标和任务。2002 年 1 月，中国预防医学科学院更名为中国疾病预防控制中心，此后各地纷纷建立地方疾控中心。由此，各级疾控中心主导下的现代疾控体制基本形成，我国逐渐形成了科学化与规范化的公共卫生治理机制，其建设也进入了新的历史阶段[2]。

2. 快速发展

2002 年的 SARS 疫情充分暴露了我国在公共卫生应急管理方面存在的漏洞和不足，这也促使国家有关部门重新审视原有公共卫生治理机制，并着手对其进行了新一轮调整和完善。抗击非典后期，我国紧急颁布并实施了《突发公共卫生事件应急条例》，在应急启动机制、信息报告制度、物资调拨等方面的规定，标志着我国突发公共卫生事件应急管理迈入有法可依的新阶段。非典疫情结束后，国家聚焦于完善我国应对突发公共卫生事件的法律保障。2004 年颁布实施了《中华人民共和国传染病防治法》，将传染病分类管理，并明确传染病的疫情上报、疫情防控及疫情监督等责任主体相关义务。此后，国务院于 2006 年密集出台了《国家突发公共事件总体应急预案》《国家突发公共卫生事件应急预案》《国家突发公共事件医疗卫生救援应急预案》《国家突发重大动物疫情应急预案》四大公共卫生领域专项应急预案，以提高我国突发公共卫生事件应急管理能力。SARS 疫

[1] 马金华，张皓宇，林源 . 近代以来疫病冲击下中国公共卫生治理机制的历史演进与现实启示 [J]. 山东财经大学学报，2021，33（2）：23-34.

[2] 同注释 [1]。

情后，我国的公共卫生治理机制建立起以“一案三制”（应急预案、应急管理体制、机制和法制）为核心的应急管理体系。并于 2007 年 11 月 1 日实施了《中华人民共和国突发事件应对法》，将突发公共卫生事件划分为四个响应等级。2016 年国家卫生健康委员会首次提出兼顾卫生应急能力建设、传染病防治、紧急医学救援的“一体两翼”发展思路[1]，并据此出台了“两个规划”（《突发急性传染病防治“十三五”规划（2016—2020 年）》《突发事件紧急医学救援“十三五”规划（2016—2020 年）》）和“指导意见”（《关于加强卫生应急工作规范化建设的指导意见》）。相关制度的不断完善推动了应急管理水平和事件处置能力的持续提升。

3. 健全完善

历时 3 年多的新冠疫情促进了我国公共卫生应急管理体系的进一步健全完善。国家卫生健康委于 2023 年 12 月 8 日印发了《突发事件医疗应急工作管理办法（试行）》，文件明确指出要按照“人民至上、生命至上、报告及时、快速处置、分级响应、平急结合”的原则，针对需要采取应急处置措施予以应对的自然灾害、事故灾难、公共卫生事件和社会安全事件，以高度负责的精神，做到早发现、早报告、早处置，拓宽信息渠道，及时、准确、全面报告突发事件信息，有力、有序、有效地开展医疗应急工作[2]。第十四届全国人大常委会第十次会议于 2024 年 6 月 28 日修订通过了《中华人民共和国突发事件应对法》，明确指出适用于突发事件的预防与应急准备、监测与预警、应急处置与救援、事后恢复与重建等应对活动，其中的突发事件则包括了突发公共卫生事件。同时，专门提出“《中华人民共和国传染病防治法》等有关法律对突发公共卫生事件应对作出规定的，适用其规定”。本次修订强调“要坚持总体国家安全观，统筹发展与安全；坚持人民至上、生命至上；坚持依法科学应对，尊重和保障人权；坚持预防为主、预防与应急相结合。”

从政策嬗变的角度看，我国公共卫生应急管理体系可以分为四个发展阶段：第一个阶段是中华人民共和国成立后到非典前单一专业的单灾种管理，这个阶段中国的应急管理研究尚处于萌芽阶段，形成的是临时机构牵头的应急管理议事协

[1] 锁箭，杨涵，向凯．我国突发公共卫生事件应急管理体系：现实、国际经验与未来构想 [J]. 电子科技大学学报（社科版），2020，22（3）：17-29.

[2] 国家卫生健康委．关于印发《突发事件医疗应急工作管理办法（试行）》的通知 [EB/OL].（2023-12-11）[2024-06-04].

调机制[1]；第二个阶段是非典后到党的十八大之前我国开创性发展了以“一案三制”为主要内容，以自然灾害、事故灾害、公共卫生事件、社会安全事件四大类突发事件作为对象的应急管理体系[2]；第三个阶段是党的十八大之后到 2018 年应急管理部的组建，应急管理成为国家治理体系和治理能力的重要组成部分，管理主体和管理目标都发生了重大变化，管理制度、方法等都得到了进一步完善；第四阶段是应急管理部成立后，由于 2019 年底的新冠疫情，国家应急管理体系又做出了相应调整，突发公共卫生事件应对被重新纳入国家应急管理体系的范畴，由发挥应急管理部门的综合优势转变为各级党委、政府统一领导、统一指挥、统一调度[3]。如今，我国面对突发公共卫生事件的应急管理机制建设逐步优化完善，已经形成了在总体国家安全观指导下的从中央到地方的垂直应急管理模式。

（二）我国公共卫生应急管理体系的主要内容

1. 基于《中华人民共和国突发事件应对法》的规定内容

截至目前，关于公共卫生应急管理规定最新的文件为 2024 年 6 月 28 日修订的《中华人民共和国突发事件应对法》，该法明确指出适用对象包含了应对突发公共卫生事件，以此为基础可以明确当前我国公共卫生应急管理体系的具体构成内容。

（1）预防与应急准备。预防与应急准备方面具体包括：制定应急预案体系；规划统筹安排突发事件应对工作所必需的设备和基础设施建设，合理确定应急避难、封闭隔离、紧急医疗救治等场所，实现日常使用和应急使用的相互转换；建立健全突发事件风险评估体系，对可能发生的突发事件进行综合性评估；建立健全突发事件应对管理培训制度；组建包括专业人员、志愿者以及社会力量在内的应急救援队伍，同时为救援人员提供培训、购买人身意外伤害险；向居民、村民、职工等开展应急知识宣传普及活动和必要的应急演练；对学生及教职工开展应急知识教育和应急演练，培养安全意识，提高自救与互救能力；按照集中管理、统一调拨、平时服务、灾时应急、采储结合、节约高效的原则，建立健全应急物资

[1] 吴波鸿，张振宇，倪慧荟 . 中国应急管理体系 70 年建设及展望 [J]. 科技导报，2019，37（16）：12-20.

[2] 钟开斌 . 国家应急管理体系：框架构建、演进历程与完善策略 [J]. 改革，2020（6）：5-18.

[3] 钟开斌 . 螺旋式上升：“国家应急管理体系”概念的演变与发展 [J]. 中国行政管理，2021（5）：122-129.

储备保障制度，动态更新应急物资储备品种目录，完善重要应急物资的监管、生产、采购、储备、调拨和紧急配送体系，促进安全应急产业发展，优化产业布局；鼓励公民、法人和其他组织储备基本的应急自救物资和生活必需品；有关部门可以向社会公布相关物资、物品的储备指南和建议清单；建立健全卫生应急保障、能源应急保障、应急运输保障、应急通信保障、应急广播保障等体系；加强应急管理基础科学、重点行业领域关键核心技术的研究，加强互联网、云计算、大数据、人工智能等现代技术手段在突发事件应对工作中的应用，鼓励、扶持有条件的教学科研机构、企业培养应急管理人才和科技人才，研发、推广新技术、新材料、新设备和新工具，提高突发事件应对能力。

（2）监测与预警。监测和预警方面具体包括：建立健全突发事件监测制度，可根据公共卫生事件的种类和特点，建立健全基础信息数据库，完善监测网络，划分监测区域，确定监测点，明确监测项目，提供必要的设备、设施，配备专职或者兼职人员，对可能发生的突发事件进行监测；建立全国统一的突发事件信息系统，实现互联互通，加强跨部门、跨地区的信息共享与情报合作，应当通过多种途径收集突发事件信息，及时汇总分析突发事件隐患和监测信息，必要时组织相关部门、专业技术人员、专家学者进行会商，对发生突发事件的可能性及其可能造成的影响进行评估；建立健全突发事件预警制度，发布警报应当明确预警类别、级别、起始时间、可能影响的范围、警示事项、应当采取的措施、发布单位和发布时间等；建立健全突发事件预警发布平台，按照有关规定及时、准确向社会发布突发事件预警信息，宣布进入预警期后，应当根据预警级别和即将发生的突发事件的特点和可能造成的危害，采取相应措施应对。

（3）应急处置与救援。应急处置与救援方面具体包括：建立健全突发事件应急响应制度，突发事件发生后，履行统一领导职责或者组织处置突发事件的人民政府应当针对其性质、特点、危害程度和影响范围等，立即启动应急响应，组织有关部门，调动应急救援队伍和社会力量，依照法律、法规、规章和应急预案的规定，采取应急处置措施，并向上级人民政府报告，必要时，可以设立现场指挥部，负责现场应急处置与救援，统一指挥进入突发事件现场的单位和个人，启动应急响应时，应当明确响应事项、级别、预计期限、应急处置措施等；当公共卫生事件发生后，可采取包括组织营救和救治受害人员，向受到危害的人员提供避难场所和生活必需品，实施医疗救护和卫生防疫以及组织公民、法人和其他组织参加应急救援和处置工作等多项措施；在应急处置和救援的过程中注重保障人民群众的基本生活需要，并提供医疗、交通等公共服务和心理援助，保护公民的通信自由、通信秘密和个人信息等。

（4）事后恢复与重建。事后恢复与重建方面则具体包括：突发事件的威胁和危害得到控制或者消除后，应当宣布解除应急响应并实施必要措施，尽快恢复社会秩序。突发事件应急处置工作结束后，履行统一领导职责的人民政府应当立即组织对突发事件造成的影响和损失进行调查评估，制定恢复重建计划，及时组织和协调应急管理、卫生健康等有关部门恢复社会秩序，尽快修复被损坏的交通、通信、医疗卫生等公共设施。上一级人民政府提供资金、物资支持和技术指导，组织协调其他地区和有关方面提供资金、物资和人力支援。受突发事件影响地区的人民政府应当根据本地区遭受的损失和采取应急处置措施的情况，制定救助、补偿、抚慰、抚恤、安置等善后工作计划并组织实施，妥善解决因处置突发事件引发的矛盾纠纷。国家档案主管部门应当建立健全突发事件应对工作相关档案收集、整理、保护、利用工作机制。

2. 基于《中华人民共和国传染病防治法》的规定内容

可以看出，新修订的《中华人民共和国突发事件应对法》内容综合了此前多次的应急救援经验，涵盖内容更加全面丰富。值得一提的是，该法专门提出，“《中华人民共和国传染病防治法》等有关法律对突发公共卫生事件应对作出规定的，适用其规定。”因此，公共卫生事件的应急管理仍然适用《中华人民共和国传染病防治法》。对比来看，两法规定有一定交叉，且《传染病防治法》应对公共卫生事件的应急管理措施更加具体、更有针对性，但全面性不足。

例如，在传染病防治中，强调各级人民政府组织开展群众性卫生活动，提高公众对传染病的防治意识和应对能力；要求有计划地开展预防接种制度；将监测、预警制度归纳于防治范围；明确疾病预防控制机构在传染病预防控制中应当履行的具体职责等。在疫情报告、通报和公布环节，更多地强调由疾病预防控制机构、医疗机构和采供血机构等收集、分析、调查、核实、报告传染病疫情信息，由国家建立专门的传染病疫情信息公布制度。在疫情控制环节：依据传染病类别不同采取相应的控制措施，包括医学观察、隔离治疗、消毒无害化处置等；疾病预防控制机构则有必要进行流行病学调查，提出疫情控制方案等。在医疗救治环节：规定内容相对较少，医疗机构应当实行传染病预检、分诊制度，对传染病病人、疑似传染病病人，应当引导至相对隔离的分诊点进行初诊。医疗机构不具备相应救治能力的，应当将患者及其病历记录复印件一并转至具备相应救治能力的医疗机构。在监督管理环节规定较为细密，而在保障环节规定则较为笼统且内容较少。

《中华人民共和国传染病防治法》于 1989 年发布并实施，最近一次修正时间为 2013 年。目前，我国尚未制定专门针对公共卫生事件的专项应急管理法律法规。因此，在实际操作中可能会出现流程不清晰、开展不协调等问题。

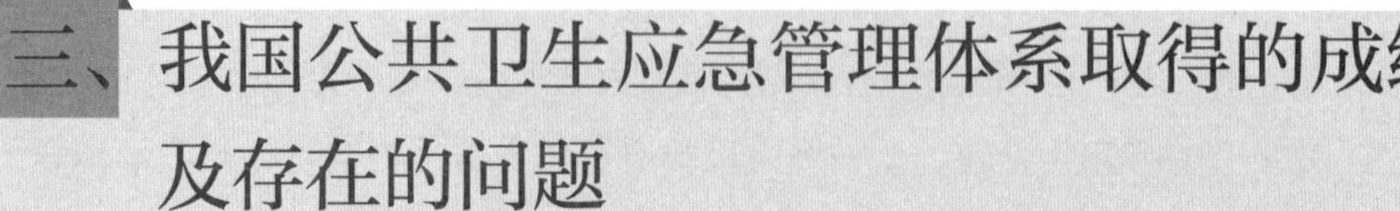

三、我国公共卫生应急管理体系取得的成绩及存在的问题

（一）取得的成绩

1. 建立了新型应急管理体制

党和国家根据新形势新要求，重塑突发公共卫生事件应急管理体制，在总结抗击非典疫情经验的基础上，提出“建立统一领导、综合协调、分类管理、分级负责、属地管理为主的应急管理体制”。在党中央和国务院的领导下，地震、水利、公安、卫生等行政管理部门分别牵头负责自然灾害、事故灾难、社会安全事件、公共卫生事件的处置指导和综合协调工作，同时各级政府根据属地原则对所有突发事件进行管理，形成了以政府综合化管理为主、职能部门分类管理为辅的全灾种管理模式[1]。2021 年 5 月，国家疾病预防控制局正式挂牌成立，标志着我国突发公共卫生事件应急管理向全过程专业化管理更进一步。

我国突发公共卫生事件应急管理体制是以行政管理体制为依托和载体建立的，其组织结构主要以垂直管理为主，即在党中央和国务院的统一领导下，省级及以下政府是应急管理工作的行政领导机关，各级行政管理部门实行同级政府属地管理和上级行政管理部门垂直管理，同时，以各级疾病预防控制中心为主体形成的“国家—省—市—县”四级疾病预防控制机构体系，在组织结构上也形成了技术上的垂直管理关系。

[1] 单珊 . 党的十八大以来我国突发公共卫生事件应急管理体系建设的重大成就和重要经验 [J]. 管理世界，2022，38（10）：70-77.

2.“五个更加”推动公共卫生应急事业高质量发展

一是监测预警更加灵敏。建立健全智慧化多点触发传染病监测预警体系，为提前预判疫情流行态势，提早部署、有效应对提供了科学的依据。二是应急处置更加有效。已在全国建成了 20 支国家突发急性传染病防控队，不管哪个地方发生重大公共卫生事件，都能第一时间派出国家队支援。国家疾控局还将新建 5 支国家队，进一步提高传染病应对处置的能力和水平。三是技术手段更加先进。充分利用最新科技成果和信息技术，提升防控的科学性和精准性。建成了全球规模最大的传染病网络直报系统，平均报告时间从 5 天缩短到了 4 个小时[1]。四是综合监督更加有力。持续加强卫生健康综合监督体系建设，提高基层执法信息化水平，推进实现智能化监管，不断提升监督执法能力。五是科普宣教更加接地气。持续开展公共卫生风险评估，结合公众关心的疾病防控等热点话题，及时主动发布指引指南和健康提示，有效回应社会关切。

（二）存在的问题

1. 公共卫生应急管理法律法规零散，缺乏系统性

首先，有关公共卫生应急管理的相关法律法规目前呈零散状态，缺乏系统性和有机性，易导致公共卫生法治建设在执法、司法、守法等方面存在困难，同时也容易出现重复立法的情况[2]。其次，《传染病防治法》《突发事件应对法》《突发公共卫生事件应急条例》等有关法律、法规、预案、标准规定的工作程序不清晰，规范要求不衔接，缺乏针对性和可操作性，并且容易造成各部门之间的责任冲突或重叠。最后，还存在部门间管理职能划分不清晰、不协调的问题。综合应急管理体系与公共卫生专项应急管理体系并未实现有机结合[3]。新成立的应急管理部主要承担综合应对自然灾害和综合生产安全的职责，对大应急的综合协调职能较弱，对卫生应急的综合保障能力不足，在公共卫生联防联控机制中没有发挥综合性应急管理作用，“总”与“分”的关系有待理顺；中央和地方、地方不同层级

[1] 董超 . 国家疾控局：多种传染病发病率降至历史最低水平 [N]. 保健时报，2024-03-14（2）.

[2] 施秋义 . 我国公共卫生应急管理体系建设的现实考察、实践困境及其应对策略 [J]. 中国管理信息化，2023，26（14）：199-201.

[3] 李雪峰 . 健全国家突发公共卫生事件应急管理体系的对策研究 [J]. 行政管理改革，2020（4）：13-21.

之间的卫生应急管理职责边界不清，地方政府自主性不够，应对被动，“上”与“下”的关系需要明确；公共卫生应急管理体系中还有不协调之处，“管理”与“专业”的关系需要理顺。

2. 公共卫生应急预警制度有待完善

预警制度是应对公共卫生事件的前置环节，当事件发生初期出现零星案例或者小范围聚集时，及时发布预警信息，以期实现早发现早治疗早隔离，从而控制危险，以免疫情进一步扩大。当前，我国公共卫生应急预警制度尚存不足，主要体现在以下方面：

首先，预警制度和信息公开制度在实际操作中界限模糊。预警信息和公共卫生事件信息公开是有一定区别的，公共卫生事件信息发布的主体、程序等应当严格、准确，但预警信息发布更重要的要求是及时。当前，我国在疫情暴发后的实际操作中，常常出现预警不及时，或是将预警信息和疫情信息混为一谈的现象。一些政府部门对预警不准时的回应是认为对于不明原因传染病必须在确认主要信息之后，再经过层层上报得到授权后才能发布相关信息，在未得到授权时无权披露疫情的相关信息[1]。因此，在等待传染病信息确定的过程中，传染病已经扩散，此时政府往往采取直接公布传染病相关信息的措施而错过了预警。

其次，预警主体涵盖面不足。根据《传染病防治法》第十九条规定，传染病预警主体为国务院卫生行政部门和省、自治区、直辖市人民政府，也即只有国务院卫生行政部门和省级人民政府才拥有传染病预警权。这种预警权配置模式已不能很好地适应当前应对新发传染病的需要。借鉴《国务院关于加强和规范事中事后监管的指导意见》（国发〔2019〕18号）中“吹哨人”制度，可以尝试建立突发公共卫生事件的“吹哨人”。由于“吹哨人”处于具体的情境当中，能够及时有效地对重大公共卫生事件信息进行公布，并引起相关部门的重视和社会关注，因此，“吹哨人”制度可以起到对重大公共卫生事件的预警作用[2]。当然，“吹哨人”制度需要一系列相关的配套措施，才能有效保障“吹哨人”的合法权益与信息预警作用。

最后，风险研判制度性安排不健全。科学应对、防范和化解传染病尤其是新发不明原因传染病等重大风险必须以科学的风险管理为前提，而风险研判则是风

[1] 张钺敏．突发公共卫生事件预警制度研究 [D]. 兰州：甘肃政法大学，2021.

[2] 张爱军．重大突发公共卫生事件信息的传播特点与治理策略 [J]. 探索，2020（4）：169-181.

险管理链条中的关键一环。准确的风险研判要有健全的制度性安排做保障[1]。我国现行的法律法规和规范性文件对传染病等突发公共卫生事件风险研判问题作出过规定，但是，这些规定比较抽象，对参与风险研判的专家如何遴选、来自不同领域的专家相互间如何分工合作、研判过程应遵循什么样的流程、责任如何分担等方面的制度性安排的可操作性不强。

3. 应急队伍人才缺乏、经验不足

我国卫生应急反应队伍人力资源结构尚不合理，应急队伍没有涵盖各种疾病、各种专业，缺乏处置经验，缺少高水平的学科带头人，有的专业已出现专家空缺[2]，无法保障对重大突发公共卫生事件应急处理需求。另外，我国还缺乏具备医疗卫生和应急救援专业素质的队伍。例如，目前，在各部门、各级组建的卫生应急队伍中缺少现场流行病学专业人员，部分卫生应急管理人员履职能力不强。

4. 应急物资保障机制不完善

在应急物资储备方面，现有的卫生应急物资储备机制还不完善，缺乏统筹管理和科学评估。卫生应急物资储备信息管理系统尚未建立，缺少完整的公共卫生类应急物资储备信息数据库[3]；缺乏必要的储备场所和储备物资，尚未形成科学规划、布局合理的公共卫生应急物资储备中心。有关机构缺乏有效使用社会资源、使用捐赠款物的能力。

四、典型国家公共卫生应急管理体系

当前，世界各国基本都创设了由最高行政首长统一领导、大安全机构统筹协调的制度，并按照应急管理的实际需要设置了不同的综合应急管理部门。

[1] 邓卫文 . 我国传染病监测预警制度的现状、问题及优化路径 [J]. 岭南学刊，2021（3）：62-68，81.

[2] 徐晓燕，杨君涛，张杰，等 . 中外突发公共卫生事件应急体系对比研究与启示 [J]. 中国人民警察大学学报，2024，40（4）：73-78.

[3] 李雪峰 . 健全国家突发公共卫生事件应急管理体系的对策研究 [J]. 行政管理改革，2020（4）：13-21.

（一）美国：三级管理体系

“9·11”事件和炭疽病毒袭击之后，美国的公共卫生事件应急管理体系从传统的“国家—州—地方”松散的三级公共卫生基本架构转变为“联邦疾病预防与控制系统（Center for Disease Control and Prevention，CDC）—地方（州）医院应急准备系统（Health Resources and Services Administration，HRSA）—地方大都市医疗应急系统（Metropolitan Medical Response System，MMRS）”新的三级应对体系[1]。其中 CDC 是三级系统的核心和协调中心，HRSA 是保障和管理系统，MMRS 是地方层面的具体运作系统，三级系统之间的具体分工及运作见图 1。

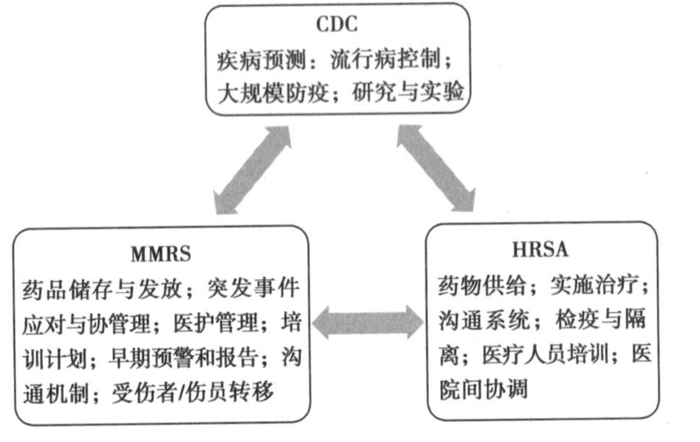

图 1　美国的突发公共卫生事件应急管理体系

美国的监测系统包括医院救治、药品储备和信息网络系统等，其覆盖全面，实施有序，加之有强有力的法律保障，使美国在遇到突发公共卫生事件时能及时应对。在疾病监测方面，美国不仅建立了以病例为监测对象的传统监测系统，还建立了症状监测系统。美国突发公共卫生事件应急队伍建设包含两个方面：一方面是应急人员组成，包括管理人员、医护救治人员、医疗防疫监督人员、科研人员和军队协助人员。美国对公众危机意识和能力的培养非常重视，一方面进行全面演练，另一方面还有覆盖州、地方到岛屿等非常全面的应急能力考评问卷，即美国独有的 FEMA 应急能力考试。它对全球所有网民公开，是全球化的应急能力测评，所有人都可以通过该考试测试自己的应急能力。FEMA 所包括的培训内容有应急准备、应急计划、应急管理以及指挥系统介绍等共计 2000 项内容。

美国卫生应急管理体系注重全方位应对突发事件，其突出特点：一是注重全

[1] 欧阳静，陈小东 . 美国突发公共卫生事件应急管理体系的启示 [J]. 预防医学情报杂志，2020，36（7）：859-862.

政府应对、多部门协同。联邦危机应对体系有强有力的指挥功能，国防部、应急管理局、卫生部等均参与其中；各州建立公共卫生风险防范的战略管理、综合协调、系统评估机制。二是注重平战结合，有效利用资源。联邦政府拨款装备和补贴各大医院建立医学应急网络系统，包括现有的传染病医院和综合医院的传染病科，这些医院平时根据市场需要运行，一旦发生疫情，可在政府要求下立即转为应急医院[1]。

（二）日本：三级政府、两大系统组成应急网络

目前，日本已形成厚生劳动省、都道府县、市町村三级纵向突发公共卫生事件应急管理行政机构，建立了国家突发公共卫生事件应急管理系统和地方突发卫生事件应急管理系统。国家突发公共卫生事件应急管理系统包括检疫所、国立大学医学系和附属医院、国立医院、国立疗养所、国立研究所；地方卫生应急管理系统包括都道府县（东京都、北海道、大阪府和京都府 43 个县，其行政级别类似我国的省级）的卫生健康局、卫生试验所、保健所、县立医院，以及市村町（类似于我国的县级）的保健中心，这就是日本卫生应急管理组织体系中的“三级政府与两大系统”[2]。

日本政府高度重视公共卫生危机事件的信息监测工作，为了更加有效地推进传染病监测工作，组建了国家传染病监测中心，地区则建立了区域传染病监测中心，由地方卫生主管部门管理。一旦确认公共卫生事件已发生或即将发生，依据厚生劳动省提供的危机科学评估报告，日本政府依法启动相应的应急处置程序。在公共卫生危机发生的第一时间，政府以通知、媒体宣传、网络报道、科普教育、手机简讯推送等多种途径，向民众告知和宣传卫生危机事件的最新国内外信息，宣传引导民众科学、理性地认知传染病疫情，稳定社会的恐慌情绪。日本根据《灾害救助法》，建立了完善的应急资源管理体系，创设了应急资源储备和定期轮换制度，各级政府和地方公共团体预先设计好救灾物资的储备点，建立储备库和调配机制。

日本的突发公共卫生事件较为频繁，各类自然灾害促进了日本应急管理体系

[1] 李雪峰．健全国家突发公共卫生事件应急管理体系的对策研究 [J]. 行政管理改革，2020（4）：13-21.

[2] 宋晓波．日本突发公共卫生事件应急管理体系借鉴及对我国新冠肺炎疫情应对的启示 [J]. 中国应急救援，2020（3）：20-26.

的成熟，能够使其在灾害发生时迅速应对。纵观日本的应急管理体系，最值得学习的经验便是日本将应急教育日常化，将应急物资储存在公民家中，一旦发生灾害，公民可及时进行自救和他救[1]。政府的急救队伍吸收社会兼职人员，定期对其进行培训，当突发事件发生时可及时弥补专业人员的不足。发挥国民力量，很值得学习和借鉴。

（三）英国：双层管理体系

英国卫生应急管理体系纵向分工清晰，横向联动顺畅，是一个包括战略层和执行层的双层管理体系。战略层面由卫生部及其下设机构（突发事件计划协作机构，EPCU）负责，执行层面由国民健康服务系统及其委托机构开展。其中，EPCU 主要负责制定、颁布、修改并维护突发公共卫生事件应对预案，推动应急培训演练，总结突发事件应对经验教训，并与其他部门协调合作。NHS 地区行政机构负责确保地方卫生服务机构快速恰当地进行应急响应[2]。

英国卫生应急管理体系讲求实用合理，其突出特点为：一是坚持大预防理念，政府提供足够的经费保证，同时充分调动和利用各种社会资源参与开展防治工作。二是落实首诊责任制，所有医院医务人员都是第一线的疾病预防工作人员，发挥着最广泛的作用。例如，在流感大流行的情况下，医务人员都会指导市民强化洗手、隔离、社区留观等基本措施，避免在集中就医过程中发生蔓延和交叉感染。三是职责分明，协调有序，以法律、规章而不是行政命令规范人的行为。四是尊重科学，各级卫生部门高度尊重和发挥流行病学家的作用。

五、完善公共卫生应急管理体系的基本路径

在加快推进中国式现代化进程的背景下，各类风险不断交织叠加。面对非常规突发事件时，以“一案三制”为核心的应急管理体系正在不断遭遇挑战。习近平总书记关于健全国家公共卫生应急管理体系重要论述强调，要构建以传染病“防

[1] 穆林娟，陆晓雅，赵苓君 . 中外公共卫生应急管理体系对比研究 [J]. 财务管理研究，2020（4）：65-73.

[2] 高路 . 中英公共卫生应急体系比较与经验借鉴 [J]. 中外医学研究，2011，9（12）：93-96.

控一体化”为运行模式，以公共卫生保障体系为基础支撑，以公共卫生源头治理为方针策略的中国特色公共卫生应急管理体系[1]。经分析，在健康现代化背景下实现公共卫生应急管理体系现代化的有效路径主要包括以下方面。

（一）坚持理念现代化

1. 坚持总体国家安全观

2014 年 4 月 15 日，习近平总书记在主持中央国家安全委员会第一次会议时首次提出总体国家安全观，强调以人民安全为宗旨，以政治安全为根本，以经济安全为基础，以军事、文化、社会安全为保障，以促进国际安全为依托，“构建集政治安全、国土安全、军事安全、经济安全、文化安全、社会安全、科技安全、信息安全、生态安全、资源安全、核安全等于一体的国家安全体系。”[2]党的十九大报告把坚持总体国家安全观列为新时代坚持和发展中国特色社会主义的 14 条基本方略之一，并写入修改后的《中国共产党章程》。习近平总书记在党的二十大报告中指出：“必须坚定不移贯彻总体国家安全观，把维护国家安全贯穿党和国家工作各方面全过程，确保国家安全和社会稳定。”总体国家安全观的提出，标志着党和政府对安全问题的认识提升到了新的高度和境界，安全问题由此前的行政管理层面上升到国家战略层面，由政府管理和公共服务职能问题上升为关乎国家发展稳定和社会长治久安的重大战略问题。践行总体国家安全观，要求推动应急管理朝着更加制度化和规范化的方向发展，要坚持以人民安全为宗旨的理念，在“既要实现发展，又要兼顾安全”的指导思想下，让“大安全、大应急、大减灾”[3]的观念逐渐深入人心。应以新设的应急管理部统筹政府部门的应急力量，为处置各类突发事件奠定组织基础。应急安全管理应逐步向多元共治、预防和科学管理转变，形成一条有中国特色的公共卫生应急管理道路。

2. 坚持人民至上、生命至上

在抗击新冠疫情过程中，习近平总书记明确提出“人民至上、生命至上”的

---

[1] 杨伟民．习近平关于健全国家公共卫生应急管理体系重要论述的思想内涵与时代价值 [J]. 学习论坛，2023（1）：28-34.

[2] 习近平．习近平谈治国理政：第一卷 [M]. 北京：外文出版社，2014.

[3] 姚晨，樊博，赵玉攀．多主体应急信息协同的制约因素与模式创新研究 [J]. 现代情报，2022，42（7）：31-41.

要求，强调各级党委、政府及有关部门“把人民群众生命安全和身体健康放在第一位……采取切实有效措施，坚决遏制疫情蔓延势头。”[1]坚持“人民至上、生命至上”，是中国处理具体安全问题时的价值取向，是对新中国成立以来中国共产党“生命至上、以人为本”应急管理理念的继承和发展。在经济发展水平还比较低、物质财富还不够丰富的年代，决策者在具体突发事件语境下更容易面临保护生命还是保护财产的矛盾。伴随经济实力不断增强和物质财富不断积累，中国更有必要，也更有条件把保护人民的生命安全放在首要位置，坚持“人民至上、生命至上”成为新时代中国应急管理的基本理念。

（二）推进体系现代化

1. 完善预防控制体系

早在革命战争时期，我党就确立了“预防为主”的卫生方针，认为预防是最高效的公共卫生治理手段。习近平同志坚决贯彻以预防为主的公共卫生工作方针，其在与医疗卫生领域专家学者座谈会上指出：“疾病预防控制体系是保护人民健康、保障公共卫生安全、维护经济社会稳定的重要保障。”习近平认为，当前我国的疾病预防控制体系还存在一定的隐患，面对特大疫情，出现了能力不足、机制烦琐、主观能动性差以及防治结合不紧密的问题[2]。“预防是最经济最有效的健康策略”[3]，也是“防控一体化”的第一道防线。预防工作的好坏直接影响后续疫情控制和医疗救治的难度。为此，必须做好传染病预防工作，加快疾病预防体制改革，理顺疾病预防体制机制，打破部门或专业壁垒，建立综合化、专业化、现代化的疾控网络体系。

2. 健全救治体系

对重大疫情的救治是一个国家、一个政党治理能力现代化的高度体现。习近平指出：“要优化医疗资源合理布局。要立足平战结合、补齐短板，统筹应急状

---

[1] 中共中央党史和文献研究院．习近平关于统筹疫情防控和经济社会发展重要论述选编 [M]. 北京：中央文献出版社，2020.

[2] 王嘉驰．习近平关于公共卫生事业发展重要论述研究 [D]. 大连：大连理工大学，2022.

[3] 习近平．习近平在看望参加政协会议的医药卫生界教育界委员时强调　把保障人民健康放在优先发展的战略位置　着力构建优质均衡的基本公共教育服务体系 [N]. 光明日报，2021-03-07（1）.

态下医疗卫生机构动员响应、区域联动、人员调集，建立健全分级、分层、分流的传染病等重大疫情救治机制。”[1]面对突发重大疫情，各级政府应当具备快速响应、快速整合、快速调动的能力，通过行政力量在第一时间将疫情消灭于萌芽中。按照平战结合、补齐短板、强化基层的要求，健全优化突发公共卫生事件医疗救治体系。做到在突发公共卫生事件发生时，能够“集中患者、集中专家、集中资源、集中救治”，及时收治所有确诊病人。应加快推进线上线下结合、中西医结合的现代突发公共卫生事件医疗救治能力建设。一是完善突发重特大公共卫生事件分级、分层、分流的救治机制，加强对辖区医疗卫生机构疾病控制工作的技术指导、人员培训、质量控制和效果评价，建立工作衔接联动、服务连续整合、信息互通共享机制。二是实行疾控中心与医疗机构的深度协作机制，使临床医生参与预防保健工作、公共卫生医师参加临床实践的双向交流常态化。三是夯实基层工作网底，加强乡镇（街道）公共卫生管理工作，继续建设好社区健康管理中心并强化其在公共卫生突发事件防范方面的职能。

3. 构建法治体系

习近平指出：“要加快构建系统完备、科学规范、运行高效的公共卫生法律法规体系，健全权责明确、程序规范、执行有力的疫情防控执法机制，普及公共卫生安全和疫情防控相关法律法规，提高全民知法、懂法、守法、护法、用法意识和公共卫生风险防控意识。”[2]这表明公共卫生法律法规对于公共卫生工作具有巨大的推进和保障作用，而科学、高效、规范的公共卫生法律法规更能在应急制度层面直接地保障人民群众的生命健康安全。

纵观世界各国，多以层次分明、体系完备的法律制度体系支撑，既有总体应急法律，也有卫生应急专门法，以及各种卫生应急指南、卫生应急预案、卫生应急标准等，使卫生应急管理具有坚实的法治基础。而完善我国公共卫生应急法治体系，关键在于以习近平法治思想为根本指导，以突发公共卫生事件的有效防控为目标，充分平衡多元化的价值目标，构建符合中国国情、适用于非常态社会情境的公共卫生应急法治体系，实现我国突发重大公共卫生事件防控体制、机制全要素、全体系的法治化，最终形成有助于实现全面依法治国和国家治理体系和治

[1] 习近平. 构建起强大的公共卫生体系为维护人民健康提供有力保障 [J]. 奋斗，2020（18）：4-11.

[2] 习近平. 习近平在参加湖北代表团审议时强调：整体谋划系统重塑全面提升织牢织密公共卫生防护网 [N]. 人民日报，2020-05-25（1）.

理能力现代化的公共卫生应急法治组织体系、规范体系、实施体系、监督体系和保障体系[1]。

4. 打造应急人才及物资保障体系

打造专业的应急管理人才队伍是提高应急管理综合水平的重要环节。一是要建立应急人才培养机制。二是要“建设一支专常兼备、反应灵敏、作风过硬、本领高强的应急救援队伍。”[2]应急管理人才队伍的政治性和专业性非常重要。应以人民利益为先，把人民健康安全放在首位，增强一线救援力量的使命感和荣辱观，锤炼过硬的作风。要在紧急情况下及时建立紧急救援生命线，依靠应急专业人员和志愿人员的力量，通力合作，开展有序抢险救援，提高快速反应和合作应急作战的能力。三是要健全应急物资保障机制。习近平总书记曾多次提到要把应急物资保障作为应急管理体系建设的重要内容，按照“平战结合”的原则配备相应的应急演练物资，提供应急服务，确保物资保障和人员配齐。

健全统一的应急物资保障体系是人民面对生命健康危害时重要的物质保障手段，也是维持特殊时期公共卫生工作开展的物质基础。针对这一问题，习近平总书记指出：“要健全统一的应急物资保障体系，把应急物资保障作为国家应急管理体系建设的重要内容，按照集中管理、统一调拨、平时服务、灾时应急、采储结合、节约高效的原则，尽快健全相关工作机制和应急预案。”[3]将应急物资保障体系作为国家应急管理体系建设的重要组成部分，是构建国家应急管理体系与推进国家应急管理能力现代化的重要基础。从公共卫生的角度看，是应对和处置突发重大公共卫生事件的物资基础保证，是决定重大突发公共卫生事件处置成败的关键因素[4]。

---

[1] 孟鸿志 . 以习近平法治思想推进公共卫生应急法治体系建设 [J]. 南京社会科学，2021(3)：1-9.

[2] 刘楠 . 建立健全应急救援队伍是提升新时代应急管理能力的关键 [J]. 中国应急管理，2019(12)：15-16.

[3] 习近平 . 习近平主持召开中央全面深化改革委员会第十二次会议强调：完善重大疫情防控体制机制健全国家公共卫生应急管理体系 [EB/OL].(2020-02-14)[2024-06-04].

[4] 王嘉驰 . 习近平关于公共卫生事业发展重要论述研究 [D]. 大连：大连理工大学，2022.

（三）提升能力现代化

1. 加强预警监测能力

现代应急管理理念日益强调以预防为主，应做到“将关口前移”[1]，即建立预警监测机制。预警监测的目的在于提高控制的敏捷性、精准性和时效性。面对突发的传染类疾病，早发现、早报告、早隔离、早治疗是最重要的治理理念，其中最核心的是“早发现”。在抗击新冠疫情初期，部分单位还存在重大传染性疾病监测预警不到位，应急反应不及时的问题。针对这一现状，习近平指出应通过对重大传染性疾病“加强监测预警与应急反应能力”来更好地构建强大的公共卫生体系。

对此，可借鉴日本健康危机的监测与预警机制模式，明确我国公共卫生疫情监测与预警的部门，细化工作内容，规定工作程序，建立独立的、垂直管理的公共卫生监测与预警系统[2]。坚持以防为主、防抗救相结合，把应急管理的工作重点从事件应对转移至风险防范。未来的应急管理现代化应当实现重点转移，在风险预警上狠下功夫。将公共卫生预防关口前移，避免小病发展成大疫。

另外，可通过借鉴美国《吹哨人保护法案》以及英国《公益披露法案》的相关内容，为我国突发公共卫生事件领域构建吹哨人制度提供比较法研究基础[3]。通过吹哨人制度进一步明确吹哨人的主体、吹哨内容、实现路径及受理机构等。从而确保吹哨人制度的实际运行效果，进一步提升预警能力。

2. 提高应急反应能力

习近平指出：“要建立公共卫生机构和医疗机构协同监测机制，发挥基层哨点作用，做到早发现、早报告、早处置。要健全突发公共卫生事件应对预案体系，分级分类组建卫生应急队伍，覆盖形势研判、流行病学调查、医疗救治、实验室检测、社区指导、物资调配等领域。”通过系统的组织构建与责任分工，覆盖全领域的公共卫生监测应急工作，对可能发生的各类传染性疾病建立预案体系。除

---

[1] 姜长云，姜惠宸 . 新冠肺炎疫情防控对国家应急管理体系和能力的检视 [J]. 管理世界，2020，36（8）：8-18，31.

[2] 宋晓波 . 日本突发公共卫生事件应急管理体系借鉴及对我国新冠肺炎疫情应对的启示 [J]. 中国应急救援，2020（3）：20-26.

[3] 王龙，荣振华 . 突发公共卫生事件吹哨人制度的反思与本土化修正 [J]. 中国卫生法制，2024，32（1）：1-5.

了对基层医疗卫生机构的建设，还要发动广大人民群众的力量。一方面要对基层卫生人员的知识储备与实用技能进行强化，提升其在早期对疫情的处置能力，另一方面要对广大人民群众积极开展卫生应急知识普及与宣讲，提高人民群众对包括重大传染性疾病疫情在内的突发公共卫生事件的认知能力与预防救治能力。此外，各级政府还要建立定期对公共卫生事业发展、重大公共卫生事件防控、公共卫生服务保障等基础医疗工作机制，“健全和优化平战结合、跨部门跨区域、上下联动的联防联控协调机制，做到指令清晰、系统有序、条块畅达、执行有力。”

（胡颖）

爱国卫生运动

爱国卫生运动是我们党把群众路线运用于卫生防病工作的伟大创举与成功实践，是我们党全心全意为人民服务这一根本宗旨在卫生健康工作领域的具体体现，是中国特色社会主义事业的重要组成部分。中华人民共和国成立 70 多年来，随着爱国卫生运动的持续开展，其内涵不断丰富，工作内容和工作方式也随着时代的发展不断丰富、优化。中国特色社会主义进入新时代，爱国卫生运动也随之进入社会健康治理的新时期，了解爱国卫生运动的兴起背景、形成与发展历程对我们推动健康中国建设、推进社会和经济发展有着至关重要的作用。

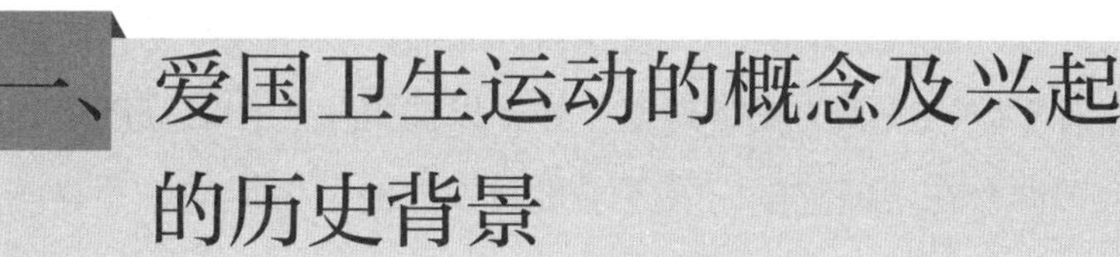

一、爱国卫生运动的概念及兴起的历史背景

（一）爱国卫生运动的概念

“爱国主义”指“历史形成的热爱和忠诚自己祖国的思想、

感情和行为”[1]，这主要是指公民对待自己国家的一种道德原则与政治原则，但具体的内容又因时而异，具有鲜明的时代色彩。在中华人民共和国成立后的不同时期，爱国主义教育又主要围绕社会主义革命和建设、中国特色社会主义事业和现代化事业建设实践等内容展开。

“卫生”有养生之义。结合我们研讨的主题，并按《辞海》的注释，其含义是指“社会和个人为增进人体健康，预防疾病，创造合乎生理要求的生产环境、生活条件所采取的措施。”[2]可以说，卫生不仅关系到人们的健康与生活，还关乎整个社会的生产与发展。因此，中国共产党便将卫生事业作为执政为民的重要举措。

“运动”的概念较为广泛，涉及物理、体育、哲学与自然科学等领域。而我们所谈论的“运动”是一种社会性群体活动，其含义多指“政治、文化、生产等方面有组织、有目的、规模较大的群众性活动”[3]。具体来说，“群众性活动”又可称为“群众运动”。《辞海》对“群众运动”的内涵有详细阐述：“有广大人民群众参加的具有较大规模和声势的革命、生产等活动。如中国的五四运动，建国以后的增产节约运动、农业合作化运动等。群众运动是中国共产党贯彻执行群众路线的形式之一。”[4]通过《辞海》所举例子推而广之，爱国卫生运动便属于此类群众运动，也是中国共产党贯彻执行群众路线的形式之一。

《辞海》对“爱国卫生运动”概念作如下解释：“我国动员组织群众及全社会力量，讲究卫生，防治病害的社会卫生活动。1952 年毛泽东号召全国人民‘动员起来，讲究卫生，减少疾病，提高健康水平’，在城乡开展爱国卫生运动，主要内容是除四害（苍蝇、蚊子、老鼠、臭虫），讲卫生，防治主要疾病；90 年代主要是以饮水、改厕为重点的环境卫生，普及健康教育，提高群众的自我保健能力，创建卫生城市等”[5]。早在中华人民共和国成立以前，爱国卫生运动的概念已经逐渐显现。中华人民共和国成立后，中国共产党和政府更是把卫生与防疫工作置于政治任务的战略高度，并在以往卫生工作的基础上，以爱国主义之名动员人民群众在全国范围内展开了轰轰烈烈的卫生运动。《辞海》所述“爱国卫生运

---

[1] 辞海编辑委员会 . 辞海 [M]. 上海：上海辞书出版社，1999.

[2] 同注释 [1]。

[3] 同注释 [1]。

[4] 同注释 [1]。

[5] 同注释 [1]。

动”实为“爱国主义”“卫生”与“群众运动”三个概念的结合体。同时，《辞海》对爱国卫生运动开始的时间及所涉内容都作了明确说明，对改革开放和社会主义现代化建设时期爱国卫生运动内容的拓展也作了补充，由此说明爱国卫生运动的具体内容与范畴并非一成不变，而是随时代的发展其内容不断丰富和发展。显然，进入 21 世纪以来的“抗击非典”与“抗击新冠疫情”等卫生防疫活动都属于爱国卫生运动的重要组成部分。基于此，我们就“爱国卫生运动”的时间范围来说，爱国卫生运动开始于 1952 年抗美援朝反对美国细菌战、保家卫国的时代背景下，自 1952 年之后的一系列卫生运动都在此范畴内；就具体内容而言，爱国卫生运动包括“突击性的活动”和“经常性的活动”[1]，前者指日常性的卫生防疫工作，后者则指由党和政府领导的带有季节性或临时性的大规模卫生防疫活动；就地域范围而言，爱国卫生运动基本上涵盖了全国各个地区。“爱国卫生运动”对全国各地卫生防疫、环境改善、移风易俗与基层治理都产生了深远影响。因此，我们有必要对其进行深入的分析与探讨。

（二）近代中国卫生运动的尝试

中国近代的卫生防疫工作肇始于西方的医学传教士，清末新政时曾在全国部分地区进行推广。在清王朝卫生防疫工作机制的基础上，中华民国时期的卫生防治工作得到了进一步发展，并逐渐深化与完善。20 世纪 30 年代，南京国民政府发起了一场声势浩大的“新生活运动”，这场运动虽然存在各种各样的问题，但该运动倡导的卫生清洁、普及卫生知识、实施疾病预防等措施在某种程度上也推动了中国社会生活方式的近代化。

中国共产党在领导新民主主义革命实践中，便积极致力于卫生健康事业，重视群众卫生工作的开展。在土地革命时期，中国共产党的领导人对卫生工作尤为重视。1932 年 1 月，针对苏区春天易发生瘟疫的问题，临时中央政府人民委员会在第四次常会决定中特别强调：为保障工农群众的健康和预防瘟疫发生起见，决定举行全苏区防疫卫生运动。[2]1933 年 11 月，毛泽东在《长冈乡调查》中指出：

---

[1] “突击性的活动”和“经常性的活动”这一说法最早由 1953 年任卫生部副部长的贺诚提出，具体详见：为继续开展爱国卫生运动而斗争：中央人民政府卫生部副部长、中央人民政府人民革命军事委员会、总后方勤务部卫生部部长贺诚在第二届全国卫生会议上的报告（摘要）[J]. 中华医学杂志，1953，39（1）：4–8.

[2] 高恩显，高良，陈锦石 . 新中国预防医学历史资料选编（一）[M]. 北京：人民军医出版社，1986.

发动广大群众的卫生运动，减少疾病以至消灭疾病，是每个乡苏维埃的责任[1]。在整个土地革命战争时期，先后制定了《防疫简则》《苏维埃区暂行防疫条例》《卫生运动纲要》《中国工农红军第一方面军第三次卫生会议卫生决议案》等众多防治疾病与开展卫生运动的条例、文件，各类文件在普通卫生、防疫方法、卫生宣传等方面都有详细说明。1944年12月，陕甘宁边区举行第二届参议会第二次会议，李鼎铭副主席在会议上作了《关于文教工作的方向》的报告，他强调今后的任务就是在"不妨碍生产和服务于生产的条件下，开展卫生、教育、报纸、文艺的大规模群众运动"，并要求大家响应毛泽东中西医合作的号召，不论是领导机关还是人民群众、卫生医药部门都要行动起来，开展"群众卫生运动"[2]。在解放战争时期，中国共产党把开展卫生运动列为施政纲领，不仅在各部队建立基层卫生组织，也在各解放区大力推行防病灭病的举措，并取得了显著的效果。由于革命年代的中国共产党并非全国性的执政党，所以其领导的卫生运动只在革命根据地推行，也并未影响到全国，但这毕竟是新型卫生工作的一个开端，也为中华人民共和国成立后中国共产党领导全国的爱国卫生运动积累了经验。

（三）中华人民共和国成立后面临的卫生困境

中华人民共和国成立前，由于连年战乱和三座大山的常年压迫，当时整个社会经济凋敝，民众生活穷困潦倒、食不果腹、衣不蔽体，甚至连基本的身体健康问题都难以得到保证。由于政局动荡，整个社会的医疗卫生系统也未能持续发挥稳定有效的作用，中华民国时期也未进行大规模的卫生基础设施建设与环境治理。因此，到中华人民共和国成立初期，整个国家的公共卫生状况极其恶劣，尤其是城市存在着人口密集、空间狭小的现象，环境卫生状况十分恶劣。1949年的北京城卫生状况非常糟糕，"市区内还有晒粪场1148处，面积达67万多平方米，积水坑洼有1100余处，占全城面积十五分之一，因而蚊蝇大量滋生，人民健康得不到保障。"[3]南京市五老村曾流传这样一首歌谣："五老村，苦恼村，垃圾污水臭气熏死人；蛆成堆，蝇成群，灶上爬，碗上飞，蚊子碰人脸，屎球随水滚；瘟神赶不走，疫病不离身。"作为国际大都市的上海，其卫生状况同样不容乐观。

---

[1] 毛泽东．毛泽东农村调查文集[M]. 北京：人民出版社，1982.

[2] 李鼎铭研究专业委员会．李鼎铭研究文集[M]. 西安：陕西人民出版社，2012.

[3] 北京医学院医史学教研组，保健组织学教研组．北京医药卫生史料[M]. 北京：北京出版社，1964.

如上海虹口区山阴路一号“里弄有四只公共垃圾箱，但无人管理，箱里垃圾少，箱外垃圾多。一般人家，前门后门堆放垃圾，没遮没盖，招引苍蝇。阴沟经常堵塞。随地大小便，随地吐痰，乱抛废物，乱泼污水等现象相当严重。夏秋季节，蚊蝇丛生，疾病流行”[1]。以上情况反映的不仅仅是北京、南京与上海市区与郊县村落环境卫生状况的真实写照，也是当时整个中国城乡环境卫生状况的一个缩影。

除了公共卫生问题外，疾病也是困扰整个社会的重要问题。全国人口发病数累计每年约一亿四千万人，死亡率达到千分之三十以上，其中有一半以上死于可以预防的传染病，如鼠疫、天花、伤寒、麻疹、霍乱、痢疾、回归热、斑疹伤寒等危害极大的疾病。此外，像黑热病、血吸虫病、麻风、疟疾、性病之类的疾病也极大地侵害着人民健康。广大民众当时根本无力抵御天灾及各种疫病的大肆蔓延，一旦染上便难以得到有效的治疗，人民群众的生命健康面临着极大的威胁，部分地区甚至出现人口急剧下降的现象。刚解放的北京城区也是传染病频发，“患传染病的死亡数，占全部死亡数的4.36%，人口死亡率高达14.1%”[2]。上海解放时，人口死亡率达20‰以上，婴儿死亡率达120‰～150‰，平均预期寿命35岁[3]。当然，相对落后的边疆少数民族地区同样存在着危害极大的性病、产科和小儿科疾病、疟疾与其他传染病等。公共卫生面临医疗据点较少、医疗专业混乱与医务人员奇缺等问题。因此，中华人民共和国成立之初面临的是一个人民缺医少药、医疗水平低下、疾病横生、人口死亡率极高的困局，这种现象对新生的人民政府来说是一个严峻的考验。

二、爱国卫生运动的发展历程

（一）爱国卫生运动的兴起

1949年10月27日，根据周恩来的指示，中央防疫委员会开始组建，随后中央人民政府卫生部成立。其颁布的《中央人民政府卫生部工作方针与任务草案》

---

[1] 中央爱国卫生运动委员会，中华人民共和国卫生部．爱国卫生运动经验汇编 [M]. 北京：人民卫生出版社，1958.

[2] 北京医学院医史学教研组，保健组织学教研组．北京医药卫生史料 [M]. 北京：北京出版社，1964.

[3] 《上海卫生志》编纂委员会．上海卫生志 [M]. 上海：上海社会科学院出版社，1998.

指出："防治各种传染病的流行，杜绝地方病、社会病、职业病的蔓延，以及'枉死病'的消除，借以解除人民生命和健康威胁，乃是当前首要任务。"[1]可见，中央人民政府明确指出新生中国卫生工作的主要任务是提高人民的健康水平，保证生产与卫生建设的总方针为"以预防为主，医疗为辅，并建立两者间互相依存与联系的关系。"[2]针对当时全国卫生工作百废待举、人才不足与经费有限等现实情况，着重提出了亟待解决的几个问题，可归纳为：①防治主要的传染病和流行病；②加强保健卫生工作；③加强医药卫生教育及研究工作，大量培养干部；④加强医药卫生行政管理；⑤建立中央直属医疗机关，一方面可解决直属机关的医疗问题；另一方面可取得经验，指导全国；⑥调查全国药品、器材生产情况，制定统一管理生产及人口办法；⑦辅助红十字会加以改造；⑧加强团结与改造中医。1951年9月，当时的卫生部副部长贺诚向中共中央上报的《二十一个月来全国防疫工作的综合报告》对卫生防疫工作所取得的成就与存在的问题作了分析。随后，毛泽东以中共中央的名义作出《必须重视卫生、防疫和医疗工作》的指示："今后必须把卫生、防疫和一般医疗工作看作一项重大的政治任务，极力发展这项工作。对卫生工作人员必须加以领导和帮助。对卫生工作必须及时加以检查。"[3]这是中华人民共和国成立以来毛泽东首次对卫生防疫工作亲自进行拟稿批转的文件，这一指示对推动卫生防疫工作走向一个新阶段奠定了坚实的思想基础，党和政府也由此加强了对卫生防疫工作的领导。可以说，这些政策文件明确了我国当时卫生工作的主要方向，为全国大规模的爱国卫生运动的兴起与发展奠定了重要基础。

1950年6月，朝鲜战争爆发。1952年初，美国为了扭转在朝鲜战场上的不利局面，公然违反国际法，将大量可传播细菌和病毒的昆虫投放到朝鲜北部和中国东北与山东等部分地区，企图造成人民志愿军和朝鲜人民军控制地区瘟疫流行，以此来削弱中朝一方的战斗力和国力。在美国细菌战的严重威胁下，1952年3月14日，中华人民共和国政务院召开了第128次政务会议并决定成立中央防疫委员会，由周恩来担任主任，郭沫若、聂荣臻为副主任委员，并下设办公室，负责领导反对细菌战的防疫工作[4]。3月16日，《人民日报》发文对全国进行动员，

---

[1] 第一届全国卫生会议筹委会秘书处．第一届全国卫生会议筹备工作资料汇编：第2集[M].北京：[出版者不详]，1950.

[2] 同注释[1]。

[3] 毛泽东．毛泽东文集：第6卷[M].北京：人民出版社，1999.

[4] 魏宏运．国史纪事本末：第1卷[M].沈阳：辽宁人民出版社，2003.

号召广大人民群众以实际行动反对美国的细菌战[1]。3月19日，中央防疫委员会向全国各地发布《关于反细菌战的指示》，明确要求各地政府在当地成立专门的防疫委员会，并按地理方位将全国划分为紧急防疫区、防疫监视区与防疫准备区。同时号召各级政府按指示要求发动人民群众，订立各类卫生防疫公约，做好防疫及相关准备工作。随后，全国各大城市和乡村轰轰烈烈地展开了以消灭病虫害为主要内容的卫生防疫运动。由于这个运动的最直接目的是反对美国发动的细菌战，在当时的历史条件下，此类运动是在炽热的爱国主义思想指导下进行的，是一项保家卫国的政治任务和群众性运动，因此，这场运动被中共中央称为爱国卫生运动。

（二）爱国卫生运动的多方位推进

中国共产党在全国范围内发起爱国卫生运动的主要缘由是为了应对美国的细菌战，卫生防疫工作的主要内容表现为消灭病媒虫兽。1953年，全国大部分地区在完成春季爱国卫生突击运动后，政务院作出了新的指示：现在各地运动都已结束，转入了经常性的卫生工作。[2]可以看出，此时政务院开始主张逐渐改善爱国卫生运动的一些形式，坚持运动的日常化，当时把突击运动与经常卫生保洁相结合作为一种重要要求，说明之前政治色彩浓厚的爱国卫生运动开始发生了一些变化。为了更好地推进社会主义改造和建设，政务院制定了一系列新的卫生政策，为爱国卫生运动全方位推进提供了新的契机。1955年2月，中央爱国卫生运动委员会要求地方爱国卫生运动委员会开展春季爱国卫生运动，并要求“在城市应配合工业生产和国家经济建设，在农村应与春耕施肥、防治畜病等相结合，以改进环境卫生和个人卫生。”[3]

1956年，爱国卫生运动进入消灭危害人民的各种疾病与“除四害”的新阶段。同年1月23日，中共中央政治局通过的《1956年到1967年全国农业发展纲要（草案）》第二十六条规定：“从1956年开始，分别在7年或者12年内，在一切可能的地方，基本上消灭危害人民最严重的疾病，例如血吸虫病、血丝虫病、钩虫病、黑热病、脑炎、鼠疫、疟疾、天花和性病等。其他疾病，例如麻疹、赤痢、伤寒、白喉、沙眼、肺结核、麻风、甲状腺肿、柳拐子等，也应当积极防治。为此，应

[1] 佚名．以实际行动来反对美国侵略者的细菌战[N]. 人民日报，1952-03-16（4）.

[2] 佚名．各地春季爱国卫生运动结束[N]. 人民日报，1953-05-22（3）.

[3] 许嘉璐，路雨祥，任继愈．中华人民共和国日史：第6卷[M]. 成都：四川人民出版社，2003.

当积极培养医务人员，分批建立县、区卫生医疗机构和农村医疗站。”第二十七条规定：“除四害。从1956年开始，分别在5年、7年或者12年内，在一切可能的地方，基本上消灭老鼠、麻雀、苍蝇、蚊子。”[1]之后，中共中央根据两年的事实变化和工作经验又对原文件作了修改与补充，且《1956年到1967年全国农业发展纲要（修改草案）》对爱国卫生运动作了明确规定：积极开展群众的经常性的爱国卫生运动，养成人人讲卫生、家家爱清洁的良好习惯。清洁卫生的根本精神是为了消灭疾病，人人振奋，移风易俗，改造国家[2]。1957年9月20日，中共八届三中全会明确指出爱国卫生运动的具体要求与目标是“除四害，讲卫生，消灭疾病，振奋精神，移风易俗，改造国家。”同年10月，毛泽东在最高国务会议第十三次会议上指出：“除四害是一个大的清洁卫生运动，是一个破除迷信的运动。”[3]因此，在党中央的号召下，除四害与讲卫生已经成为当时爱国卫生运动的主要口号。

为了保护人民群众的身体健康，控制各类传染病的流行，促进经济发展，1957年11月，中央爱国卫生运动委员会与卫生部专门召开十五个省、市爱国卫生运动和除四害经验研究会议。针对有些人错误地认为卫生不是中心工作，并将卫生工作和生产对立起来的情况，会议强调：必须贯彻党的二十届三中全会的精神，结合冬季生产，兴修农田水利，冬季积肥运动而同时进行冬季各项卫生工作的布置，进行深入的宣传动员，进一步提高广大人民对做好爱国卫生工作意义的认识。使群众认识到生产运动、积肥运动、群众的文化运动与群众的卫生运动是密切不可分离的整体的道理[4]。1958年2月12日，中共中央和国务院发布的《中共中央、国务院关于除四害讲卫生的指示》指出，除四害与讲卫生的主要目的在于“消灭疾病，人人振奋，移风易俗，改造国家”，并要求各地在开展爱国卫生运动时必须坚持“同城乡生产相结合”“必须使群众力量和技术力量相结合，使突击工作和经常工作相结合”[5]。自此，爱国卫生运动开始从一个政治任务逐步转变为人民群众生产与生活的一部分，将爱国卫生运动与群众的生产生活深入结合，赋予了爱国卫生运动新的内涵与生命力，在实践中将爱国卫生运动推向了一个新的高度。

---

[1] 佚名.1956年到1967年全国农业发展纲要（草案）[J].中华人民共和国国务院公报，1956（6）.

[2] 佚名.1956年到1967年全国农业发展纲要（修正草案）[J].农业知识，1957（23）.

[3] 中共中央文献研究室.毛泽东著作专题摘编（下册）[M].北京：中央文献出版社，2003.

[4] 人民日报评论员.认真总结几年来爱国卫生运动的经验[N].人民日报，1957-11-22（8）.

[5] 中共中央文献研究室.建国以来重要文献选编[M].北京：中央文献出版社，1995.

1958 年 8 月 29 日，中共中央政治局会议通过了《关于继续开展除四害运动的决定》，强调为保障工农业生产的“大跃进”，除四害与讲卫生也应该“大跃进”，并指出除四害与讲卫生应成为经常性工作。20 世纪 50 年代末到 60 年代初，爱国卫生运动的重心开始向农村地区转移，这一时期爱国卫生运动的核心是农村地区的“两管五改”，即“管理水源、管理粪便”与“改良厕所、畜圈、水井、环境、炉灶”。自此，农村的卫生状况得到了极大改善，农民的日常生活质量也得以迅速提高。但随着爱国卫生运动“大跃进”的日益推进，原有的好的卫生做法也受到了一些影响。随着“文化大革命”的爆发，各级爱国卫生组织纷纷被撤销，爱国卫生运动更是遭遇了严重的挫折。

（三）爱国卫生运动的转型与新发展

1976 年，中共中央粉碎了“四人帮”，“文化大革命”彻底结束。特别是 1978 年党的十一届三中全会胜利召开之后，党的工作重心由以阶级斗争为纲转向以经济建设为中心，阶级话语在国家话语中日益淡化，爱国卫生运动也逐渐摆脱了以往浓厚的政治色彩，重新步入正常的发展轨道，逐渐回归到日常化的卫生健康领域，开始了新的发展时期。

1978 年 4 月 3 日，中共中央、国务院决定重新成立中央爱国卫生运动委员会，并发布了《关于坚持开展爱国卫生运动的通知》，开始全面恢复爱国卫生运动。同年 12 月 28 日，国务院批转了中央爱国卫生运动委员会《关于全国爱国卫生运动烟台现场经验交流会的报告》，制定“加强领导，动员群众，措施得力，持之以恒”[1] 的工作方针。1979 年 6 月 11 日，中央爱卫会、卫生部发布了《关于落实各级爱卫会办公室专职编制问题的通知》，要求各有关部门迅速将各级爱卫会办公室建立健全起来，并配备专职干部。这标志着全国的爱国卫生运动在新的历史时期进入到一个新的发展阶段。

进入 20 世纪 80 年代，中共中央发出努力建设社会主义精神文明的号召，从而使爱国卫生运动的内涵在除害灭病的基础上又有了进一步的拓展。1981 年 2 月，中央爱卫会等九个部门联合发出了《关于开展文明礼貌活动的倡议》，向全国人民特别是青少年发出倡议：开展以“讲文明、讲礼貌、讲卫生、讲秩序、讲道德和心灵美、语言美、行为美、环境美”为内容的“五讲”“四美”文明礼貌活

[1] 佚名 . 全国爱国卫生运动烟台地区现场经验交流会概况 [J]. 医学研究杂志，1978（10）：1-3.

动[1]。此举得到了中宣部、教育部等中央部门的大力支持。中共中央办公厅转发了中宣部《关于深入开展“五讲四美”活动的报告》，将“五讲四美”活动作为社会主义精神文明建设的一项重要内容，并决定从当年起，将每年的3月确定为“全民文明礼貌月”。此时的爱国卫生运动不再单单是除四害与搞卫生，而是与“五讲”“四美”融为一体，成为开展文明礼貌活动，建设社会主义精神文明的一个重要组成部分。同年7月，中央爱卫会又明确提出在国民经济调整时期爱国卫生运动的主要任务在于搞好城乡清洁卫生。

1982年12月4日，五届全国人大五次会议通过了《中华人民共和国宪法》，并把“开展群众性的卫生运动，保护人民健康”写入宪法。1988年8月11日，中央爱国卫生运动委员会更名为全国爱国卫生运动委员会，作为国务院议事机构。1989年1月31日，全国爱国卫生运动委员会第8次扩大会议确定，自1989年起，每年4月为爱国卫生月。同年3月7日，国务院发布了《关于加强爱国卫生工作的决定》（以下简称《决定》），确定了爱国卫生工作的基本方针和方法：“政府组织，地方负责，部门协调，群众动手，科学治理，社会监督。”同时，要求各级政府每年都要召开一两次会议，将爱国卫生工作纳入整个社会发展规划，不断改善各地卫生条件，提升医疗卫生水平，使其与四化建设同步发展，并且还需“专门研究爱国卫生工作，特别要引起对社会卫生问题的足够重视，把医疗卫生工作的重点放在预防工作上。”[2]可以说，《决定》的发布进一步推动了爱国卫生运动向制度化与规范化方向发展。此后，国家爱卫会根据国务院的《决定》在农村积极落实卫生乡村建设、环境治理、改厕与改水等任务，经过对农村厕所的改造、水井与水厂的建设、污水的净化与处理，广大农村的用水问题以及卫生面貌得到了极大改观，生活质量得到了显著提升。与此同时，创建“文明城市”与“卫生城市”等称号成为爱国卫生运动的一个重要落脚点。1990年，国务院批准了对全国各城市进行卫生大检查的决定，并先后开展了四次全国城市卫生大检查，这标志着爱国卫生运动已经由对个体健康卫生的关注逐渐转向对人民生活环境的综合治理。1996年12月9日，中共中央、国务院在北京召开了中华人民共和国成立以来的第一次全国卫生工作会议，并于会后发布《中共中央、国务院关于卫生改革与发展的决定》，提出“在城市继续开展创建卫生城市活动，提高城市的现代

[1] 佚名．中共中央宣传部、教育部、文化部、卫生部、公安部关于开展文明礼貌活动的通知[J]．中华人民共和国国务院公报，1981（6）．

[2] 佚名．国务院关于加强爱国卫生工作的决定[J]．中华人民共和国国务院公报，1989（7）．

化管理水平，增强市民的卫生文明意识，促进文明城市建设。在农村继续以改水改厕为重点，带动环境卫生的整治，预防和减少疾病发生，促进文明村镇建设。”[1]此次会议再次强调了爱国卫生运动在社会主义建设中的重要作用，并阐明了爱国卫生运动的发展方向，充分体现了党中央对爱国卫生运动的重视，是爱国卫生运动在新的历史时期的一个纲领性文件。

当然，面对突发灾害与疾病，党和国家对爱国卫生运动的工作也会有针对性地提出具体要求。1998 年夏季，我国长江、嫩江与松花江等流域发生了历史上罕见的大洪水。为防患于未然，中共中央、国务院及时发布了《关于做好卫生防病防疫工作的通知》，号召“大搞爱国卫生运动，彻底清理环境”，并把爱国卫生运动的重点放在“灾区和农村”“尽可能消除导致疫病发生的隐患”[2]，带领广大人民群众团结奋斗，夺取抗洪和卫生防病防疫的完全胜利。2003 年，为贯彻落实中共中央、国务院关于防治“非典”工作的一系列重大部署及要求，全国爱国卫生运动委员会同中央精神文明建设指导委员会联合发出《关于在抗击非典斗争中积极开展讲文明讲卫生讲科学树新风活动的通知》（以下简称《通知》）。《通知》要求各地迅速开展以防治“非典”为中心，以清理卫生死角为重点的夏季爱国卫生运动，治理城乡环境，清理公共场所垃圾，加强卫生督导，制止各种有害于公共环境卫生的不良行为，截断疾病传播的途径[3]。并大力开展“讲文明、讲卫生、讲科学、树新风”活动，为抗击“非典”取得最终胜利作出了巨大贡献。

三、爱国卫生运动的历史经验

（一）要坚持中国共产党的领导

爱国卫生运动的开启、形成与发展同中国共产党对卫生工作的领导是分不开的。虽然，晚清、中华民国时期也推行了一些行之有效的公共卫生方针及防疫举措，

[1] 佚名 . 中共中央 国务院关于卫生改革与发展的决定 [J]. 中华人民共和国国务院公报，1997（4）.

[2] 佚名 . 中共中央办公厅、国务院办公厅关于做好卫生防病防疫工作的通知 [J]. 中国卫生质量管理，1998（5）.

[3] 钟新华 . 在抗击非典斗争中积极开展 讲文明讲卫生讲科学树新风活动 [J]. 党建文汇（上半月），2003（6）.

但由于政权更替、战乱不断等原因，最终并未达到理想效果。中华人民共和国成立后，中国共产党成为整个国家的领导核心，各级人民政府在中国共产党的领导下采取了以普及和预防为主的方针。同时，全国各地在党中央的号召下普遍建立爱国卫生组织，全国爱国卫生运动委员会成立后，各地也纷纷设立各级爱国卫生运动委员会，并及时预防各类疫病的发生，加强对不同疾病的治疗。在爱国卫生运动推行过程中，党和国家的领导人对爱国卫生运动的重视和持续推动也是引领其逐渐走向制度化、常态化的重要因素。1952 年 12 月，毛泽东专门为第二届全国卫生工作会议题词："动员起来，讲究卫生，减少疾病，提高健康水平，粉碎敌人的细菌战"[1]。1958 年，时任卫生部部长李德全说："加强党的领导，政治挂帅，是运动不断发展取得胜利的根本保证。"[2]因此，在中华人民共和国成立初期，爱国卫生运动便取得了巨大成就，并大大提高了人民的健康水平。

改革开放以后，各级党政领导对爱国卫生运动也极为重视，将其列入议事日程，并亲自动员、亲自指挥以及亲自检查，攻坚克难，真抓实干，形成了党政军各级主要领导一齐抓，分管领导具体抓，主管部门全力抓，实行统一领导、统一规划以及统一安排，将卫生工作同物质文明建设、精神文明建设有机地结合起来，并以此为抓手着力改善投资环境。爱国卫生运动是关系人民群众生老病死的一件大事，其解决的问题也是广大人民群众最关心、最迫切需要解决的一些问题。中国共产党正是意识到这一事业的重要性，在不同历史时期采取了一系列顺应人心、合乎民意的措施，表现出对人民生命健康的深切关怀和高度重视，因此爱国卫生运动在不同历史时期都得到了广大人民群众的积极拥护与大力支持。各行各业、各机关部门与各单位的人员都积极参与，各种社会新闻媒介也在爱国卫生运动中对教育、激励与动员人民群众发挥了重要作用。可以说，爱国卫生运动极大地改善了卫生环境与医疗状况，提升了广大干部群众的荣誉感、责任感与凝聚力，树立了党在人民群众中的威望，提升了党的执政能力。

（二）要充分发挥群众的积极性

教育、动员和组织广大人民群众积极参加爱国卫生运动，是我国独具特色的卫生防疫事业的有效工作方式。爱国卫生运动在开展过程中充分体现了民生，民

---

[1] 毛泽东 . 建国以来毛泽东文稿：第 3 册 [M]. 北京：中央文献出版社，1989.

[2] 佚名 . 把爱国卫生运动推向更高的阶段 [J]. 中医杂志，1959-17（1）：5-6.

生底色自然而然地成了爱国卫生运动中一道亮丽的风景线。中华人民共和国成立初期所形成的爱国卫生运动不仅成功地阻止了美国的细菌战，也在环境卫生、传染病防治和移风易俗等方面取得了巨大成就，且爱清洁、讲卫生的习惯逐渐成为整个社会的新风尚。爱国卫生运动的经验告诉我们：卫生工作与群众运动相结合才是推行卫生工作所应采取的方法[1]。爱国卫生运动从最初以防疫为重点转变为改进卫生环境和个人卫生习惯后，人民群众便成为爱国卫生运动的主体。群众的主动性、积极性与参与程度直接决定了爱国卫生运动的效果，群众在进行这些工作时，不仅创造了许多行之有效的卫生工作技术经验，而且创造了许多行之有效的卫生工作组织经验 ，这些惊人的成绩和丰富的创造唯有在广大的群众运动中才能出现[2]。爱国卫生运动的开展理应全民动员与全民参与，作为主人翁亲自参与是人民群众获得荣誉感、归属感与幸福感的直接保障。爱国卫生运动之所以能够持久地开展，自然离不开人民群众的重要作用。

在爱国卫生运动中，群众不仅变成了参与者与服务对象，而且成了领导力量和主体力量，这从根本上改变了旧式医疗卫生事业只为少部分人服务的宗旨。走好群众路线，是确保爱国卫生运动不断取得新成就及保持活力的关键，也是我国独具特色的卫生治理与防疫事业的有效工作方式。尤其是改革开放以来，随着科技进步与社会发展，人民群众对危害个人健康的因素有了更加深刻的认识，爱国卫生运动的内涵也借此开始不断丰富和拓展。爱国卫生运动必须坚持实事求是原则，摒弃形式主义，将我国政治优势、组织优势、制度优势与文化优势转化为不断增进人民群众健康福祉的具体行动，让广大群众在除“四害”、五讲四美三热爱与创建卫生城镇等系列工作中，靠脚踏实地、埋头苦干、拼搏奋斗，赢得实实在在的获得感、幸福感与安全感。随着全球化的发展，各类全球性疾病、环境污染等问题日益威胁到我国人民的健康。因此，各行业、各部门都要关心环境卫生与健康问题，整个社会都要树立起“大卫生”观念，人人都为创造良好的公共环境贡献自己的力量。历史已经证明，在我们这样一个发展中的大国，党领导人民开展群众性的爱国卫生运动既是我国社会主义卫生防疫事业的一个伟大创造，也是最大限度地保护人民健康的一条有效路径。

[1] 佚名 . 卫生工作必须与群众运动相结合 [J]. 山西省人民政府公报，1953（1）：156-158.

[2] 佚名 . 切实作好爱国卫生工作 [N]. 人民日报，1953-04-15（3）.

（三）采取科学有效的工作方式

爱国卫生运动需坚持突击性与经常性相结合、治标与治本相结合，这是推动卫生防疫工作的重要措施。坚持突击运动与常态化保洁相结合的工作方式，正所谓：没有突击性活动，不容易普遍地发动群众；没有经常性活动，不能巩固已获得的成果，并继续将运动深入推进[1]。在突击活动中，集中开展春秋两季爱国卫生运动，之后又形成爱国卫生运动月，通过集中时段来解决一些主要问题；在经常性活动中，各部门逐步完善爱国卫生运动的各级机构，开始注意贯彻执行一些经常性的卫生制度，以此来巩固突击活动的成果。因此，中华人民共和国成立初期就有不少厂矿组建了清洁队，建立了日常卫生大扫除等制度。通过日常卫生环境的清洁工作，坚持内部环境与外部环境整治相结合的原则，把突击卫生运动与经常性保洁结合起来便成了一项重要的卫生工作经验。改革开放以来，全国城市与农村在消灭“四害”的同时，更是以改水改厕为重点带动卫生工作的开展，使各类传染病大幅度下降。除“四害”不仅是突击性工作，也是经常性工作。苍蝇、蚊子、老鼠、蟑螂等繁殖力极强，仅靠在短期内的爱国卫生月突击捕杀是不够的，还必须日常消杀防治才能有效地扑灭这些传染疾病的媒介。在治本方面，城市要做好公共卫生，消灭卫生死角，建立完善合理的公厕、垃圾投放处与垃圾处理场，加强监督管理，创造一个优美、舒适、清洁的生活环境；农村要搞好改水改厕工作，落实所需物资与经费。在治标方面，开展除“四害”达标活动的同时，采取各种手段降低苍蝇、蚊子等病虫媒介物的密度，最大限度地减轻其危害。不管是治标或治本，都要坚持突击性与经常性相结合，这是因为“突击会给病害以歼灭性的打击，对爱国卫生运动是一次重新发动；经常是为了巩固发展成果，不断提高卫生水平。”[2]

检查评比是推动爱国卫生工作的有力举措。爱国卫生运动在起步阶段是为了反对美国的细菌战，带有浓厚的政治意味，各部门之间的检查评审具有执行政治命令的特点。随着各级部门的全面推进，各种检查、督促与评比的大规模开展，卫生工作与群众运动的密切结合，爱国卫生运动便逐渐成为群众的自觉行动。尤其是改革开放以后，检查评比成为激励爱国卫生运动向前发展的有效办法。通过检查评比，可以发掘一些好的经验做法，检查出存在的一系列问题，对先进的卫

---

[1] 佚名．为继续开展爱国卫生运动而斗争 [N]. 人民日报，1953-01-04（3）.

[2] 朱僦荣，张觉民．中国卫生管理学 [M]. 长春：吉林科学技术出版社，1997.

生城市与先进卫生工作个人进行表彰和奖励，对落后者进行批评，并限期改进。与此同时，卫生水平较差的地区也可以积极学习其他地区好的经验并进行推广运用。

爱国卫生运动在推行过程中需具体问题具体分析，要坚持因地制宜的工作方法。我国地域辽阔、人口众多、地貌复杂、文化多样，各地经济发展水平也存在较大差距，在开展爱国卫生运动过程中，采取的方法也不可能是一致的。各地应实事求是，从实际出发采取可行措施，在坚持中央卫生工作与防疫政策的基本前提下，也应综合考虑本地资源禀赋、环境状况、民俗风情与人民群众的承受能力。各地在治理时还应因地制宜，分类指导，多种方式并存，切忌搞单一处理模式。推行爱国卫生工作时要格外注意城乡之间的差异，从各自的实际情况与可能条件出发，各种举措要有利于生产、生活以及卫生健康，把现实需要和可能情况相结合，推动爱国卫生运动的进一步开展。

四、新时代爱国卫生运动的全面深化

2012 年以后，中国特色社会主义进入发展的新时代，爱国卫生运动也进入了一个全面深化的历史时期。2014 年，国务院印发《关于进一步加强新时期爱国卫生工作的意见》，倡导从创造健康的良好环境、提高人民群众文明卫生素质、推进社会卫生治理、提高爱国卫生工作水平等方面深入推进爱国卫生运动。2016 年，中共中央、国务院下发《“健康中国 2030”规划纲要》，明确提出在实施健康中国战略过程中要深入开展爱国卫生运动，并将加强城乡环境卫生综合整治、建设健康城市和健康村镇作为工作重心。2020 年初，新冠疫情暴发后，中共中央提出，在加强爱国卫生运动的同时要切实做好新冠疫情防控工作。2022 年 12 月 26 日，在爱国卫生运动开展 70 周年之际，习近平总书记作出指示，要求更加有针对性地开展全国范围内的爱国卫生运动，切实保障广大人民的生命安全与身体健康。新时代以来，在党和政府的领导下，在人民群众的深入实践中，爱国卫生运动取得了一个又一个成就，并朝着全方位、多层次方向稳步推进，也有力地推动了健康中国建设迈上一个新的台阶。

（一）新时代爱国卫生运动的实践路径

1. 提出新时期爱国卫生运动方针

改革开放以来，我国爱国卫生运动方针就曾适时作出调整。1978 年 4 月，中共中央、国务院决定重新成立中央爱国卫生运动委员会，并发布了《关于坚持开展爱国卫生运动的通知》，开始全面恢复爱国卫生运动，李先念任主任委员。4 月 7 日，中央爱国卫生运动委员会举行首次会议，李先念在讲话中指出："各级党委要加强对爱国卫生运动的领导，发动群众，持之以恒"[1]。同时，中央爱国卫生运动委员会制定了"加强领导，动员群众，措施得力，持之以恒"[2]的工作方针。1989 年 7 月，国务院发布了《关于加强爱国卫生工作的决定》，将"政府组织，地方负责，部门协调，群众动手，科学治理，社会监督"[3]确定为爱国卫生工作的基本方针和方法。以上两个时期的工作方针都在不同时期发挥了积极作用。面对新时期的卫生与健康问题，爱国卫生运动的工作自然也需要作出相应调整。2017 年 5 月，爱国卫生运动 65 周年暨全国爱国卫生工作座谈会在杭州召开，党和国家在总结以往历史经验的基础上，又结合新时期的新情况、新要求，制定了新时期爱国卫生运动 42 字方针，这也是继 1978 年与 1989 年之后，爱国卫生运动第三次发布的卫生工作方针。新时期 42 字方针具体是指：以人民健康为中心，政府主导，跨部门协作，全社会动员，预防为主，群防群控，依法科学治理，全民共建共享。[4]其中，以人民健康为中心是指新时期卫生工作要围绕人民群众的健康展开，这也是数十年来爱国卫生运动贯彻至今的宗旨。政府主导意味着爱国卫生运动需要在党和人民政府的领导下进行，跨部门协作说明全国的卫生工作需要各个部门之间协调合作制定方案来推进工作，全社会动员是指爱国卫生运动需要做好宣传工作并动员全社会各个地区、部门、单位及人员参与到这场运动中来。政府主导、跨部门协作与全社会动员构成了爱国卫生运动行之有效的工作机制。预防为主、群防群控、依法科学治理相结合则是爱国卫生运动减少相应健康危害因素、有效防控疾病的工作方法与基本路径。全民共建共享说明爱国卫生运动需要人人参与、人人努力，且最终健康成果也由全体人民共享。新时期爱国卫生运

[1] 佚名 . 关于坚持开展爱国卫生运动的通知 [N]. 光明日报，1978-04-08（1）.

[2] 佚名 . 全国爱国卫生运动烟台地区现场经验交流会概况 [J]. 医学研究通讯，1978（10）：1-3.

[3] 佚名 . 国务院关于加强爱国卫生工作的决定 [J]. 中华人民共和国国务院公报，1989（7）：331-333.

[4] 佚名 . 发扬优良传统 建设健康中国谱写爱国卫生运动新篇章 [N]. 健康报，2017-05-19（3）.

动 42 字工作方针的提出为各地爱国卫生运动的深入推进提供了根本遵循和行动指南。此后，全国上下再次掀起了一场爱国卫生运动的新热潮。

2. 坚持政治性与人民性相统一

新时代爱国卫生运动继续坚持党的领导，坚持以人民为中心，高度体现了政治性与人民性的统一，二者统一于爱国卫生运动的伟大实践。爱国卫生运动的政治性表现在两个方面：一是政治领导方面。爱国卫生运动从形成，到推动，再到深入开展，都与中国共产党的领导和党对卫生工作的高度重视是分不开的；二是政治立场方面。习近平总书记指出，要坚持把政治建设放在首位。习近平总书记关于政治建设的重要论述为新时代爱国卫生运动的深入开展指明了前进方向。新时代，我们要继续将爱国卫生运动作为一项重大的政治任务来看待，并深入贯彻下去。

爱国卫生运动的人民性表现为坚持生命至上的价值遵循与人民群众的主体地位。习近平总书记指出："人民至上、生命至上，保护人民生命安全和身体健康可以不惜一切代价。"[1] 人民至上是马克思主义政党也是中国特色社会主义的政治立场。中国共产党始终把人民群众的健康利益放在首要位置，用心用情用力，全方位、全周期保障人民群众的健康，实现一切发展为了人民、发展依靠人民、发展成果由人民共享。爱国卫生运动要以保障广大人民群众的生命安全与身体健康为出发点、落脚点，以解决人民群众在生产生活中的突出卫生问题为主要内容。突出农村和城乡接合部等重点地区、薄弱环节，创新方式与方法，持续推进城乡环境的整治工作，不断完善公共卫生基本设施。发动人民群众广泛参与，推动爱国卫生运动进社区、进农村、进学校、进机关、进企业，提高全社会方方面面参与爱国卫生运动的程度与深度。针对妇女儿童、老年人与青少年等重点人群，切实做好冬春季传染病防控知识尤其是新冠疫情防控相关知识的宣传，以保健康、防重症为侧重点，切实保障人民群众就医看病与防疫用品的需求，守护人民群众的健康安全与生命安全。

3. 坚持科学性与实践性相统一

爱国卫生运动要坚持科学性与实践性的统一，在尊重客观规律的基础上沿着科学性方向深入实践下去。爱国卫生运动的科学性表现在两个方面：一方面表现

---

[1] 习近平 . 坚持人民至上、不断造福人民，把以人民为中心的发展思想落实到各项决策部署和实际工作之中 [N]. 人民日报，2020-05-23（1）.

为坚持科学的指导思想。新时代爱国卫生运动必须始终坚持以马克思列宁主义、毛泽东思想、邓小平理论、“三个代表”重要思想、科学发展观与习近平新时代中国特色社会主义思想为行动指南，紧密结合新的时代条件和实践要求，发挥其重要作用；另一方面表现为坚持科学的方法。习近平总书记强调：要坚定不移贯彻预防为主方针，坚持防治结合、联防联控、群防群控，努力为人民群众提供全生命周期的卫生与健康服务。[1] 坚持科学的方法主要表现在以现代预防医学为指导，通过发动群众性的运动对生产与生活环境进行改善，消除各种潜在的致病因素，达到预防疾病与控制疾病的目的。

爱国卫生运动的开始、发展和深入推进过程是中国共产党领导人民群众进行爱国卫生运动的历史，也是在实践基础上逐步深化对如何改造中国公共卫生情况的过程[2]。新时代爱国卫生运动的具体实践主要包括三个方面：一是建立全民动员的新机制。二是找准深入开展的着力点。中共中央、国务院印发了《“健康中国 2030”规划纲要》，提出将深入开展爱国卫生运动作为健康中国的重要内容，并把加强城乡环境卫生综合整治、建设健康城市和健康村镇作为爱国卫生运动的重心。三是坚持卫生工作与群众运动相结合。卫生工作与群众运动相结合是爱国卫生运动一以贯之的方针。在新冠疫情防控期间，我国持续织密疫情防控网络，推动卫生工作力量充分下沉，动员人民群众广泛参与疫情防控工作，这些都是爱国卫生运动顺应国家治理体系和治理能力现代化要求的新发展，是卫生工作与群众运动相结合的新体现。爱国卫生运动的科学性统一于实践过程，在爱国卫生运动的实践过程中不断深化对爱国卫生运动的科学性认识，二者辩证统一，相得益彰，相互促进。

4. 坚持长期性与发展性相统一

爱国卫生运动需要坚持长期性与发展性相统一，爱国卫生运动经历了反对细菌战、除“四害”、五讲四美三热爱与创建卫生城镇等系列工作，这是一项长期工作，我们要持续坚持下去，未来可能还会面临一些新问题，更需要我们有创新发展的精神。经过全国各族人民的共同努力，中国卫生与健康事业在新时代已经取得了突破性进展，并形成了相对完善的疾病防控救治体系。然而，随着人民群

---

[1] 习近平 . 习近平谈治国理政：第二卷 [M]. 北京：外文出版社，2017.

[2] 周静，周文琦 . 新中国成立以来爱国卫生运动发展的进程、规律及现实启示 [J]. 克拉玛依学刊，2021，11（5）：30-36，F0002.

众的健康观念与健康需求发生了一些转变，许多人开始更加关注生活质量与预防保健的多元化健康需求。医疗卫生体制转型相对滞后，同经济快速发展的局面不太匹配，导致了健康供给不足的现实性难题。爱国卫生运动的推行还涉及群众观念与生活习惯的改造问题，这些都很难迅速扭转。虽然中国已经发展为世界第二大经济体，但是在卫生、健康与文明观念方面仍然有极大的提升空间。比如，在公共场所吸烟、随地吐痰的现象屡禁不止，一些没有宠物牵引绳约束与固定的宠物在街头巷尾随地大小便甚至发生宠物撕咬、伤人事件。这些问题不仅对公共卫生或环境造成一些破坏，也不利于提高人民的生活水平和质量，甚至会导致一些病菌的广泛传播，对人民群众的生命健康造成严重危害，而且这些繁杂琐碎的卫生治疗问题很难在短时间内得到根治。新时代需要长期坚持爱国卫生运动，才能筑牢卫生安全的基石；只有卫生工作常态化开展，才能让社会更加文明、人民健康更有保障。

爱国卫生运动不仅要持续推进，还要秉持与时俱进的态度，学会用发展的眼光看待存在的问题，要转变思想观念以推动卫生治理深入发展。习近平总书记指出：丰富爱国卫生工作内涵，创新方式方法，推动从环境卫生治理向全面社会健康管理转变，解决好关系人民健康的全局性、长期性问题。[1]因此，只有转变思维、丰富爱国卫生运动内涵，才能紧跟时代潮流，满足人民群众的卫生健康需求。当前，我国正处于工业化、城镇化、人口老龄化交错叠加的历史时期，人民的生活方式与社会的生态环境都在发生变化。面对多种影响健康的因素相互交织，特别是突发急性传染病传播迅速、波及范围广、危害巨大的复杂形势，新时代更要继承与发扬爱国卫生运动的优良传统，充分发挥我国爱国卫生运动的理论优势、政治优势、组织优势、文化优势与密切联系群众的优势，坚持发展理念，不断探索新的卫生工作举措，进一步提高人民群众的健康水平。

（二）新时代爱国卫生运动的价值意蕴

1. 符合以人民为中心的发展理念

中国共产党自成立以来，始终坚持历史唯物主义的基本观点，把人民视为历史的创造者与社会发展的推动力量，在“为了人民”与“依靠人民”的统一中践行人民立场。习近平总书记强调：一切国家机关工作人员，无论身居多高的职位，

---

[1] 习近平 . 习近平谈治国理政：第四卷 [M]. 北京：外文出版社，2022.

都必须牢记我们的共和国是中华人民共和国，始终要把人民放在心中最高的位置，始终全心全意为人民服务，始终为人民利益和幸福而努力工作。[1] 进入新时代以来，中国共产党主动回应人民对美好生活的需要，立足于健康卫生治理领域中出现的发展不充分与不平衡问题，创新发展了全面健康治理新模式，推动社会全面健康管理，深入践行以人民健康为中心的治理理念，持续稳固美好生活的健康基石，在紧跟人民生命发展与生活进步的同时，推动爱国卫生运动发展，维护广大人民的健康利益。正是中国共产党把卫生事业摆在了至关重要的位置，爱国卫生运动才得以稳步推进。习近平总书记曾指出："我们党从成立起就把保障人民健康同争取民族独立、人民解放的事业紧紧联系在一起。"[2] 在爱国卫生运动中，中国共产党作为领导核心，始终坚持把人民群众的利益作为认识问题、发现问题、解决问题以及推进国家事业发展的起点与归宿，在为了人民和依靠人民中践行以人民为中心的治理理念，人民群众在爱国卫生运动中既是价值主体，又是实践主体。新时代以来的爱国卫生运动始终坚持以人民群众的生命安全与身体健康为根本目标指向，以动员群众与发动群众为基本途径，将社会公共卫生治理成果服务于人民健康作为实践结果的价值归宿。这一逻辑的形成体现了中国共产党对马克思主义价值观、方法论与认识论的统一，并据此形成了独特的中国领导模式与工作机制。

2. 有利于推动健康中国战略实施

健康是促进人全面发展的必然要求，也是经济社会发展的一个基础条件。推进健康中国建设更是中国共产党对人民的郑重承诺。2016年10月25日，中共中央、国务院印发了《"健康中国 2030"规划纲要》，提出深入开展爱国卫生运动主要围绕"加强城乡环境卫生综合整治"与"建设健康城市和健康村镇"两个方面进行开展，并要求各地区、各部门结合自身实际认真贯彻落实。这一文件的推出赋予了爱国卫生运动新的时代内涵，健康主题自然成为新时代爱国卫生运动这一题中应有之义。党的十九大报告提出要实施健康中国战略，直接将健康中国建设提升到战略高度。新时代赋予了爱国卫生运动新的历史使命，新时代爱国卫生运动的开展自然成为推动健康中国战略实施的重要载体。在爱国卫生运动开展过程中，

[1] 习近平 . 习近平谈治国理政：第三卷 [M]. 北京：外文出版社，2020.

[2] 习近平 . 把人民健康放在优先发展战略地位，努力全方位全周期保障人民健康 [J]. 党政干部参考，2016，（17）：4-5.

充分发挥各级爱国卫生运动委员会的动员与领导作用，广泛发动人民群众积极参与到社会环境改善、疾病预防与健康维护的活动中来，便能早日实现全民健康共建共享的局面。

习近平总书记指出："要继承和发扬爱国卫生运动优良传统，持续开展城乡环境卫生整洁行动，加大农村人居环境治理力度，建设健康、宜居、美丽家园。"[1]爱国卫生运动的深入开展将为人民群众提供良好的生态环境，良好的生态环境是人类生存和健康的重要基础。加快推动健康中国战略实施，离不开医疗卫生的"小处方"，同时也离不开以爱国卫生运动为有效载体的社会整体联动这个"大处方"。中国共产党在领导人民群众进行探索的过程中开辟了一条具有中国特色的卫生健康事业发展道路，为实现中华民族伟大复兴的中国梦打下了坚实的健康基础，这也是人类的一个永恒追求，既是立身之本，更是立国之基。

3. 为全球公共卫生治理贡献中国智慧与力量

自中华人民共和国成立以来，爱国卫生运动的长期发展已积累了丰富的实践经验与理论经验，并走出了一条符合我国国情的爱国卫生运动道路。同时，爱国卫生运动也在全球范围内引起了强烈反响，为推进全球公共卫生治理贡献了中国智慧与中国力量。

第一，为全球公共卫生治理提供了信心和经验。2017 年，世界卫生组织授予中国政府"社会健康治理杰出典范奖"，以此纪念中国爱国卫生运动开展 65 周年，表彰我国爱国卫生运动所取得的辉煌成就。世界卫生组织高度赞赏的"中国经验"激励着世界上其他国家，并为他们提供了可借鉴的卫生治理模式。尤其是在抗击新冠疫情的斗争中，中国通过采取各种措施来阻断可能的传染源，使用数字技术等手段，查找病患接触者，培训医疗工作者，全力保障医疗卫生服务供给，积极探索和总结推广科学的医疗诊疗方法，从而为全球其他国家和地区做好抗击疫情防控工作积累了经验，提振了信心，树立了典范。

第二，为全球公共卫生治理更新了理念与机制。2020 年 3 月 21 日，习近平就法国发生新冠疫情致电法国总统马克龙时，首次提出了"打造人类卫生健康共同体"这一伟大构想[2]。同年 5 月 18 日，习近平在第 73 届世界卫生大会视频会

[1] 习近平 . 习近平谈治国理政：第二卷 [M]. 北京：外文出版社，2018.

[2] 习近平 . 习近平就法国发生新冠肺炎疫情向法国总统马克龙致慰问电 [N/OL].（2020-03-21）[204-01-21].

议开幕式上致辞并呼吁："共同佑护各国人民生命和健康，共同佑护人类共同的地球家园，共同构建人类卫生健康共同体。"[1] 可见，人类卫生健康共同体理念是人类命运共同体理念的又一创新，是习近平基于新冠疫情防控提出的全新理论，也是为完善全球公共卫生治理提出的时代倡议。这一理念既指出了人类社会生存与发展是一个共生共存、休戚相关的有机整体，又谋划了解决全球公共卫生治理问题的中国方案。同时，中国也愿意同国际组织和各国携手合作，共同为全人类的健康安全保驾护航。可以说，积极开展爱国卫生运动就是为全球公共卫生事业做贡献，在全球范围内广泛宣传我国爱国卫生运动的宝贵经验，并将其运用于全球公共卫生治理，共同应对重大突发公共卫生事件，保障全人类健康。这不仅体现了我国人道主义和负责任的大国形象，也表明了中国对人类生命健康与安全的尊重。

（刘进有）

[1] 习近平 . 团结合作战胜疫情共同构建人类卫生健康共同体：在第 73 届世界卫生大会视频会议开幕式上的致辞 [J]. 中华人民共和国国务院公报，2020（15）：5-6.

优生优育

人类的生育过程是一项基于个人身体机能的自然生理过程，人类文明的演进使个人的生育行为日益受到社会因素的制约和影响，从而使人类的生育行为具有鲜明的社会属性。福柯在《安全、领土与人口》一书中论述了古代君主与基督教牧领权力之间的差别。他认为16世纪以来“生命政治的诞生”使两者在现代社会中趋向统一，由此开启了国家权力全面介入人口治理的时代。[1]这使得原本属于个人和家庭的生育行为开始被置于国家理性的调控和支配之下，人口数量和质量成为民族国家之间力量竞争的重要构成要素。近代中国以来积贫积弱的社会面貌和半殖民地半封建的国家处境，使无数有志于改变中国面貌的革命先贤将人口的优生优育作为提升国民素质、推动国家进步的主要手段。这让优生优育不仅成为一项事关个人健康的私域事务，同时也变成一项事关国家兴衰的卫生健康事业。

在中国式健康现代化演进过程中，优生优育目标的实现经历了由个人和家庭主导向国家政策促进的发展历程。1949年，中华人民共和国成立以来，党和国家高度重视优生优育工作，

---

[1] 米歇尔·福柯．安全、领土与人口 [M]. 钱翰，陈晓径，译．上海：上海人民出版社，2010.

将其作为国家医疗卫生事业发展的主要工作目标。婴儿死亡率从中华人民共和国成立以前的千分之200左右下降到2022年的千分之4.9。中国人口从1949年的5亿4167万人增长到2023年的14亿967万人。人们的预期寿命从中华人民共和国成立以前的35岁增长到2020年的77.93岁。上述数据既标志着人们生命健康质量的改善，也是中华人民共和国卫生事业发展成就的体现，还是中国式健康现代化理论指导优生优育工作取得的重要成绩。下面，编者从中国式健康现代化的理论维度审视优生优育政策发展，总结中国式健康现代化发展经验，从而为新时期更好地推进中国式健康现代化发展提供理论参考。

一、优生优育的内涵

现代优生优育观点的发展和传播同近代遗传学、优生学和进化论等思想的演变和发展密切相关。在人类社会文明发展史上，关于优生优育的社会实践由来已久。人类学家观察到中美洲的印加部落通过人工淘汰畸形儿从而实现改善人口体格等目标。古希腊哲学家柏拉图在《理想国》一书中曾主张对城邦的孩子进行系统化教育，不允许体格羸弱、智力低下和缺乏品德的人结婚生育，社会精英阶层的婚姻需经过严密的安排，通过这些措施，确保国民素质的优秀，实现城邦公民的优生优育目标。[1]希腊城邦斯巴达将优生学理念应用到培养卓越的战士方面，从而确保斯巴达可以在众多城邦的激烈竞争中生存下来并在军事能力方面处于优势地位。中国古代典籍《左传》中有“男女同姓，其生不蕃”的记载。这说明中国古人已经认识到近亲结婚的后代往往不易存活的优生学原理。中国古代法律禁止同姓通婚，已婚者须受杖责并离异。这些在法律上禁止血缘过于亲近的人结婚生育的习俗和传统亦可视为一种优生优育知识的实践应用。这些古老的优生优育实践为近代优生学的发展奠定了重要的理论和实践基础。

（一）学理基础：遗传学、优生学与进化论

英文 Eugenics 一词源自希腊文的 eugenes ，意指出身高贵或品种优良。在人类历史上，一些激进的优生学学者主张通过人为的手段对某些特定的群族进行生

---

[1] 柏拉图．理想国 [M]. 郭斌和，张竹明，译．北京：商务印书馆，1986.

育限制，从而达到改善族群基因的目的。由于残疾人和精神病患者等社会弱势群体通常成为优生优育政策的首要针对对象，许多人据此质疑该政策明显有失公允。19 世纪末，随着社会达尔文主义思潮的盛行，优生学开始受到人们的普遍关注。早期西方优生学倡导者由于个人成见或缺乏对遗传学相关知识的正确认知，使优生学的发展走上了种族主义的歧途。19 世纪中期，英国遗传学者法兰西斯·高尔顿在其著作中公开使用优生学一词并试图回答："是否人的品质，可以借由选择父母——即选择来源，有目的地改善人的生理特征与精神层次。"[1] 高尔顿认为社会福利和疯人院最终会令劣等人充斥社会。美国奥奈达公社则是另一个应用优生学的例子。1848 年，约翰·汉弗莱·诺伊斯在纽约州北部创建了奥奈达公社。该公社推行混婚制，成员的生育要得到"优生委员会"的许可才能生育。诺伊斯相信只要合适地安排配偶，便可生出更健壮、更聪明的下一代。因此，他和优生委员会挑选了一批在体格和智力等方面较优越的男女作为可以生殖后代的父母。公社又挑选了一批优秀的保教员，细心地负责抚育和教育这些孩子。

20 世纪初是世界优生学发展的全盛时期。自奥地利遗传学家孟德尔的基因学说面世以来，优生学家开始利用遗传学原理围绕残疾、先天疾病和精神病等问题设计优生优育方案。很多国家先后根据优生学知识制定政策或法案对部分人群实施绝育手术，试图避免这群人自身带有的遗传缺陷遗传给后代。20 世纪 20 年代初期，西方优生学思想开始传入中国，被译为"善种学"。中国优生学家潘光旦曾留学美国专攻优生学，回国后在上海和北京等地大学任教并译有《优生原理》等专著。潘光旦主张采取优生政策改善中国人的先天健康条件，认为造就一个强大的种族是实现中国强大的首要前提条件。1949 年中华人民共和国成立后，优生学思想受到苏联生育政策的影响受到批判。1979 年，中国学术界开始倡议开放优生学研究这一学术禁区。优生学随后在限制人口增长的现实需要和医学遗传学广泛传播的基础上逐渐得到部分重视和恢复。

（二）优生优育与种族优越论

第二次世界大战期间，纳粹德国成为全面推动实施优生学政策的国家。德国纳粹党主张将不具备生产能力的人口以各种方式处理掉，阻止他们繁衍后代，从而实现创造一个优等民族（德语：Herrenrasse）的梦想。德国纳粹主义者认为一

[1] 中国大百科全书出版社《简明不列颠百科全书》编辑部 . 简明不列颠百科全书：第三卷 [M]. 北京：中国大百科全书出版社，1985.

个优秀的种族是不允许有病弱者的，并以此要求每个国民都必须保持强健的体魄。1933年7月14日，纳粹党控制的德国国会通过了《防止遗传病后代法》并据此对数十万名被认定为患有遗传性疾病的人实施强制绝育。该法详细列出了要施行强制绝育手术的一系列遗传性疾病患者，包括先天性智障、遗传性癫痫、精神分裂症、遗传性失明或耳聋、严重遗传性身体畸形和酗酒等。同年11月，德国实施的另一项法律又强调对"伤风败俗者"施行强制绝育手术，如罪犯、妓女和妨害治安者等。这成为第二次世界大战期间德国纳粹利用优生学为借口，屠杀残疾人口并宣扬种族优越论的法律基础。

纳粹德国的优生学政策与其"雅利安种族优越论"论调紧密联系在一起。德国纳粹主义者主张以民族为人类群体生活的基本单位，同时大力宣扬种族优越论，认为雅利安人种是世界上最优秀并对人类进步唯一有贡献的民族，宣扬"优等种族"有权奴役甚至消灭"劣等种族"。在意识形态方面，德国纳粹分子大力鼓吹社会达尔文主义，宣扬"雅利安种族优越论"并据此歧视其他民族，他们宣称雅利安—北欧日耳曼人是被上帝赋予了主宰权力的优越种族。在奉行弱肉强食、优胜劣汰的丛林法则的世界中，各民族必须在激烈的生存竞争中获胜才能获得生存空间，德国纳粹分子主张实行对外侵略扩张，以战争为手段夺取生存空间，试图建立雅利安人主导的世界霸权。

（三）优生优育与人权之争

政府强制推行优生学政策引发了人们对人权问题的忧虑。第二次世界大战后，世界各国人权运动高涨，优生学政策同侵犯人权之间的争议日益凸显。时代变迁对两者观念消长变迁的影响，可从20世纪以来几个著名法律案例中窥一斑而知全豹。20世纪初，美国著名的巴克诉贝尔案是一例主张推广优生学政策的典型案例。1927年5月2日，美国最高法院允许维吉尼亚州政府强行为一名17岁少女嘉莉·巴克实施绝育手术，理由是她是一名智力低下，又因卖淫获罪的妇人的女儿，生性放荡。这种污染的基因必须被社会清除。法官在判决书中表示，与其等到她痴呆的孩子饿死或因犯罪被处决，不如现在就切断她的输卵管。这个判决令一些正在着力研究并推广优生学政策的美国社会精英感到振奋不已。

同时期的日本也主张对一些疾病患者施行绝育手术以实现优生学目标。1915年设立的东京全生病院在院长光田健辅的指示下，开始对男性麻风病患者施行绝育手术，女性麻风病患者若发现怀孕则会被强制堕胎。这项措施随后被普及到全国其他疗养所。麻风病患者强制绝育的措施事实上缺乏足够的遗传医学证据支持。麻风病本身属于传染性疾病，不具备遗传特性。日本内务省 1900 年颁布的《娼妓取缔规则》认为娼妓是“文明国”的耻辱，同时也是性病蔓延的源头和造成国民体能低下的元凶，对娼妓应予以监禁和绝育处理。1931 年，日本政府公布《癞预防法》，要求隔离全部的癞患者。患者除了被隔离外还被要求绝育，或者课以强制劳动，如果违反相关规定，疗养所长可自行判断是否加以监禁。20 世纪 30 年代后期，日本在全国范围内开展“无癞县”运动，在全国各地搜索逃脱隔离躲回家的癞患者，将他们强行送回疗养所。

根据对优生学的基本观点和态度，学术界可以分为支持派和保守派。支持者认为，人类在生育行为中可以就人体上的一些遗传特征进行基因上的改良，以实现良好的基因传递。这些遗传特征的改良不仅包括生理特征，还应包括精神特性。优生学保守派认为，对人类优生学的应用研究应主要围绕优势基因的保育和减少不良基因的发生频率展开。他们认为优势基因是通过交叉配对进行遗传的，如果对应染色体上缺乏同样的优势基因，则该优势基因就不可能遗传给后代。因此，从具有同样特性的群体中找到一对男女通婚，则其后代便有较高机会遗传具有该群体特有的优势基因；而两个不同族群的一对男女通婚，由于两个族群具有的优势基因不同，则其后代就会丧失掉这两个族群具有的两种优势基因。比如，一对配偶如果同样具有数学天分，则其后代便有较高概率遗传到数学天分，但如果配偶的一方具有数学天分，而另一方具有艺术天分，则其后代会丧失掉父母双方的优势基因，在数学和艺术方面表现均不太出众。优生学保守派还认为，人类的优生学实践所使用的手段非常容易侵犯人权，过去曾广泛采取的优生学措施因颇具侵犯性而广受批评，今天能不违反人权而挑选良好基因的技术可靠性及普及性同样很低。由于优生学里关于强制绝育及其他限制特定人士生育的主张面临侵犯人权的指责，被社会公众认为缺乏人道主义精神，而且有违宪法保障的人身自由之虞，可见优生优育与人权之争一直是学术界讨论的重要伦理主题。

二、优生优育政策的历史演变

近代以来，中国学者对于优生优育政策的呼吁和推崇大多同“东亚病夫”的国族论述和政治救亡的时代背景密切相关。人们把节育和优生的价值和意义由家及国、由个体家庭繁育后代和优生提升到整个民族身体素质改良的高度，从而将个人利益与国家发展紧密联系起来。人们的优生行为因此获得了非常重要的时代和政治意蕴。基于此，近代中国的优生学传播和实践又称为“国族卫生学”，具有非常重要的国族身体素质改良意义。尽管近代中国战乱频仍、民不聊生的社会现实决定了任何优生优育政策都难以真正推广开来，但在社会先进知识分子的积极呼吁下，1931 年南京国民政府制定的“民法”仍然对优生优育政策作出了一些具体规定，如禁止近亲结婚、限制重大疾病患者结婚权利等。近代中国由个体家庭优生优育选择向国家民族优生优育目标的演变，表明近代中国优生优育政策具有不同于西方国家的政治内涵，这也决定了近代以来中国的优生优育政策实践呈现出明显的从宣传到实践、从零星到集体、从个体选择到国家政策的发展演变历程。

（一）优生优育的早期中国实践

中国近代著名学者梁启超是较早提倡晚婚晚育的学者之一。他认为中国古代的早婚习俗“害于传种”，早婚父母“斫丧殆尽”，身体“尪弱”，复产“弱子，子复以早婚而产弱孙”，这样“递传递弱，每下愈况”，晚婚“男女既已成熟，宜若所产者良矣”[1]。近代中国人在先进知识分子的宣传下也开始反对近亲结婚，如蒋鹍认为“血属昆弟结婚，按生物学上解释，则父母既具同样之劣点，一度传代，其子孙因袭之劣点而倍显，优点反为之掩杀；此近亲结婚之恶果也”，但“吾国虽禁同姓结婚，然中表兄弟姊妹，每时通婚媾，实大背优种学近血不应结婚之原则”[2]。南京国民政府制定的民法允许姑舅或姨表兄弟姐妹结婚，中国民间也普遍认可表亲结婚习俗，认为表亲婚是“亲上加亲”。潘光旦认为这一规定有违优生学原理，曾专门撰文痛陈其害。1948 年，上海市政会通过了《上海市市民婚前健康检定实施办法》，明确规定了若干“暂缓结婚”情形。近代以来，随着西方医疗卫生知识在中国的广泛传播和普及，全国医师代表会曾将提倡妇婴卫生作为一个非常重要的主题予以专门讨论，如强调保持个人健康、怀孕期间避免有害因素和不良生活习惯的影响、给胎儿一个良好的生长环境等。

近代中国不少学者在讨论优生优育问题时受到遗传决定论和环境决定论两种观点的鲜明影响，既强调先天优生的重要性，同时也强调后天优育的重要性，认为遗传、教育和环境构成“生命三角形”。节制生育或胎教开始成为近代中国人

[1] 梁启超 . 饮冰室文集之七・新民议・禁早婚议 [M]. 上海：上海文化进步社，出版日期不详 .

[2] 蒋鹍 . 异种结婚之科学的研究 [J]. 留美学生季报，1927，11（4）：39-50.

普遍接受的优生优育方法。在此背景下，国民政府也开始致力于从国家政策的维度推动优生优育政策的实施。1941 年，国民党“八中”全会通过了“奖励生育，提倡优生，发扬民族，以固国本”议案。1945 年 5 月，国民党六大第十五次会议通过《民族保育政策纲领案》。1946 年 1 月，中央设计局编订《民族保育政策初步实施办法纲要》。1948 年 7 月，孙严予等医师创办了中国优生节育协进会。1948 年 11 月，上海市卫生局公布了《上海市市民婚前健康检定实施办法》。这些优生优育立法规范和政策措施的实施，体现了政府和民间对该问题的关注和探索，为优生优育措施的全面推进奠定了一定的社会条件。

（二）控制人口数量，提高人口素质

虽然近代中国在优生优育方面进行了初步探索，但大多优生优育理念仅停留在少数学者的学术研究以及媒体宣传方面，并未真正转化为广大老百姓普遍接受的卫生健康知识。1949 年中华人民共和国的成立标志着中国式现代化进入了新的发展阶段，优生优育作为中国式健康现代化进程中的重要组成部分也掀开了崭新的一页。1956 年毛泽东在《增强党的团结，继承党的传统》中提出：“过去说中国是‘老大帝国’、‘东亚病夫’，经济落后，文化也落后，又不讲卫生……但是，经过这六年的改革，我们把中国的面貌改变了。”[1]1959 年，首届全国运动会召开，诗人郭沫若在《全运会闭幕》诗中写道：“中华儿女今舒畅，‘东亚病夫’已健康。”[2]改革开放以后，中国特色的优生优育政策全面推行开来。1981 年 11 月发表的《优生倡议书》指出，我国的优生优育以“改善民族素质、增强人民健康”为出发点，严格地以遗传学规律为唯一基础，优生措施应适合我国变化中的社会实际情况。除了《中华人民共和国婚姻法》明确了优生优育的相关规定，1994 年 10 月全国人大常委会还专门通过了《中华人民共和国母婴保健法》对优生优育进行了明确规定。这标志着我国优生优育政策开始步入法治化轨道。

1980 年 9 月 25 日，中共中央发表《关于控制我国人口增长问题致全体共产党员、共青团员的公开信》，标志着以“控制人口增长”为主要目标的计划生育政策的开端。这封公开信对中国全面施行计划生育工作产生了非常深远的影响。公开信中明确提到：“为了争取在本世纪末把我国人口总数控制在十二亿以内，国务院已经向全国人民发出号召，提倡一对夫妇只生育一个孩子。这是一项关系

[1] 毛泽东 . 毛泽东选集：第五卷 [M]. 北京：人民出版社，1977.

[2] 孙彤 . 感悟毛泽东同志的体育情怀：强健体魄 锻炼意志 [N]. 解放军报，2023-12-27.

到四个现代化建设的速度和前途，关系到子孙后代的健康和幸福，符合全国人民长远利益和当前利益的重大措施。”[1]1981 年 11 月，第五届全国人大四次会议更加明确地指出“限制人口的数量，提高人口的素质，这就是我们的人口政策”。1982 年 9 月，党的十二大把实行计划生育确定为我国的一项基本国策。同年 12 月，新修改的《中华人民共和国宪法》明确规定：“国家推行计划生育，使人口的增长同经济和社会发展计划相适应。”[2] 这标志着计划生育政策作为我国的一项基本国策以宪法的形式确定下来。在“限制人口的数量，提高人口的素质”的基本国策导向下，优生优育政策作为计划生育政策的重要组成部分取得了法律上的优先保障地位，具有中国特色的妇幼保健工作迅速发展并取得了举世瞩目的成就。

三、实施优生优育政策取得的历史成就

世界卫生组织（World Health Organization，WHO）针对优生优育的目标提出了预防出生缺陷的“三级预防”策略。中国在计划生育政策实施过程中曾大力推行这一“三级预防”策略，并建立起覆盖全国的“三级预防”网络，达到了有效减少出生缺陷发生的目的。一级预防主要是为了防止出生缺陷的发生，即在孕前及孕早期阶段通过综合干预来预防出生缺陷的发生。主要措施包括健康教育、婚前医学检查、孕前优生健康检查和增补叶酸等。此外，一级预防还要求适龄妇女选择最佳生育年龄，避免接触放射线和有毒有害物质，注意孕期合理营养、预防感染、谨慎用药、戒烟戒酒，从而消除可能引发出生缺陷的因素，避免出生缺陷的发生。二级预防主要是为了减少严重出生缺陷儿出生，即采取医学手段对适龄妇女孕期进行产前超声检查、产前筛查和诊断，及时发现胎儿是否存在出生缺陷，避免严重出生缺陷儿的出生。三级预防主要是为了减少先天残疾的发生，即对出生后的新生儿进行相关疾病的筛查，如开展新生儿苯丙酮尿症、先天性甲状腺功能减低症、听力异常筛查等，从而及早发现和治疗出生缺陷儿，最大限度地减轻出生缺陷的危害，全面提高患儿的生活质量。

优生优育政策的实施不仅要降低不良妊娠和生育的风险，包括预防早产、流

---

[1] 彭佩云．中国计划生育全书 [M]. 北京：中国人口出版社，1997.

[2] 《中华人民共和国宪法》，《中华人民共和国国务院公报》1982 年第 20 期。

产、低出生体重和出生缺陷等问题，还需同时增进孕妇、产妇健康，保障合理生育率。这决定了优生优育政策的实施是一个全面性、系统性的整体推进过程，需要个人、家庭、社会和政府全面配合实施。在中国式健康现代化发展进程中，优生优育政策的主要措施包括有计划地进行孕前保健、孕期保健、产后保健和婴幼儿护理等，从而使家庭、社会和国家都获得最佳生殖健康效益。实施优生优育，从个人和家庭来讲，要从孕前开始接受全面的健康教育和干预，孕妇要充分了解孕前检查和孕期保健的重要性，注重营养均衡和心理调适。妊娠期间，医疗卫生保健机构要组织孕妇进行系统的产前检查，及时发现并治疗妊娠合并症。在产后恢复过程中，个人、家庭和社会的支持，促进哺乳和母婴亲密接触等都有益于新生儿和产妇的健康生活。此外，优生优育还要求社会层面提倡健康婚姻观、适龄、适婚、适育，使生育率保持在合理水平等。

（一）儿童健康成就

1949 年 9 月，中国人民政治协商会议通过的《中国人民政治协商会议共同纲领》中规定："提倡国民体育。推广卫生医药事业，并注意保护母亲、婴儿和儿童的健康。"[1] 中华人民共和国成立后，中央人民政府设立卫生部负责全国卫生行政工作，各大行政区均设立卫生部，各省、市（区）设卫生厅、局，专署、县及相当于专署、县的市、区设立卫生科，负责领导各地方的卫生事业发展工作。1950 年 8 月召开的第一届全国卫生会议制订了"面向工农兵""预防为主""团结中西医"的卫生工作三大原则。1952 年，全国县卫生院发展到 2102 个，县以下设立卫生所 7961 个。1954 年，第一部《中华人民共和国宪法》规定，国家应通过发展群众卫生事业并扩大相应设施以保证劳动者的合法权益。1982 年《中华人民共和国宪法》规定："国家发展医疗卫生事业，发展现代医药和我国传统医药，鼓励和支持农村集体经济组织、国家企业事业组织和街道组织举办各种医疗卫生设施，开展群众性的卫生活动，保护人民健康。"[2]2022 年，全国各类卫生机构发展到 1032918 个。其中，县及县以上医院 36976 个，基层医疗卫生机构数 979768 个，专业公共卫生机构 12436 个（含妇幼保健院、站、所 3031 个）。各类医疗机构的兴办和发展为改善人民的身体健康提供了强有力的技术支持，

[1] 中国人民政治协商会议共同纲领 [J]. 江西政报，1949（3）：16–20.

[2] 《中华人民共和国宪法》，《中华人民共和国国务院公报》1982 年第 20 期。

中国人均预期寿命从 1949 年的 35 岁增长到 2020 年的 77.93 岁，孕产妇死亡率从 1949 年的 1500/10 万降低到 2022 年的 15.7/10 万，婴儿死亡率从 200‰降低到 2022 年的 4.9‰，中国的医疗卫生事业发展取得了举世瞩目的成就。

（二）妇女健康成就

1992 年经七届全国人大五次会议通过，历经十届、十三届全国人大常委会修订的《中华人民共和国妇女权益保障法》规定："国家建立健全妇女健康服务体系，保障妇女享有基本医疗卫生服务，开展妇女常见病、多发病的预防、筛查和诊疗，提高妇女健康水平……县级以上地方人民政府应当设立妇幼保健机构，为妇女提供保健以及常见病防治服务。"1994 年，八届全国人大常委会十次会议通过，历经十一届、十二届全国人大常委会修订的《中华人民共和国母婴保健法》规定："省、自治区、直辖市人民政府卫生行政部门指定的医疗保健机构负责本行政区域内的母婴保健监测和技术指导工作。"2001 年，九届全国人大常委会第二十五次会议通过的《中华人民共和国人口与计划生育法》规定："计划生育技术服务机构和从事计划生育技术服务的医疗、保健机构应当在各自的职责范围内，针对育龄人群开展人口与计划生育基础知识宣传教育，对已婚育龄妇女开展孕情检查、随访服务工作，承担计划生育、生殖保健的咨询、指导和技术服务。"2001 年，国家计划生育委员会先后制定了《计划生育技术服务机构执业管理办法》《计划生育手术并发症鉴定管理办法（试行）》和《计划生育技术服务质量管理规范》等部门规章，对计划生育技术服务的内容予以进一步规范和细化。这些法律法规成为国家保障妇女健康权益，在计划生育的前提下推行优生优育服务的重要法律依据。经过全国人民的共同努力，许多困扰妇女的常见病防治取得显著成就。2022 年，我国女性预期寿命达到 80.88 岁，高于男性 5.51 岁，成为中国式健康现代化建设取得的重大标志性成就之一。

（三）国民身体素质健康成就

中华人民共和国成立 70 余年来，我国的医疗卫生事业取得了举世瞩目的成就，国民的身体健康素质迅速得以改善。一些长期困扰人民生命健康的重大疾病防治取得显著成就，居民健康素养水平提高到 2020 年的 23.15%，人均基本公共卫生服务经费补助标准提高到 2020 年的 74 元，多数疫苗可预防传染病发病率降至历史最低水平，重大慢性病过早死亡率呈现明显下降趋势。重点人群健康服务不断完善，危重孕产妇和新生儿救治转运体系基本建立，儿童青少年近视监测和干预持续加强，老年健康与医养结合服务列入基本公共卫生服务。健康扶贫任务全面完成，832 个脱贫县县级医院服务能力全面提升，远程医疗服务覆盖全部脱贫县并向乡镇卫生院延伸，历史性消除脱贫地区乡村医疗卫生机构和人员“空白点”；大病专项救治病种扩大到 30 种，高血压等 4 种慢性病患者优先纳入家庭医生签约服务，2000 多万贫困患者得到分类救治，近 1000 万因病致贫返贫户成功脱贫，基本医疗有保障全面实现。“控制人口数量，提高人口素质”是中国人口政策发展的基本指导思想，同时也是计划生育政策实施的重要目标。在计划生育政策实施过程中，优生优育无疑是实现“提高人口素质”从而确保国民健康素养的重要前提条件。随着改革开放以来中国医疗技术水平的进步和医疗市场改革的深入推进，人们的优生优育医疗需求同昂贵的医疗费用负担之间的矛盾变得日益突出。为了解决这一人民群众关心的突出医疗矛盾，2017 年 1 月 25 日国家卫生与计划生育委员会发布了《“十三五”全国计划生育事业发展规划》，将免费提供计划生育服务的对象扩展到全国所有育龄夫妇，从而为优生优育提供了可靠的医疗技术保障。这些政策措施的广泛实施极大地改善了优生优育行为的医疗可及性，为确保国民健康素养的提高提供了可靠的政策保障。

四、完善生育支持政策体系　建立生育友好型社会

人口发展是“国之大者”，生育政策关系着千家万户的和谐幸福。党的二十大报告提出优化人口发展战略，建立生育支持政策体系，降低生育、养育、教育成本，为新时代人口政策发展指明了方向。在此背景下，各地陆续出台完善和落实积极生育的具体措施。这些政策措施的出台符合人民群众的期待，但政策效果却未达预期。因此，继续统筹推进涵盖婚恋、生育、照料、教育、住房等方面的“一揽子”政策，形成制度合力，打造生育友好型社会成为新时期社会公众的广泛期待。

进入 21 世纪以来，我国人口政策先后经历了一孩政策、单独二孩政策、全面二孩政策和全面三孩政策等发展阶段。2018 年 3 月，第十三届全国人大第一次

会议批准国务院机构改革方案，设立国家卫生健康委员会，不再保留国家卫生和计划生育委员会。这标志着因实施计划生育政策需要而组建的国家“计划生育”部门正式走入历史，中国人口生育政策也由此步入了“后计划生育”时代。

2020 年 10 月 29 日，党的十九届五中全会通过了《中共中央关于制定国民经济和社会发展第十四个五年规划和二〇三五年远景目标的建议》，首次提出“增强生育政策包容性”。这可视为对生育政策转型的具体要求。2021 年 3 月 11 日，十三届全国人大四次会议表决通过了关于国民经济和社会发展第十四个五年规划和 2035 年远景目标纲要的决议，再次强调“增强生育政策包容性”“推动实现适度生育水平”。国家生育政策的调整，政府机构改革的推进和各地陆续出台的鼓励生育措施都可视为新时期生育政策转向的重要风向标。

（一）从计划生育到生育支持的政策转型问题

1980 年 9 月 25 日，中共中央发布了《关于控制我国人口增长问题致全体共产党员、共青团员的公开信》，提倡一对夫妇只生育一个子女。在此后长达 40 年间，中国计划生育政策经历了一胎政策、二胎政策和三孩政策等发展阶段。中国计划生育政策实施过程中曾经历长达 25 年的独生子女政策阶段。独生子女政策的实施降低了我国的人口出生率，加之社会经济的迅速发展，部分地改变了我国乡土社会长期奉行的“多子多福”的传统生育观念，“少生”“优生”成为人们的主要生育理念。随着我国人口政策步入“后计划生育”时代和当前生育率的逐年走低，人口老龄化正在成为制约未来我国经济社会发展的“灰犀牛”，我国长期奉行的消极人口政策正面临发展转型的难题。这从目前各地陆续出台的生育支持政策可见一斑。“后计划生育”时代的生育支持政策应以保障人们的生育权利为主要目标，积极发展同现行人口生育政策相适应的生育政策体系。

国家统计局公开的统计数据显示，2023 年我国全国总人口约 14.09 亿人，全年出生人口为 902 万人，已经连续两年出现人口负增长发展趋势。虽然人口增长放缓是经济社会发展到一定阶段后的普遍现象，但人口增长大幅度下滑会引发一系列经济、社会、文化等问题，若不加以干预就会向低出生率、人口负增长加速转变，进而导致家庭风险持续扩大、老年人口抚养负担持续加重、年轻劳动力供给不足和社会活力持续下降，对未来人口和经济社会安全构成潜在风险。从国际经验来看，实施生育支持措施无疑可以减缓生育率下降趋势。根据联合国人口政策相关资料，生育水平低于更替水平的国家和地区中有 62% 采取了提高生育率的措施，其中超过半数生育率实现了一定程度的回升。这让在当前生育转型背景下如何完善生育支持政策成为社会公众普遍关注的焦点问题之一。

（二）构建生育支持的社会体系

党的十八大以来，以习近平同志为核心的党中央坚持以人民为中心的发展思想，着眼人口与经济社会发展全局，积极稳妥地推进生育政策的调整完善，实现了人口生育政策的历史性转折，取得了积极的政策效果，长期积累的生育势能基本得到一定程度的有序释放。如果仅依靠生育政策单一维度发力已难以应对生育水平下降趋势，同时，长期以来的经济社会政策没有充分考虑多子女家庭的需求，养育孩子的成本主要由家庭承担。有鉴于此，党中央审时度势部署建立起生育支持政策体系，有利于各地各部门转变观念、统一思想，积极推动生育友好型社会建设，全面系统地应对低生育率挑战。构建生育支持的社会体系有利于改善家庭结构，增强代际支持功能，提高家庭抵御风险的能力，同时也有助于增强群众的获得感、幸福感和安全感，为实现中华民族伟大复兴的中国梦汇聚磅礴力量。

构建生育支持的社会体系重点是降低养育成本，发展普惠托育服务体系，构建生育友好的就业环境。“没有人照顾孩子”是当前群众普遍反映制约生育意愿的突出困难之一。发展普惠托育服务体系是积极生育支持措施的基础工程，如增加普惠托育服务供给、降低托育机构经营成本、提升托育服务质量等。各地各部门应以满足婴幼儿家长需求为导向，从供给侧结构性改革精准发力，加快推动普惠托育服务体系发展，降低家庭养育的时间成本和经济成本。构建生育支持的社会体系还要构建生育友好的就业环境。用人单位可采取弹性上下班、居家办公等工作方式，为有接送子女上下学、照顾生病或居家子女等需求的职工提供工作便利，帮助职工解决实际育儿困难。建立孕妇休息室和哺乳室，配备必要母婴服务设施，更好满足孕产期、哺乳期女职工的需求。构建生育支持的社会体系还要进一步降低教育成本，加强优质教育资源供给，强化住房、税收等支持措施。加强优质教育资源供给，主要包括提高学前教育普及普惠水平、提高义务教育均衡发展水平等措施。健全学前教育资助制度，切实保障家庭经济困难儿童接受普惠性学前教育。优化义务教育结构，确保义务教育学位主要由公办学校提供和政府购买学位方式提供。构建生育支持的社会体系还要加快完善住房保障体系。在保障型、租赁型和公租房配置中照顾多子女家庭，努力减轻生育家庭的负担等。

（三）构建有利于生育支持家庭

调查研究表明，较高的生育、养育、教育成本是目前影响家庭生育意愿的首要因素。伴随着育儿方式从“粗放型”到“精细化”的转变，中国家庭的生育行为经历了从“想生而不能生”到“能生而不想生”的转变。因此，降低生育、养育、教育成本，着力破解“不想生、不敢生”难题，成为优化生育政策、提高生育水平的关键措施。随着城镇化水平提高和高等教育普及等诸多因素的共同作用，人民群众的生育观念已经发生了根本性变化，高房价、子女抚养教育高投入和生育妇女职场受到歧视等正在成为抑制人们生育意愿的因素。只有真正把生育政策的重心从生育数量调整转到提供生育支持上，将婚嫁、生育、养育、教育一体考虑，明确落实政府、用人单位、个人等在生育养育方面的多方责任，持续优化服务供给，不断提升服务水平，才能真正营造婚育友好的家庭氛围，减轻社会的生育养育焦虑，从而促进人口均衡发展。

降低生育成本，必须提高优生优育的家庭服务水平，完善生育休假和待遇保障机制。首先要改善优生优育全程服务。加强高质量产科建设，全面改善住院分娩条件。提升婚前保健、孕前保健、产前筛查和产前诊断医疗服务水平。扩大分娩镇痛试点，规范相关诊疗行为，提升分娩镇痛水平。指导推动医疗机构向群众提供有针对性的家庭服务，提高不孕不育防治服务水平，支持将人类辅助生殖医疗服务纳入医保支持体系。其次要完善生育休假制度。产假（含延长产假）、陪产假（护理假）、育儿假是生育休假的三支柱。各地各部门应结合实际完善假期用工成本合理分担机制，采取切实有效措施保障职工假期待遇，帮助职工平衡处理好工作与家庭关系，从而构建有利于生育支持的和谐氛围。

（周长友）

积极应对人口老龄化

21 世纪是全球人口老龄化的世纪，如何科学有效地应对人口老龄化挑战，是世界大多数国家共同面临的重大战略课题，更是中国的健康现代化建设中一个不可忽视的“灰犀牛”事件。[1] 与先发老龄化的发达国家相比，中国人口老龄化进程超前于经济社会发展。老龄化问题与转型发展中的问题相互交织重叠，使我们面临的挑战更大、应对的任务更重。[2] 党中央、国务院始终高度重视人口老龄化问题，注重在战略层面作出应对。2000 年，党中央、国务院出台《关于加强老龄工作的决定》；2019 年，党中央、国务院印发《国家积极应对人口老龄化中长期规划》；2020 年，党的十九届五中全会将积极应对人口老龄化上升为国家战略；2021 年，党中央、国务院印发《关于加强新时代老龄工作的意见》。这一系列政策措施的出台，充分体现了实施积极应对人口老龄化国家战略的重要性和紧迫性，也充分体现出党中央、国务院对广大

[1] 人口老龄化：国际上通常用老年人口比重作为衡量人口老龄化的标准，老年人口比重越高，人口老龄化程度也越高。一般把 60 岁及以上的人口占总人口的比重达到 10%，或 65 岁及以上的人口占总人口的比重达到 7% 作为一个国家或地区进入老龄化社会的标准。

[2] 李志宏，金牛 . 实施积极应对人口老龄化国家战略：中国的路径选择与认知转向 [J]. 南开学报（哲学社会科学版），2022（6）：11-18.

老年群体的关心关爱。

一、积极应对人口老龄化国家战略的演进脉络

党的十八大以来，以习近平同志为核心的党中央高度关切积极应对人口老龄化、关心老龄事业发展、关注老年群体福祉改善，围绕群众热切关心、理论亟待回答、瓶颈亟须破解的重大老龄问题，提出了一系列新理念、新思想、新要求，形成了系统完备的积极应对人口老龄化国家战略部署，走出了一条中国特色的积极应对人口老龄化道路。

积极应对人口老龄化国家战略，在我国经历了研究、形成和实施三个阶段。2009 年，全国老龄委组织实施国家应对人口老龄化战略研究项目。《2010 年国务院政府工作报告》提出："加强应对人口老龄化战略研究，加快建立健全养老社会服务体系，让老年人安享晚年生活。"[1]2012 年以来，积极应对人口老龄化国家战略在此前研究的基础上进入了形成和实施阶段。

（一）形成阶段（2012—2019 年）

2012 年 11 月，党的十八大报告指出："积极应对人口老龄化，大力发展老龄服务事业和产业。"[2]同年 12 月，全国人大常委会修订通过的《中华人民共和国老年人权益保障法（2012 修订）》第四条规定："积极应对人口老龄化是国家的一项长期战略任务。"[3]2013 年 11 月，党的十八届三中全会通过的《中共中央关于全面深化改革若干重大问题的决定》指出："积极应对人口老龄化，加快建立社会养老服务体系和发展老年服务产业。"[4]2015 年 10 月，党的十八届五中全会通过的《中共中央关于制定国民经济和社会发展第十三个五年规划的建议》指

[1] 2010 年国务院政府工作报告 [EB/OL].（2015-02-11）[2024-05-01].

[2] 胡锦涛 . 坚定不移沿着中国特色社会主义道路前进为全面建成小康社会而奋斗：在中国共产党第十八次全国代表大会上的报告 [J]. 理论学习，2012（12）：4-28.

[3] 中华人民共和国老年人权益保障法 [EB/OL].（2012-12-28）[2024-05-01].

[4] 中共中央关于全面深化改革若干重大问题的决定 [J]. 党建研究，2013（11）：4-23.

出："积极开展应对人口老龄化行动，弘扬敬老、养老、助老社会风尚，建设以居家为基础、社区为依托、机构为补充的多层次养老服务体系，推动医疗卫生和养老服务相结合，探索建立长期护理保险制度。"[1]至此，积极应对人口老龄化已经转化为战略行动。

2016年2月，习近平总书记对加强老龄工作作出重要指示，强调有效应对我国人口老龄化，事关国家发展全局，事关亿万百姓福祉。要立足当前、着眼长远，加强顶层设计，完善生育、就业、养老等重大政策和制度，做到及时应对、科学应对、综合应对。3月，通过的《中华人民共和国国民经济和社会发展第十三个五年规划纲要》设立"积极应对人口老龄化"专章。5月，中共中央政治局就我国人口老龄化的形势和对策举行第三十二次集体学习。[2]2017年，国务院印发《"十三五"国家老龄事业发展和养老体系建设规划》，从社会保障、养老服务、健康支持、消费市场、宜居环境、精神文化、社会参与和权益保障等8个领域作出部署。[3]至此，党的十八大以来，积极应对人口老龄化政策制度体系框架的"四梁八柱"逐步清晰。

党的十九大以来，积极应对人口老龄化在党和国家工作全局中的地位进一步提升。2017年10月，党的十九大报告指出："积极应对人口老龄化，构建养老、孝老、敬老政策体系和社会环境，推进医养结合，加快老龄事业和产业发展。"[4]2019年6月，党中央、国务院印发《国家积极应对人口老龄化中长期规划》。该规划近期至2022年，中期至2035年，远期展望至2050年，是我国积极应对人口老龄化的战略性、综合性、指导性文件。同年10月，党的十九届四中全会通过的《中共中央关于坚持和完善中国特色社会主义制度、推进国家治理体系和治理能力现代化若干重大问题的决定》指出："积极应对人口老龄化，加快建设居家社区机构相协调、医养康养相结合的养老服务体系。"[5]至此，积极应对人口老龄化国家战略的总体思路、目标任务、重点领域、实施步骤和保障措施进一步清晰明确。

---

[1] 《中共中央关于全面深化改革若干重大问题的决定》，《理论学习》2015年第12期。

[2] 中华人民共和国国民经济和社会发展第十三个五年规划纲要[EB/OL].（2016-03-17）[2024-05-01].

[3] "十三五"国家老龄事业发展和养老体系建设规划[EB/OL].（2017-03-06）[2024-05-01].

[4] 习近平. 决胜全面建成小康社会夺取新时代中国特色社会主义伟大胜利：在中国共产党第十九次全国代表大会上的报告[J]. 理论学习，2017（21）：3-28.

[5] 中共中央关于坚持和完善中国特色社会主义制度、推进国家治理体系和治理能力现代化若干重大问题的决定[EB/OL].（2019-11-05）[2024-05-01].

（二）实施阶段（2020—2022 年）

2020 年，中国跨入典型的老龄社会门槛，并迎来年均增长超 1100 多万人、持续到 2035 年的第二次老年人口增长高峰。党中央审时度势，加快实施积极应对人口老龄化国家战略。同年 10 月，党的十九届五中全会审议通过了《中共中央关于制定国民经济和社会发展第十四个五年规划和二〇三五年远景目标的建议》，首次提出“实施积极应对人口老龄化国家战略”。[1]2021 年 3 月颁布的《中华人民共和国国民经济和社会发展第十四个五年规划和 2035 年远景目标纲要》设置“实施积极应对人口老龄化国家战略”专章，从推动实现适度生育水平、健全婴幼儿发展政策、完善养老服务体系等 3 个方面作出具体部署。[2]5 月，中共中央政治局召开会议，听取“十四五”时期积极应对人口老龄化的重大政策举措汇报。会议强调，要贯彻落实积极应对人口老龄化国家战略，加快建立健全相关政策体系和制度框架。10 月，习近平总书记对老龄工作作出重要指示，强调要贯彻落实积极应对人口老龄化国家战略，让老年人共享改革发展成果、安享幸福晚年。[3]10 月 14 日，全国老龄工作会议在京召开。李克强总理对会议作出重要批示，强调实施积极应对人口老龄化国家战略，推动老龄事业和产业高质量发展。11 月 18 日，党中央、国务院出台《关于加强新时代老龄工作的意见》。该意见聚焦新时代新形势、聚焦老龄工作、聚焦老年人的急难愁盼问题，侧重既定目标任务的落实，是全面贯彻落实积极应对人口老龄化国家战略、指导新时代老龄工作的纲领性文件。[4]12 月 30 日，国务院印发《“十四五”国家老龄事业发展和养老服务体系规划》。该规划旨在实施积极应对人口老龄化国家战略，推动老龄事业和产业协同发展，构建和完善兜底性、普惠型、多样化的养老服务体系。[5]

2022 年是党的二十大召开之年，也是实施积极应对人口老龄化国家战略新的时间节点和发展阶段。党的二十大报告强调：“实施积极应对人口老龄化国家战略，

---

[1] 中共中央关于制定国民经济和社会发展第十四个五年规划和二〇三五年远景目标的建议（二〇二〇年十月二十九日中国共产党第十九届中央委员会第五次全体会议通过）[N]. 人民日报，2020- 11-04（1）.

[2] 中华人民共和国国民经济和社会发展第十四个五年规划和 2035 年远景目标纲要 [EB/OL].（2021-03-13）[2024-05-02].

[3] 习近平对老龄工作做出重要指示 [EB/OL].（2021-10-13）[2024-05-02].

[4] 中共中央国务院关于加强新时代老龄工作的意见 [EB/OL].（2021-11-18）[2024-05-02].

[5] 国务院关于印发“十四五”国家老龄事业发展和养老服务体系规划的通知 [EB/OL].（2022-02-21）[2024-05-02].

发展养老事业和养老产业，优化孤寡老人服务，推动实现全体老年人享有基本养老服务。”[1] 至此，国家关于积极应对人口老龄化的顶层设计已基本完成，从基本方略、制度框架、政策体系，到工作体制机制、方法措施都已明确；从方向目标、重点任务，到时间步骤、各级各领域各方面具体安排都已确定。当前和今后一个时期，最重要的是全面深入实施积极应对人口老龄化国家战略。“十四五”时期是积极应对人口老龄化的重要窗口期。[2]“十四五”期间，我国人口老龄化进程将进一步加快，但老年人口增长曲线将相对平缓。能否抓住这一窗口期，还得看这一国家战略贯彻、落实、实施的效果和成效。

从以上演进路径可以看出，积极应对人口老龄化在党的报告中由一句话的表述发展到一段话的表述，在国民经济和社会发展规划纲要中由专节的表述发展到专章的表述，由积极应对人口老龄化行动发展到积极应对人口老龄化国家战略，在我国规划体系中由老龄事业发展规划发展到积极应对人口老龄化中长期规划。这些变化充分说明，积极应对人口老龄化工作的战略地位持续提升、战略部署日益清晰、战略实施步伐不断加快。换句话说，实施积极应对人口老龄化国家战略是形势使然、发展所需、群众所盼。

二、实施积极应对人口老龄化国家战略的经验

我国在形成和实施积极应对人口老龄化国家战略阶段，积累了宝贵经验，需要在今后战略实施过程中坚持并创新。

（一）坚持融入大局、积极应对

人口老龄化的影响渗透在经济社会发展全过程、各领域，既是影响中华民族伟大复兴战略全局的基础变量，也是加速世界百年未有之大变局演进的重要因

[1] 习近平．高举中国特色社会主义伟大旗帜 为全面建设社会主义现代化国家而团结奋斗：在中国共产党第二十次全国代表大会上的报告 [N]. 人民日报，2022-10-26（1）.

[2] 何得桂，王伟涛．积极应对中国人口老龄化挑战的治理创新 [J]. 老龄科学研究，2023，11（1）：34-43.

素。[1]同时，“两个大局”是谋划实施积极应对人口老龄化国家战略的基本出发点，一系列战略举措只有放在“两个大局”的框架下来理解和谋划，才能高点站位、高位谋划，区分清楚战略和战术问题，在更高格局中找准坐标，明确主攻方向，抢占战略制高点。此外，单纯把老年人视为负担和包袱、把人口老龄化视为风险和挑战，并不利于有效应对人口老龄化的挑战。只有以积极的态度、积极的政策、积极的行动应对人口老龄化，才能保持前瞻性，未雨绸缪，提前谋划，下好先手棋，打好主动仗，把握战略主动权，走出一条事半功倍的应对之路。

（二）坚持党委领导、各方参与

应对人口老龄化的长期性、艰巨性、系统性和高投入性，决定了仅仅依靠某一主体的行动都不可能取得成功，必须在党的领导下，清晰界定政府、市场、社会组织、家庭、个人等五大主体的责任边界，找准各自定位，实现共同行动、优势互补，方能成功应对。为此，必须充分发挥党总揽全局、协调各方的领导核心作用，并充分发挥政府的主导作用、市场在资源配置中的决定性作用、社会组织的重要补充作用、家庭养老的基础作用、个人的自我保障作用，才能形成多元主体责任共担、老龄化风险梯次应对、老龄事业人人参与的新格局。[2]

（三）坚持以人为本、共建共享

实施积极应对人口老龄化国家战略，既要把老年人看作服务的客体，也要把老年人视为积极能动的主体，还要统筹协调代际利益关系。一方面，要顺应老年群体需求由生存型需求向发展型和享受型需求升级的趋势，综合满足老年人经济保障、服务保障、精神关爱、作用发挥等现实需要，不断改善老年群体民生，增强广大老年人的获得感、幸福感、安全感。这是准确把握实施积极应对人口老龄化国家战略的正确方向和找准具体战略措施切入点的关键所在。另一方面，要坚持代际共同发展，统筹解决好未成年人、成年人和老年人三大年龄群体间的责任分担、利益调处、资源共享和权益保障问题，促进家庭和睦、代际和顺、社会和谐，建设不分年龄、人人共建共享共融的老龄社会。[3]

---

[1] 李志宏．积极应对人口老龄化中国特色道路的基本内涵和总体布局 [J]. 老龄科学研究，2020，8（7）：3-16.

[2] 李志宏．指引新时代老龄工作开新局谋新篇 [J]. 中国社会工作，2022（2）：10-11，22.

[3] 曹海苓，赵继伦．论家庭养老功能提升 [J]. 社会科学家，2019，34（6）：43-48.

（四）坚持立足国情、发挥优势

战略实施要牢牢把握社会主义初级阶段这个最大国情，立足这个最大实际，把发展作为应对人口老龄化的最根本途径，确保经济始终保持活力、更具韧性、更加可持续。同时，还要清晰认识我国应对人口老龄化的优势、劣势，扬长避短，发挥好我国的政治优势、体制优势、文化传统优势、后发优势以及战略回旋空间大等优势，规避我国社会发展水平偏低、科技创新能力不强、国际产业分工仍处于中低端以及“长寿不健康”等劣势，化挑战为机遇，变压力为动力，走出一条具有中国资源禀赋比较优势的应对人口老龄化道路。

（五）坚持系统观念、统筹协调

人口老龄化带来的矛盾是多领域、多层次、相互关联的，应对人口老龄化的战略举措需要坚持系统观念和统筹兼顾的根本方法。要统筹实施积极应对人口老龄化国家战略和健康中国、乡村振兴、创新驱动发展等其他重大国家战略。[1]要统筹解决老龄问题与发展问题，以及统筹解决老龄问题的发展方面和人道主义方面，做到应对人口老龄化和促进经济社会发展相结合、满足老年人需求和解决人口老龄化问题相结合。针对发展不平衡、不充分问题，要促进老龄事业和产业协调发展，区域和城乡老龄事业协调发展，居家社区和机构服务协调发展，兜底普惠和多样化服务协调发展，政府保障、职业保障、家庭保障和个人自我保障协调发展。

（六）坚持尽力而为、量力而行

针对老年民生与经济发展的二元张力，战略实施要着力实现经济可持续发展和老年群体民生福祉改善双赢。既要坚持“水涨船高”，随着经济社会发展水平的提升，不断增强面向老年人的社会保障和公共服务供给，努力保障和改善老年群体民生，确保老年人公平共享经济社会发展成果；也要坚持“量入为出”，充分考虑发展的阶段性、经济增长的波动性、福利的刚性和财政的承受能力，不超越阶段，不违背规律，不降低标准，也不吊高胃口，切实将老年群体福利水平提

[1] 党俊武.十个关键词解读“实施积极应对人口老龄化国家战略”[J].老龄科学研究，2020，8(11)：3-10，38.

高到经济实力增长和财力可持续的基础之上，避免掉入“福利陷阱”，损害经济增长潜力。

（七）坚持整合资源、降本增效

资源的稀缺性决定了应对人口老龄化各项投入的有限性，这就要求国家在实施积极应对人口老龄化战略的过程中，降低资源使用成本，提高资源使用效益。[1]实践证明，各项战略资源调配的“条条主导、纵向管理、分散供给”，必然降低资源的综合利用水平。[2]必须打破资源的条块分割，将资源调配转变为“域内统筹、横向链接、综合供给”。这是提高有限战略资源使用效益的必然选择，也是促进各类养老资源打通使用、一体化服务老年人的必然要求。此外，要坚持积极老龄观和健康老龄化理念并行、健康中国战略和积极应对人口老龄化国家战略同步推进。这既有利于提升全人口的健康人力资本，特别是缩短老年人带病、残障生存期，提升人口老年期的健康水平，降低应对人口老龄化的“沉没成本”，也有利于发挥老年人的主观能动性，变非生产性人口为生产性人口，降低整个社会的实际抚养负担以及老年人力资源闲置的“机会成本”，进而实现应对人口老龄化的“机会成本”和“沉没成本”双降低，走出一条低成本、高成效的中国特色应对之路。

（八）坚持突出重点、夯实基层

面对应对人口老龄化的复杂形势和繁重任务，我们必须把握好主要矛盾和次要矛盾、矛盾的主要方面和次要方面，优先解决主要矛盾和矛盾的主要方面。战略实施，需要遵循老龄问题发展的规律性，聚焦各个阶段的主要矛盾，抓住牵一发而动全身的重点、难点、堵点问题，以重点突破带动整体推进。此外，绝大多数老年人居住在家庭、生活在基层社区。要聚焦解决老年人的急难愁盼问题，将老龄问题的治理重心下移，将政策落实在基层，将党和政府对老年人的关爱传递到基层，不断推进各项优质服务资源向老年人的身边、家边和周边聚集，实现均等化供给、精细化管理、精准化服务。

---

[1] 李志宏．国家应对人口老龄化战略的理论基础探析 [J]. 老龄科学研究，2015，3（11）：3-13.

[2] 李志宏．构建居家社区养老生活共同体破解养老难题 [J]. 中国国情国力，2021（10）：4-8.

（九）坚持创新引领、开放合作

只有把创新作为积极应对人口老龄化的根本动力，不断地推进老龄理论创新、制度创新、实践创新、体制机制创新，充分激发市场和社会活力，让一切有利于老龄事业和老龄产业发展的力量源泉充分涌流，才能保持老龄化不断加深条件下经济社会强劲发展的活力。我国在全球老龄化的背景下实施积极应对人口老龄化国家战略，还要坚持世界眼光，立足中国国情，加强国际交流合作，统筹利用国际国内两种资源解决自身老龄问题，推进战略实施与落实世界可持续发展议程相关目标有机对接，在建设人类命运共同体的进程中携手共同应对老龄化。[1]

三、实施积极应对人口老龄化国家战略的总体思路

今后一个时期，实施积极应对人口老龄化国家战略，需要正确对待认识和实践误区，因时应势，进行思路更新调整。同时，应根据人口老龄化问题的阶段性特征，聚焦重点领域，针对性施策。实施积极应对人口老龄化国家战略，在总体思路方面要与时俱进、因势而新，实现 8 个转变。

（一）将积极老龄观、健康老龄化理念转变为政策制度安排

这是构建与人口老龄化要求相适应的经济社会发展新格局的关键，也是构建与老龄社会相适应的公共政策体系的内在要求。战略理念要落地生根、变成普遍性战略实践，必须外化为政策制度安排。[2] 无论是存量政策制度的调整，还是增量政策制度的创制，都要以积极老龄观、健康老龄化理念为引领，将是否有利于激发老龄社会发展活力、是否有利于发挥老年人积极作用、是否有利于代际协同发展、是否有利于促进全人群全生命周期健康老龄化实现作为重要评价标准。在

[1] 杜鹏 . 中国特色积极应对人口老龄化道路：探索与实践 [J]. 行政管理改革，2022，3（3）：13-18.

[2] 李志宏 . 实施积极应对人口老龄化国家思路转变和政策取向 [EB/OL].（2022-11-29）[2024-05-04].

工作实践中，需要尽快建立涉老政策制度的评估审查机制，从积极老龄观、健康老龄化视角对政策制度的制定、实施进行全过程的审查和评估，判断政策制度是否直接或间接对国家积极应对人口老龄化战略目标的实现产生不利影响，并据此对政策制度作出必要的调整。

（二）将中国特征转变为中国优势

积极应对人口老龄化是一个全球性战略议题，应对战略举措在各国之间存在趋同性的一面，但更多地表现出显著的国别特征。作为具有几千年优良文化传统的发展中人口大国，中国积极应对人口老龄化的资源禀赋和工具手段具有自身的特殊性。党中央集中统一领导，为战略实施提供了坚强可靠的组织领导力量；新型举国体制，可以通过科学统筹、集中力量、优化机制、协同攻关，集中协调配置积极应对人口老龄化的战略资源；孝亲敬老的文化传统、注重自我修为的文化基因，为战略实施奠定了良好的思想观念基础；大国优势和城乡、区域发展进程的差异性，提供了战略实施的腾挪空间；作为后发老龄化国家，有先发老龄化国家的前车之鉴做参照，也具备先发老龄化国家在同等老龄化条件下不具备的科技手段优势。[1]实施积极应对人口老龄化国家战略，应当扬长避短，将中国特征转化为中国优势，走出一条符合中国国情、发挥中国独特优势、具有中国智慧的应对之路。

（三）将风险挑战转变为高质量发展的机遇

实施积极应对人口老龄化国家战略是一项长期战略安排，实现高质量发展也是一项长期任务，二者相互促进、相得益彰。一方面，人口老龄化伴随我国高质量发展的始终，构成高质量发展的基本约束条件。积极应对人口老龄化的一系列战略举措，例如产业结构的调整、劳动力的有效供给、高质量为老服务和产品的生产、老龄科技的创新等，本身也是促进高质量发展的重要手段。另一方面，积极应对人口老龄化国家战略的成功实施必须依靠高质量发展做保障。高质量发展积累的社会财富，为建立健全相应的政策制度创造物质条件；高质量发展获得稳定的社会环境，为各项政策措施的施行提供外在环境条件。没有高质量发展的保

[1] 胡湛，彭希哲，吴玉韶. 积极应对人口老龄化的“中国方案”[J]. 中国社会科学，2022（9）：46-66，205.

障，积极应对人口老龄化就会成为无源之水、无本之木。[1] 在“十四五”时期，应以高质量发展为主题，全面实施积极应对人口老龄化国家战略。一方面“开顶风船”，制定正确应对之策，将人口老龄化带来的负面影响转化为推进改革、促进发展、提高人民生活质量的积极因素；另一方面“开顺风船”，因势利导，顺势而为，着力挖掘人口老龄化给国家发展带来的活力和机遇。

（四）将政策制度优势转变为治理效能

由制度主义转向行动主义，是提升老龄社会治理能力现代化水平的基本趋势。积极应对人口老龄化国家战略的顶层设计逐步定型完善。在此背景下，今后战略实施的重心应逐步由强调政策制定环节，向强调政策的执行与落实环节转移，不断提高战略行动的效率，跟上国家治理能力现代化的步伐。

将政策制度优势转化为治理效能，关键要做到以下“三个统一”：一是坚持党的领导与群众主体有机统一。走好党的群众路线，把党积极应对人口老龄化的战略意图和主张，转化为广大人民群众的思想自觉和行动自觉。二是坚持顶层设计与基层探索的统一。一方面，不断完善政策制度的顶层设计，进一步提升系统性、整体性、协同性，形成战略实施的“全国一盘棋”。另一方面，充分认识基层的差异性，尊重基层的创造性，为地方政策创制预留空间，鼓励基于各地资源禀赋优势的差别化创新。注重老龄政策制度顶层设计对基层探索的吸纳，发挥好顶层设计对基层探索的引领指导作用。三是坚持执行过程与实践效果的统一。严格老龄政策制度执行过程，推行权力清单和责任清单制度，加强对老龄政策制度执行过程的监督。建立健全绩效考核与监督问责机制，确保政策制度落地生根、产生实效。

（五）将老年人工作转变为积极应对人口老龄化工作

中国已经进入人口老龄化急速发展阶段，预计在 2035 年左右迎来超老龄化社会。[2] 老龄社会的整体结构性变迁现象越来越突出。[3] 在此背景下，老龄问题的发展方面日渐显现；老年人工作的思维和实践，越来越难以应对结构性变迁的挑

---

[1] 林宝. 积极应对人口老龄化要以高质量发展为目标 [J]. 经济日报，2021-02-05（10）.

[2] 依照国际通行划分标准，当一个国家 65 岁以上人口占比超过 7% 时，就进入老龄化；达到 14% 时，为深度老龄化；超过 20% 时，则进入超老龄化社会。

[3] 王雪辉. 中国老年群体变迁及老龄政策理念转变 [EB/OL].（2022-07-07）[2024-05-04].

战，而且很容易导致“局部最优解”与“全局最优解”的冲突。

此前，在我国人口老龄化水平不高、老龄问题的人道主义方面占主导的情况下，将老龄工作议题聚焦于解决老年人问题，有其合理性。在积极应对人口老龄化已经上升为国家战略的背景下，新时代的老龄工作如果将议题过于聚焦解决老年人问题，无异于刻舟求剑。新发展阶段的老龄工作应该站位更高、视野更宽、格局更大，从服务“国之大者”、贯彻落实国家战略的角度，围绕积极应对人口老龄化这条主线，进行前瞻性思考、全局性谋划、战略性布局、整体性推进。应积极破解就养老问题谈养老问题、脱离发展问题谈老年民生问题、脱离老龄社会形态谈积极应对人口老龄化的思维偏狭。应抛弃将老龄工作狭隘地理解为老年人工作的错误倾向，尽快实现向积极应对人口老龄化工作的转变。

（六）将“老有所养”转变为“养为并举”

总体来看，绝大多数老年人是积极、能动的社会主体，是可以开发利用的宝贵财富和资源。伴随经济社会发展水平提升和老年队伍新老更替，老年群体的自我价值实现需求更加凸显。过度地把老年人“养”起来，既不符合积极老龄观的要求，也不符合老年人需求升级的现实逻辑。

2030年前，我国正处于老年人力资源开发利用的机会窗口期。[1]在此期间，实现“养为结合”“以为促养”，变社会抚养人口为社会生产性人口，是走出一条低成本应对人口老龄化道路的必然选择。应尽快改变此前片面地将老年人作为积极应对人口老龄化行动中需要照顾、优待、救助等客体的错误做法，真正把老年人视为积极、能动的社会主体。在政策制度上，按照《中共中央 国务院关于加强新时代老龄工作的意见》提出的“统筹好老年人经济保障、服务保障、精神关爱、作用发挥等制度安排”的要求，制定更多能激发老年人潜能、增强老年人参与社会发展能力、发挥老年人积极作用等方面的增权赋能型公共政策。[2]

（七）将“老年友好”转变为“全龄友好”

人口老龄化是人口年龄结构的系统性变化，涉及各个年龄阶段的人口。从生命历程的视角看，公民老年期面临的问题，很大程度上是公民进入老年期之前存

[1] 李志明.积极开发老龄人力资源：何以可能与何以可为[EB/OL].（2024-03-03）[2024-05-02].

[2] 中共中央 国务院关于加强新时代老龄工作的意见[EB/OL].（2021-11-18）[2024-05-02].

在问题不断积累和延续的结果。此外，我们要建设的老龄社会是“不分年龄、人人共享”的社会。过于强调对某一年龄群体友好，可能强化年龄鸿沟，不利于代际和谐共融。基于以上考虑，实施积极应对人口老龄化国家战略，应该树立全人群全生命周期的视角，将“老年友好”转变为“全龄友好”。[1]战略举措应契合代际利益的最佳平衡点和最大公约数，不断促进代际共融共建共享，打造代际利益共同体。应将政策干预的关口前移，统筹解决好不同年龄群体的生育、教育、就业、退休和养老问题，引导公民在中青年时期就全面做好养老的物质、健康、技能、精神等准备，避免中青年时期的问题延续或积累到老年期。

（八）将条块推进转变为统筹协调推进

人口老龄化及其影响具有较大弥散性和渗透性，常常涉及一系列超越功能边界的非结构化公共事务并形成诸多超复杂系统问题。[2]积极应对人口老龄化国家战略的实施必须基于这一特征展开。目前以部门为主导形成的老龄政策制度有碎片化趋势，各类老龄政策制度在不同职能部门发展序列中的排位以及政策优先对象的确定都要取决于相关部门对老龄事务的理解，叠加部门权责交叉和政策摩擦现象，使实施积极应对人口老龄化国家战略的许多基础性工作难以顺利开展。[3]

统筹协调推进，就是要强化对老龄问题的整体性治理理念，健全战略的协同实施机制，理顺条块关系与条条关系，变分散作战、各自为政的“独唱”为多方参与、齐抓共管的“合唱”，确保各项战略措施目标一致、功能协调、衔接配套，形成高效推进的合力。应当在党的领导下，建立不同治理主体的基本认同、信任和亲密合作关系，形成党委统一领导、政府依法行政、部门密切配合、群团组织积极参与、上下左右协同联动的老龄工作机制，为战略实施提供体制机制保障。[4]

---

[1] 国务院发展研究中心公共管理与人力资源研究所 . 健康中国：全生命周期视角 [M]. 北京：中国发展出版社，2023.

[2] 胡湛，彭希哲 . 对人口老龄化的再认识及政策思考 [J]. 中国特色社会主义研究，2019（5）：60-67.

[3] 胡湛，彭希哲 . 应对中国人口老龄化的治理选择 [J]. 中国社会科学，2018（12）：134-155，202.

[4] 吴玉韶 . 实施积极应对人口老龄化国家战略尽快形成“六个共识”[J]. 中国社会工作，2020（35）：30-31.

四、实施积极应对人口老龄化国家战略的政策取向

实施积极应对人口老龄化国家战略，应根据新发展阶段我国人口老龄化问题的阶段性特征，抓住主要矛盾，聚焦重点问题，针对性施策，带动战略实施向纵深发展。

（一）优化政策制度，打造人力资本综合竞争新优势

实施积极应对人口老龄化国家战略，在人口发展领域的目标就是维持人口适度规模优势，优化人口年龄结构，拓展人口质量红利，提升人力资本水平。

一是完善落实积极生育支持政策及配套措施，打造生育养育友好环境，促进人口长期均衡发展。[1]推动《中共中央、国务院关于优化生育政策促进人口长期均衡发展的决定》落地见效，构建与三孩生育政策相配套的一揽子经济社会政策体系。培育和倡导新型生育文化，提升家庭生育意愿。完善孕前孕产期的优生优育全程服务，发展婴幼儿托育期的普惠托育服务，增加普惠性学前教育供给，有效解决入托难、入园难等社会痛点问题。探索采取现金和税收补贴、购房补贴，提供男女平等的产假和育儿假，推广弹性工作制，完善生育保险政策，建立合理的生育成本分担机制等措施，降低家庭生育的直接费用、时间成本和机会成本。

二是提高新增劳动力和存量劳动力的供给质量，实现从人口大国迈向人才强国，以人口质量红利替代人口数量红利。推进基本公共教育均等化发展，促进高等教育内涵式发展，完善职业教育和培训体系，创新发展终身教育，提升劳动者平均受教育程度，培育具有国际竞争力的创新型、复合型、技能型高素质人才队伍。深化产教融合，促进教育链、人才链与产业链、创新链有机衔接。

三是实施积极的就业促进政策，促进人力资源终身开发利用，提高劳动参与率。[2]坚决预防和纠正就业中的年龄歧视。通过加强大龄劳动力在岗继续教育培训、职业健康服务等措施，挖掘大龄劳动力工作潜能。通过开发符合大龄劳动力身心

[1] 夏翠翠，林宝．应对人口老龄化的国际经验及对中国人口政策的启示 [J]. 社会科学辑刊，2023（5）：148-157.

[2] 马骏．中国人口老龄化及其政策应对研究 [M]. 南京：南京大学出版社，2023.

特点的就业岗位，以及提供个性化职业指导、职业介绍、政策咨询等措施，促进大龄劳动力回归就业市场。严格规范提前退休政策，防范各种形式的变相提前退休。严格实施渐进式延迟法定退休年龄政策。

（二）推进产业高质量发展，培育银发经济新动能

应厘清产业内涵边界、强化需求驱动、提升供给质量，使银发经济成为我国经济增长新引擎。

一是加强产业规划、标准、目录等基础性工作，为市场主体进入老龄产业发展领域提供基本指引。制定老龄产业统计指标体系，出台老龄产业指导目录，清晰界定老龄产业的内涵和外延。[1]编制老龄产业发展专项规划，明确老龄产业发展的定位、产业体系、产业结构、产业链、空间布局等，给予市场主体稳定的预期和发展空间。

二是提升支付能力和意愿，促进潜在需求转化为有效需求。一方面，要破解支付端的制约。“保险＋补贴”制度是培育老龄产业有效需求的基本制度安排，而长期照护保险制度是激发有效需求最重要的制度。应在国家层面尽快明确参保和保障范围、筹资机制、待遇政策、管理服务机制等，建立全国统一的长期照护保险制度。另一方面，要破解观念制约。加快培育现代养老消费意识，使老年群体愿消费、敢消费、会消费。

三是着力推进供给侧结构性改革，补齐3个短板。首先是补齐产业结构不合理的短板。促进老年用品业丰品种、提品质、强品牌，实现老年用品业和服务业协调发展。推动城乡、区域之间老龄产业优势互补、协调联动，促进社区机构服务业态之间融合发展。加快形成以普惠型服务为主体的养老服务供给结构。[2]其次是补齐市场主体活力不足的短板。针对市场主体小、散、乱、弱，产业链短，融合层次低的问题，应提高产业集中度，培育一批老龄产业综合体、集聚集群集约发展示范区和龙头企业。优化投资营商环境，减轻企业的税费负担；降低融资、用地、用工、用电、用网、物流等成本；破除不利于民间投资准入和存在不公平待遇的政策规定，为各类市场主体参与老龄产业创造更为统一、公平的市场环境。最后是补齐要素保障缺乏的短板。通过财政补贴、设立产业投资引导基金、扩大银行贷款抵押担保、上市、发行债券、融资租赁等多种方式加强资金保障，解决

[1] 我国大力发展老龄经济正当其时 [N]. 中国财经报，2022-08-23（7）.

[2] 白维军 . 普惠型养老服务：释义、短板与发展策略 [J]. 中州学刊，2023（4）：71-77.

融资难、融资贵问题。通过公建民营[1]、细化落实配套建设养老服务设施要求、盘活利用存量资源、促进各类服务设施共建共享、增设商业养老用地科目等方式，解决拿地难、用地贵等问题。通过健全人才的培养、使用、评价和激励制度，提高社会认同感，拓宽晋升渠道，促进劳动报酬合理增长等方式，解决招不来、留不住的用工难问题。

（三）增进民生福祉，稳步实现共同富裕

民生是为政之要，也是实施积极应对人口老龄化国家战略的重中之重。应从保障和改善老年群体民生，防范和化解老年期收入、健康、失能三大风险的角度，健全社会保障、健康支撑、养老服务三大体系，着重解决老有所养、老有所医和失能后老有所护等问题。

第一，完善多层次养老保障体系。一是完善养老保险制度。以确保公平性和可持续性为导向，改革完善第一支柱基本养老保险制度，推动基本养老保险由制度全覆盖到法定人群全覆盖，完善待遇确定和正常调整机制，逐步缩小各类群体之间的基本养老保险待遇差距。综合采取延迟法定退休年龄、提高缴费年限、开展基金投资运营、划拨国有资本充实全国社会保障基金等措施，缓解基本养老保险支付压力，确保可持续发展。通过制定完善税收等支持政策，鼓励发展企业年金、职业年金和商业性养老保险，推动建立个人养老金账户，多渠道增加公民老年期收入。二是拓展收入渠道。我国经济下行和财政收支压力加大，今后社会养老保障重在保基本、兜底线、促公平。要想进一步改善老年人的生活，还要在优化老年人收入来源和结构上开阔思路、多想办法。比如，通过增加低龄健康老年人的劳动收入、拓展老年人财产性收入渠道、引导家庭转移收入、发展慈善捐赠等方式，为老年人提供多层次经济保障。

第二，加快健全健康支撑体系。要抓住以下 5 个关键：一是抓观念转变。将积极老龄观融入老年健康服务的全过程，树牢“预防优先于康复，康复优先于护理”意识。引导老年人树立积极的预防观、康复观、护理观，主动接受健康教育，贯彻健康管理措施，践行健康生活方式。二是抓制度转型。推进医疗保险制度向健康保险制度转型。重构服务提供方的激励结构，建立人群健康水平越高，服务机

[1] 公建民营：是指在新建养老服务机构时，各级政府要摒弃过去那种包办包管、高耗低效的管理体制和运行机制，按照办管分离的发展思路，由政府出资，招标社会组织或服务团体去经办和管理运作，政府则按照法律法规和标准规范负起行政管理和监督的责任。

构收入就越高的正向激励机制。改变事后买单式的制度安排，通过将健康体检等费用纳入医保等措施，建立居民保持健康状态的激励机制。三是抓结构调整。按照“重心下移、两端延伸”的要求，推进健康服务体系的结构性改革，引导优质资源向老年人的身边、家边、周边聚集，向前端的健康教育、预防保健，以及后端的康复护理、长期照护、安宁疗护延伸。四是抓格局同构。推进养老服务体系和老年健康服务体系在居家、社区、机构层面深入结合、布局同构，最终形成居家、社区、机构相协调，基本公共服务、非基本公共服务和个性化服务相衔接的健康养老服务体系。[1] 五是抓公平普惠。把维护健康公平放在优先位置，以保障全体公民的老年期健康权益为出发点，推动城乡、区域、群体间老年健康服务均衡发展，确保全体老年人公平共享健康中国建设成果。

第三，加快完善养老服务体系。一是促进基本养老服务均等化发展。聚焦失能、失智等老年群体的基本生活照料和非医疗性康复护理需要，发展基本养老服务项目。随着经济发展、财力增强和科技进步，适当加大中央财政在基本养老服务方面的事权，逐步拓展基本养老服务的内容、标准和覆盖范围，使所有符合条件的老年人都能够大致均等地获得基本养老服务。二是促进养老服务一体化发展。打破养老服务资源调配的条块分割，在街（乡）层面统筹整合养老服务资源，在社区层面实现综合供给，真正使各类养老服务资源打通使用、一体化服务老年人。[2] 打破服务供给的群体分割，以养老服务设施为主线，推动面向老年人、残疾人、儿童的服务设施集中布局、共建共享。三是促进养老服务协调发展。增加居家、社区养老服务的有效供给，重点发展具有护理和医养结合功能的养老机构，健全转介流程和机制，推动居家、社区和机构养老服务协调发展。[3] 加强兜底性养老服务供给，着力发展成本可负担、方便可及、质量可靠的普惠型养老服务，规范发展高端多样化养老服务，逐步形成兜底供养有保障、普惠养老能满足、中高端市场可选择的多层次养老服务供给格局。[4] 四是促进养老服务高质量可持续发展。进一步健全养老服务质量标准体系、认证体系和社会信用体系建设，构建以信用为基础的新型监管体制。加强质量监管，防止“劣币驱逐良币”。通过更多创新

[1] 董克用，王振振，张栋．中国人口老龄化与养老体系建设 [J]. 经济社会体制比较，2020（1）：53-64.

[2] 白维军．高质量发展视角下的整合型养老服务构建 [J]. 社会保障评论，2023，7（3）：121-132.

[3] 李纪恒．推动实现全体老年人享有基本养老服务 [J]. 求是，2022（23）：19-24.

[4] 李频捷．积极应对人口老龄化提高人民养老质量 [J]. 国际公关，2023（11）：25-27.

举措，降低养老服务业的税费成本、制度性交易成本和要素成本，着力破解困扰养老服务业多年的运营难、融资难、盈利难、招人难等老大难问题，提升养老服务业的可持续发展能力。五是促进养老服务精准化发展。统筹老年人的能力、需求、健康、残疾、照护、消费等评估，建立老年人能力综合评估制度，精准识别服务需求，推进评估结果在全国范围内互认、各部门按需使用。通过建立规范统一、互联互通的智慧养老服务信息平台，推广养老服务顾问制度，促进养老服务供需双方实时精准对接。通过部门联动、全程监管、精准考核等措施进行精细化管理，从较为笼统的管理机构，精准到管资产、管床位、管人员、管个案、管服务行为等关键要素管理。[1]

（四）促进社会参与，激发老龄社会内生活力

实施积极应对人口老龄化国家战略，应激发老年人的积极能动性，丰富老有所为平台，促进广大老年群体更好融入和贡献社会。

一是促进从精英参与向大众参与转变。既要发挥“五老”等精英老年群体在社会参与中的引领和示范作用，更要为普通老年群体参与社会搭建平台、创造机会、提供条件，使所有有能力、有意愿的老年人的参与权利得到保障、参与愿望得到尊重、参与才能得到发挥。

二是促进从自发性参与向组织化参与转变。组织化参与有利于降低个体参与的成本和风险。应扶持发展自我管理、自我教育、自我服务的基层老年群众组织，有序引导老年人就地就近参与社会发展。充分利用好关工委、老科协、老体协、老校协等全国性老年社会组织，在发挥会员专长、拓展会员发挥积极作用等方面的独特优势。明确专门的部门或组织管理和指导老年人参与社会发展。

三是促进正式参与和非正式参与协同。拓展公共就业服务机构的服务对象范围，为有劳动能力和意愿的老年人提供求职登记、职业介绍与创新创业指导服务。发展老年志愿服务，引导老年人积极参与基层民主监督、社会治安、公益慈善、移风易俗、民事调解、文教卫生、全民健身等工作。以老年人生活的社区为平台，将社区服务项目与老年志愿服务结合起来，拓展老年志愿服务参与社区服务的新模式。

四是促进素质提升与技术赋能并举。转变现行的老年教育理念，发展赋能型老年教育，加强老年教育中职业培训课程体系的设置。推行终身职业技能培训制

---

[1] 李邦华．我国养老服务新发展阶段的思考 [J]. 中国社会工作，2021（20）：10-12.

度，为有劳动能力和意愿的老年人参与职业技能培训提供便利。建立老年人才信息库，推进求职网站和应用软件的适老化改造。[1]鼓励企业依托“互联网 +”，为老年人提供灵活多样的弹性就业模式。开展面向老年人的智能技术教育，提升老年人的数字素养，弥合“数字鸿沟”，促进老年人的数字融入。

五是促进观念、政策共同发力。培育积极老龄观，引导老年人树立终身发展理念，保持自尊自爱自信自强的精神状态，自觉自愿参与社会发展。引导全社会正确认识，积极接纳、大力支持老年人参与社会发展。放宽老年人参加专业技术人员职业资格考试和职业技能鉴定的年龄限制。研究制定老年群体重新进入人力资源市场的法律问题，破除把老年人就业作为民事劳务关系来对待的政策瓶颈。建议把老年人就业的经济活动定性为视同劳动关系处理，在劳动合同期限和社会保障问题上允许灵活对待。[2]

（五）打造安全便利舒适环境，建设全龄友好型社会

建设全龄友好型社会既是中国传统社会尊老爱幼传统传承的内在要求，也是积极应对人口老龄化社会的必然要求。

一是促进代际共融。将尊老爱幼的传统美德纳入国民教育和社会主义核心价值观加以宣传教育，引导老年人热情爱护、积极帮助、真诚提携年轻人，推动形成老少共融、代际和谐的家庭氛围和良好社会风尚。

二是支持家庭发挥养老育幼功能。现有社会政策大多以个人为基本单位，应逐步推进以家庭或家庭户为单位的社会政策，实现对养老育幼的一揽子支持。健全完善有利于家庭发挥养老育幼功能的住房、税收、护理假、经济补贴、劳动用工等政策。向需要育儿和照护失能失智老年人的家庭成员提供免费照护知识和技能培训。

三是建设宜居环境。强化全人群全生命周期友好理念，打造全龄友好型城市和全龄友好型社区。贯彻通用性和包容性设计与建造理念，避免住宅和社区随着居住人口年龄的增加而被迫进行新的改造。一体化推进居住生活环境的适老化、适幼化改造。探索通过政府购买服务、以奖代补、产业引导、业主众筹等方式进

---

[1] 陈泰昌，郭金来，何亚楠 . 后疫情时代促进老龄社会高质量充分就业研究 [J]. 未来与发展，2023，47（5）：47-53.

[2] 谢虔 . 国外老年人力资源开发经验及对我国的启示 [J]. 绥化学院学报，2016，36（11）：16-19.

行改造，力争在 2030 年之前，形成安全便利舒适、老幼咸宜的生活环境。[1]

四是促进数字适老。针对老年人不能用、不会用、不想用、不敢用智能设备和技术的问题，要综合施策。制定智能化终端产品和软件应用开发的适老化标准规范，确保企业紧贴老年人需求特点，生产并提供更多智能化适老产品和服务。民生服务信息化工程要有托底预案，保留一定比例的传统渠道，确保老年人出行、就医、消费、文娱、办事等高频事项和服务场景有老年人熟悉的传统服务方式。加强老年人防范网络电信诈骗宣传教育活动，加大针对老年人的网络电信诈骗打击力度，切实保障老年人安全使用智能化产品、享受智能化服务。

五是加强法治护老。注重源头维权和立法的上游干预，健全完善保障老年人合法权益的法律法规。按照增权赋能的要求，加强针对老年群体的法治宣传教育，提升老年人的自我维权意识和能力。建立完善涉老矛盾纠纷的预警、排查、调解机制，推进老年人权益保障联合执法常态化。建立适老型法律服务、法律援助和司法服务机制。[2]针对老年人权益易受侵犯的重点领域，坚持宣传教育、依法打击、整治规范并举，持续开展专项整治行动。

（六）发挥文化优势，提高积极应对人口老龄化的文化软实力

人口老龄化对文化发展影响深远，文化在实施积极应对人口老龄化国家战略过程中举足轻重。应当发挥我国文化优势，注重文化手段的运用，推进文化养老，厚植成功应对人口老龄化的文化自信。

一是培育和践行积极老龄观、健康老龄化理念。将积极老龄观、健康老龄化理念融入国民教育、精神文明创建、文化产品创作生产全过程。[3]树立导向正确的舆论引导机制，改进并创新对老年人正面形象和价值的宣传，消除社会对老年人、对老年生活的负面刻板印象；整合碎片化的健康教育服务体系，向老年居民提供统一、权威的健康科普知识，加快形成与积极应对人口老龄化要求相适应的老年人观、老年生活观、老龄社会观、主动健康观。

二是传承和弘扬孝亲敬老文化。把孝亲敬老传统美德列为公民道德建设、党

[1] 青海省民政厅 . 以适老化改造提升家庭养老照护能力 [J]. 中国社会工作，2023（14）：16-17.

[2] 刘宇 . 探索适老化司法服务新模式 [J]. 人民法院报，2023-01-19（2）.

[3] 李志宏 ."十四五" 时期积极应对人口老龄化的形势及国家战略对策 [J]. 老龄科学研究，2020，8（8）：3-21.

员干部教育、村规民约的重要内容。持续开展孝亲敬老文化进机关、进乡村、进社区、进学校、进企业、进单位活动。加强中小学孝亲敬老课程的研究与开发，使之成为培养青少年孝亲敬老行为习惯的载体。支持各地加强干部德孝情况考察，将其作为干部晋级评先的重要依据。着力培育和表彰孝亲敬老先进典型，让孝亲敬老成为国家意志、公民素养和社会风尚。

三是优化公共文化服务供给结构。以提升为老公共文化服务水平、能力和满意度为核心，充实和调整公共文化服务内容与结构，增加为老服务文化资源总量。将老年活动场所、养老服务设施与基层公共文化设施进行有机整合，形成集文化、教育、体育和养老服务于一体，具有规模和集聚效应的新型多功能综合性基层公共文化设施。完善老年题材公共文化产品创作生产传播的引导激励机制，打造一批思想性、艺术性和观赏性相统一，深受老年群体喜爱，老少皆宜的文化精品。

四是引导和促进老年休闲文化产业发展。激活市场主体参与“文化养老”的积极性，积极扶持和鼓励文化企业投入适合老年人特点的文化设施设备生产、文化产品供给、老年益智网络游戏开发等，满足老年群体高品质、多样性精神文化生活需要。[1]

五是加强思想政治引领。坚持马克思主义在意识形态领域指导地位的根本制度，完善老年人思想政治教育机制，增强针对性、时效性和实用性，组织引导广大离退休党员和老年人学理论强党性、学形势增信心、学政策解疑惑，成为党的路线方针政策的坚定倡导者、维护者、践行者。

（七）推动老龄科技创新，强化积极应对人口老龄化的科技能力

实施积极应对人口老龄化国家战略应与深入实施创新驱动发展战略相结合，充分依靠科技创新，化解人口老龄化带来的风险和挑战。

一是健全老龄科技政策。将老龄科技政策创新，作为老龄政策创新的重要议题，加快补齐老龄科技政策缺项的短板。建立面向老年人特殊需要的科学技术服务的技术规范、技术标准、服务质量和伦理准则等，提高老龄科学技术服务的安全性、便捷性、有效性。

二是增强科技支撑能力。顺应劳动力减少和人口老龄化的趋势，把科技创新

[1] 陈友华，夏梦凡 . 文化养老：概念、问题与建议 [J]. 阅江学刊，2022，14（1）：76-84，173.

作为加快转变经济发展方式和调整经济结构的重要支撑，增强科技进步对经济增长的贡献度。推进劳动力替代技术、人体机能增强技术以及老年辅助技术和产品的研发应用，冲抵人口老龄化对劳动参与率和劳动生产率的影响。[1]

三是提升老龄产业技术创新能力。加强老年用品产业基础能力建设，实施一批研发类、制造类和应用类重大科技攻关项目，建设标准计量、认证认可、检验检测、试验验证等产业技术基础公共服务平台。鼓励高校、研究机构从事生命科学、工程技术、信息技术等领域的老龄科技创新。支持行业龙头企业联合高等院校、科研院所和行业上下游企业，共建老龄产业创新中心、产业技术研究院。在现有科技产业园区开辟老龄科技产业创新单元，吸引研发机构和企业入园，开展面向老龄社会的科技创新与产业发展经营活动。结合新基建，促进5G、物联网、人工智能、大数据等与老龄产业深度融合，促进老龄产业数字化发展。

（八）完善体制机制，推进老龄社会治理体系和治理能力现代化

社会治理体系和治理能力的现代化是确保中国式现代化建设成功的重要制度保障。在积极应对老龄化挑战的过程中，同样离不开老龄社会治理体系和治理能力的现代体制机制建设。

一是加强党对老龄工作的全面领导。将积极应对人口老龄化的重点任务纳入党委、政府工作议事日程，纳入经济社会发展总体规划、专项规划和部门规划，纳入政府民生实事，纳入财政预算，纳入党委、政府工作督查考核，使老龄事业的发展与经济社会发展同步规划、同步实施、同步考核，对加强老龄工作做到认识到位、领导到位、措施到位、保障到位。[2]

二是改革完善老龄工作体制，构建协同共治网络。完善中央层面的议事协调机制，建议将全国老龄工作委员会由国务院的议事协调机构调整为党中央的议事协调机构，统筹老龄工作和人口工作。优化政府部门职能设置，解决职能交叉重叠问题。建议整合国家卫健委老龄健康司、全国老龄办、民政部养老服务司，以及中国老龄协会事实上承担的行政工作等职能，组建副部级的国家老龄事务局，

---

[1] 蔡宏波，韩金镕 . 人工智能缓解人口老龄化压力：作用机理与实现路径 [J]. 新视野，2021（6）：20-26.

[2] 王建军 . 深入学习领会习近平总书记关于老龄工作重要论述，加快发展新时代老龄事业和产业 [J]. 时事报告（党委中心组学习），2019（4）：60-76.

作为全国老龄工作的行政主管部门。

三是加强老龄领域的社会组织建设。建议参照全国总工会、全国妇联和中国残联的组织模式，组建新的自上而下、上下贯通的中国老龄协会，赋予其指导地方老龄协会、调动发挥老年人积极性、宣传教育、参与国家和社会事务民主管理监督、资政建言、维护老年人权益、组织文体活动、参与国际交流合作等职责。

四是提升治理的科学化水平。推进跨领域、跨部门、跨层级的涉老数据共享，建设老年人口基础数据管理平台和老龄事业数据直报系统，切实做到底数清、情况明、决策有依据。建立积极应对人口老龄化工作的动态监测和绩效评估制度。引入政策模拟和大数据分析技术，努力提高决策的科学化水平。[1]

（郭笑雨）

[1] 杜鹏，王永梅 . 改革开放 40 年我国老龄化的社会治理：成就、问题与现代化路径 [J]. 中国社会工作，2018（35）：37-42.

健康传播

健康传播作为健康中国战略实施的关键环节，其意义已超越传统公共卫生范畴，成为连接政策导向、社会参与与个体健康行为的核心纽带。健康传播不仅是健康中国战略的实施引擎，更是社会治理现代化的重要实践，其意义体现在从个体行为改变到社会文化重塑的全链条作用，比如通过普及科学知识、倡导健康生活方式，不断推进顶层设计的实践转化；促进全民健康素养的提升；推动专业力量和社会力量的协同，实现多元主体共建健康生态；通过叙事医学、改善医患沟通方式，增进医患信任等，为健康中国战略注入更加强劲的动能。

一、健康传播的定义

1994年，传播学大师Rogers将健康传播定义为：健康传播是将医学研究成果转化为大众的健康知识，并通过大众态度和行为改变，达到降低疾病的患病率和死亡率，有效提高一个社区或者国家生活质量和健康水准的目的的行为。1996年，Rogers对定义进行了更新：凡是人类传播中涉及健康的内容，就是健康传播。而美国疾病控制与预防中心对健康传播的定义为：健康传播研究和使用传播策略来告知和影响个人以及社区，帮助其做出正确的决策，旨在提高生活质量和健康水平。

1996 年 Rogers 为健康传播下的定义被后来的研究者广泛接受。健康传播的 KAP（knowledge attitude practice）研究模式，即受众通过获取知识和信息形成健康信念和态度，从而改变其健康行为。这一模式一直在健康传播的研究和实践中占据主流地位。

二、健康传播对健康中国战略的重要意义

（一）助力“健康中国”战略实施

健康传播是“健康行动”的重要内容。2019 年 8 月，国务院印发《健康中国行动（2019—2030 年）》，围绕疾病预防和健康促进两大核心，提出开展 15 个重大专项行动，其中第一项就是“健康知识普及行动”，凸显了健康传播作为增进全民健康的基础和前提的功能。健康传播正是通过“加强健康教育、建立健全健康促进与教育体系、提高健康教育服务能力，普及健康科学知识”[1]，促进人们认知科学健康知识、接受健康观念、让健康生活方式得以全面普及。

（二）健康传播是提高全民健康水平最经济、最有效的措施之一

健康素养是指个人获取和理解基本健康信息和服务，并运用这些信息和服务做出正确决策，以维护和促进自身健康的能力。世界卫生组织研究表明：提高公众健康素养可有效减少健康不公平、显著降低社会成本、显著改变慢性病患者健康状况。健康传播通过普及健康知识，推动从“健康信息的触达与认知”“健康观念的形成与演化”到“健康行为的启动与培育”的全链条、系统化公众健康素养提升，加快由“以治病为中心”向“以健康为中心”的转变，全方位全周期地保障人民健康，从而显著降低国家整体医疗支出，提升国民健康生活质量。

[1] 健康中国行动推进委员会办公室 . 健康中国行动文件汇编 [M]. 北京：人民卫生出版社，2019.

三、健康传播在中国的发展历程

1985年，我国第一本有关健康传播与健康教育的学术类期刊《中国健康教育》正式创刊，这被视为中国健康传播研究的开端[1]。宫贺则将1987年中国首届健康教育理论研讨会的召开视为健康传播在我国的开端[2]，尽管二者在时间节点上相差无几。

从健康传播研究的阶段上看，我国第一阶段健康传播研究以公共健康领域学者为主，传播学者的缺席，导致这一阶段的研究被称为健康教育而非健康传播研究。“知”（认知）、“信”（态度）、“行”（行为）构成这个阶段研究的基本路径，研究对象亦局限在健康教育和医疗卫生的范畴[3]。2010年，开启了以“大众传播效果研究”为主、传播学者主导的健康传播研究第二阶段。这个阶段的特点体现在从人际传播和大众传播等不同层面探讨健康传播在研究与实践领域的一些重要议题，“传播学导向”的健康传播研究开始涌现。社交媒体时代，随着信息渠道和信息总量的急剧增加，“去中心化”的文化特征日益凸显，我国的健康传播研究进入了公共卫生与大众传播学、计算传播学等跨领域合作的第三个阶段。这一阶段的学术任务在于分析社交媒体等媒介在健康知识普及中的作用，研究家庭、社区以及社会范围内关于健康的对话，并探讨在全民健康素养的提升过程中，健康传播所面临的挑战与机会。

苏婧则从实践层面将我国健康传播发展划分为四个阶段[4]。她将第一个阶段向前延展到中华人民共和国成立初期的“爱国卫生运动”这种以政治动员形式开展的健康教育。并将随后的两个阶段概括为“重在扭转社会观念的健康教育”阶段，如艾滋病防治、乙肝防治、精神病防治的健康教育，以及“强调行为改变的健康促进”阶段，这个阶段的实践由健康教育为主导转向健康促进为主导，注重普及健康知识、改变公众健康行为等。苏婧认为，前三个阶段的主要模式都是“知—信—

[1] 王秀丽，罗龙翔，赵雯雯．中国健康传播的研究对象、学科建设与方法：基于范式建构理论的内容分析（2009—2018）[J]. 全球传媒学刊，2019，6（3）：34-52.

[2] 宫贺．对话何以成为可能：社交媒体情境下中国健康传播研究的路径与挑战 [J]. 国际新闻界，2019，41（6）：6-25.

[3] 韩纲．传播学者的缺席：中国大陆健康传播研究十二年：一种历史视角 [J]. 新闻与传播研究，2004，11（1）：64-70，96.

[4] 苏婧．健康传播 4.0：从精英主导到平等对话 [J]. 新闻战线，2017（6X）：15-16.

行”模式。而第四个阶段则是颠覆知信行模式的全新传播范式，相较于单向的教育和促进，这个阶段更强调双向、多向的互动。

总体而言，健康传播已经逐渐发展成为一个多学科参与的交叉学科。在去中心化明显的社交媒体语境下，无论是实践还是研究，都强调对传统的“知—信—行”模式的超越，在家庭、社区以及社会范围内开展健康传播互动和对话。

四、健康传播实践及研究前沿

尽管 Rogers 对健康传播的定义十分广泛，但以传播中介划分，健康传播研究分为：（1）人内健康传播研究，或称为自我、向内传播。考察个人信念、态度和价值观的发展对个人的健康行为的影响。（2）人际健康传播研究。个体之间的信息交流、健康教育和社会支持等，包括患者之间、医患之间的沟通。（3）组织健康传播研究。医疗服务系统内部的健康信息传递和信息共享，以及动员专家有效地提供医疗保健服务等；随着社交媒体迅猛发展，线上群组、社群之间关于健康问题的交流也属于这类健康传播。（4）大众健康传播。研究各种大众媒体如何向大众传播健康信息，以增强受众对健康相关知识、政策等方面的了解，以促进个人健康[1]。张自力以自我、人际、组织、大众四个传播层次作为一个维度，健康传播、传播情景、社会情景三个层次作为另一个维度，叠加出健康传播研究的 12 个领域，并锁定了 9 个重点研究方向[2]。结合近年来学者研究热点以及实践中业界关注点，接下来，编者重点论述媒体健康信息传播、健康宣传运动与健康信息设计、网络健康传播和支持、公共卫生事件传播以及大数据和健康传播五个方面的内容。

（一）媒体中的健康信息

健康信息的传播可以增加人们的健康知识，建立健康的生活方式，提高人群整体健康水平。在这个过程中，媒介扮演着重要角色。“人们对于健康和卫生政

---

[1] KREPS G L, BONAGURO E W. Health communication as applied inquiry[M]//FREY L, CISSNA K N.Handbook of applied communication research. NJ: Routledge. 2009.

[2] 张自力 . 健康传播研究什么：论健康传播研究的九个方向 [J]. 杭州师范学院学报（社会科学版），2005，27（5）：45-50.

策的大部分理解并不来源于他们的直接经验，而是媒介化的”[1]。传统媒体时代，医疗、公共卫生相关的报道和各类健康养生类节目层出不穷。随着新媒体的广泛应用，媒体平台日趋多元，大量的健康信息也随之不断地涌现。社交媒体上，用户原创的健康内容和医疗卫生部门发布的权威健康信息相互交织，受众健康信息来源呈现多元化趋势。

1. 传统媒体时代的健康信息发布

电视、广播、杂志是传统媒体时代的主要传播媒介，其公共健康报道主要分为四个类别：健康服务信息、医药科技、卫生政策以及公共卫生事件、医患关系等。从传播者的角度来看，政府部门、卫生医疗机构、医务人员健康教育机构、媒体机构是主要的传播者。在新媒体出现以前，传统媒体在提升大众健康知识知晓度，转变健康信念，促进健康行为改变上扮演了重要角色。一些健康传播栏目如中国健康养生电视节目第一品牌《养生堂》等，在受众中具有重要影响力。这期间，尽管也存在一些打着健康传播幌子进行产品营销的栏目，但是由于传播者绝大部分有官方背书，“把关者”意识相对较强，传播的健康信息较权威可靠。但健康传播信息产品数量相对缺乏，风格相对单一，也是大众传播时期健康信息传播的缺陷。

2. 新媒体与健康信息发布

1994 年，中国接入互联网，网民人数呈现几何级增长。截至 2023 年 6 月，中国网民数量达到 10.79 亿，互联网普及率从 42.1% 提升至 76.4%，截至 2023 年，移动电话用户数量达到 7.54 亿户，移动互联网用户数达 15.12 亿户。

从早期的门户网站如网易健康，主要通过网站品牌资源聚集大众关注，不断扩大传播受众的范围；专业性的健康传播网站如“39 健康网”，则通过专业化、细分化手段进一步丰富了网络信息传播的产品形态和服务范围，聚集了众多的优质医疗资源。

随着移动互联网的到来，受众获取健康信息的渠道逐渐向移动终端转移。研究显示，我国 68.8% 的被调查者使用手机或者其他移动终端获取健康信息。[2]

社交媒体时代，健康传播呈现下列特征：一是传播主体多元化。社交媒体

---

[1] BATES B R，AHMED R. Health communication and mass media：an integrated approach to policy and practice[M]. London：Gower Publishing，Ltd.2013.

[2] 聂静虹 . 健康传播学 [M]. 广州：中山大学出版社，2019.

中，人人都是信息的制作者和传播者，信息生产和发布的门槛低，海量用户生产内容（User Generated Content，UGC）与专业生产内容（Professional Generated Content，PGC）混杂。二是健康传播内容呈现出个性化、细分化、碎片化的特征。受众在健康信息的内容选择和消费时间、消费方式上具有高度自主性。按需选择、按需定制、即时传播、高互动性等信息消费方式反向刺激着健康信息的实用性、针对性和有效性的提升。三是从传播渠道来看，新媒体用户获取健康信息的途径包括手机客户端、健康类垂直门户、门户网站健康板块、网络论坛、微博、微信公众号、问答类网站、搜索引擎、百科类网站等，健康信息呈现出链式扩散特征，传播效率高。

（1）微博健康信息传播。微博的传播特点是"一对多"，由信息源向关注者发布信息。作为国内最大的社交平台之一，新浪微博在健康信息传播和公众讨论中起到了核心信源和群体集聚的作用。从总体来看，微博上的健康信息叙事主要包括分享新知、提高认知、加强认同、指导行为等。刘芸等发现，微博上的健康科普类信息（55.5%）更受公众关注，在生活场景中普及的日常健康理念、行为等，内容主要包括中医养生、美容护肤、运动健康、口腔健康等生活方式管理，反映了当下年轻群体对身材管理、颜值管理等问题的关注。[1]

（2）微信公众号健康信息传播。微信所具备的即时信息发布、互动性、可视性与感情色彩的传播方式、相对私密性及覆盖广等特征，使微信拥有其他传播媒介无可比拟的优越性。微信上健康信息传播形式包括自发、转发及链接等形式。从传播内容上看，微信上传播的健康内容繁多，有的是生活经验总结，将自己认为最实用的生活健康常识分享到朋友圈；有的是医学专业人员的创作，这些知识与信息更具科学性，也容易获得大量的点赞与转发，具有很强的保存价值。从传播生态上看，微信是一个以"熟人"强关系传播为主，掺杂多种传播形态的信息扩散系统，信息在熟人与熟人之间的传播以及熟人向陌生人的自发扩散，不仅会带来信息增值，同时还会塑造新的社会关系连接模式[2]。在进行健康知识与信息传播时，发布者首先基于对信息的认可，并希望该信息可以为朋友带来益处，而接收者基于对熟人的信任，也容易对其所传递的信息产生信任。因此，微信健康传播更具可信性，容易激发对方的认可、模仿与学习。[3]

---

[1] 刘芸，沈芳芳 . 叙事视角下微博热搜医疗健康内容分析 [J]. 新闻爱好者，2023（6）：41-44.

[2] 郭泽德 . 政务微信的内容特征与传播策略：以"上海发布"政务微信为例 [J]. 青年记者，2014（4Z）：17-18.

[3] 李文芳 . 微信时代健康传播的特征与应用探讨 [J]. 新闻大学，2014（6）：149-154.

（3）新媒体健康信息传播的案例研究。新媒体生态下，健康信息的传播者和使用者之间的界限变得模糊，新媒体使用者也可以参与健康信息的发布，从而生成大量的 UGC（用户生成内容）。但是从原创以及影响力的角度看，PGC（专业生产内容）仍是健康信息的主要制作者，主要包括政府相关机构、医疗机构或者医生以及媒体。这种分类与匡文波等将科学传播主体分为科学共同体、政府部门、媒体和公众类似。[1] 近年来，政府机关、公立医院以及媒体公众号中，分别出现了“深圳卫健委”“四川大学华西医院”“丁香医生”等传播广、口碑好的微信公众号。

①政务新媒体传播的代表——“深圳卫健委”。新冠疫情期间，“深圳卫健委”以其巨大的阅读量、接地气的选题、极具“网感”的编排方式和诙谐的文风，从众多政务号中脱颖而出，被《南方都市报》评为“广东地市卫健政务新媒体健康传播力十强”榜首。据清博大数据，“深圳卫健委”公众号粉丝超过 100 万，单篇推文平均阅读量达 10 万。郑泽宇总结归纳了“深圳卫健委”的传播特点[2]：

首先，内容上，肩负政务信息和健康信息发布双职能；每周推送健康信息 10 余次，多为养生信息、健康科普知识、医疗新闻、医疗科技、医疗政策等信息，鲜有单位内部工作宣传类推送，避免了因单独进行政务宣传而导致内容枯燥和可读性差。其次，形式活泼，兼顾科学专业和创新有趣阅读双体验；采用短视频、长图漫画、微网页、条漫、封面图等新的内容创作形式，具有可视化、有趣性、易传播等特性，从小切口出发解读国家政策，实现了健康科普职能从“硬”宣传到“软”教育的过渡。再次，适应用户内容消费习惯，坚持图文风格和个性编排基调相契合。以幽默风趣的封面图和标题、导语形成独特传播格局，十分接地气。标题技巧上，通过准确提炼和概括文章的主旨与特色，吸引受众点击。最后，体现人文关怀，塑造用户共情与互动传播扩散双功能。通过弥合公众与医务工作者之间因知识鸿沟产生的认知差别，将“诉诸理性”和“诉诸感性”相结合，用漫画等形式化解受众因一些敏感病情而尴尬或羞耻的感受，帮助受众塑造正确的疾病观。

②医疗机构官方微信公众号——华西医院。医院作为权威的医疗机构，在健康传播中具有先天优势：一是凭借医疗机构自身公信力增加健康信息的信任度；

[1] 匡文波，方圆．突发性公共卫生事件中科学传播的多元主体参与模式：基于六个新冠病毒科学议题的分析 [J]. 西北师大学报（社会科学版），2022，59（5）：56-64.

[2] 郑泽宇．健康类政务新媒体传播创新研究：以“深圳卫健委”公众号为例 [J]. 新闻前哨，2021（8）：33-34.

二是凭借医疗经验选择合适的主题、合适的角度以及合适的语言特征降低受众对健康信息的抵触感，为官方微信公众号健康传播的效果奠定了成功基础。李凌霄等研究表明，我国医院新媒体账号超过 4 万个，覆盖全国各个省、市、县、乡等用户群体。但通过“清博智能”抓取的 2021 年 8 月健康类微信公众号排名前 100 位的榜单，仅有 9 家是医院的微信公众号，医院缺乏传播积极性和主动性，从而让商业媒体成为健康传播主力。1546 家公立医院开设了微信公众号，但是腰部和尾部账号占比过大，传播力亟待提升。李凌霄等认为，公立医院新媒体账号主要定位于“先进技术的公告板、医院诊疗动态的服务窗和医院新闻的宣传栏”，主要服务于自身建设而非全社会的健康事业。作者呼吁，医院要成为健康代际鸿沟的弥合者、健康谣言的消弭者以及权威健康信息的发布者[1]。

四川大学华西医院的微信公众号在国内医疗机构中独树一帜，多次获得“最受用户喜爱医疗服务奖”“健康中国新媒体影响力十佳医疗机构”榜首等荣誉，华西医院微信公众号推出的几乎所有头条的阅读量都超过了 10 万，超过 20 万阅读量的达到 80%，超过 100 万阅读量的推文也不少见。吴永翠研究发现[2]，该账号六成以上的内容属于健康科普；35.5% 的受众关注该公众号的原因是希望了解健康信息；对于“四川大学华西医院”所推送健康信息，54.2% 受众会“根据兴趣或需求选择阅读”；受众总体上对该微信号的可信度评价较高；对华西医院公众号推文的“二次传播”行为亦非常踊跃。研究显示，可读性是决定健康信息传播力的重要因素，在提升传播效果的同时，可以保持受众对账号的持续关注，促进用户健康态度的转变。

③“丁香医生”和“八点健闻”：商业媒体的健康信息传播公众号。商业媒体公众号在健康信息中占据着主力地位。在中国健康类微信公众号影响力排行榜中，丁香医生长期占据榜首。其自我定位是“有温度、有知识、有态度”。丁香医生最开始整个团队成员都是医学背景，后来吸纳了一些与传媒相关专业的人才加盟，具有很强的媒体专业背景。此外，丁香医生还有一个签约作者团队，都是医生和医疗专业人士。其操作方式是由编辑团队先确认选题，然后向签约作者约稿，在签约作者交稿之后，编辑还会进行改稿和审稿，医疗和媒体专业碰撞融合，

---

[1] 李凌霄，何静 . 医院新媒体传播现状、问题与定位：基于 2539 个医院新媒体账号的实证分析 [J]. 传媒，2023（13）：70-72.

[2] 吴永翠 . 医疗机构官方微信公众号健康信息传播效果研究：以“四川大学华西医院”为例 [J]. 新媒体研究，2022，8（14）：26-29.

结果是对读者阅读兴趣的把控及确保对健康信息专业性的解读。[1]

“八点健闻”是从《财新周刊》独立出来的微信公众号，主编季敏华曾创办“财新健康点”，在报道风格上沿袭了财新的报道风格，以原创作品和深度报道为主，在选题策划上以独特的视角进行采访报道。在热点事件的报道上，主要关注并及时挖掘事件背后的深层意义，探寻受众需要的真实信息。“八点健闻”自设立以来，关于医疗健康行业政策的报道主要集中于医改洞察、民营互联网医疗、新冠疫苗、中国医生、患者故事等内容。医疗行业政策是“八点健闻”的关注重点之一，文章内容将医疗行业政策变化深入浅出地传达给受众。“八点健闻”将健康信息传播内容从碎片向深度跃迁，实现了健康信息传播的价值建构。[2]

随着信息传播技术的迅速发展与普及，多元化的媒体平台已经成为传播健康政策、制度和知识的重要渠道。那么，如何有机地融合传统媒体和社交媒体并在健康信息设计和健康宣导中发挥它们各自的优势呢？

（二）健康宣传行动与健康信息设计

1. 健康宣传行动（public health communication campaign）的定义

健康宣传行动是有目的的、有组织的活动，其目的在于“灌输新的理念知识”“劝说并改变受众的态度”或者“激励受众改变行为”，赵晓泉认为，“激励受众改变行为”始终是健康运动中最为重要的目的。[3]

2. 健康宣传行动的实施

健康宣传运动一般分为三个步骤：第一步是界定健康宣传的目的，提高人们对健康相关知识的认识，改变目标群体的行为；第二步是制订信息策略；第三步是通过适当渠道或者媒体传播活动信息。Kami J. Silk 等对健康宣传运动从设计、目标受众、预计反应以及信息类型等方面进行了详尽阐释[4]。

[1] 张晴．互联网医疗时代下微信公众号的健康传播研究：以“丁香医生”为例 [J]. 今传媒，2019，27（9）：80-82.

[2] 史洪智，陈思．从碎片到深度：健康传播的内容逻辑与价值建构：以“八点健闻”为例 [J]. 新闻知识，2022（5）：45-48.

[3] 丁汉青，杨雅．重构传播学：传播学研究的新范式、新方法 [M]. 北京：中国国际广播出版社，2023.

[4] KAMI J S， TARA L S， CHARLES T S， et al. The Routledge handbook of health communication[M]. NJ：Routledge，2022.

（1）健康宣传行动设计。深入理解健康行为的要素构成，明确行动希望影响目标人群哪些健康相关行为；设计影响目标人群态度、信念、知识以及社会环境等方面的路径模型。

（2）锁定目标人群。包括：行动试图直接改变行为的人群；对这类人群有影响力的人群；以及可能对健康习惯改变构成影响的决策人群。

（3）预期效应。一是提倡健康行为；二是减少或者防止不健康行为。一些中介变量，如知晓度、知识、信念、价值观以及态度等的改变也可能促进健康行为的改变。

（4）信息类型。健康宣传行动传播的信息分为知晓信息、指导信息以及劝说信息三类。知晓信息告知人群做什么，哪些人应该采取这些措施以及采取这些措施的时间和地点；指导信息提示如何做；而劝服信息阐释了为什么采取或者回避某项行为。

针对健康宣传行动，不同阶段、不同人群，采取的信息策略亦不同。

①劝服信息策略。信息要具有以下四个属性：一是可信性，信源可靠、证据充分决定了大众对信息的信任程度；二是参与性，信息要具备足够的吸引力和娱乐性，或者唤起受众情绪；三是相关性，与目标群体个人利益密切相关；四是信息容易理解。

经典的健康信息策略立足于目标群体的价值观，倡导或者反对某些特定行为。许多经典的理论框架，如理性行为理论、健康信念模型、扩张的平行过程模型都采取了期盼——评估机制，希望通过正向信息的传递促进目标群体行为的改变。目标群体态度、行为的变化亦有赖于个人对健康信息隐藏结果的评估。健康宣传行动可以通过强调罹患某种疾病的可能性、严重性，引发恐惧等情绪，引起大众关注。

②知晓类信息。这类信息的目的是让大众或某些特定目标人群对某个话题有初步认知；鼓励他们通过各种渠道获得更多的信息。在社会化媒体的语境下，点击某个信息或者搜索某个话题也将促发相关信息、文章的持续信息推送。

③指导性信息。健康宣传运动也可以提供知识和技能。当健康行为相对复杂时，指导性信息就会提供详细的指导。

（5）挑选合适的传播渠道。渠道的渗透性、抵达目标受众的精准性、对目标群体的吸引力、活跃受众参与程度、传达信息的方式，以及渠道承载复杂信息的能力、渠道可信性、议程设置的能力都是选择传播渠道的重要参数。

健康信息设计要遵从用户思维。在社交媒体风行的语境下，与众多内容争夺目标群体注意力，不仅仅需要理性说服，也需要以艺术的方式调动目标群体的情绪，传播健康理念，使受众养成或者转变与健康相关的行为。

（三）网络社群健康传播与社会支持

1993 年，美国学者 Howard Rheingold 在《虚拟社区：电子疆域的家园》中首次提出了虚拟社区的概念。社区中的个体通过意识、行为以及利益共同性来维系，同时通过一个个明确的话题进行互动。[1] 近年来，随着媒介技术的发展，健康相关的在线支持社群也在不断发展。从最初的时间异步性、问题得不到及时回复的门户网站和论坛式社群，到具备同步性、即时聊天的网络社区（如微信群等），在线社群正在成为一个越来越有吸引力的寻求和接受社会支持的场所。

1. 健康传播社群的社会支持及其他功能

发端于 20 世纪 70 年代的社会支持理论认为，健康社群主要是指个人通过人际关系网络所能获得的心理与物质条件和资源。研究表明，个人所拥有的社会关系网络与其生理、心理健康水平有着密切关系。社会支持甚至被认为是“人类生活质量的基石”[2]。社会支持类型包括信息支持、情感支持、工具支持、自尊支持、实际支持、同伴支持以及社会控制等。研究表明，健康社群中，情感和信息支持是最常见的，前者如鼓励、同理心、理解、支持等，后者如疾病的相关数据，以及指导患者如何应对疾病过程。工具以及物质等有形支持最不常见。除此之外，在线支持社群还为健康信息需求者提供下述功能：

一是获得与大量相同个体沟通交流的机会；二是获得与健康问题经验相关的回答；三是通过比较同样身患某种疾病但取得良好治疗效果的案例，患者获得了战胜疾病的信心；四是获得了专业化的信息支持；五是增加情感支持机会。

2. 健康社群传播特征

在线渠道的优势是可以通过弱关系网络获得更多不同的观点和信息；线上沟通的匿名性使人们可以更舒适地寻求和接受支持，减少污名化风险，人际风险相

---

[1] 彭兰 . 从社区到社会网络：一种互联网研究视野与方法的拓展 [J]. 国际新闻界，2009（5）：87-92.

[2] 孙少晶，康静诗 . 社会支持视角中的健康传播：对患者网络社群的经验考察 [J]. 山西大学学报（哲学社会科学版），2022，45（1）：66-73.

对较少；线上语境下，个人身份线索的缺失使群体的共同社会身份更加突出，从而增强了个体间的相似感，增进了人际间的信任和对群体的归属感。

上述特征决定了越来越多的人参与在线支持小组，与同伴开展积极交流，获取信息、建议；增进乐观、自尊，树立战胜疾病的信心，提升生活满意度，促进自我效能提升；个人对社区的归属感，促进了他们的“价值共创”行为，让他们参与社区活动，共享健康信息；在线支持也增强了患者与医生积极沟通的意愿，降低了患者的自杀风险。

在线支持的负面效应主要体现在阅读他人的负面经历可能对阅读者产生负面示范效应，以及错误信息的误导等。

3. 典型案例

（1）抑郁症网络支持社群。近年来，抑郁症在我国的发病率逐步上升，目前我国抑郁症患者约有 5400 万人，占总人口的 4.2%。百度“抑郁症吧”作为大型抑郁症网络社群，截至 2023 年 8 月，已经有 46 万粉丝，2940 万帖子。丁昕怡研究发现[1]，“抑郁症吧”的使用者主要是 25 ~ 45 岁的未婚女性。从社会层面来看，抑郁症患者的媒介形象通常带有歧视和污名，患者之间只能抱团取暖；从家庭角度来看，“贴吧”内涉及对家庭表达不满的帖子数量庞大，家庭关心和理解的缺位，甚至家庭压力本身就是导致抑郁症的重要原因之一，这些因素都是抑郁患者逃离原生家庭，加入“贴吧”，转向虚拟社区寻求帮助的重要原因。在“贴吧”，患者通过共情式的情感供给与分享式的信息科普等方式得到信息和情感上的满足。

孙少晶等[2]也对国内抑郁症患者的网络社群进行了研究，涉及的传播平台包括微博、豆瓣、百度贴吧等。研究发现，相对于“HIV 吧”“乙肝吧”，抑郁症患者的网络社群中，情感支持的需求较为普遍，占社会支持需求信息的 46%。信息类支持需求位列第二，占比约 18.4%。有形支持需求几乎为零。同时，在抑郁社区中，某成员就某一个与抑郁相关的特定主题提问后，往往能吸引大量成员结合自己的经历、观点与想法进行阐述与讨论。通过发言的方式，新成员也能在短时间里与社区其他成员建立连接。

---

[1] 丁昕怡 . 健康传播视域下患者网络社群中的社会交换研究：基于百度“抑郁症吧”的考察 [J]. 科技传播，2023，15（16）：128-131.

[2] 孙少晶，康静诗 . 社会支持视角中的健康传播：对患者网络社群的经验考察 [J]. 山西大学学报（哲学社会科学版），2022，45（1）：66-73.

（2）癌症患者网络支持社群。癌症患者在日常生活中也面临着被污名化的困境，这导致他们主动或被动地关闭了与其他人线下交往的渠道。研究表明，社会支持可以增强癌症患者的自控能力，减少压力和对癌症的焦虑，甚至减少症状。“使用和满足理论”常被用来研究网络社区用户的动机和交流的结果。由于不同个体动机和需求不同，社区一方面需要提供成员之间交流的机会，同时还要针对不同的成员个体，对信息进行有针对性的“裁剪”。温元凯等[1]对网络支持干预在乳腺癌患者的康复过程中的应用进行了研究，结果发现，多数病人倾向于通过网络获得相关信息，希望通过网络与医护人员保持持续联系。

（四）公共卫生事件与舆情

根据事件的成因和性质，突发公共卫生事件可分为：①重大传染病疫情；②群体性不明原因疾病；③重大食物中毒和职业中毒；④新发传染性疾病；⑤群体性预防接种反应和群体性药物反应；⑥重大环境污染事故；⑦核事故和放射事故；⑧生化恐怖事件；⑨自然灾害导致的人员伤亡和疾病流行，以及其他影响公众健康的事件[2]。突发公共卫生事件具有爆发突然、成因多、传播广泛、危害严重等特点。

1. 全媒体时代，突发公共卫生事件的传播特征

（1）传播时效要求更高。突发卫生事件变化快。喻国明研究发现，大部分公共卫生事件的首发平台是新闻媒体，平均每个事件的活跃周期为 13.75 天。从事件首次曝光到舆情峰值平均为 2.9 天。其间，微博和微信是大部分事件传播的主要通道[3]。这种高速爆发的态势对监管部门反应速度提出了更高要求，必须在最短的时间内对事件原因、传染性疾病传播方式、感染症状、预防措施进行快速研判，及时开展相关信息通报、科普教育活动，保证大众生命健康安全和社会秩序。

（2）新媒体作用凸显。由于社交媒体影响日益增强，同时由于传染性疾病封控等原因，微博、微信、抖音、快手等平台成为人们获取健康信息的主要渠道。

（3）公众获取信息的主动性增强。公众并非仅仅被动地接收来自官方的权

---

[1] 温元凯，宋洋洋，于婧 . 网络支持干预在乳腺癌病人康复过程中的应用进展 [J]. 护理研究，2019，33（5）：824-827.

[2] 聂静虹 . 健康传播学 [M]. 广州：中山大学出版社，2019.

[3] 喻国明 . 健康传播的舆情特点与常态分布：基于 2016 年国内食药安全热点事件的量化分析 [J]. 新闻与写作，2018（5）：50-55.

威信息，还通过社交平台的互动和交流，主动获取、转发疫情相关信息。

（4）情感关照需求增加。如新冠疫情发生以来，全球新增超过 7000 万抑郁症患者，9000 万焦虑症患者，数亿人出现失眠障碍问题，除了沟通需求增加之外，公众对情感支持的需求增加。

2. 公共卫生事件中的危机传播管理

公共卫生事件的危机传播管理，既有其他事件危机管理的共同性，又有自身特性。突发性公共卫生事件影响大、波及面广，同时，对事件的阐释以及事件的处理专业性又强。危机管理迫切需要政府以及行政主管部门、医院以及专业医务工作者、媒体的通力合作，快速化解舆情危机。

（1）政府以及行政主管部门。面对突发公共卫生事件和舆情危机，只有发布权威信息才能消除人们心中的疑虑和不安。卫生行政管理部门掌握着真实的、准确的、权威的信息，具备对健康信息的真伪进行判断的专业知识和能力，承担着引导舆论、稳定社会秩序的责任，是最权威的信息来源和传播主体力量。新冠疫情期间，宁波市官方微信公众号“宁波发布”对核酸检测结果、居民日常防护、病例活动轨迹和政府新闻发布会等相关信息进行了全方位、及时发布。以 2021 年 12 月 6 日为例，“宁波发布”推送 9 条新闻，最早的推送时间为 7：18，内容为“新冠核酸检测阳性结果的通报”，方便市民在第一时间了解这些疫情信息。在传播方式上，“宁波发布”对新冠疫情的健康传播使用最广泛的是“文字 + 图片”形式。此外，短视频的可视性、互动性强，其现场感和全景式呈现让公众在第一时间看到现场，以简单易懂、清晰直观的方式将重要事实传达给公众，具有极高的传播效率[1]。

（2）医院以及专业医务工作者。重大突发公共卫生事件中，人们对权威科学信息的需求量极大，公立医院参与宣传报道和危机管控越来越成为我国卫生应急管理体系的重要一环。医务工作者以其专业性保证传播内容的严谨与科学，并在传播中将复杂枯燥的医学知识转换为普通大众易于理解的信息，生产出满足民众健康需求的优质原创内容，创作接地气的权威科普，帮助民众建立正确认知，重塑民众信心；同时，讲述正能量“抗疫”故事，让公众第一时间看到抗疫一线故事，从事实和情绪两个方面增强市民战胜疫情的信心。新冠疫情期间，北京地坛医院整合旗下传播矩阵，通过抖音、微信、微博，制作传播了多条原创短视频，

[1] 刘依卿 . 全媒体时代重大突发公共卫生事件中健康传播的优化：以 2021 年新冠肺炎疫情防控期间的“宁波发布”为例 [J]. 宁波开放大学学报，2022，20（2）：5-8.

为老百姓传递相关健康信息。在不同媒体平台发布时间序列上，先用微博作为突发事件传播的“发动机”，用“事件叙述 + 话题讨论”的形式发布，接下来，将突发事件的传播内容进行细化描写，对突发事件进一步展开深入报道，让大众更好地了解突发事件全局。最后再利用抖音作为微博、微信传播的视觉延伸，让受众获得了更直观具象的视听体验和细节感受[1]。

（3）媒体。全媒体时代，面对“信息碎片化、渠道多元化、表达个性化、互动常态化”的传播特点，主流媒体充分发挥渠道以及公信力优势，创新报道形式，灵活运用 H5、微动画、微视频、在线直播、海报、语音播报、图文等多种形式，在及时、全面、准确地宣传各级政府关于疫情防控的各项部署要求，科普疫情防控知识，正确引导舆论、有效回应社会关切的同时，还为公众提供情感陪伴，帮助他们解决危机状态下的情绪困扰，缓解公众焦虑，消除恐慌。

3. 从危机管理到风险沟通

传统的危机传播管理模式是在危机前后及其发生过程中，在政府部门、组织、媒体、公众之间进行的信息交流，主要目的是修复形象[2]。这种模式重在“单向告知”，试图通过向公众提供事实和统计数据，期望公众作出“正确”决定，呈现出明显的精英导向。随着社交媒体的风行，利益相关者参与危机处置的动力逐渐增强和沟通手段逐步丰富，危机管理模式逐渐向包括公众在内的“多方参与、平等对话”的风险沟通模式过渡。《国际卫生条例》亦将风险沟通确定为指导公共卫生事件危机应对的核心能力之一，合理、恰当的风险沟通在突发公共卫生事件的预防和处置中起到重要的作用。

在危机传播的模式下，政府和专家、科学家是传播沟通的主体，与公众的关系被刻画为线性模型，即由专家 / 科学家作出风险评估，政府制定应对政策，公众则处于获取信息的位置。而在风险沟通模式下，政府作为承担风险沟通的责任方，既要对风险有理性科学的判断，也要兼顾大众化的认知与情绪。专家既要给公众提出科学建议，也要接纳公众的意见反馈。媒体除了发挥守门人的角色之外，还要在政府、专家以及公众之间搭建起信息沟通的桥梁[3]。

从实践操作性来看，社交媒体不仅是用户获取公共卫生信息最直接的渠道，

---

[1] 巩阳，陈明莲 . 突发公共卫生事件中公立医院参与健康传播的创新实践：以北京地坛医院为例 [J]. 新闻与写作，2021（5）：98-100.

[2] 史安斌 . 危机传播与新闻发布 [M]. 广州：南方日报出版社，2004.

[3] 黄懿慧 . 风险沟通：打造专家—公众共通话语体系 [J]. 全球传媒学刊，2022，9（2）：1-3.

也为传统上没有话语权的公众以民主的方式参与公共卫生事件讨论提供了可能，公共卫生事件发生后，政府要通过收集社交网络上的数据，听取公众意见。

（五）大数据与网络健康信息的传播

随着信息传播技术的高速发展，社交媒体已经成为人们讨论健康问题、分享相关观点和交换健康信息的重要场所。与此同时，这些信息交流活动均留下了“痕迹”——包括大众对疾病或健康养生的认知和态度，以及他们在信息获取和分享时留下的传播轨迹等各种形式的大数据。这为非介入式观察和研究提供了可能性，研究者不但可以迅速、准确地把握大众对某一特定疾病的认知和态度，而且还可以通过分析社交媒体中健康信息的传播与扩散来评估健康传播的范围和效果[1]。

1. 大数据在健康传播中的应用

（1）探测大众对健康相关事件的看法和意见。

通过调查社交网络上某个健康主题的相关数据，如发帖、评论、点赞等，分析公众对该话题的意见，有针对性地开展相应健康行动的策划。

（2）调查网络健康传播结构特征及影响。

通过大数据对网络健康社群及健康传播网络行为进行研究。聚焦社群结构、影响力以及信息传播特征，分析这些特征对社群成员健康行为的影响，如在体重控制上，个人行为不仅受到其直接联系人的影响，同样也受其二级联系人的影响；网络结构越是紧致，对社群成员的健康行为影响越大；成员在社群中的位置亦影响其传播行为和分享健康信息的意愿。

（3）通过大数据，对疾病进行跟踪监测，对疾病发展趋势进行预测。

通过网络搜索引擎、网上发帖等数据来预估某个区域某种疾病的流行趋势。例如，网络订餐数据常被用来预测食物源性疾病的暴发。社交网络发帖也常被用来分析预测疾病暴发。大数据还可用来推测个人患某病的概率，比如，用户Facebook上的数据被用来预测产后抑郁症的概率；搜索引擎的数据也被用来预测胰腺癌、乳腺癌的发病率；数据专家通过Instagram上的图像以及用户使用信息，对抑郁的诊断结果远较普通医生的诊断结果更加精准；搜索引擎中哮喘或者发热

[1] RAINS S A.Big Data，Computational Social Science，and Health Communication：A Review and Agenda for Advancing Theory[J]. Health Communication，2020，35（1）：26-34.

相关数据也可以用来预测接下来一段时间医院哮喘接诊数量。

（4）通过大数据和信息技术的“五部曲”对健康传播进行全程精准把控。

数据抓取可以获取某个话题在社交网络上的相关讨论情况；主题建模进而从中提炼观点；机器学习可以锁定某些人或者群体的健康信息分享意愿；社会网络分析则可以呈现助推或者延迟信息传播的网络结构；基于代理人（agent-based modeling）的建模则用于推断出公众讨论什么时候可以影响媒体的报道，以及二者之间的关系。

2. 社会网络分析视野下的健康传播

社会网络分析视野下的健康传播研究，主要关注行动者之间的网络关系及对彼此健康观念和行为的影响。社会网络分析认为网络成员的态度和行为往往受到彼此之间连接及网络结构的影响，行动者在网络中的位置对其态度与行为的预测至关重要。因此，社会网络分析聚焦网络的结构——功能分析，即行动者的位置、连接、网络结构及功能的分析。

（1）强弱连接与健康传播。

根据接触频率、亲密程度、互惠性、信赖性和持久性，关系分为强连接和弱连接两种。强连接主要指亲朋好友之间的密切关系。弱连接是指相识的人之间交往不频繁、不密切的关系。强关系的社交网络具有长期性、稳定性和高信任的特点；弱关系则具有广泛性、异质性以及中介性等特点，弱关系的广泛性允许信息在一个更大的范围内得到传播。弱关系的异质性则决定了关系主体之间所能接触的信息有很大的差异，因此弱关系中传递的信息更容易使人们产生新的观点、获得新的知识[1]。而由强连接构成的小群体中的成员往往倾向传播、分享他们熟悉或已被接收的信息、观念并带来行为改变，但并不适合新信息扩散。同时，高度同质化、封闭的小圈子可能会导致“信息窄化”，不利于健康信息及资源的交换与共享。

（2）网络结构与健康传播。

社交网络的节点及其关系构成了网络传播结构，决定了成员暴露于相关信息的可能性。信息接收以及推送的模式展示了成员作为信息网络节点如何促进、控制信息的流动。

社交网络里，健康相关信息能否，以及在多大范围内被扩散，取决于三个因素：节点联系的数量、节点的社会影响力、信息本身的特征以及种类。节点的属性加

[1] 陈梁 . 健康传播 [M]. 北京：知识产权出版社，2020.

上网络属性决定了信息传播的范围以及信息说服力，前者包括节点的可信程度、经验等因素，后者包括节点的连接性及中心性。

节点（网络成员）拥有的连接数量是成员在网络中影响力的重要指标，决定了他们在网络中的地位：中心或边缘。中心成员往往在网络中扮演更重要的角色，有更大影响力。

处于网络中心位置的成员往往是网络传播的“意见领袖”，其网络位置也为他们提供了观察其他成员、获取资源等优势，其影响力得以进一步提升。网络中其他成员往往视“意见领袖”为榜样，并模仿其行为。中心成员则可以利用在网络中的资源优势和影响力，加速健康信息的扩散及成员行为的改变。“意见领袖”往往是网络中新信息的早期接触者，并判断新信息是否与所在社群的文化（Social Norm）相契合，如果契合，意见领袖往往是该观念的早期接受者以及传播者。另一方面，“意见领袖”也会面临更高的健康风险并导致健康风险的扩散。网络边缘成员对新信息扩散也有重要作用。当被扩散的信息被认为与该社群文化相冲突时，边缘成员由于较少受到社群文化约束，更容易成为背离社群文化的新信息采纳者。新信息被边缘人员采纳后，还需要被中心人员接受，才会在整个网络中扩散。所以，中心人员往往是前景较好的新项目的第一批接受者，而边缘人员则是那些风险较大的新项目的首批接受者。

健康信息传播网络传播研究还可以准确识别信息需求方，以及他们获取健康信息的渠道，健康传播行动可以借助这些信源，通过对信息进行个性化处理，加大健康信息传播范围和接受程度。

（3）社会资本与健康传播。

社会资本即个体拥有的社会资源。网络中的社会资本分三个维度，即结构型社会资本、关系型社会资本以及认知型社会资本。结构型社会资本即个体拥有的社会网络成员间相互联系的情况；关系型社会资本侧重强调网络成员之间互动的连接质量与亲密程度；认知型社会资本指的是促进网络中成员之间互动的、为网络成员所共有的编码、语言、文化等。

陈梁等探讨了不同维度的社会资本对在线健康辟谣意愿的影响。研究发现，结构型社会资本与认知型社会资本对个人在线健康辟谣意愿有着显著的促进作用。高水平的关系型社会资本会促进个人主动承担提供正确健康信息的义务；同时，网络成员之间有着相似的信念、价值观和追求，也就是认知型社会资本有利于在群体内成员实施特定行为的默契[1]。

（4）案例研究：微博上健康信息的传播。Gang（kevin）Han 等对微博上健康信息传播进行了社会网络分析[2]。选取 50 个微博认证账号及 50 个非认证账号，对其平常状态及在医疗相关事件（北京同仁医院徐文医生被患者砍杀事件）发生后的传播内容和特点进行了分析。

研究通过中心度、出 / 入度、间隔度（closeness）、中间度以及小组（clique）等参数，对 100 个账号在健康信息传播中的位置、角色及和其他成员之间的关系进行了描述，分析以 100 个账号为节点的网络传播结构。

研究发现，在平常状态下，50 个认证账号以及 50 个非认证账号传播结构呈现出“蛛网”状结构。认证账号作为“意见领袖”，在信息传播中起着支配性的作用，并影响到其他账号对相关健康信息的采用。在医疗事件性（徐文事件）传播过程中，传播模式呈现出“漂移的蒲公英”（drifting dandelion）模式。徐文事件中，认证账号最先发出信息，与之保持紧密联系的认证账号紧跟着发出信息，并在自己的关注者中继续传播。在这两种情况下，认证用户均占据了传播中心以及“守门员”位置，对信息流动具有很强的控制力，对非认证用户具有强大影响力。弱链接在事件性消息的传播中，也发挥着重要作用。在传递认证用户分享的消息过程中，他们发送的消息被其他弱联系节点转发或者评论，不断扩大消息传播范围。

在传播内容上。平常状态下，健康相关信息包括：生活方式、疾病以及住院信息、健康知识分享、药物使用以及医患关系等。而在徐文事件中，主要信息包括事件进展、后续情况及背后故事，以及情绪化评论、用户意见、态度的表达及相关讨论。

3. 数据可视化在健康传播中的应用

数据可视化是利用计算机图形学和图像处理技术，将数据转换成图形或图像显示出来，具有抽象概念简单化、专业知识形象化、大数据可视化、复杂事件全景化等特点。近年来，数据可视化开始在健康传播领域应用，特别是在疫情相关

---

[1] 陈梁，胡雅颖，谭心莹．基于社会网络分析的用户在线健康辟谣意愿研究：社会资本与独立型自我构念的作用 [J]. 情报杂志，2023，42（12）：194-201.

[2] HAN G，WANG W.Mapping user relationships for health information diffusion on microblogging in China：A social network analysis of Sina Weibo[J].Asia Journal of commuication，2015，25（1）：65-83.

报道中的应用，凭借其易读性强、叙事新颖、富于创意等特点获得受众的关注及媒体追捧。其主要应用范围包括：

一是进行健康科普。2015 年，广东惠州出现中东呼吸综合征（Middle East Respiratory Syndrome，MERS），国内外媒体出现了大量可视化报道，其中就包括对 MERS 病毒定义、感染期、潜伏期等基本信息的阐述，如《新京报》推出的动画短视频《MERS 的自白书》。新冠疫情暴发后，“澎湃美数课”推出《图释两千年传染病史》，对历史上信息记载较全的瘟疫，按照发生时间、持续时间、流行范围、死亡人数进行了梳理和可视化呈现[1]。

二是通过数据地图等方式，对疾病影响范围、传播途径进行可视化传播。新冠疫情暴发后，“丁香园”、腾讯新闻等先后推出了交互数据地图，用颜色深浅来反映各疫区严重程度，同时通过折线图对疫情数据走势进行展示；通过“疫情晴雨表”展示疫情增量和减量变化，发现疫情拐点；对传播途径的可视化呈现，更加凸显了这类报道的优势，对相关易感人群具有预警作用[2]。如《一张图读懂韩国 MERS 传播途径（图）》展现了韩国从发现第一例 MERS 病毒携带者开始，到发稿时确诊的 35 名患者的感染医院、接触时间以及序号，并绘制了详细的传播路径图。新冠疫情期间，这类可视化报道也经常见于移动新闻类 App。

五、健康传播的挑战以及未来展望

（一）实践层面面临“信息疫情”的挑战

社交媒体快速发展，积累了海量新媒体用户，但同时，社交媒体特别是自媒体也成为虚假健康信息和谣言传播的温床。2020 年，世界卫生组织首次使用“信息疫情”一词，描述新冠疫情期间健康信息鱼龙混杂，公众难以判断信源的可信度、难以得到可靠行为指导的状况。

---

[1] 程雨姣．数据可视化在健康传播中的应用：以中外媒体对 MERS 病毒数据新闻报道为例 [J]. 新媒体与社会，2015，14（3）：121-137.

[2] 白净，吴莉．健康传播中的可视化应用：以新冠肺炎报道为例 [J]. 新闻与写作，2020（4）：31-36.

1. 虚假健康信息的种类

曾祥敏等将社交媒体中虚假健康信息分成“无中生有”“偷换概念”“夸大其词”“暗度陈仓”“狐假虎威”“断章取义”等6种。其中既有“洗澡时洗头可能导致脑出血”等完全虚假的消息，也有“吃木瓜丰胸”等偷换概念的信息，还有从传统电视的视频中截取部分视频，以断章取义的形式传播的虚假信息[1]，研究表明，养生、母婴、急救、职业病防治、药品使用、慢性病管控是虚假健康信息的重灾区。尤其是在重大公共卫生事件发生后，各类谣言广泛传播，导致社会公众的焦虑和恐慌，对社会正常秩序造成破坏甚至导致社会危机。

2. 虚假健康信息滥觞的原因

（1）把关人缺位。传统媒体时代，专业媒体人作为垄断的信息生产者，其权威来自专业操守和操作规范，他们通过对信源的核实，发挥着“把关人”的角色。新媒体时代“人人都是麦克风”，信息生产和消费的界限逐渐消失，渠道的无限拓展导致信息在未经核实的情况下在网络传播。而健康信息又是公众的刚需信息，当一些虚假的健康信息以“高煽动性”的标题出现时，公众出于恐惧或者猎奇的心理，转发或者分享这些信息的机会更高，从而导致了虚假健康信息的滥觞。社群内，风险信息传播具有封闭性，加大了谣言以及虚假信息传播的隐秘性，放大了虚假信息传播者造成的危害。

（2）“流量陷阱”与“信息茧房”相互助推，信息疫情愈演愈烈。对流量的追逐是社交媒体商业模式的核心动力。一些自媒体为了获取流量、赚足眼球不惜铤而走险，制造虚假健康信息。用户画像等网络推送方式也让信息素养相对较差的公众接受越来越多的虚假健康信息，从而深陷信息茧房的困境而不自知，不断地转发、分享虚假健康信息，让信息疫情愈演愈烈。

（3）辟谣专业力量缺位。辨别健康信息的真伪需要高度的专业性，对一般公众而言，门槛相对较高。而专业医务工作者由于工作忙碌等原因，很难抽出时间对浩如烟海的网络信息逐一辟谣，同时，医学分科越来越细、专业壁垒越来越高，辨别虚假健康信息越来越复杂，辟谣难度越来越大。

---

[1] 曾祥敏，王孜．健康传播中的虚假信息扩散机制与网络治理研究 [J]. 现代传播（中国传媒大学学报），2019，41（6）：34-40.

3. 虚假健康信息和谣言的治理

（1）增强公众信息素养。提升公众信息素养尤其是危机状态下的信息素养至关重要。公众要能从理性、客观和公共性出发，养成对自身传播行为负责的意识，保护环境的主人翁意识，成为社会信任的代理人，杜绝因为虚假健康信息和谣言带来的社会信任异化。

（2）加强网络平台的监管。一是要从国家层面加强监管，特别是要加强对粉丝数量多的自媒体的日常监管；二是平台自身要加强管理，对平台上的健康类自媒体加强管理，对平台的算法推荐进行优化，减少信息茧房带来的负面效应；三要通过加大辟谣平台投入，借助大数据和人工智能，以及用户监督等方式，采取屏蔽虚假信息常用关键词等方式，对虚假健康信息进行针对性管理。

充分发挥专业力量。医疗机构既要鼓励医生积极参与健康传播，也要携手主流媒体，让医学专家在媒体人的帮助下，生产出更加优质的健康信息，以专业力量消解虚假健康信息带来的危害。

（二）理论层面：观念的创新与范式的转变

“知信行”模式是健康传播的经典研究范式，即通过健康传播，提升公众对健康知识的认知，通过态度和行为的改变，达到降低疾病患病率和死亡率，有效提升社区或者国家生活质量和健康水准的目的。在社交媒体语境下，“知”“信”“行”分别面临着信息传播飞沫化、传者去中心化以及社交媒体化的影响。飞沫化导致信息弥漫空中，瞬间消失；传者去中心化后形成的“无中心”状态，极易导致虚假信息乘虚而入；社交媒体化使传播内容必须融入社交媒体重构的生活路线图，才能被充分认知和接纳。面临上述挑战，胡百精[1]认为，健康传播必须实现观念的创新以及研究范式的突破。首先，要树立科学、人本、文化的观念，推动单向宣传、自上而下的健康教育转化为双向交互、平等对话的健康传播；其次，要转变健康传播就是健康信息设计、干预和控制的理念，充分利用社交媒体生成、重构、复活、构建关系网络，从关系网中生成强大行动力；最后，要在健康知识分享的信息共同体、改善公众实际健康技能的利益共同体的基础上，建设以信念、信任、信心为核心理念的价值共同体，从而在新媒体语境下，达成态度和行为的转变，

---

[1] 胡百精 . 健康传播观念创新与范式转换：兼论新媒体时代公共传播的困境与解决方案 [J]. 国际新闻界，2012，34（6）：6-10，29.

赢得更多支持。

在健康中国的战略目标下，对相关主题进行细化、深化研究也是未来健康传播的理论研究和实践的方向之一。苏婧等学者认为，健康传播正在向4.0版本升级，传者、内容以及媒介、受众都在发生深刻变化，健康传播研究需要在思维上实现升级：一是要有分众化思维。每一个体都有不同的健康信息需求，个性化健康传播势在必行。传播者需要通过对话了解大众的需求、精确传播健康信息。二是数据化思维。健康传播的决策将越来越建立在真实数据反馈的基础上，传播者将通过健康数据的挖掘和分析了解大众关注的健康热点、受众的媒介接触习惯、信息的传播效果等，从而优化健康传播策略。三是场景化思维。移动终端成为主要的健康信息传播媒介，使得各个生活场景得以连接。在健康传播领域，健康传播的内容也将越来越场景化，通过融入受众日常生活，促使健康信息直接转化为用户的健康行为[1]。

在学科研究的本土化方面，周裕琼等[2]呼吁在健康传播领域里通过本土化和国际化有机融合，实现学术自觉、学术自立以及学术自信。许静[3]提出要建立中国特色的健康知识传播知识体系，为“人类卫生健康共同体”贡献中国特色的理论和视角。这对未来研究颇具启发意义。

（刘旭初）

[1] 苏婧．健康传播4.0：从精英主导到平等对话[J]．新闻战线，2017（6X）：15-16.

[2] 周裕琼，尹卓恒．健康传播研究的中国意识：中外发展比较与评析[J]．全球传媒学刊，2022，9（1）：112-128.

[3] 许静．建构中国特色的健康传播知识体系[J]．传媒论坛，2023，6（18）：3.

人类卫生健康共同体

人类卫生健康共同体旨在建设一个人人平等享有生命健康和生存条件的美好世界，号召世界各国在谋求本国公共卫生治理发展的同时，兼顾他国合理关切，不断推动全球治理的发展，最终实现发展成果人人共享，人类健康福祉有所保障。随着“打造人类卫生健康共同体”号召逐渐成为国际共识，人类卫生健康共同体理念也随着国际联合抗疫行动的深化而不断完善与丰富，逐渐发展成为包含经济、政治、文化、生态、科技等多个方面的重要理论成果。同时，人类卫生健康共同体理念的完善也将不断促进人类卫生健康共同体的现实构建。它表达了全人类对生命健康和美好世界的共同向往。

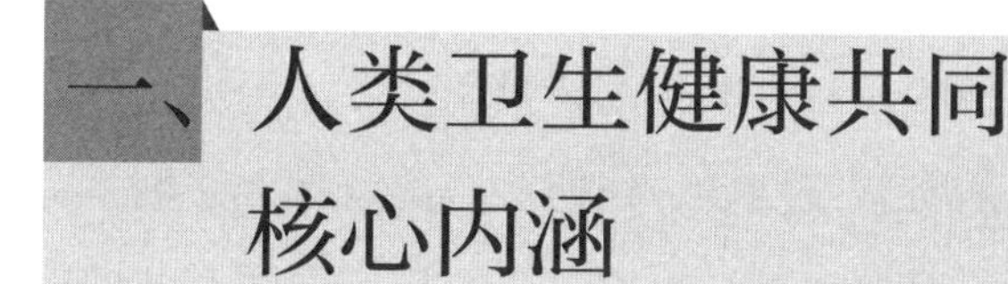

一、人类卫生健康共同体理念的核心内涵

随着人类卫生健康共同体倡议逐渐成为国际共识，国际联合防疫行动的深化与拓展，人类卫生健康共同体理念在实践过程中不断得到丰富与完善，逐渐发展成为包含经济、政治、

文化、生态、科技等多个方面的重要理论成果。该理念体现了平等、健康、整体、合作等意识，蕴含了“生命至上”的治理观念、“休戚与共”的整体观念和“互帮互信”的合作观念，“生命至上、休戚与共、互帮互信”这三个核心内涵也将对推动人类卫生健康共同体的现实构建起到理论指导作用。

（一）“生命至上”治理观

人民健康是一个民族和国家兴旺发达的重要标志，保障人民健康关系到一个民族和国家的长远发展。当前，世界各国人民对生命安全和身体健康的需求日益旺盛，更加重视自身健康权的享有。面对这一现实背景，全球公共卫生治理理念也相应发生变化，正朝着基于人权的全人类生命健康的治理理念发生转变，通过防范和应对各种对人类生命健康和生存发展产生严重危害的公共卫生威胁，以捍卫人类生命健康。我国作为构建人类卫生健康共同体的倡议发起国，长期以来都十分重视人民的生命健康，围绕“健康中国 2030”战略，发布了一系列规划、意见，将人民健康放在国家优先发展的战略地位，努力从全方位、全周期来保障人民的健康[1]。新冠疫情防控工作中，习近平多次强调，要始终将人民生命安全放在首位，体现了我国坚持以人为本、生命至上的防控理念。因此，只有将“生命至上”的治理观念作为人类卫生健康共同体构建的基本遵循，才能实现守护全人类生命健康的目标，推动国际联合防疫和全球公共卫生治理的有效开展。习近平总书记发出了“携手打造人类卫生健康共同体”的重要倡议。

（二）“休戚与共”整体观

2012 年，习近平就发起了打造人类命运共同体的重要倡议，号召世界各国要将本国利益同世界整体利益统一起来，加强合作，实现共赢共享。在当前全球化深入发展、世界各国联系日渐紧密的背景下，一国的突发公共卫生事件也极易转变为全球性事件。面对新冠疫情，任何一个国家都无法袖手旁观，单纯的一国治理也无法保证疫情的有效控制，因此，只有树立命运与共的整体意识，从全球角度开展疫情防控，才能保障本国民众的生命健康。同时，全球公共卫生突发事件涉及人类社会发展的关键问题，因此，必须站在有利于全人类发展的长远角度去

---

[1] 习近平 . 习近平在全国卫生与健康大会上强调 把人民健康放在优先发展战略地位 努力全方位全周期保障人民健康 [J]. 实践（思想理论版），2016（9）：6.

思考和解决。习近平正是站在维护全人类生命安全的高度，发起构建人类卫生健康共同体的倡议，主张世界各国克服因经济发展、政治体制、文化价值等不同而导致的诸多治理差异，从根本上打破隔阂，共同维护世界人民的整体利益。因此，只有将“休戚与共”的整体观念作为人类卫生健康共同体构建的基本遵循，才能实现国际联合抗疫的有效开展，打牢全球治理的共识基础。

（三）“互帮互信”合作观

新冠疫情的全球性蔓延凸显了国际合作的重要性。习近平曾指出：“人类是命运共同体，团结合作是战胜疫情最有力的武器。”[1]特别是，当前全球非传统性安全问题普遍存在，要想有效地应对这些问题的威胁，世界各国就必须团结一致，密切合作。在新冠疫情防控中，推动人类卫生健康共同体构建的前提就是世界各国团结起来，为战胜病毒通力合作，共克时艰。作为人类卫生健康共同体构建的倡议国，我国在促进国际联合抗疫中作出表率，不断深化疾病诊治、疫情防控、科学技术、信息互通等方面的国际合作，积极帮扶公共卫生治理能力较差的发展中国家，为其提供力所能及的帮助。因此，将“互帮互信”的合作观念作为人类卫生健康共同体构建的基本遵循，才能重塑国家之间的信任，实现合作共赢的目标。

二、人类卫生健康共同体构建的理论基础

习近平立足于当前我国国情与国际局势，在运用马克思主义基本原理和继承中华优秀传统文化的基础上，结合已有外交经验，提出构建“人类卫生健康共同体”的伟大构想。因此，马克思主义理论、中华优秀传统文化和人类命运共同体理念都是人类卫生健康共同体构建的理论基础。

（一）马克思主义理论

马克思、恩格斯关于共同体思想、世界历史思想和工人阶级卫生健康思想的相关论述是人类卫生健康共同体最鲜明的理论底蕴，为人类卫生健康共同体的现

[1] 习近平．团结合作是国际社会战胜疫情最有力武器 [J]. 求是，2020（8）：4-20.

实构建奠定了最坚实的理论基础。

1. 共同体思想

马克思主义共同体思想认为，共同体有“原始 ”“虚假 ”和“真实”三种形态，分别形成了本源共同体、虚幻共同体和真正的共同体三种形式[1]。本源共同体是存在于前资本主义阶段的一种共同体，这种共同体形式是简单而自然的，是通过“自然联系”构建起来的共同体，因此它具有局限性和封闭性。在虚假共同体中，个体能获得一定程度的自由，个人意识逐渐形成并得到发展，个人也更加在乎自身的独立和个性的发展。这一阶段的共同体形式仍然具有不足之处，原因在于资本主义阶段，个人虽然逃离了原先社会形态的人身从属关系，但却进入了对物的绝对依赖状态 ，具有虚假性。在这种虚幻共同体中，人的解放与自由以及全面发展是无法实现的。随着物质财富的高度累积，私有制的消灭，国家的灭亡，自由人联合体就会建立起来。自由人联合体是一种真正的共同体，因为在这一共同体中，个人的解放和自由得以实现，人类社会走向了共产主义。

当前，我国面对全球化和现代化的现实问题，要通过马克思共同体思想所呈现的精神和价值来推进制度建设和顶层设计。在马克思主义理论视域下，只有符合全人类共同利益、能促进人全面发展的共同体才是真正的共同体，才能真正推动人类的自我解放和社会的不断发展[2]。新冠疫情在全球暴发后，中国为应对这场疫情，将人类命运共同体同全球公共卫生治理紧密结合起来，提出构建人类卫生健康共同体，赋予了马克思主义共同体思想新的时代价值，中国也向世界传达了一种更高层次的价值追求，也为世界人民指明了实现美好生活的更好路径。

2. 世界历史思想

马克思主义世界历史思想站在人类整体历史的高度，总结出“人类历史是逐渐从民族历史、区域历史向世界历史转变”的规律。马克思、恩格斯认为，世界历史是资本主义国家市场经济和现代工业扩张的时代产物。马克思、恩格斯在《德意志意识形态》手稿中指出，随着生产方式的不断完善，以及不同民族之间分工的自然产生，民族间原有的封闭状态日益消散，民族史日益成为世界史。因此，马克思主义世界历史思想认为，世界历史是人类历史发展到近代，世界各国和各

---

[1] 徐斌，巩永丹 . 马克思共同体理论的历史逻辑及其当代表现 [J]. 马克思主义与现实，2019，71（2）：62-68.

[2] 郭正秋，赵美岚 . 人类命运共同体理念的内在逻辑 [J]. 兵团党校学报，2020（6）：11-15.

民族之间联系加强的必然结果。生产力是推动世界历史发展的根本动力。随着和平与发展成为时代主题，世界历史进入新的阶段，“维护世界和平、促进共同发展”已经成为当今社会的时代潮流。经济全球化、信息全球化、科技全球化深入发展，使得世界各国的交流、合作几乎遍及各个领域，广泛实现了信息、资源、机会共享，国家、地区和民族间的交往比以往任何一个时代都更加深入、广泛，全人类已经置身于同一部世界历史。

人类卫生健康共同体理念强调的世界发展不是一部分人的发展，也不是一部分国家的发展，而是整个世界、整个人类的发展。可见，人类卫生健康共同体理念创造性地发展了马克思主义世界历史思想，它站在全人类发展的高度思考当前社会发展中所遇到的问题，反映了世界各国人民携手建设美好世界的美好愿景。

3. 卫生健康思想

马克思、恩格斯非常重视资本主义制度下无产阶级的卫生状况，他们开展大量的调查研究，将了解到的现状写入自己的著作，通过大量的篇幅揭露和批评资产阶级对工人阶级的迫害，旗帜鲜明地维护无产阶级的生命健康。首先，马克思、恩格斯指出，造成无产阶级卫生问题的根本原因是资本家的恶意剥削。从根本上讲，资本主义生产资料私有制使得劳动异化，导致工人的生命与健康无法得到保障，要想从根本上改善工人阶级的卫生状况，就必须推翻资本主义制度，建立起社会主义制度。其次，资本主义社会中工人阶级收入微薄，导致其衣食住行无法得到保障。马克思、恩格斯通过考察英国工人阶级中报酬微薄的阶层，揭露了贫困工人营养不良的状况，指出当时伦敦工人的现状，工人只能“吃土豆皮、菜头和烂水果，贪婪地抓起一切，即便这些食物只含有一丝一毫养料”，他们“住的都是潮湿的房屋，不是从地下冒水的地下室，就是从屋顶漏水的阁楼”，他们“穿的是坏的、破烂的、不结实的衣服……几乎所有的人都消化不良，因而都或多或少地患着忧郁病，总是愁眉苦脸，不高兴”[1]。最后，马克思、恩格斯对未来人民生命健康也有所构想。在国家卫生费用上，社会主义社会将大大增加能够促进人民身体健康的各类设施设备的建设费用；在城市卫生设施建设上，在无产阶级夺取政权后，要改善人民群众的居住条件，要拆除和毁掉一切不符合卫生条件的、建筑得很糟糕的住宅和街市；在医疗卫生队伍建设上，强调：“工人阶级的解放，

[1] 马克思，恩格斯．马克思恩格斯文集：第 1 卷 [M]. 北京：人民出版社，2009.

还应包括医生、工程师、化学家、农艺师和其他专门人才。”[1]因为在他们看来，掌握国家政治机器的同时，还要掌管社会中的全部生产，而掌管社会全部生产的关键就是解放这些拥有扎实知识的专门人才。

马克思、恩格斯卫生健康思想内容深刻而丰富，以无产阶级的健康为中心，深入探讨和科学总结了资本主义制度下的卫生活动及其发展规律，对当前维护人民生命健康，构建人类卫生健康共同体具有启迪意义。

（二）中华优秀传统文化

历史经验表明，中华优秀传统文化是中华民族最强大的精神动力，它潜移默化着中国人的思想与行为方式，影响着中国的社会发展与国家治理。

1.“和”思想

五千多年的历史中，中华民族经历了曲折、坎坷，但“和”文化却一直保留了下来，可以说，中华民族对“和”的崇尚同中华文化一样历史悠久。

首先，中华民族历来爱好和平。早在春秋时期，军事著作《司马法》中就提出“国虽大，好战必亡”的警示，告诫世人好战会导致国家灭亡。同一时期，墨子说：“夫爱人者，人必从而爱之；利人者，人必从而利之。恶人者，人必从而恶之；害人者，人必从而害之。”同样是警戒世人，每个人的利益都同他人利益紧密相连，损害他人利益必定会损害自身利益。此外，中华民族“以和为贵”“睦邻友邦”“协和万邦”“四海之内皆兄弟”和“天下太平”等提倡和平的理念也是世世代代流传至今。党的十八大以来，习近平多次强调坚持走和平发展道路的重要性，并指出：“走和平发展道路，是中国对国际社会关注中国发展走向的回应，更是中国人民对实现自身发展目标的自信和自觉。”[2]

其次，中华民族历来注重和谐。据《中庸》记载：“万物并育而不害，道并行而不相悖。”意思是指万物竞相生长但彼此之间不妨害；日月运行、四时更替有自己的规律但互不冲突，旨在强调让万物各尽其职、各得其所、彼此融洽，达到和谐状态。儒家还进一步从人际关系角度，对“和谐”进行了分析，“君子和而不同，小人同而不和”思想说明只有通过承认差异，才能实现优势互补。此外，“和谐”思想还有“和而不同”之意，就是指和而不苟同，在“和”的基础上，

---

[1] 恩格斯 . 马克思恩格斯全集：第 22 卷 [M]. 北京：人民出版社，1965.

[2] 习近平 . 习近平谈治国理政：第一卷 [M]. 北京：外文出版社，2014.

要保持自身独立性。

“和平”“和谐”“和而不同”的思想为人类卫生健康共同体构建提供了基本价值遵循，也是世界各国在开展全球公共卫生治理和国际联合防疫时能够秉持的中国智慧。因此，在构建人类卫生健康共同体时，应秉持“和”的思想，尊重彼此对发展道路、治理理念的选择，坚持互惠合作，充分发挥各自的优势，共同促进人类健康发展。

2.“大同”思想

虽然国家有界限，人也分为不同的种族，但是人们对于美好生活的向往却是相通的。古今中外，人们都在努力寻找通往实现理想社会的道路。“大同”思想是中华优秀传统文化的重要组成部分。“大同”社会集中体现了古代人民对理想社会的向往。

“大道之行也，天下为公”“鳏寡孤独废疾者，皆有所养”和“盗窃乱贼而不作，故外户而不闭”等描述集中体现了孔子对大同世界的憧憬。从孔子的《礼记》到康有为的《大同书》、孙中山的《三民主义》，再到习近平总书记的人类命运共同体的提出与发展，“大同”思想一直深刻地影响着我国的发展路径。人类命运共同体所蕴含的“世界大同”的价值共识有别于西方的“普世价值”，它强调的是世界各国为谋求全人类的共同利益、实现世界的全面进步而展开合作。着眼于中华优秀传统文化的大同思想是古代人民对美好社会的理想追求，而人类卫生健康共同体则是现代中国对当今人类社会发展的理想追求，是当今人民对世界和平与生命健康的美好向往，两者有着历史关联、价值相融的关系。

3.“健康”思想

中医药学包含了中华民族几千年以来的健康养生理念及其实践经验，是中华民族在发展与繁衍过程中形成的独特医学科学体系，蕴含独特的生命观、健康观、防治观[1]。中医药学以阴阳五行学说为理论基础，重视整体与动态平衡，强调辨证论治和“治未病”等方法。

“治未病”思想集中体现了中国人民的健康理念和养生方法。“预防为主”是“治未病”思想的核心所在，即“未病先防、既病防变、病后防复”。“未病先防”强调在未病之时注重养生保健。据《灵枢・本神》记载：“故智者之养生

[1] 王宁馨.习近平人民健康重要论述的四个理论特色[J].广西社会主义学院学报，2020，31(5)：10-16.

也，必顺四时而适寒暑。”意即人要根据四时变化调理身体，从而达到阴平阳秘、脏腑协调的养生目标[1]。“既病防变”则强调早治防变，表明人生病后，要及时判断疾病的病因和病机，及时干预、治疗，防止疾病发生变化。中医诊疗强调因人、因时、因地制宜，通过各类综合信息对疾病进行辨别和治疗，直接体现为“辨证论治”，此法着眼于“病的人”，而不仅仅是“人的病”，着眼于调整由致病因子导致的人体功能失调状态。“病后防复”则强调重视调养，意即人在痊愈后，要注重改善生理机能，增强机体康复能力，防止疾病的反复。通过“治未病”思想，我们可对中华优秀传统文化的健康思想窥得一斑，健康思想对当前我国推进“健康中国 2030”战略，完善国家公共卫生体系建设有着深远的影响，对人类卫生健康共同体构建同样具有重要影响。

（三）人类命运共同体理念

2011 年，《中国的和平发展》白皮书首次提及“命运共同体”一词。2012 年，人类命运共同体理念首次载入中国共产党重要文件，并不断发展成为新时期我国开展外交工作的重要指南。近年来，在国内外重要场合，习近平多次提到构建人类命运共同体，并在践行这一理念中不断开展交流合作，推进不同层次、不同领域的命运共同体构建。人类命运共同体理念涉及政治、安全、经济、环境等诸多领域，核心是建设持久和平、普遍安全、共同繁荣、开放包容、清洁美丽的世界[2]。而打造人类卫生健康共同体就是推动人类命运共同体在“普遍安全”领域内的深化发展，旨在促进世界各国开展协同合作，共同守护全球公共卫生安全，以实现共赢发展，切实保障全人类的健康福祉。

1. 基本原则

人类命运共同体体现了国家主权、开放包容、共建共享、帮扶互助等基本原则，而这些基本原则也对人类卫生健康共同体构建具有指导意义。

第一，人类命运共同体坚持国家主权原则。促进人类命运共同体的形成，并非让世界各国放弃或让渡本国在各个领域内的自主权，而是希望通过搭建一个互

[1] 郭明义，田甜，付超，等．“健康中国”背景下中医“治未病”理念及现实意义探讨 [J]. 中医药通报，2021，20（6）：36-38.

[2] 习近平．决胜全面建成小康社会夺取新时代中国特色社会主义伟大胜利：在中国共产党第十九次全国代表大会上的报告 [M]. 北京：人民出版社，2017.

帮互助、共促发展的合作平台，让世界各国都能在维护自身国家主权的基础上实现合作共赢。第二，人类命运共同体坚持开放包容原则。世界各国在参与全球治理时，只有秉持开放原则，才能相互包容因政治、经济、文化等方面的不同而导致的治理模式差异、治理理念差异，才能克服盲目排外、狭隘偏见，在开放包容的环境下实现相互学习与借鉴，共同推进治理的完善与发展。第三，人类命运共同体坚持共建共享原则。人类命运共同体就是号召世界各国团结合作，共同为促进人类社会发展而献策献力，在这一过程中所形成的一切发展成果都应由全世界人民共同享有。第四，人类命运共同体坚持帮扶互助原则。在国际社会中，实力不对等的情况普遍存在，因此在构建人类命运共同体的过程中，强国、大国要勇担责任，开展扶助型合作，帮助弱小和落后的国家增强治理能力，不断完善国内治理体系。推动人类卫生健康共同体构建，同样应当遵循这些基本原则。世界各国应维护自身在公共卫生治理领域中的国家主权独立，通过开展卫生合作不断深化全球公共卫生治理，实现发展成果人人共享，切实保障全人类的生命健康安全。

2. 基本特点

人类命运共同体强调发展性、合作性与过程性。首先，人类命运共同体想要实现的是未来人类社会的可持续发展，号召世界各国在谋求本国发展的同时，能兼顾他国合理关切，在此基础上实现各国的共同发展，由此可见，人类命运共同体在目的上强调发展性。其次，人类命运共同体强调世界各国在相互尊重彼此主权的基础上，通过深化各类合作来实现共赢发展，并非采取抵制、排斥的行为来增加对抗性，由此可见，人类命运共同体在内涵上强调合作性。最后，实现人类命运共同体是一个漫长的过程，在这一过程中面临着诸多困难与挑战，并非一蹴而就。在构建人类命运共同体的过程中要不断尝试和探究各种可能性，不断促进不同层次合作关系的形成，推动不同领域合作项目的开展。由此可见，人类命运共同体在构建路径上强调过程性。

推动人类卫生健康共同体构建同样应当体现发展性、合作性与过程性。尤其是从全球公共卫生治理角度出发来推动人类卫生健康共同体的构建，避免了政治领域的敏感性，更加容易实现国与国之间的交往与合作，也有利于人类命运共同体的深入发展。

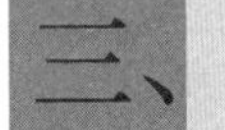

三、人类卫生健康共同体构建的历史基础

回顾世界历史发展，人类遭遇过黑死病、鼠疫、非典、埃博拉等多次重大突发公共卫生事件，这些传染性疾病不仅给我国人民带来了极大的痛苦和灾难，也给世界人民造成了无尽的苦难。历史经验证明，人类抵抗和战胜突发公共卫生危机的最有力武器就是世界人民携起手来，开展联合防疫。因此，在新冠疫情防控背景下推进人类卫生健康共同体的构建，促进国际联合防疫合作，是具有深厚历史基础的。

（一）国外疫情防控跨国合作的历史回顾

15 世纪的地理大发现，全球性航海贸易促进了不同地域之间的交流与发展，瘟疫也随着人类的活动开始跨区域传播。在此背景下，单靠一个国家或地区开展疫情防治已无法完全隔绝病毒的传播，各国也认识到与周边国家或地区进行防疫合作、信息共享、经验交流的重要性。

1. 多边防疫意识的产生：以欧洲黑死病的防治为标志

在 1347—1353 年，黑死病在欧洲暴发流行，因黑死病而死亡的人数约占当时欧洲人口的三分之一。和大多数瘟疫相同，黑死病是通过人口传播的疾病。大规模的人口流动导致瘟疫传遍欧洲各个国家，又因为流动人口的复杂性，瘟疫持续不断。黑死病最先在意大利暴发，随后蔓延至英国、法国以及北欧和东欧国家。黑死病的广泛传播，促进了近现代医学史上隔离治疗制度的发展。在传统治疗方法不管用的情况下，当时的人们被迫采取了隔离措施。比如，在意大利北部城市米兰，当地的大主教对最早有黑死病疫情发生的 3 所房屋采取了隔离措施，后来许多城市仿照米兰采取了类似的隔离措施。据统计，最先采取隔离措施的米兰在黑死病肆虐欧洲的那些年，成为了损失最小的“幸运之城”。

在此后的几百年间，鼠疫仍然多次在世界各地暴发，夺去了无数人的生命。隔离也成为地中海各国防治鼠疫传播的常用措施。1377 年，威尼斯拉古萨港口所在城市规定：每艘来自疫区的船只在停靠拉古萨港前，必须自我隔离 30 天。这一措施很快被威尼斯其他城市所采用。此后，隔离逐渐成为地中海各港口的规定流程之一。随着疫情的不断蔓延与扩散，各国单边实施防疫措施容易引发造假行贿、流程烦琐等弊端。政策执行违背防疫政策初衷，很快就使欧洲各国认识到疫情通报和信息共享的重要性。于是，各国制定了统一的隔离标准和规定，不仅降低了对海上贸易的阻碍，客观上也对欧洲建立起统一的传染性疾病预警系统起到了促进作用。

2. 多边防疫：国际卫生合作的机制化建设

随着世界各国交流的不断深入发展，传染性疾病也开始大规模流行，以国家为中心的传统防护治理方式已经不能有效地应对疫病传播的速度和范围，虽然可通过地理隔离的方式来免受疫病的侵害，但缺少信息共享机制和有效合作，也无法完全控制疫情的传播，因此，建立起协调高效的跨国防疫措施迫在眉睫。[1]

1851 年首届国际卫生大会在法国巴黎召开，来自法国、英国等 15 个国家的外交官和医生，围绕霍乱疫情的跨国传播、疫情信息通报、国际检疫法等内容展开讨论，形成了《国际卫生公约》。《国际卫生公约》所规定的相关检查和隔离措施在一定程度上改变了一些国家的惯例，这场会议也正式揭开了现代意义上多边防疫行动的序幕。

1859 年、1866 年和 1874 年，欧洲又分别主办了三届国际卫生大会。总体而言，前四届国际卫生大会重点关注霍乱疫情，参与国家以欧洲地区为主，重点讨论了如何防止霍乱在国际的传播。1881 年，第五届国际卫生大会在华盛顿召开，讨论内容主要是关于美国提出的建立国际疫情通报制度的建议。最后美国的倡议未获通过，再以此为肇端，国际疫情通报制度受到了越来越多国家的关注，建立国际疫情通报机构也在 1885 年第六届国际卫生大会上成为重要议题。由于各种因素，前六届国际卫生大会并未通过和签署任何国际公约。1892 年 1 月，第七届国际卫生大会通过了第一部《国际卫生公约》，此次会议还就霍乱的病因学和传播方式达成共识，商定了海上国际检疫制度。接着，1893 年和 1894 年两届国际卫生大会相继通过了两部《国际卫生公约》。此外，在 1893 年第八届国际卫生大会上，国际疫情通报机制首次写入《国际卫生公约》。

当时，《国际卫生公约》为各国统一防范疫情提供了法理依据，但如何具体落实则是亟待思考和解决的问题。1902 年，美国召开了美洲第一届国际卫生大会，在世界范围内率先成立了第一个区域性多边公共卫生机构“国际卫生局”，1923

[1] 张勇安 . 从以邻为壑到跨国行动：国际组织与全球卫生防疫体系的建立 [J]. 探索与争鸣，2020（4）：67-77，288.

年更名为泛美卫生局。1907 年《罗马协定》批准组建“国际公共卫生局”，该协定的签署标志着全球第一个非区域性国际卫生组织在全球范围内建立起来。第一次世界大战后，国际联盟成立了卫生问题办公室，开展流行病监测、防治等工作。此后，巴黎的“国际公共卫生办公室”和日内瓦的“国际联盟卫生组织”形成共治局面，开展传染性疾病防治等国际卫生工作。这一时期，国际公共卫生合作出现了机制化建设，各个国家对于传染病防治已经建立起多种方式协同并存的国际政策。

3. 全球防疫：以世界卫生组织成立为标志

第二次世界大战后，国际社会纷纷采取各项措施来恢复国际卫生工作秩序。1945 年联合国成立，1946 年 6 月联合国国际卫生大会决定将世界卫生组织作为联合国架构下负责卫生问题的专业机构，专门开展国际卫生工作。1948 年 9 月，世卫组织正式接管国际卫生工作。世界卫生组织的成立标志着国际卫生体系的正式形成，推进了国际卫生防疫工作稳步、协调开展。1951 年 5 月，在第四届世界卫生大会上，首次通过了《国际公共卫生条例》，代替之前的《国际卫生公约》。冷战时期，世界卫生组织推出了一系列有针对性的全球卫生防疫合作计划。包括“全球流感规划”“全球消灭疟疾计划”和“全球根除天花计划”。在世界各国的努力下，天花成为人类历史上首次通过公共卫生国际合作而消灭的传染性疾病。

随着冷战结束和全球化进程加速，全球经济和人口增长不断加速，人员和贸易流动频繁。同时，人们对自然的过度开发与利用导致病毒传播的机会大大增加。面对一系列的新问题与新变化，世界卫生组织更加重视全球卫生治理，更加突出以公共健康为中心的治理理念。1995 年世界卫生大会作出决议，对《国际卫生条例》进行修订，并于 2005 年世界卫生大会上审议通过了新修订的《国际卫生条例》，为构建全球卫生防疫体系提供了更好的组织程序和法律框架。1996 年，世界卫生组织首次提出了“全球疫情警报和反应网络机制”，汇集了联合国各组织、会员国、非政府组织的资源，为全球应对传染病提供了快速、科学的全球性技术支持。这一时期，国际公共卫生办公室、国际联盟卫生组织被纳入世界卫生组织体系，国际卫生防疫工作实现了真正意义上的全球化，治理理念也更加强调全球性的协调合作，注重根据实际情况修订和调整《国际卫生条例》。目前，在应对和解决全球重大突发公共卫生事件方面已经取得了一系列成绩。

（二）国内疫情防控跨国合作的历史回顾

我国抗疫历史悠久，疫病防治的方法在不同时期都有所记载。例如，隔离法早在公元 2 年的西汉时期便已出现，而第一次有其他国家参与我国的疫病防治则发生在清朝末年。直至中华人民共和国成立后，我国才开始积极参与全球公共卫生治理与国际联合抗疫事业中。

1. 最早国际合作：晚清东北鼠疫的防治

明清时期是我国历史上疫病频发的阶段，这一时期疫病尤以鼠疫、天花、霍乱的传染性最强。其中，影响最大的一次疫情是 1910 年在满洲里爆发鼠疫。疫情迅速向其他省份扩散，半年时间内就导致 6 万余人丧生，成为 20 世纪我国最严重的一次流行性鼠疫。此次疫情因清政府用人得当、各方力量配合默契，最终得到了有效控制。但此次鼠疫防治中，俄国与日本向当时的清政府提出开展疫情防治合作，但实质是以此为借口向我国东北派遣人员。随后，英国、美国、德国也陆续向我国派出了医学专家，俄国便借此游说列强在我国开展万国防疫会议。清政府为捍卫防疫主权，出资 10 万两白银在奉天举办了万国鼠疫大会，邀请到 12 个国家的学者参会，由时任全权总医官的伍连德出任大会会长。会议形成了《1911 年国际鼠疫会议报告》，该报告提出的防治鼠疫措施达到了当时的国际领先水平，我国也通过此次会议学习到了西方先进防疫理念，为我国现代化公共卫生治理机制的形成奠定了重要基础。会中，伍连德还向世界各国介绍了东北防治鼠疫的经验，并得到世界各国的认可。

1917 年，华北鼠疫暴发时同样也有与其他国家合作的经历。1917 年 8 月，绥远省境内出现了鼠疫疫情。鉴于鼠疫传染性强、危害性大，而北洋政府当时的财力、物力和人力有限，外国政府基于自身利益的考量，与北洋政府合作开展了疫情防控。1918 年 1 月底，国内外医务人员在山西大同研讨疫情，制定了一系列防疫条例和措施，并要求各地各部门齐心协力，共同战“疫”。最终，疫情在北洋政府的有效措施下得到了控制。虽然列强在晚清和北洋政府时期援助我国抗击鼠疫是出于自身国家利益的考虑，但召开的中外合作卫生会议在一定程度上为中外抗疫经验的交流提供了平台，促进了我国防疫经验的传播，也学习了西方的防疫经验。

2. 新中国成立至改革开放：国外援助的积极探索

1912 年到 1949 年的 38 年间，我国发生自然灾害高达 70 余次，其中疫灾就有 19 次。其间，国际社会为我国提供了大量人道主义援助。例如，国际联盟卫生组织指导流行病调查和港口检疫工作；抗日战争爆发后，国联卫生组织先后派出 3 支防疫医疗队到我国开展针对性的疫情防治工作；1939 年至 1941 年，美国公共卫生处派遣医生来华协助防治传染性疾病；解放战争时期，苏联派遣一支 32 人的防疫医疗队来华援助鼠疫防治。这一时期，由于我国医疗卫生条件落后，所开展的抗疫国际合作主要是国际组织或国家对我国的单方面援助。

中华人民共和国成立后，我国在努力提升国内疫病防治能力与水平的同时，积极同社会主义国家和第三世界国家合作，开展了国际联合防疫和国家层面的公共卫生治理工作。1949 年 10 月底，华北察哈尔省康保县（今张家口市）暴发鼠疫，华北局担心瘟疫通过铁路扩散至大城市，当即向党中央汇报了疫情情况。毛主席高度重视，一方面组织开展源头调查，另一方面立即着手开展救治和隔离工作。并向苏联请求了国际援助，请其派遣医疗队来华援助。接到请求后，苏联向我国派遣了第二支医疗队，随后我国医务人员同苏联医疗队开展了大量有效的鼠疫防控工作。受限于专业技术人员匮乏和防疫物资短缺，苏联防疫专家不仅提供了防疫器材和药品，还为我国医务人员开办了讲习班，我国很多医务人员由此掌握了防疫灭病知识。但本着自力更生原则，以汤飞凡、刘隽湘为代表的我国生物制药工作者，在现有基础上，成功研制出鼠疫疫苗。同时，我国广大基层干部在党中央的指导下有条不紊地开展鼠疫防治工作，他们广泛宣传防疫知识，带领群众开展灭鼠、灭蚤活动，从传染途径上切断鼠疫传播。另外，在此次鼠疫防治中，中医药对确诊病人的治疗也起到了很大作用。经过大家的不懈努力，从出现第一例死亡患者，到战“疫”取得全面胜利，仅用了两个月的时间，造就了世界抗击鼠疫史上的奇迹。

这一时期，我国打开了同第三世界国家合作的新局面，积极向非洲国家提供援助。世界各国也进一步了解到中式医疗卫生，进而认识中国。1962 年，阿尔及利亚独立后，面临医疗困境，遂向世界各国求救。1963 年，我国派出了第一支由 24 人组成的援外医疗队，这也是阿尔及利亚独立后接受的第一支外国医疗队。随后，我国向桑给巴尔、老挝、索马里、也门、刚果（布）、越南、几内亚等国家派出了医疗队，增进了与受援国人民之间的友谊，推动了与受援国的友好合作[1]。

---

[1] 黄璐璐，丁玮，陆申宁，等. 我国公共卫生对外援助与合作的进展和展望 [J]. 热带病与寄生虫学，2022，20（3）：174-180.

3. 改革开放至今：国际防疫合作新发展

改革开放至今，越来越多的防疫理念、科学技术、医务人员被“引进来”和“走出去”，我国传染性疾病防治事业取得巨大进步，并渐渐追上世界发展水平。

在 2003 年“非典”疫情防控中，世界卫生组织扮演着重要角色，通过建立疫情信息通报制度、协调各国科学研究合作、派出卫生专家等措施，指导防疫工作。在此背景下，我国也积极主动地参与全球防疫进程中。此后，我国积极融入全球公共卫生治理，不断加强疫情信息公开机制建设，开展双边、多边合作，与发达国家、区域和国际组织形成高效互动。

2013 年埃博拉疫情防控中，我国以更加积极的姿态加入国际联合防疫，全面参与西非重灾三国和周边国家的援助与救援，同国际组织、非政府组织、发达国家开展多元化的抗疫合作。在埃博拉疫情防控中，我国开展了自中华人民共和国成立以来卫生领域最大规模的一次援外行动，自此翻开了我国参与全球公共卫生治理的新篇章。我国先后向遭受埃博拉疫情的国家和地区提供了价值超过 1.2 亿美元的援助，并且调派上千名医务工作者前往疫区，有效填补了国际援助的“空白期”。不仅为当地构建起埃博拉防控保护网，更是为非洲的公共卫生体系建设奠定了物资、人才基础，为其未来独立应对重大传染性疾病提供了可能。

这一时期，我国建立起了全球范围内最大的突发公共卫生事件和传染性疾病的网络直报系统，将平均报告时间控制在 4 小时以内。同时，我国还将“健康中国”作为国家发展战略，发布了国民健康行动纲领《“健康中国 2030”规划纲要》。此外，我国在积极推动共建“一带一路”倡议的同时，不断加强在卫生健康领域的合作，打造“健康丝绸之路”。这些举措都是我国积极探索全球公共卫生治理的“中国方案”，是我国为全球卫生治理和传染病防控作出的一大贡献。

四、人类卫生健康共同体构建的现实基础

（一）政治体制差异导致防疫行动的不同

世界各国的政治体制不同，客观上给人类卫生健康共同体构建带来了一定阻力。政治体制的差异直接决定了防疫行动的不同。西方政治体制更加注重权力的

相互制衡，在疫情防控的协调上容易出现相互扯皮和推诿责任的情况。而我国更加讲求集中统一领导，能迅速形成从中央到地方自上而下的统一部署，做到步调一致、令行禁止，举全国之力应对疫情[1]。另外，政治价值理念的差异也影响了防疫行动的选择。西方以政治集团的利益为核心利益，把经济利益放在第一位，急于复产复工，容易引发疫情的反弹。反观我国，在新冠疫情期间，我国始终将人民群众的生命安全和身体健康放在第一位，将经济发展放在第二位。再者，政治意识形态的差异也影响了防疫行动的开展。新冠疫情初期，西方国家集体向我国发难，试图大搞疫情政治化和病毒污名化，按照意识形态来抗疫和“甩锅”，严重影响到国际联合防疫合作的开展。

（二）经济水平不同影响责任义务的承担

按照一般逻辑，经济发展水平越高的国家应承担更多全球公共卫生治理义务，但现实中各国经济发展水平与责任义务却难以协调[1]。首先，发达国家有能力但不愿承担较多的义务。例如，新冠疫情暴发后，美国拒绝参加世界卫生组织开展的世界领导人视频会议，威胁停止向世卫组织的资助，甚至还公开指责世卫组织，妄称该组织是一个“以中国为中心”的机构，这些行为都表明美国不愿承担相应义务。其次，一些发展中国家存在矛盾心态和消极举措，他们既想得到他国帮助，又不愿承担太多的义务。再者，个别欠发达国家由于自身的经济基础薄弱，难以承担相应责任义务，在疫情发生时，只能被动等待国际社会与他国的援助。由此可见，国家经济水平作为卫生治理的物质基础，制约着各国在国际联合防疫行动中的责任与义务承担，这也成为构建人类卫生健康共同体的挑战性因素之一。

（三）文化价值差异阻碍联合防疫的推进

传染病防控最直接的方式就是控制传染源，切断传播途径。但个人在疫情防控中的价值观念因文化价值差异而有所不同。西方民众注重人权与自由，因此不愿配合防疫政策，如拒绝佩戴口罩和居家隔离，甚至反对“封城令”。与此相反，我国民众以集体利益、国家利益为重，强调个人利益服从集体利益和国家利益[1]。因此，我国人民在新冠疫情防控中可以做到令行禁止，甚至暂停传统习俗活动。这种文化价值差异也体现在国家行动上。根据以往国际社会抗击各类重大疫情的

---

[1] 王斌．人类卫生健康共同体：理念、挑战与应对 [J]. 桂海论丛，2021，37（3）：76-81.

重要经验，坚持团结合作才是抗击疫情最有力的武器。但在新冠疫情防控中，以美国为代表的一些国家却采取以邻为壑的做法，奉行“合则用、不合则弃”的实用主义，断供和退出世界卫生组织，在造成本国疫情肆虐的同时也严重影响了全球抗疫进程[1]。而中国却坚持多边主义，呼吁世界各国开展国际联合抗疫，并积极向国际社会提供援助。中美两国有鲜明的对比，可见文化价值差异也成为妨碍国际联合防疫进程推进的因素之一。

（四）生态环境破坏加大卫生治理的难度

生态问题成为冷战后国际关系面临的新挑战，人类对自然缺乏敬畏，导致对自然的过度开发，影响人类生存和社会发展。例如，全球变暖导致冻土与冰体大面积融化，那些存活于冻土之下的“僵尸病原体”“天花病毒”和一些未知病毒或许会因冻土的融化而被释放，将对人类生命安全和身体健康造成严重影响。流行病学研究证明人类 70% ~ 90% 的疾病与环境有关，例如，由于空气污染，现在的儿童比 20 世纪 80 年代的儿童更容易患上呼吸道系统疾病。特别是人类与动物的安全界线消失，通过动物传播至人类的传染性疾病不断发生，像埃博拉病毒、艾滋病毒、SARS 等恶性传染病都被证实源于动物传染。由此可见，生态同人类健康息息相关，生态环境问题也能衍生出很多卫生治理问题，增加卫生治理难度。

五、人类卫生健康共同体构建的路径

（一）贯彻健康意识，推动卫生治理行动落实

人类卫生健康共同体理念强调“生命至上”，因此在构建过程中也强调将生命健康放在首位，在开展全球公共卫生治理时要坚持健康理念，坚决维护全人类的生命健康。

首先，要坚持“健康至上”意识。随着经济社会发展，人们对于自身生命健康的需求也日益增加，世界各国也纷纷通过各类政策、措施落实以期实现对本国人民生命健康的保障，健康权也逐渐受到各界的重视。全球公共卫生治理实质是

[1] 王斌．人类卫生健康共同体：理念、挑战与应对 [J]. 桂海论丛，2021，37（3）：76-81.

推进全人类的生命健康，与人类卫生健康共同体构建有着相同的价值取向。因此，要坚持“生命至上、健康至上”的治理意识，努力克服因经济水平、社会制度、意识形态等方面的差异，导致的治理理念、治理能力和治理措施的不同，切实推进全球公共卫生治理的开展，有效保障全人类的生命健康。

其次，要将健康意识切实落实到公共卫生治理行动中。以健康为治理理念的全球公共卫生治理，坚持“以人为本”，旨在强调全球公众能平等地获得健康发展的权利。因此，在推动人类卫生健康共同体构建过程中，要将健康意识切实落实到全球公共卫生治理行动中，世界各国要将守护人类生命置于首位，秉持“生命至上、健康至上”意识，通过多层次、多领域的合作不断加强对人类生命健康的护佑。

（二）发挥各方优势，促进卫生治理主体多元

人类卫生健康共同体倡导各国共建共享。在这一理念指引下，建立一个更具包容性、系统性、高效性的卫生治理体系，有助于推动全球公共卫生治理机制的紧密互动，调动各方主体的参与积极性，发挥不同主体的优势，促进公共卫生治理的共同行动。

首先，要调动发展中国家参与卫生治理机制建设的积极性。随着政治多极化的发展，发展中国家不断发展成为全球治理的中坚力量。因此，要充分发挥发展中国家在构建人类卫生健康共同体中的积极作用，提高其参与全球公共卫生治理机制建设的意愿。例如，在开展国际卫生会议时，要充分考虑发展中国家的利益和需求，提升他们在国际卫生会议中的发言权和参与度。特别是，当今世界各国的经济社会发展水平存在巨大差异，一刀切的国际卫生制度并不适合卫生合作的开展。因此，在推进全球公共卫生治理机制变革过程中，要综合考虑各国利益，允许不同国家在遵循普遍机制的前提下，探索适合本国国情的机制，在最大限度上发挥不同国家的治理优势，为全球治理形成合力。

其次，要发挥各类国际组织在公共卫生治理机制中的互补作用。随着经济社会发展，参与全球公共卫生治理的行为主体也在不断增加，包括与全球公共卫生治理直接相关的国际组织、区域组织，以及其他领域的国际组织如世界银行、世界贸易组织等。此外，一些民间组织也加入到全球公共卫生治理中。这些行为主体呈现多层次、多领域特征，它们的加入对全球公共卫生治理大有裨益。因此，要坚持联合国和世界卫生组织在全球公共卫生治理领域中的领导地位，并充分发

挥其他行为主体的互补作用和独特优势，实现资源整合，促进全球治理行动的高效互动。

（三）筑牢经济基础，实现卫生产品供给稳定

人类卫生健康共同体构建有赖于坚实的经济基础，只有实现经济增长和可持续发展，才能为全球公共卫生治理提供有力的经济支撑，实现公共卫生产品的有效供给。

首先，要实现全球经济发展。当前，世界经济发展动力明显不足，特别是新冠疫情阻碍了经济全球化，全球发展赤字不断扩大，全球大多数国家经济发展速度放缓，甚至停滞和倒退。因此，推动人类卫生健康共同体构建，首先要实现全球经济的发展，各国要积极寻求新的增长点，打造经济增长新模式，增强本国经济的抗风险能力。同时，世界各国合力构建开放型世界经济，运用各类多边贸易机制，实现国家间贸易合作的有效联动，为世界经济增长注入新活力。此外，还要实现世界经济的可持续发展，要树立创新、绿色的发展理念，推动各国在技术创新、结构性调整方面的协调合作，从而实现世界经济的可持续发展。

其次，要实现全球公共卫生产品供给的稳定性和持续性。全球卫生治理是通过一定治理机制来协调和促进国际社会在卫生领域中的合作，其实质就是通过可持续、稳定地提供全球性公共卫生产品来实现国家和个人层面的健康。因此，加大全球公共卫生产品的供给，是应对全球卫生治理困境最直接有效的路径。此外，世界各国在提供全球公共卫生产品时，要坚持多边供给、区域供给，支持世界卫生组织的应有作用，发挥区域供给针对性强、反应迅速的特点，提高供给的稳定性与持续性。

（四）重视科学技术，完善疫情通报系统建设

构建人类卫生健康共同体还应发挥科学技术的力量，不断推动世界各国在卫生领域内的科学技术交流与合作，加强各类新兴技术在全球疫情通报系统建设中的应用，以实现疫情信息的高效收集与快速传播。

首先，要促进卫生领域内的科技交流与合作。习近平强调："纵观人类发展史，人类同疾病较量最有力的武器就是科学技术，人类战胜大灾大疫离不开科学发展

和技术创新。”[1] 因此，构建人类卫生健康共同体需要加大卫生健康领域的科技投入，加强生物安全、卫生健康等相关领域的科学研究，针对影响人类生命安全的一系列难题展开科研攻坚，为保障人类生命安全提供有力的科技支撑。在此基础上，要促进国家、区域和国际之间的科技交流与合作，依托各领域、各层次的交流会议、合作项目，不断促进科学技术的交流，加强科研合作。同时，世界各国要坚持开放态度，及时分享先进技术、知识经验，为搭建起高效、持续的交流平台形成合力。

其次，要善于利用新兴技术完善全球疫情通报系统建设。随着信息技术的迅速发展，医疗领域内的信息化建设也取得较大进展，医疗资源的共享和信息传递更加便捷。因此，构建人类卫生健康共同体需要发挥新兴技术的力量，推动全球疫情通报系统的建设与完善。第一，要推动疫情信息获取方式的变革，充分利用互联网大数据采集和分析技术，智能抓取互联网中的内容，建立起多元一体的信息采集网络。第二，要推动疫情信息分析方式的变革，充分利用人工智能等信息技术，智能处理信息，形成全球疫情动态数据库，最大限度地实现疫情信息的多维度、多层次互享共通。第三，要推动全球疫情通报方式的变革，利用互联网的力量，建立起全球传染性疾病网络通报系统，实现疫情信息的快速通报、及时预警。

（五）遵循平等包容，构建行之有效的话语体系

深化人文交流，促进文明交融，消除偏见，是增进人类卫生健康共同体认同感的重要环节，要在平等基础上探寻文明的包容性，通过构建不同国家之间行之有效的话语体系，推动合作的开展。

首先，要在平等基础上探寻文明的包容性。平等是文明交流互鉴的前提，要想了解各种文明的真谛，就必须秉持平等、谦虚的态度。因此，要想实现文明平等交流，就必须跨越意识形态的藩篱，摒弃强权政治和种族隔阂思维，以平等的对话与交流促进不同文明的交流互鉴。因此，在构建人类卫生健康共同体的过程中，要坚持主权平等，在尊重不同文明差异性的基础上，探寻文明的包容性，以增进文明交流，促进多元文化发展，强化国际社会团结合作意识。

其次，要构建起不同国家行之有效的话语体系。我国作为人类卫生健康共同体的倡议国，要肩负起推动人类卫生健康共同体构建的责任。我国要在夯实对外

[1] 习近平．为打赢疫情防控阻击战提供强大科技支撑 [J]. 求是，2020（6）：4-8.

传播话语权的基础上，进一步构建起与不同国家之间行之有效的话语体系，运用国家和区域多边合作机制、政府外交等平台的力量，加深世界各国对人类卫生健康共同体的普遍认同，以充分发挥合力效能。同时，我国还要找到世界各国人民普遍认同、相融共通的表达方式，有逻辑性、有亲和力、有深度地阐释人类卫生健康共同体理念的科学内涵、时代价值以及原则遵循，不断增强人类卫生健康共同体的感染力和传播力。

（六）强调和谐共生，提高全球生态治理能力

大自然是一个具有生物多样性的生态循环系统，是人类生存和发展的基础。只有深深地敬畏自然、尊重自然、顺应自然、保护自然，才能建设人与自然和谐相处的地球家园。[1]

首先，要强化人与自然和谐共生的价值观念。在构建人类卫生健康共同体的过程中，务必要强化人与自然和谐共生的意识，消除人类中心主义价值取向[2]。同时，滥食野生动物的行为也多次引发了疫情，这种行为并不符合“文明”的要求，忽略了人与自然的辩证统一，因此构建人类卫生健康共同体还要牢固树立生态文明观，树立人与自然和谐共生、相辅相成的意识，杜绝迷信、征服的意识。

其次，要努力提高全球生态治理的能力。当今世界，全球生态治理仍然存在诸多困境，全球统一协调治理至今无法有效开展。因此，世界各国要促进发展理念的更新，广大发展中国家要走出一条既发展经济又保护生态环境的新路，发达国家要摒弃转嫁生态破坏的资本逻辑，真心实意地为发展中国家提供技术转移和资金支持。同时，世界各国要坚持共同但有区别的责任原则，发达国家应积极主动地承担历史性责任，承担与自身经济实力相匹配的生态保护责任。发展中国家也应发挥作用，为保护全球生态环境作出力所能及的贡献。

（郭笑雨）

---

[1] 张芮绮 . 习近平提出的这个“共同体”，内涵丰富 [J]. 理论导报，2021（10）：29-30.

[2] 黄展鹏 . 重大疫情背景下人与自然关系的生态哲学反思 [J]. 南京航空航天大学学报（社会科学版），2022，24（1）：24-29.

后记

这本书是我们对中国的健康现代化思考的初步成果。

中国式现代化是一个宏大的概念，我们所做的工作，就是将这个宏大概念在健康领域具象化。我们选择的方法是以词释词，希望关键词结成的意义之网能够形成关于中国的健康现代化的有效诠释。

这一过程其实比想象更艰难。在兴致勃勃地开启这一工作之后，我们原定的关键词并未全部完成。其间，有个别关键词因撰写过于艰难而最终选择放弃，还有个别关键词因撰写者身体突发状况而被迫放弃。所幸的是，绝大多数关键词都已经顺利完成，目前的书稿，应当说，还是实现了最初的设想。大成若缺，也许，无奈的留白是对未来最好的期许。

这本书得以顺利完成，得益于难得的机缘。

首先感谢我们供职的重庆医科大学马克思主义学院。这里有我们从事学术研究所必需的领导关怀、宽松环境和朋辈支持。时任院长代安琼教授将本书纳入马克思主义理论学科建设的成果资助范围，并不时地对撰写进度予以关怀。尽管我们明白，从学科意义上看，这项研究不是非常典型的“中心地带”，最多是“农村包围城市”，况且，在当今的考核体系中，完成一本书并非一项多么了不起的成果。但领导和朋辈对这份学术热情的认可，让我们倍感鼓舞。

同时，学院乃至学校对交叉学科研究的关注与包容也是本书得以完成的重要条件。2021 年，重庆医科大学健康中国战略研究中心成立。以习近平新时代中国特色社会主义思想为根本指导，立足健康中国战略理论，关注卫生健康事业发展的现实问题，是中心设置的初衷，也是本书所依托的理念。我们往往乐于提倡交叉学科，戏称“杂交水稻产量高”，而事实上，无论学术期刊、学术项目，还是学科评估，为交叉学科留下的空间并不大。这表明，有一个对交叉学科研究关注和包容的环境是多么重要。

其次感谢编者团队的小伙伴们。在 2022 年末的一次聚餐中，我们两位主编初定了本书的主题和基本思路。但让我们有些忐忑的是，这本书涉及的内容比较多，范围比较广，在一定的时限内，难以以个人之力全部完成，需要团队协作。而且，团队中每个人的学术偏好和能力既决定了其能否参与写作，也决定了最终写作的质量。在尚没有完全把握的情况下，我们根据每个人的学术背景、研究成果与所要撰写的关键词的契合度，与各位作者接触、商量。令人感动的是，大家都认为这是一项有意义的工作，几乎没有犹豫就欣然接受，团队组建的过程远远比想象中更顺利。在写作过程中，从提纲拟定、稿件修改、交叉审稿到最终定稿，我们经过了多轮讨论，所有参与写作的小伙伴们始终都热情高涨，毫无倦意。这也使主编不时自省因工作繁忙等因素产生的拖沓情绪及行为，促成了本书的尽快成稿。

最后，还要感谢重庆大学出版社的编辑团队。作为全国百佳出版社，重庆大学出版社慨然将本书纳入出版计划。张羽欣编辑既不时督促本书的写作进程，又以极大的耐心包容着编者团队写作进度的延迟，让我们在羞赧中尽可能地加快了进度。在本书出版过程中，出版社和张羽欣编辑团队的专业、认真、细致为本书增添了光彩，可以说，离开他们的努力和种种看不见的付出，本书要实现的目标将会大打折扣。

刚刚结束的党的二十届三中全会将“深化医药卫生体制改革”作为进一步全面深化改革的重要内容。由此可见，健康现代化将成为以中国式现代化全面推进强国建设、民族复兴伟业的重要基石。未来，我们将以本书的成果为基础，坚持问题为导向，继续探索健康现代化的中国规律、中国逻辑和中国方案。

希望我们继续葆有热情，希望大家继续葆有对未来的期待。

冯　磊　郭笑雨

2024 年 8 月